中华钩活术 治疗

脊柱损伤及强直性脊柱炎

魏玉锁 著

中医古籍出版社

图书在版编目（CIP）数据

中华钩活术治疗脊柱损伤及强直性脊柱炎/魏玉锁著．－北京：中医古籍出版社，2014.6

ISBN 978-7-5152-0586-1

Ⅰ.①中… Ⅱ.①魏… Ⅲ.①脊柱损伤-针灸疗法②关节强直-脊椎炎-针灸疗法 Ⅳ.①R246.2

中国版本图书馆 CIP 数据核字（2014）第 C77347 号

中华钩活术治疗脊柱损伤及强直性脊柱炎

魏玉锁 著

责任编辑	孙志波
封面设计	张雅娣
出版发行	中医古籍出版社
社　　址	北京东直门内南小街 16 号（100700）
印　　刷	三河市华东印刷有限公司
开　　本	787mm×1092mm　1/16
印　　张	22.25　彩插 16 页
字　　数	552 千字
版　　次	2014 年 6 月第 1 版　2014 年 6 月第 1 次印刷
印　　数	0001～1500 册
书　　号	978-7-5152-0586-1
定　　价	66.00 元

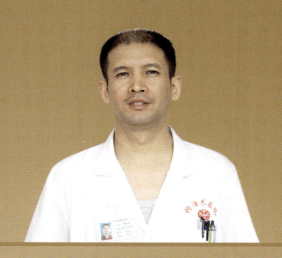

■ 作者简介

魏玉锁，副主任中医师，钩鍉针发明人，钩活术创始人。现任石家庄真仁中医钩活术医院院长，中华中医药学会会员，中国中医药报社理事会理事，河北省中医药学会理事，河北省中医药学会骨伤专业委员会常务委员，河北省中医药学会钩活术专业委员会主任委员，全国钩活术治疗退变性脊柱关节病临床教育基地主任，中国民间中医医药研究开发协会钩活术专业委员会主任委员，国家中药管理局适宜技术钩活术师资教师，国家中医药管理局医政司中医微创类钩针（钩活术）技术负责专家（2012）。2011年2月获"中华中医药学会科技之星"荣誉称号，2007年11月获"全国优秀民营中医医院院长"称号。

研究10年（1986—1996），临床18年（1996—2014），积累了丰富的钩活术临床经验，已为上万名颈腰疾病患者解除了病痛。2009年5月26日钩活术通过了中国中医科学院国家级专家技术鉴定："钩活术具有较高的学术价值，临床体现出较强的科学性、实用性和先进性，一致通过鉴定。"

2009年6月24日，钩活术成为国家中医药管理局第四批在特定医疗条件下的适宜技术推广项目，面向全国培训收徒加盟，至2014年3月正式收徒72名，71家加盟连锁机构，遍及全国23个省，5个自治区，传播钩活术技术，弘扬了祖国传统中医中药的优势和特色。著书8部（专著：《中华钩活术》《中华钩活术治疗颈胸椎退变性及软组织疾病》《中华钩活术治疗腰骶椎退变性及软组织疾病》《中华钩活术治疗脊柱骨关节病及脊椎管狭窄症》《中华钩活术99问》；著作：《2013普及版中医医疗技术手册》《中医临床基层适宜技术》《基层中医药适宜技术手册》）。钩鍉针为医疗器械准字号产品。获河北省科技成果6项，河北省科技进步奖6项，中华中医药学会科技进步"三等奖"1项，国家专利7项，发表核心期刊论文40余篇，其中钩活术相关论文27篇。

第四届全国钩活术学术交流大会

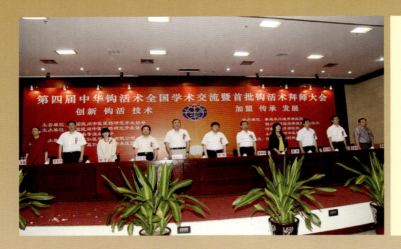

第四届全国钩活术学术交流暨首批拜师大会主席台上的领导

国家中医药管理局副局长吴刚、河北省中医药管理局段云波局长和中国民间中医药协会会长沈志祥、副会长陈浩在第四届钩活术大会上讨论钩活术的发展前景

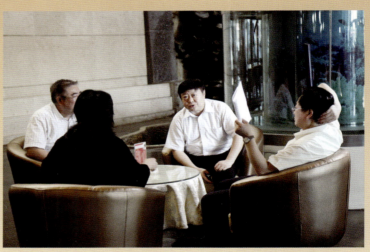

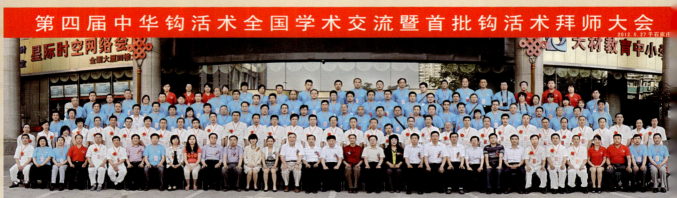

CHINA GOUHUOSHU ▶▶▶

钩活术

全国首批拜师大会

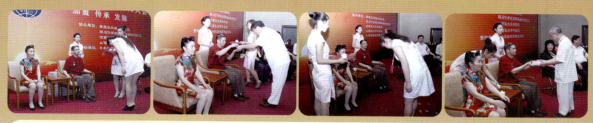

弟子向师傅、师母行礼、敬茶，接受师傅回赠的钩活术专著

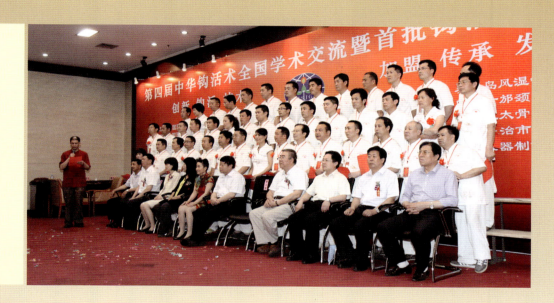

师傅魏玉锁宣读师训

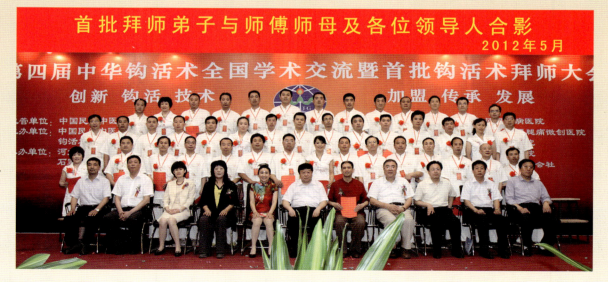

首批拜师弟子与师傅师母及各位领导人合影
2012年5月

CHINA GOUHUOSHU >>> 　　　　钩活术

第二批钩活术拜师大会

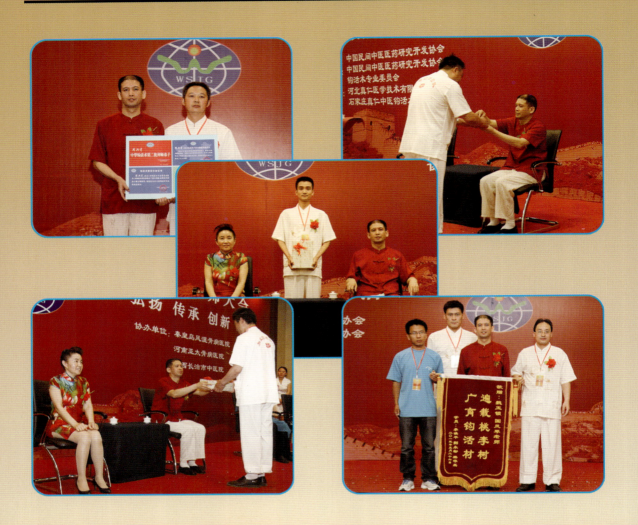

中华钩活术学术年会暨第二批钩活术拜师大会

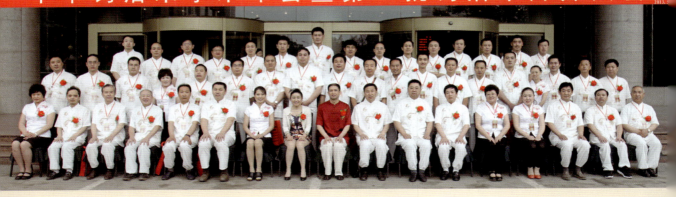

CHINA GOUHUOSHU >>> 钩活术

钩活术代表到韩国考察交流

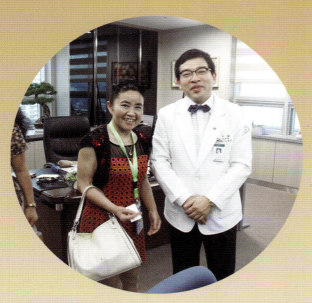

赵晓明秘书长与韩国专家院长合影

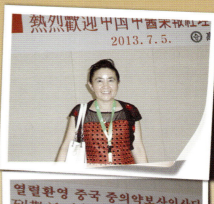

中国民间中医医药研究开发协会钩活术专业委员会秘书长赵晓明在韩国交流

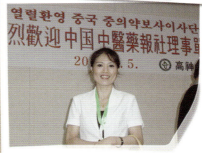

中国民间中医医药研究开发协会钩活术专业委员会副秘书长国凤琴在韩国交流

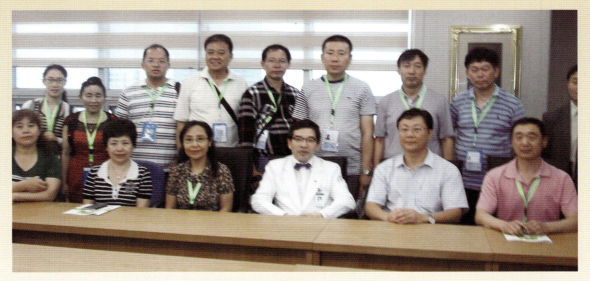

中国民间中医医药研究开发协会钩活术专业委员会秘书长赵晓明（左三）代表中华钩活术到韩国学习交流（2013.07.05）

CHINA GOUHUOSHU ▶▶▶ ———— 钩活术 ————

钩活术专家论证会

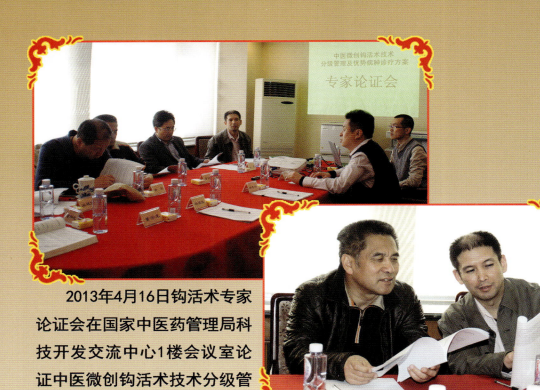

2013年4月16日钩活术专家论证会在国家中医药管理局科技开发交流中心1楼会议室论证中医微创钩活术技术分级管理及优势病种诊疗方案

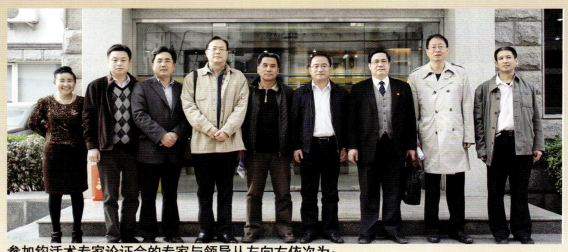

参加钩活术专家论证会的专家与领导从左向右依次为：
赵晓明、范劲松、赵勇、雷仲民、董福慧、杨荣臣、温建民、黄枢、魏玉锁

CHINA GOUHUOSHU ▶▶▶   钩活术

钩活术新收费标准

河北省物价局 河北省卫生厅 文件

冀价管字〔2013〕74号

河北省物价局　河北省卫生厅
关于核定部分医疗服务项目价格的通知

各设区市、辛集、定州市、扩权县（市）物价局、卫生局，省管医疗机构：

为进一步规范医疗机构价格行为，在多次调研、测算、专家论证的基础上，现制定、修订了部分医疗服务项目及价格，并据此补充完善了《河北省另收费用一次性物品管理目录》（见附件）。

本通知自二〇一三年八月二十日起试行。试行期限为一年。各级非营利性医疗机构执行前，应按规定到当地价格主管部门办理《收费许可证》。执行中遇到的问题，请及时向省物价局、省卫生厅反馈。

附件：
1、部分医疗服务项目及价格
2、医疗服务价格项目规范废止部分
3、《河北省另收费用一次性物品管理目录》增列品种

河北省物价局　河北省卫生厅
2013年8月13日

抄报：国家发改委、卫生计生委
抄送：省人力资源和社会保障厅

部分医疗服务项目及价格

编码	项目名称	计价单位	指导价格（元） 省	市	县	项目内涵	除外内容	说明
340100028	脊柱无创减压治疗	次	300	280	260	含精准测定体位、减压精确定位、治疗等	专用腰部护具	
470000017	钩活术治疗	次				含麻醉、药品、敷料、器械、钩针、消毒		
470000017①	退变性及炎性脊柱疾病	次	1950	1800	1680	含颈、胸、腰、骶尾		
470000017②	髋及骶髂关节疾病	次	1950	1800	1680			单侧减半收费
470000017③	退变性四肢关节疾病	次	1400	1300	1200			单侧减半收费
480000001	辨证施膳指导	次	20	20	18			
480000007	中药膏剂临方加工	千克	100	90	80			以处方药物重量计，不含赋形剂重量

CHINA GOUHUOSHU ▶▶▶ 钩活术

2013普及版中医医疗技术手册

《中医医疗技术手册》出版，钩活术列入中医微创的范围

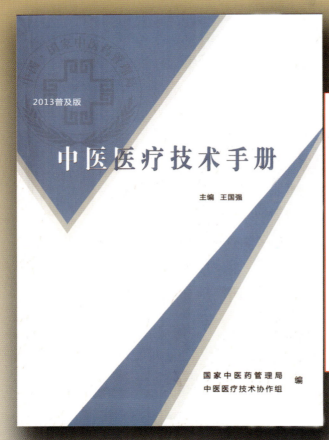

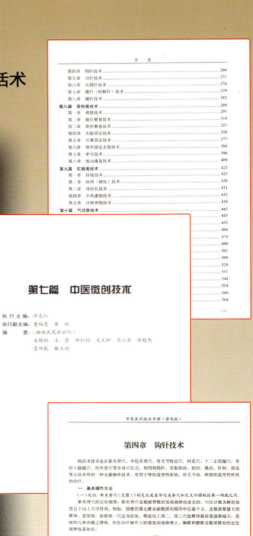

钩活术技术从此法定为中医微创钩活术技术

CHINA GOUHUOSHU >>>

钩活术

中医医疗技术协作组

2013年7月11日中医医疗技术协作组在大连会议

魏玉锁 老师：
您好！您单位承担以下中医医疗技术任务：

技术	中医医疗技术协作组牵头单位	技术负责专家	归属类别	类别牵头单位	秘书
钩针技术	石家庄真仁中医钩活术医院	魏玉锁	中医微创类	中国中医科学院骨伤科研究所、北京黄枢中医医院	王萱

国家中医药管理局医政司（中医医疗技术协作组大连会议）给钩活术创始人魏玉锁等微创类技术创始人颁发2013年普及版《中医医疗技术手册》编委证书

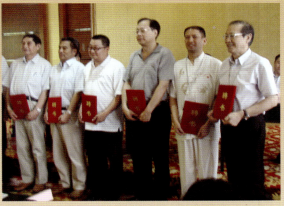

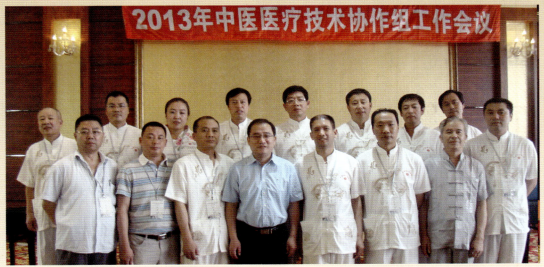

钩活术创始人魏玉锁带领钩活术技术协作组部分人员同杨荣臣处长在大连协作组会议上合影留念

2013年7月11日

CHINA GOUHUOSHU ▶▶▶   钩活术

中医医疗技术协作组

国家中医药管理局司便函

国中医药医政医管便函〔2013〕121号

关于调整、确定第一批、第二批中医医疗技术协作组成员单位的通知

各中医医疗技术协作组牵头单位：

2013年3月，我司下发了《关于确定中医医疗技术协作组成员单位（第一批）的通知》（国中医药医政医管便函〔2013〕28号），组建了第一批94个中医医疗技术协作组，确定了第一批中医医疗技术协作组成员单位。

第一批中医医疗技术协作组成员单位确定后，我司组织各协作组开展了中医医疗技术操作方案制定、技术操作方案临床验证等工作，依据《中医医疗技术协作组管理工作方案》（国中医药办医政发〔2012〕43号）有关规定，并根据各协作组工作开展情况，我司对第一批中医医疗技术协作组成员单位进行了调整（调整后名单见附件1）。同时，为推动中医医疗技术进一步开展，新组建了第二批26个中医医疗技术协作组，并确定了第二批中医医疗技术协作组成员单位名单（见附件2），现予以公布。

请各协作组成员单位按照《中医医疗技术协作组管理工作方案》

（国中医药办医政发〔2012〕43号）有关要求，积极参加协作组的各项工作。《关于确定中医医疗技术协作组成员单位（第一批）的通知》（国中医药医政医管便函〔2013〕28号）文件同时废止。

联系人及联系电话：
国家中医药管理局医政司医疗管理处 肖中付 董云龙
电 话：010—59957689 59957688
中医医疗技术项目办公室 陈靖 董继开
电 话：010—64176177

附件：1. 中医医疗技术协作组成员单位（第一批）名单
2. 中医医疗技术协作组成员单位（第二批）名单

国家中医药管理局医政司
2013年12月

— 2 —

2013年中医医疗技术协作组对（第一批）组成成员单位的调整

1		河北	石家庄真仁中医钩活术医院	24		浙江	宁波市北仑区霞浦街道黄鹏社区卫生服务站
2		河北	秦皇岛风湿骨病医院	25		江西	信州区骨伤科医院
3		河北	景县降河流镇卫生院	26		江西	信丰县黄际群诊所
4		河北	张家口市蔚县中医院	27		江西	安福县中医院
5		河北	涉县索堡镇中心卫生院	28		河南	河南亚太骨病医院
6		河北	深州市泰和医院	29		河南	南阳市社旗县卫校附属医院
7		河北	遵化市民生医院	30		河南	濮阳市胡壮乡卫生院
8		河北	平乡县河古庙镇康联医院	31		河南	范县杨集乡卫生院
9		河北	永年县中医院	32		河南	确山县中医院
10		山西	长治市中医院	33		湖北	十堰市铁锋医院
11		山西	高平市残联康复医院	34		湖南	东安县平安诊所
12		山西	阳城县西河乡卫生院	35		贵州	福泉市中医医院
13	钩针技术	山西	泽州县川底乡卫生院	36	钩针技术	贵州	遵义县南白镇卫生服务站
14		山西	芮城县中西医结合医院	37		贵州	德江县民族中医院
15		内蒙古	赤峰市松山区孙富清乡村医生诊所	38		贵州	金沙县中医院第一分院
16		内蒙古	包头市康明中西医结合诊所	39		贵州	息烽县中医院
17		辽宁	辽阳建平回春堂医院	40		贵州	瓮安县中医院
18		辽宁	大连市开发区黄海路中医医院	41		四川	四川颈肩腰腿痛专科医院
19		黑龙江	哈尔滨工业投资集团职工医院	42		甘肃	张掖市甘州区长安乡中心卫生院
20		山东	肥城市边院镇朱官村卫生室	43		甘肃	酒泉市李卫东诊所
21		山东	莱山凤麟诊所	44		新疆	新疆哈巴河人民医院
22		山东	鄄城吴正建内科诊所	45		新疆	伊犁哈萨克自治州中医医院
23		江苏	常州市武进区颈腰腿痛专科门诊部				

CHINA GOUHUOSHU >>>

钩活术

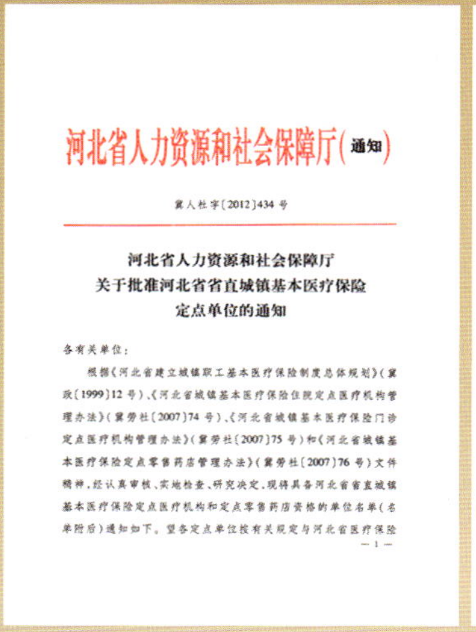

省市居民医保新农合定点医疗机构

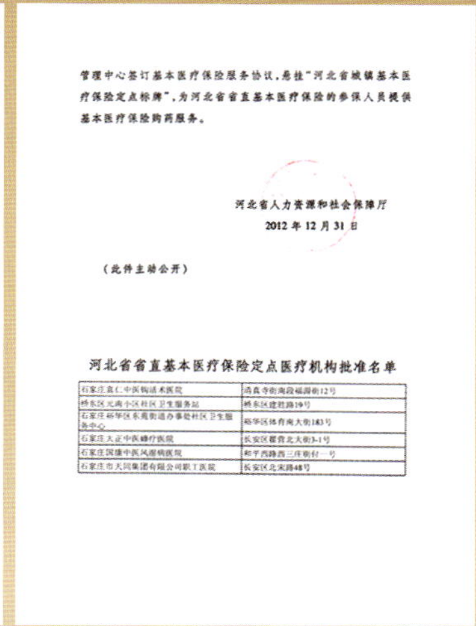

省医保

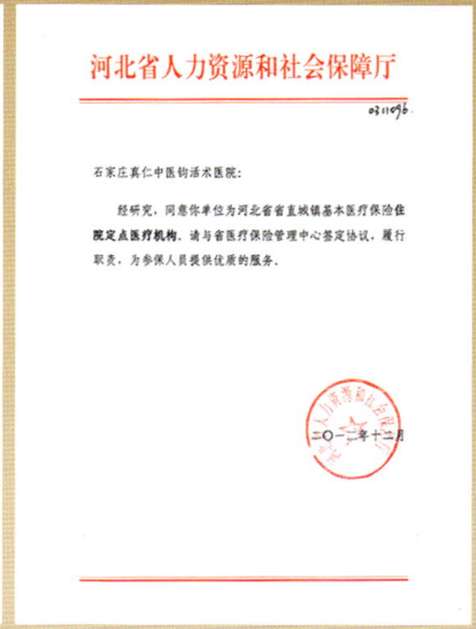

市医保

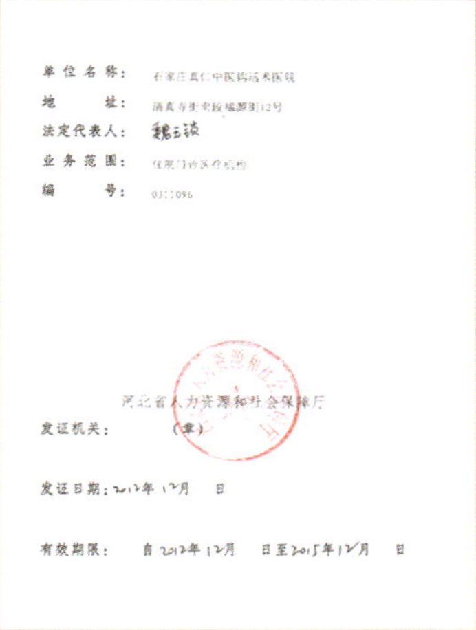

新农合

CHINA GOUHUOSHU >>>

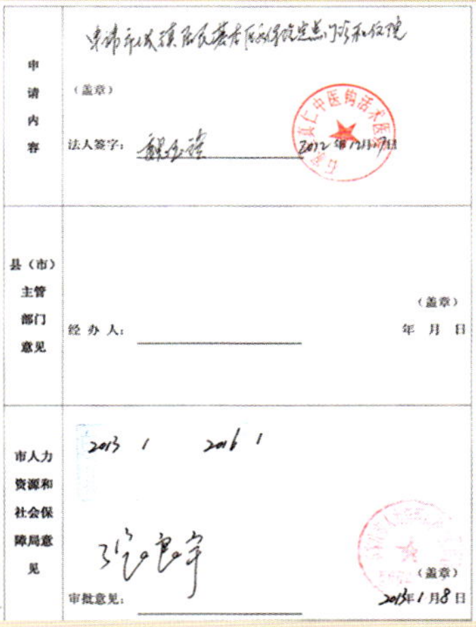

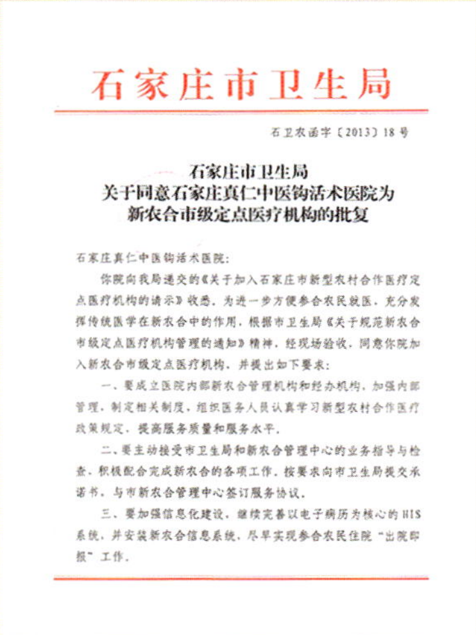

钩活术

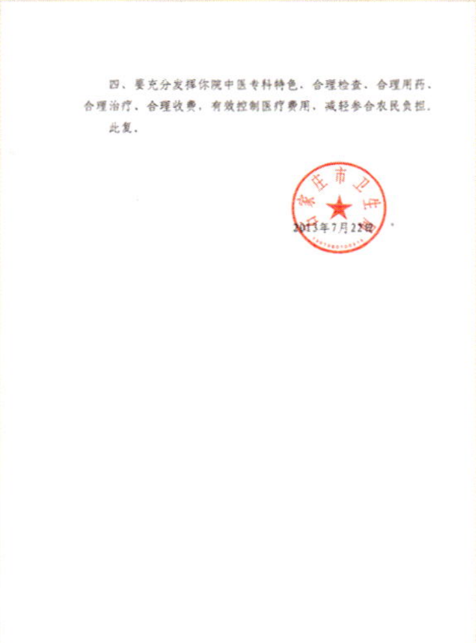

《中华钩活术99问》出版

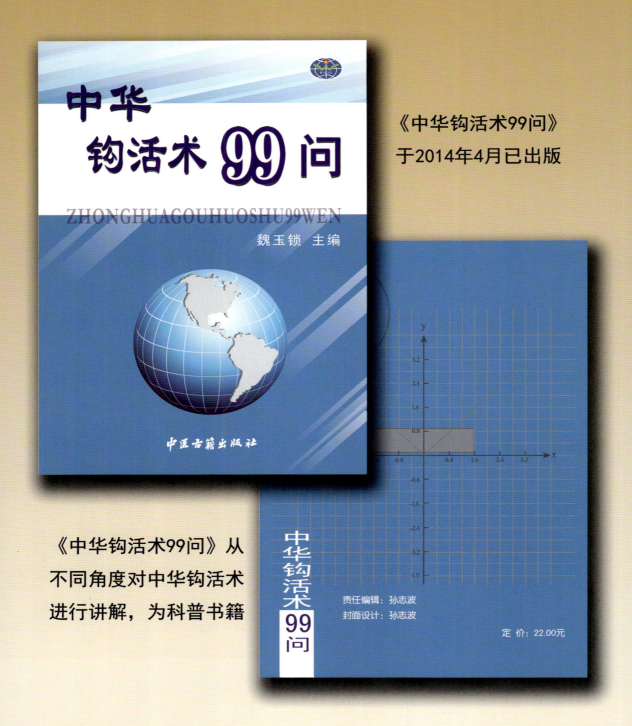

《中华钩活术99问》于2014年4月已出版

《中华钩活术99问》从不同角度对中华钩活术进行讲解，为科普书籍

CHINA GOUHUOSHU ▶▶▶

钩活术

中医医疗技术手册（2013普及版）编委聘书

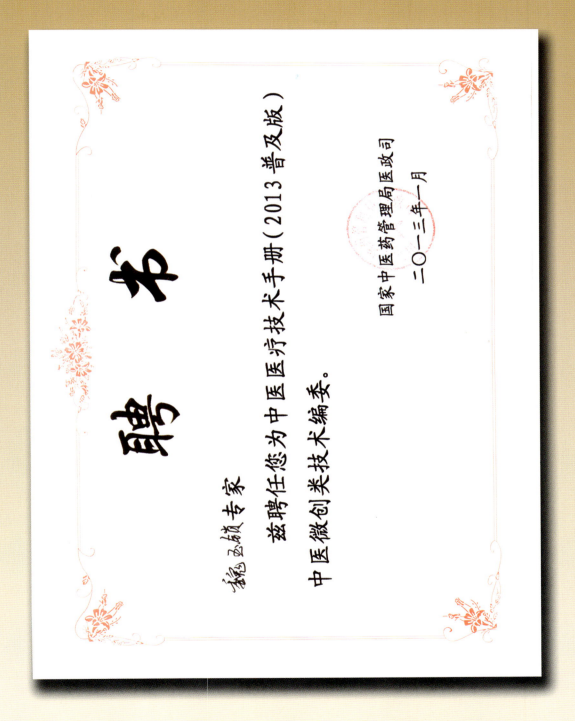

CHINA GOUHUOSHU ▶▶▶　　　钩活术

瘫痪钩愈敲锣打鼓送锦旗

河北省赵县常信村田振辉姚瑞焕夫妇双钩，夫田振辉钩治颈椎，妇姚瑞焕瘫痪、尿潴留，钩活6次神奇痊愈。夫妇俩和受益乡亲激动万分，敲锣打鼓送来两面锦旗

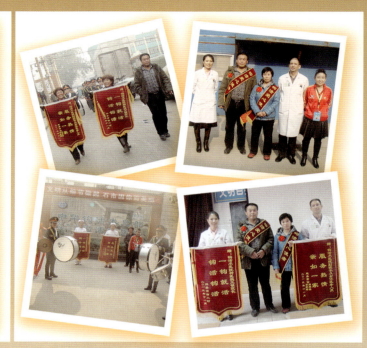

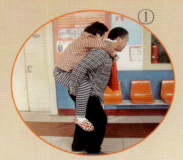

①瘫痪、尿潴留，背着到医院诊治

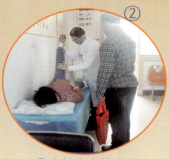

②院长亲自检查

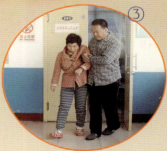

③第1次钩治搀扶走出手术室

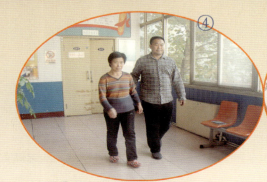

④第2次钩活缓慢走出手术室

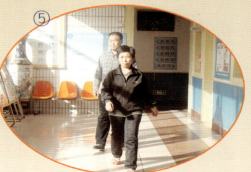

⑤钩治6次行走恢复如常

CHINA GOUHUOSHU >>>

钩活术

新夹脊（魏氏夹脊）穴示意图

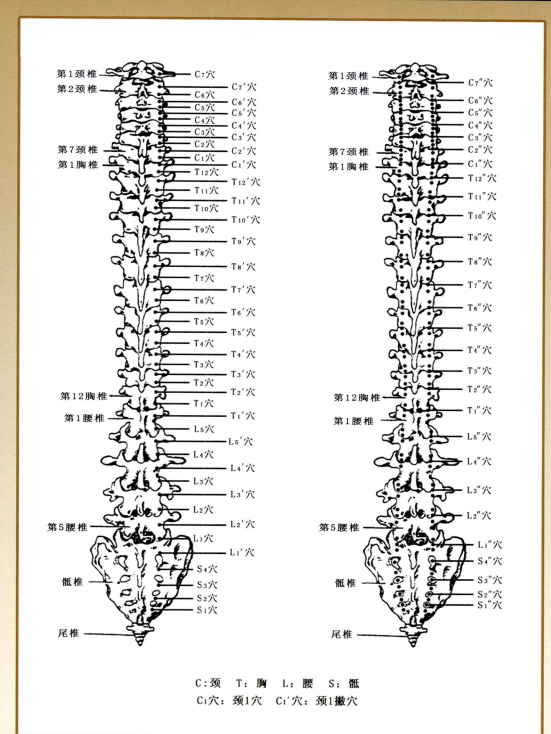

C：颈　T：胸　L：腰　S：骶
C_1穴：颈1穴　C_1'穴：颈1撇穴

新夹脊穴与督脉穴位对照图

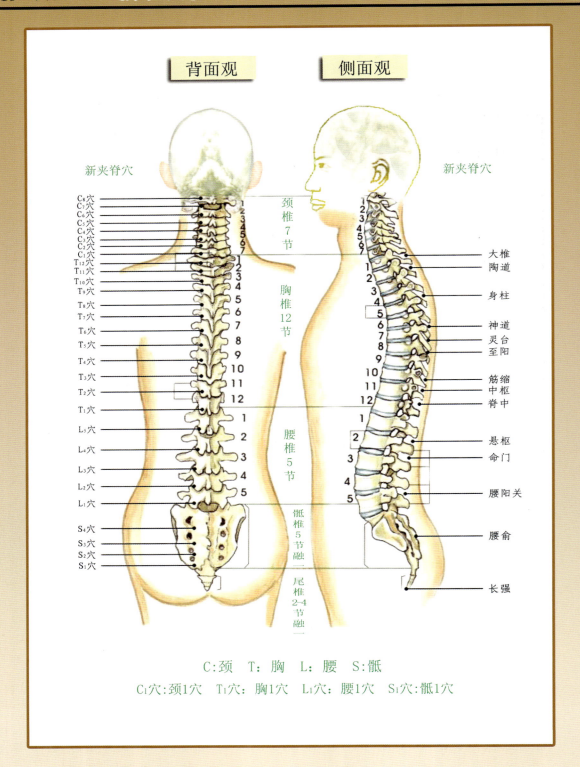

钩活术系列丛书
内容提要

钩活术系列丛书共9册，分两大类。

第一类：总论共1册——中华钩活术：重点介绍了钩活术的发展历程、钩活术所使用的针具钩鍉针、钩活术的坐标定位法、钩活术的特定腧穴、钩活术的治疗原理、钩活术的四位五法、钩活术临床总论等。

第二类：分论共8册（根据治疗部位和病种的不同而分类）

1、钩活术治疗颈胸椎退变性及软组织疾病
2、钩活术治疗腰骶椎退变性及软组织疾病
3、钩活术治疗脊柱骨关节病及脊椎管狭窄症
4、钩活术治疗脊柱损伤及强直性脊柱炎
5、钩活术治疗脊柱相关疾病
6、钩活术治疗四肢关节病
7、钩活术治疗妇科病及变态反应性疾病
8、钩活术治疗部分疑难杂症

钩活术系列丛书，整体统一，各分册之间也能独立成册，由于本丛书涉及内容广泛，病种较多，加之人的躯体部位、器官系统相互之间生理、解剖密不可分，因此各分册之间难免有重复和交叉及遗漏之处，还望读者、同道及关心钩活术的各界人士不吝予以批评、指正，我将不胜感谢，以便使该丛书再版时加以提高和完善。

前　言

脊柱是人的脊梁，中央为硬脊膜囊，两侧椎间孔走行脊神经。随着医学科学的飞速发展，和颈腰椎病发病率的逐渐增高，采用手术治疗的机会逐渐增多，随之而来的手术失败综合征的患者也逐渐增多，第二次大手术的机会非常小；高层建筑在各大城市兴起，坠落伤及脊柱损伤的机会很多；全世界都在高龄化，随之而来的脊柱退变性损伤逐渐增多；强直性脊柱炎虽然发病率不高，但全世界没有完美的治疗方法，仍然是终身疾病。脊柱陈旧性意外损伤、医源性损伤（手术失败综合征，FBSS）、退变性损伤、炎性损伤（强直性脊柱炎）是形成功能障碍，甚至生活不能自理的重要疾病，而且在治疗方面没有特效方法，所以在此讨论钩活术疗法对以上疾病的治疗。

钩活术疗法在2013年普及版国家中医药管理局《中医医疗技术手册》中归属中医微创类技术，充分显示了钩活术这一特异针疗法中医微创的优势。钩活术突出中医理论与治疗特色，应用于临床18年，为上万名脊柱病和四肢关节病患者解除病痛，免去了手术之苦。利用特异钩锃针通过影像和临床辨证钩治所对应的穴位点，体现出钩活术这种疗效高、绿色、安全的中医特异针疗法，同一针具，五法并用，钩治法、割治法、挑治法、针刺法、放血法同时实施。笔者出此书的目的在于扩大交流，能让更多的医务工作者了解、掌握这种治疗方法，为更多的脊柱病、四肢关节病及周围软组织疾病的患者解除病痛，使中医药文化更加丰富多彩。

本书重点介绍了钩活术治疗脊柱陈旧性意外损伤、医源性损伤（手术失败综合征，FBSS）、退变性损伤、炎性损伤（强直性脊柱炎）：①此类疾病的诊断及鉴别诊断；②中医辨证分型；③选穴规律；④钩活术钩治过程及方法；⑤钩治要点；⑥钩治的深度和强度；⑦钩治注意事项；⑧4类63型钩锃针在此类疾病中的选择使用规律；⑨预防与康复。

赵晓明和国凤琴为本书的资料收集、内容整理、图表设计、文字校对等做了大量工作，在此表示感谢！

由于作者水平有限，书中不足或不当之处难免，恳请专家、医界同人和读者给予批评指正。

魏玉锁
2014年4月于石家庄真仁中医钩活术医院

目　录

第一章　基础概要 …………………………………………………………………（1）
　　第一节　陈旧性脊柱损伤的有关检查 ……………………………………………（1）
　　第二节　强直性脊柱炎的相关检查 ………………………………………………（28）
　　第三节　钩活术的基础内容 ………………………………………………………（40）
　　第四节　适应证和禁忌证 …………………………………………………………（44）
　　第五节　术前检查及注意事项 ……………………………………………………（45）
　　第六节　钩治的基本规律及操作步骤 ……………………………………………（47）
　　第七节　术时异常情况的处理及预防 ……………………………………………（50）
　　第八节　术后异常情况的处理与预防 ……………………………………………（51）
　　第九节　疗程及专用配方 …………………………………………………………（53）

第二章　脊柱陈旧性意外损伤 ……………………………………………………（56）
　　第一节　病因病机 …………………………………………………………………（56）
　　第二节　西医学病因病理与诊断 …………………………………………………（58）
　　第三节　辨病与辨证 ………………………………………………………………（60）
　　第四节　中医分型钩活术疗法 ……………………………………………………（62）
　　第五节　康复与预防 ………………………………………………………………（96）

第三章　脊柱退变性损伤 …………………………………………………………（98）
　　第一节　病因病机 …………………………………………………………………（98）
　　第二节　西医学病因病理与诊断 …………………………………………………（99）
　　第三节　辨病与辨证 ………………………………………………………………（100）
　　第四节　中医分型钩活术疗法 ……………………………………………………（102）
　　第五节　康复与预防 ………………………………………………………………（136）

第四章　脊柱陈旧性医源损伤（手术失败综合征，FBSS）………………………（138）
　　第一节　病因病机 …………………………………………………………………（142）
　　第二节　西医学病因病理与诊断 …………………………………………………（144）
　　第三节　辨病与辨证 ………………………………………………………………（146）
　　第四节　中医分型钩活术疗法 ……………………………………………………（148）
　　第五节　康复与预防 ………………………………………………………………（184）

第五章　脊柱炎性损伤（强直性脊柱炎） （186）
第一节　病因病机 （186）
第二节　西医学病因病理与诊断 （190）
第三节　辨病与辨证 （210）
第四节　中医分型钩活术疗法 （218）
第五节　康复与预防 （277）

附录1　特殊配方索引 （288）

附录2　特殊检查索引 （290）

附录3　四种疾病分型索引 （302）

附录4　分期索引 （305）

附录5　病因病机综合分析索引 （307）

附录6　脊柱损伤及强直性脊柱炎所取穴位的定位和主治 （313）

附录7　钩鍉针的分类 （338）

附录8　督脉、华佗、新夹脊与膀胱经背部腧穴的关系及麻药量大小使用探讨论文 （343）

参考文献 （347）

相关论文 （348）

魏氏颈保健操 （350）

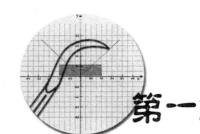

第一章 基础概要

脊柱损伤包括急性和陈旧性损伤，又分为意外性脊柱损伤、退变性脊柱损伤和炎症性脊柱损伤。本书中钩活术治疗的脊柱损伤包括陈旧性意外损伤、陈旧性医源性损伤、陈旧性退变性损伤和炎症性损伤（强直性脊柱炎稳定期）四个组成部分，不包括急性损伤性脱位、急性损伤压迫脊髓、急性损伤压缩性骨折等。本书主要论述上述疾病的诊断、病因病机、治疗、康复及预防。

脊柱是由椎骨组成的，各椎骨的局部解剖已在《中华钩活术》的第3章第94～124页做过详细介绍，在本书中不再赘述。本章节重点介绍脊柱损伤的临床检查和强直性脊柱炎的有关检查。

第一节 陈旧性脊柱损伤的有关检查

临床检查时遵守如下原则：急性和危重疾病边抢救边简单检查，待生命体征平稳后再进行系统检查。本章节主要介绍的是陈旧性脊柱损伤的检查。基本检查方法有望、闻、切、量等四种，工具有叩诊锤、软尺、量角器、电筒和体温表等，检查应以常衡变，注意保护患者和尊重患者的隐私，同时应严肃、和蔼并准确记录。

一、一般检查

一般检查首先要观察患者的面色和精神状态，面色和精神状态直接反映了病情的轻重和病情的变化。医生仔细的观察和友善的问候将有助于患者疾病的康复，脊柱病应当注意发育状况、体型、营养、面容和表情等内容。

面容要注意急性病容和慢性病容的差异：前者全身情况好，稍有痛苦貌；后者全身情况较差。检查时应注意观察眼球位置，眼球是否突出、凹陷，有无斜视，眼裂大小，双眼是否对称，眼睑有无下垂，以及瞳孔形状、大小和是否对称，瞳孔对光放射是否灵敏（包括直接对光放射和间接对光反射）等，以了解第3、4、6、7对脑神经的情况。

对可疑颅脑骨折和颅内高压，以及因外伤、出血、感染或其他原因引起的休克和昏迷的患者，要注意进行眼球和瞳孔的检查。除对光反射外，还应检查调节反射和辐辏反射。

二、分段检查

（一）头颈部

1. 望诊

（1）动态观察：患者进入诊室，首先要注意患者是步行进来还是被抬进来。步行而来者说明病变较轻，被抬进来者提示病情较重。步行而来者要注意头部能否直立，转动是否正常。若步行时头部活动僵硬，面部表情呆板，应考虑帕金森病的可能；颈部僵硬活动不到位，应考虑可能为强直性脊柱炎；颈部僵硬疼痛，被迫活动受限，应考虑为颈椎病等。

正常头部挺直时与地面垂直，若头偏向一侧，痛苦表情，有明显外伤史时，成人要考虑锁骨骨折或颈部扭伤，儿童则应考虑肩关节脱位；无外伤史时，则应考虑落枕或颈椎间盘突出。若下颌偏向一侧，头部不能转动，常用双手扶住颏下加以保护或缓解疼痛，需转动身体才能视侧方物体，有外伤史时应考虑寰枢关节脱位或椎体骨折；无外伤史时，则考虑颈椎结核或肿瘤破坏椎体。头直立，不能自由后伸，或活动僵硬，多系颈肌劳损或颈椎病。头部不能直立，或直立而不停地颤动，多系帕金森病。

对被抬进来的患者，要注意观察能否自己改变头颈的位置，以判明有无强迫体位。另外，要注意四肢有无不自主运动。不能改变头颈位置的患者，提示有颈椎骨折或脱位的可能，伴有四肢不自主运动时提示颅脑严重损伤。

（2）静态观察：头部外伤者首先观察患者意识情况。若意识清醒，表明颅脑组织未受损伤；若患者曾有意识丧失，历时较短，程度较轻，半小时内清醒，生命体征无明显改变，一般为脑震荡伤；若患者半昏迷或昏迷，中间清醒再昏迷，生命体征异常，提示硬膜外血肿、硬膜下血肿、脑组织挫裂伤、脑内出血、颅内高压或脑疝。

脑外伤患者，无论意识正常与否，都应注意瞳孔。若瞳孔散大固定，对光反射小时，常为脑疝晚期或濒死征象。双侧瞳孔一致缩小或大小多变，伴有同侧偏盲，多为桥脑损伤。若一侧瞳孔进行性散大，对光反射消失，提示颞叶沟回疝。

除瞳孔外，要注意鼻腔和耳道的分泌物。若患者鼻腔出血或有脑脊液鼻漏、眼眶周围瘀斑的"熊猫眼征"，或有眼球突出，提示颅前凹骨折。若耳道出血或有脑脊液耳漏，或见患者面瘫，提示颅中凹骨折。若见脑脊液耳漏，伴鼻中大量出血，其乳突后也出现瘀斑，为颅中凹骨折损伤颈内动静脉。若出现咽后壁瘀血，胸锁乳突肌下瘀斑、肿胀或脑脊液漏肿块，为颅后凹骨折，临床常伴有脑组织严重损伤，患者常在短期内死亡。

头部望诊要注意患者头面部有无肿块等。头部外伤后常出现头皮血肿，非外伤性肿块则应考虑多发性骨髓瘤、骨肉瘤、骨囊肿、骨纤维异样增殖症及转移癌等疾病。若两侧眼、耳分别不在同一水平，颈部活动受限，应考虑先天性肌性斜颈。

颈部望诊应注意颈椎的生理弧度。颈椎前凸畸形，常是颈椎结核和骨折的佐证。颈椎侧弯常见于斜颈、颈椎病、颈椎间盘突出、先天性椎体畸形及胸廓出口综合征等。若头偏向一侧，下颌偏向同侧，一侧胸锁乳突肌隆突为先天性斜颈。其次要观察颈部有无窦道、瘢痕和脓肿。颈前三角区不规则的凹陷瘢痕，提示曾患过颈淋巴结核。窦道也是结核的征象。从口腔观察咽后壁，若出现脓肿，提示高位颈椎结核。若颈部出现脓肿，提示低位颈椎结核。

2. 切诊

头颈部的切诊应由上而下，由前向后进行。首先切诊颅顶有无包块。若包块软，中心凹陷，有波动感，为头皮血肿；若触及凹陷，压痛，无波动感，为颅顶凹陷骨折；若包块硬，压痛不明显，则应考虑肿瘤。

颈部切诊时患者最好采取仰卧位，以利颈部肌肉松弛。检查者一手支撑患者颈后基底部，一手由颈前方自上而下地检查。在颌下颈中线上触及的骨突是舌骨，它与第3颈椎椎体相对，患者吞咽时可摸到舌骨运动。由舌骨向下触及的骨突是甲状软骨顶喉结，它相当于第4颈椎水平，甲状软骨的下部则相当于第5颈椎水平。甲状腺覆盖于甲状软骨两侧。正常甲状腺光滑，不易被触及，患者吞咽时可感觉其上下移动。若触及甲状腺增大、压痛，提示其患囊肿或结节。紧靠甲状软骨下缘是第1环状软骨环，其平第6颈椎，切诊时要轻柔，以免压力过大引起患者窒息。在第1环状软骨环侧方2.5cm处，手指向后下可触及第6颈椎横突前结节（颈动脉结节），颈动脉在此通过，切诊可感到它的搏动，正常两侧搏动相同。切诊时两侧应分别进行，以免引起颈动脉反射。

胸锁乳突肌检查时嘱患者头转向对侧，从起点查到止点。若触及肌痉挛、压痛，有头部过伸史时，提示肌肉损伤。婴幼儿在该肌上出现的局限性棱角肿块，则多为血肿，其能造成斜颈。两侧胸锁乳突肌与颌骨、胸骨上切迹形成的颈前三角区内出现淋巴结肿大，常提示上呼吸道感染。斜角肌位于胸锁乳突肌深面，检查时嘱患者将头倾向一侧，检查者一手将胸锁乳突肌向前推开，另一手食、中指沿此肌与锁骨的交角处向内深压，触及到食指般粗细、稍硬、无移动的肌肉即为前斜角肌。检查者也可用一手的拇指和食指在胸锁乳突肌下部的深面对向轻轻挤压，可感觉到前斜角肌的粗细、大小等，注意有无肥厚和痉挛等。若有，则可能会压迫后方的臂丛神经和锁骨下动静脉，引起胸廓出口综合征。

颈外侧三角检查时，深部触及的肿块多为颈肋，其可压迫臂丛神经和锁骨下动静脉，引起胸廓出口综合征。此区触及小的活动肿块多为锁骨上窝淋巴结。若淋巴结异常肿大，提示肺部肿瘤。若该区肿胀，锁骨下窝凹陷消失，有明显外伤史时，提示锁骨骨折。若该区压痛、放射痛，多为臂丛神经炎或其受压迫、刺激所致。

检查颈后部时，检查者双手弯成环状放在颈下，两手指尖在中线相接，并用手托住其头部，以放松肌肉。首先切诊枕骨粗隆，其呈半圆形，位于枕骨中线上，是上项线的中心。斜方肌与项韧带起于枕骨粗隆，若粗隆触及压痛，提示斜方肌与项韧带损伤。从枕骨粗隆向侧方触及一小而横行的骨嵴，是上项线，枕大神经位于此线上。上项线压痛并向头顶放射，提示枕大神经炎。寰枢关节损伤和颈肌痉挛时，可刺激和压迫枕大神经，引起头后部疼痛。由上项线向侧方切诊，在耳后下方，可扪及颅骨的圆形乳突，胸锁乳突肌附着在乳突上。乳突部压痛，常提示胸锁乳突肌损伤，临床见于落枕和颈部扭伤等。咽喉部感染和耳大神经炎时也可出现局部压痛和耳鸣。

颈后部切诊时，从后正中线自上而下，首先切到的是 C_2 棘突。因为 C_1 仅有后结节，位置又深，一般切不到。颈后最长的棘突是 C_7 棘突，低头时十分明显。正常 C_{2-7} 的棘突在后前位上排列成一条直线，在侧位上向前形成一平滑的弧线。棘突连线变直和圆滑的侧弯多系颈椎力学平衡的紊乱，常见于劳损性疾病，如颈肌劳损、颈椎病。棘突连线不圆滑的改变，有明显外伤史时多系棘突骨折和一侧椎间关节脱位。无明显外伤史时，常提示椎体的破坏性病变，如骨转移癌、骨结核等，其常有全身性症状。颈部棘突连线的改变，要注意到棘突的生理性分叉的不对称，以及先天性半椎体畸形，必须要有临床症状才考虑病理性改变。在棘突上附着的棘上和棘间韧带，切诊时一般感觉不到，只有当它们劳损时，由于剥离和张力改变，才能感觉到它们，并可切到痛点。

棘突两侧约2.5cm部位，在斜方肌深面可触及小球形隆起的椎间小关节。正常关节囊对压力很敏感，切诊时不要用太大的力量。若关节囊压痛明显，或有增大现象，提示椎体有退行性改变。在棘突和横突之间的斜方肌、头夹肌、颈夹肌，以及肩胛提肌，检查时应从其起点到其止点，注意有无压痛点，肌张力是否正常。斜方肌切诊时，患者一般取坐位，检查者位于其身后，双手同时检查两侧肌肉，并进行比较。由于斜方肌的特殊结构，其上部纤维容易受到损伤，特别是内侧部分。斜方肌部分肌张力升高，多系斜方肌深面的头夹肌、颈扭伤时容易受到损伤，出现肌张力升高和局部压痛的症状。切诊时用力要稍大一些，从上项线向下查，并要注意棘突有无旋转现象，棘突、后关节和横突有无压痛，以排除小关节骨折。肩胛提肌在斜方肌的深面，由于负担较重，与冈上肌走行交角又大，临床容易损伤。当肩胛提肌张力升高时，在肩胛骨内上角出现深压痛，横行拨动时可感到其与斜方肌的摩擦感，有时甚至可感觉到其与胸壁的摩擦感，从外上向内下按压时感到其与冈上肌的摩擦感，临床见于肩胛提肌劳损、肩胛胸壁综合征等。

3. 综合检查

颈部有屈曲、后伸、旋转和侧弯等四种基本运动，运动间相互协调。50%的屈伸运动发生在寰枕关节，50%的旋转发生在寰枢关节。侧弯发生于全部颈椎，同时伴有旋转活动，检查时应有所注意。

（1）运动检查：颈椎主动运动检查时嘱患者做点头动作，看其下颏能否触及胸壁，然后嘱患者抬头向上看，看其能否看到天花板。正常人屈曲时下颏能触及胸壁，后仰能看到天花板，运动流畅无停顿。若患者不能到达正常活动范围或活动不流畅，提示活动受限。

屈曲活动检查后嘱患者将头从一侧转向另一侧，然后嘱其将耳朵向肩部靠近。正常旋转时下颏几乎能达到肩部，侧弯时头能侧斜45°，运动流畅。若侧弯时患者肩部抬起，旋转时下颏不能达到肩部表示异常，临床见于斜颈、颈肌痉挛和颈淋巴结肿大等。

颈椎被动运动检查时，检查者两手放在患者头部两侧，向前屈曲其头部，然后抬起头部再使其后伸，最后回到中立位，看其能否达到正常活动范围。屈伸运动检查后，将患者头部向一侧旋转，到极限后回到中立位，再向另一侧旋转，看其能否达到正常范围，同时将左右进行比较，看其是否相等。有明显外伤史和椎体破坏的患者，怀疑椎体失稳时，不宜做被动运动检查，以免损伤脊髓和神经。

（2）肌力检查：颈部的主要屈肌是胸锁乳突肌（副神经），辅助屈肌是斜角肌和椎前肌。检查时检查者一手放在患者胸骨上以防止胸部屈曲，一手抵住患者的前额。嘱患者屈颈，检查者同时加以阻力对抗，然后根据肌肉收缩情况判断其肌力（图1-1）。

颈的主要伸肌是头项夹肌、头半棘肌和头长肌（脊神经后支、颈神经前支），辅助伸肌是斜方肌（副神经）。检查时检查者一手放于患者颈后基底中央以防止躯干后仰，一手放在枕部上方，嘱患者后仰头部，检查者同时加以阻力对抗（图1-2）。当斜方肌收缩时，放在背部的手指可触到其收缩，然后根据肌肉收缩的情况判断其肌力大小。

颈的主要旋转肌是胸锁乳突肌，辅助旋转肌是颈部小内在肌。检查时检查者一手放在患者肩部以固定躯干，防止胸腰椎的旋转替代作用，一手放在对侧下颌部，嘱患者向该侧旋转，检查者同时加以阻力对抗，然后根据肌肉收缩情况判断其肌力大小（图1-3）。一侧检查完后再如法检查另一侧，并进行左右比较。

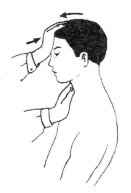 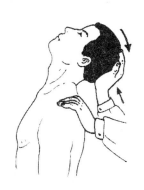 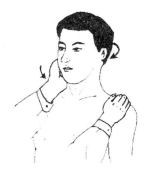

图1-1 颈部肌力检查（屈肌）　　图1-2 颈部肌力检查（伸肌）　　图1-3 颈部肌力检查（旋转肌）

颈的主要侧弯肌是前、中、后斜角肌（臂丛神经、$C_4 \sim C_6$），辅助侧弯肌是颈部小内在肌。检查时检查者一手放在患者肩上以固定肩部，另一手放在其对侧头部，嘱患者向检查者方向侧弯，检查者同时加以阻力对抗。然后根据肌肉收缩情况判断其肌力大小（图1-4）。

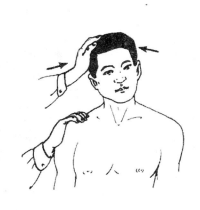 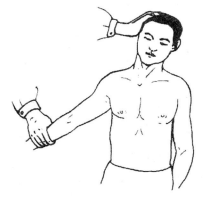

图1-4 颈部肌力检查（侧弯肌）　　图1-5 臂丛神经牵拉试验（Eaten氏试验）

4. 特殊检查

臂丛神经刺激试验：臂丛神经刺激试验是有选择性地刺激臂丛神经的不同部位，如组成臂丛神经的神经根部位、椎间孔、斜角肌间隙和肋锁间隙等，并观察神经受刺激后的反应，借以判定臂丛神经何部位受到刺激的方法，临床常用如下试验：

（1）臂丛神经牵拉试验：又称Eaten氏试验。检查时嘱患者颈部前屈，检查者一手放于头部患侧，一手握住患肢腕部，向下牵引，同时放于头部的手向对侧推，使神经根受到牵拉（图1-5），若患肢出现疼痛、麻木，或原有症状加重为试验阳性，提示臂丛神经受到刺激。在牵拉同时使患肢内旋，称为Eaten加强试验，意义同前。

（2）头部叩击试验：又称铁砧试验。患者端坐，检查者一手平置于患者头部，掌心向下，一手握拳叩击放于头顶部的手背（图1-6）。若叩击时患者感到颈部不适、疼痛，或有臂丛神经刺激征为试验阳性，提示臂丛神经受到刺激，临床见于颈椎病和颈椎间盘突出。

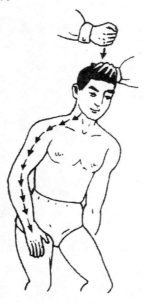

图1-6　头部叩击试验
（铁砧试验）

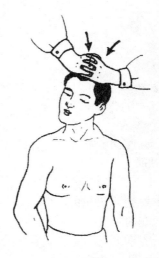

图1-7　椎间孔挤压试验
（Spurling氏试验）

（3）椎间孔挤压试验：又称Spurling氏试验。患者坐位，头微向患侧弯曲，检查者立于患者后方，用手按住患者头顶一侧向下挤压（图1-7）。若挤压时患肢出现放射性疼痛为试验阳性，临床见于颈椎间盘突出症、臂丛神经在椎间孔受到刺激。

（4）压顶试验：又称Jackson试验。患者坐立，头位于中立位，检查者双手交叉，从患者头顶部垂直向下压，然后嘱患者头后伸，再顺颈椎纵轴向下按压。挤压时患肢出现放射性疼痛或原有症状加重为试验阳性。临床意义同上。

（5）风府穴按压试验：取坐位，用医者的左手固定于前额（图1-8），右手的大拇指按揉风府穴，然后猛然松开，病人如果出现眼睛发亮，眼目清晰为之阳性，否则为之阴性。原理是用医者的大拇指按揉基底动脉的根部，马上松开后相对调理了小脑和大脑的后1/3的供血，因眼睛是对供血最敏感的器官，所以眼目有清晰感，在脑供血不足的情况下，感觉比较灵敏。阳性反应，有基底动脉供血不足的可能，可作为钩治风府穴的依据。

（6）风池穴按压试验：取坐位，用医者的左手固定于前额（图1-9），右手的大拇指和食指按揉双风池穴，然后猛然松开，病人如果出现头脑清晰，或头痛缓解，或头脑较前舒适为之阳性，否则为之阴性。原理是通过医者的大拇指和食指对枕大、枕小神经根部的刺激来判断腧穴瘀滞所在，可作为钩治风池穴的依据。

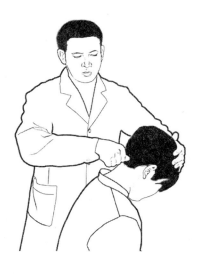
图1-8 风府穴按压试验

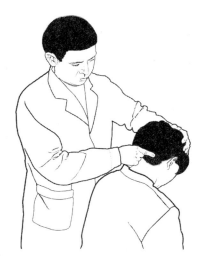
图1-9 风池穴按压试验

（7）抬头试验：患者慢慢地抬头（图1-10），至最大幅度，同时观察病人的局部和四肢反应，如果头部在抬高过程中由于抬头的压迫而局部和四肢症状加重者为阳性。

（8）低头试验：患者头部慢慢地低下，至最大幅度，同时观察病人的局部和四肢症状，如果头部在低下过程中由于低头的压迫而症状加重者为阳性（图1-11）。

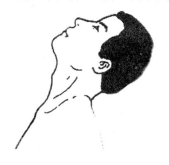
图1-10 抬头试验

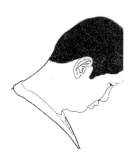
图1-11 低头试验

（9）椎动脉扭曲试验：又称旋转试验。患者头部略后仰，然后自主地向左右旋转，若出现头晕、恶心、呕吐、晕厥、猝倒等椎动脉供血不足的表现即为阳性。

（10）胸椎前屈试验：病人站立位，使胸椎尽量前屈到最大程度，引起或加重背部疼痛，或引起两胁胀痛、放射痛，或胸腹不适等为阳性，否则为阴性（图1-12）。

（11）胸椎后伸试验：病人站立位，使胸椎尽量后伸到最大程度（图1-13），引起或加重背部疼痛，或两胁胀痛、放射痛，或胸腹不适等为阳性，否则为阴性。

（12）胸椎椎间孔挤压试验：病人站立位，嘱其向左或向右最大程度地侧屈，引起或加重背部疼痛，两胁胀痛、放射痛或腰腹部不适为阳性，否则为阴性（图1-14）。

5. 相关区域检查

头面部病变可在颈部出现异常，如颅脑损伤可引起颈部强直。下颌关节病变、牙齿和口腔的感染可引起颈部疼痛。颈部病变又常常波及到上肢，引起上肢某部的运动、

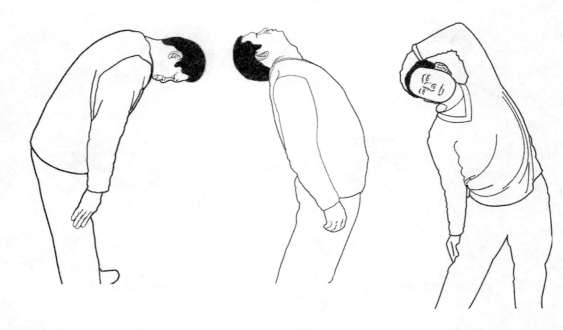

图1-12 胸椎前屈试验　　图1-13 胸椎后伸试验　　图1-14 胸椎椎间孔挤压试验

感觉和反射等的异常。因此，头面部检查时应注意颈肩检查，颈部检查时应注意上肢的检查，通过上肢的异常来确定颈椎病变部位和颈脊髓病变平面。

颈部望诊时应观察肩部与上肢。先天性高位肩胛骨使颈部变短，运动受限；颈部病变常在肩及上肢出现症状，尤其是颈丛病变引起肩及上肢运动障碍、肌肉萎缩、肌力减弱。

（二）腰背部

1. 望诊

（1）动态观察：动态观察主要是步态的观察，通过步态了解病变是否发生在脊柱以及病变的性质。患者步态是否自然，有无跛行，有无震颤，跛行属于哪一类。腰椎间盘突出症患者行走时多出现跛行，行走时患肢不敢伸直，重心集中于健肢，脊柱多倾向健侧。脊柱结核患者行走较慢，身体怕震动，背部向后伸展，有时用双手扶住腰部。脊柱外伤患者行走僵直不灵活，转身慢而困难。一侧或双侧髋关节、膝关节强直患者出现跛行，脊柱向患侧倾斜，病变关节运动节律改变。

步态观察后嘱患者脱去衣服进行腰背部检查，观察患者脱衣的动作是否自然、协调，腰部活动有无僵硬和不协调。腰部活动僵硬和不自然，通常提示该部病变。

（2）静态观察：首先观察患者背部及腰部皮肤有无发红和不正常的皮肤改变。斑片状皮色变红，多系感染或长期热敷的结果。皮肤颜色变深，有网状花纹，多系红外线或远红外照射过多导致。腰背部的脂肪瘤、毛发斑、牛奶咖啡斑、胎斑（少儿除外），常提示其深部有神经或骨的病变。若皮肤表面出现面团样脂肪瘤，提示有脊柱裂的可能。哑铃形脂肪瘤常通过骨缺损处深入马尾部。腰背部的皮赘和有蒂的肿块，常提示神经纤维瘤。

除皮肤观察外，望诊时应注意胸腰椎棘突是否在一条直线上，两肩部和骨盆是否水平，左右两侧的软组织和骨结构是否对称。脊柱侧弯可由多种因素引起。按其解剖结构是否发生改变分为功能性和结构性两类。功能性脊柱侧弯见于姿势性侧弯、代偿性侧弯（下肢不等长、髋内收、外展畸形）和保护性侧弯（疼痛与肌肉痉挛所致）三种。此类侧弯多发生于胸腰段或腰段，一般只有一个呈C形的弯曲，无结构异常，能在某些姿势下纠正，侧弯可逆。如坐姿不良的侧弯纠正坐姿后侧弯消失，下肢不等长者纠正短缩后侧弯消失。腰椎间盘突出症疼痛消失后侧弯消失。脊柱侧弯一般把其凸出的一侧称为侧弯。

脊柱结构性侧弯有原发性脊柱侧弯、先天性脊柱侧弯、肌性脊柱侧弯、神经性脊柱侧弯及其他原因所致五种。其中前两种属遗传或先天性椎体异常所致，除侧弯外，通常伴有椎体旋转，形成剃刀背样畸形（图1-15）。原发性脊柱侧弯其左右两侧常不对称。结构性侧弯常伴有脊柱后凸或前凸畸形，其侧弯呈S状或C状，改变姿势后不能矫正，严重者可引起胸廓畸形和压迫内脏器官。结构性侧弯是由于椎骨、韧带、椎间盘或肌肉等组织结构异常所致，也可由功能性侧弯失去治疗发展而成。

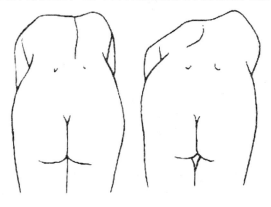

图1-15　脊柱侧弯（后面观）

从侧面观察，正常胸椎有生理性后凸，腰椎有生理性前凸。胸腰椎生理弧度的改变，可以是生理的，也可是病理性的。驼背是胸椎后凸超过正常范围的现象，常分为两类：功能性驼背多由姿势不良引起，可随意矫正，躯体悬吊后驼背消失。器质性驼背见于先天性畸形和后天疾患，通常不同年龄有不同表现：小儿多见于背伸肌软弱和佝偻病；青少年多为胸椎骨软骨病；老年人多为骨质疏松症。畸形性骨炎、胸椎椎体楔形变和强直性脊柱炎也可引起驼背畸形，后者常伴有头前倾现象（图1-16）。角状后凸畸形是脊柱某处局限性后凸（图1-17）。临床见于椎体结核、椎体压缩性骨折、脱位及转移癌。

由于腰椎生理性前凸，其发生后凸时掩盖而不明显。若常出现后凸，表明病变已较严重。腰椎前凸减少、变直，临床可见于腰椎间盘突出症、腰部肌肉痉挛和腰椎屈曲压缩骨折等（图1-18）。腰椎前凸加大，多伴有腰骶角增大、骨盆倾角增大现象，临床见于腰椎向前滑脱、前腹壁肌肉无力、肥胖症、克汀病和佝偻病等。驼背、先天性髋关节脱位、髋关节屈曲畸形、扁平髋和双侧跟腱短缩也可继发腰椎前凸畸形，临床检查时需要注意。腰椎前凸加大易引起腰背部软组织劳损和腰椎间盘退行性变。

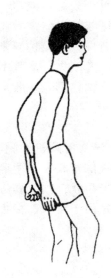 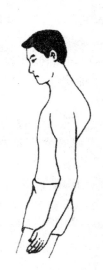 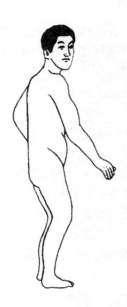

图1-16 胸椎后凸　　图1-17 角状脊柱（胸椎）后凸　　图1-18 腰椎后凸（平腰）

2. 切诊

腰背部切诊可在立位、坐位和俯卧位进行，必要时配合仰卧位进行。切诊首先要根据棘突或邻近骨结构进行定位，然后根据可能病变部位向上或向下进行检查。

先对腰背部骨性标志点定位：距棘突1.5cm处是椎板间线，相当于椎弓根、椎板、关节突关节及腰肌所在的部位。距棘突3~6cm处是骶棘肌外缘线，相当于横突尖部及骶棘肌外缘。两肩胛骨上角连线平T_2棘突水平，肩胛冈内侧三角连线平T_3棘突水平，肩胛骨下角连线相当于T_7棘突水平，髂嵴最高点连线平L_4棘突下缘水平，髂后上棘连线相当于$S_{1~2}$间隙，为骶髂关节之上部，蛛网膜下腔终点。第12肋与脊柱相交处为T_{11}椎水平。

定位后先切诊棘突，用中指和食指并拢沿棘突连线滑行或将中指放在棘突尖，食指和无名指放在棘突两侧滑行，注意感受棘突连线的平滑度和观察充血带。正常棘突连线为一平滑直线。充血带偏歪和脊柱侧弯，提示椎体有旋转或关节突关节紊乱。有明显外伤史时，多系棘突骨折或椎体骨折脱位。棘突角状后突，提示椎体结核和压缩性骨折。棘突凹陷提示隐性脊柱裂。腰骶部棘突呈台阶样提示椎体滑脱或脱位，若合并有椎体后部骨缺损，可有压痛、疼痛并向背部及下肢放射。切诊一般可发现病变之所在，疼痛部位常是病变部位。棘上和棘间表浅压痛，提示棘上和棘间韧带损伤。棘间切及缺损，表明该韧带撕裂。棘上深压痛提示椎体骨折或骨结核，如腰骶关节棘间的浅压痛提示棘上韧带炎，深压痛提示腰骶关节病变。

切诊时应注意肌肉与筋膜的张力和摩擦感，左右进行比较。为了准确判定腰背部病变的层次，检查时将手指逐渐向下压，并向垂直于肌束方向拨动，以区分筋膜和肌肉的病变。肌肉检查时，要注意骶棘肌张力是否正常，有无压痛，有无肌萎缩，肌内有无包块、结节。一侧骶棘肌隆起、变硬、压痛，为骶棘肌痉挛，常导致脊柱侧弯。两侧肌肉痉挛，导致腰椎前凸消失。结构性脊柱侧弯和神经损伤，则导致一侧骶棘肌萎缩，其张力可高可低。腰背部广泛性压痛，提示腰背肌筋膜炎。腰三横突综合征及局限性筋膜炎时,在病变的部位可切到摩擦感和听到摩擦音。

从棘突向外,表浅的是腰背筋膜和肌肉,深在的是横突。椎板间线切及的浅压痛提示腰肌损伤,深压痛提示椎板、椎弓根骨折,关节突关节紊乱以及腰椎间盘突出症。腰椎间盘突出症患者除局部深压痛外,还有向小腿及足部的放射痛。骶棘肌外缘线切及的浅压痛提示骶棘肌和腰背筋膜病变,深压痛提示横突骨折或横突间韧带撕裂。L_3横突尖深压痛,并向臀部放射,甚至放射到腘窝,多系腰三横突综合征。

棘突的外侧,从上向下,脊柱旁肋间隙的压痛,并沿肋间放射,提示肋间神经痛。肋脊角的压痛,提示泌尿系病变和第1腰椎横突损伤。髂腰角浅压痛提示骶棘肌或髂腰韧带的劳损和损伤,深压痛提示L_5横突损伤或L_5骶化,横突与髂骨形成假关节。

切诊除上述部位外,还应切骶骨三角和坐骨神经。骶骨三角由两侧髂后上棘与臀裂顶部形成,下腰部扭伤和肌腱由髂后上棘撕脱时,本区常出现疼痛。腰椎间盘突出症及其他占位性病变常引起坐骨神经痛,此时应切诊坐骨神经,具体方法参见骨盆检查。

3. 综合检查

胸腰椎的活动范围,与患者年龄、性别、职业、体重、是否经常锻炼等多种因素有关,先进行主动运动,后进行被动运动检查。主动运动受患者神经因素的影响较大,能反映脊柱运动的一般情况,被动运动检查能弥补主动运动的不足。检查时应注意前屈和后伸主要发生在腰段,侧屈发生在下胸段和腰段,旋转发生在胸腰段和腰骶段,正确估计各段脊柱的功能。

(1) 主动运动观察:患者取站立位,立正姿势。检查者两手扶住患者两侧髂嵴,以了解骨盆是否参加了脊柱运动。前屈运动时,嘱患者立正站好,全身肌肉放松,徐徐向前弯曲,腰背部有疼痛或其他感觉告诉检查者。前屈时注意观察腰的活动度是否正常,活动有无受限,活动过程中

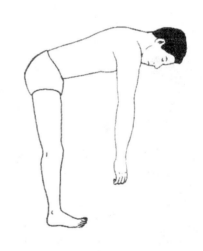

图1-19 脊柱前屈运动检查(主动)

有无姿势异常,腰背有无疼痛、疼痛出现及消失的度数等。腰弯曲时,正常呈C形。若腰活动中心位于髋关节,屈曲受限并有疼痛感,腰部平直,姿势发僵,提示腰椎或腰骶关节病变(图1-19)。脊柱后侧韧带撕裂或劳损,腰前屈时会使腰背疼痛加重。棘突旁肌肉痉挛患者,常有不愿弯腰的意愿。

后伸运动检查时,嘱患者立正站好,徐徐后伸,注意观察脊柱后伸运动的度数是否正常,活动时有无疼痛出现。腰椎和腰骶关节病变时,后伸过程中出现疼痛,活动范围减少。腰椎管狭窄时,后伸受限,局部疼痛和向患肢的放射痛明显加重。强直性脊柱炎时,患者多不能做脊柱后伸运动。脊柱后侧肌肉撕裂伤,屈曲时肌肉受牵拉疼痛,后伸时肌肉主动收缩,亦使肌肉产生疼痛。腰椎滑脱时,后伸使腰背疼痛加重,前屈使疼痛缓解。腰椎间盘突出症患者前屈和后伸均受限,前屈时坐骨神经受牵拉,后伸时椎管容积变小,使神经受刺激。

侧弯运动检查时,患者仍取立正姿势,足跟不动,双上肢仍置于体侧。嘱患者向

一侧弯曲，观察其运动范围及是否出现疼痛。腰椎椎间关节和腰骶关节病变时，侧弯运动时出现疼痛。过伸位侧弯，并能使腰椎间盘突出症和腰椎管狭窄患者疼痛加重。

旋转运动观察时，患者姿势同上。嘱患者先向一侧旋转，然后再向一侧旋转，双上肢可随之转动。但骨盆不能动，观察患者运动范围及运动是否协调等。脊柱的各种关节炎，每个方向的活动均出现疼痛，旋转亦不例外。

（2）被动运动前屈和后伸运动检查时，患者取坐位。检查上部胸椎时，检查者右手置患者项部或额部，使患者颈椎前屈或后伸，检查者左手拇指进行胸椎棘突的触诊，观察和感觉胸椎的活动（图1-20）。检查下胸椎时，先将右手绕过患者右腋部，放在其项背部，使头前屈，检查者左手拇指进行切诊，屈曲检查后嘱患者双臂交叉后上举，检查者右手握住其左前臂，并使之抬高，以后伸胸椎，检查者左手进行切诊，观察和感觉下胸椎屈伸运动情况（图1-21）。

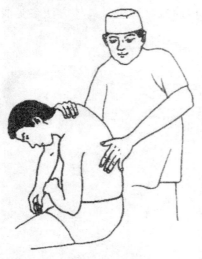
图1-20　胸椎被动运动检查

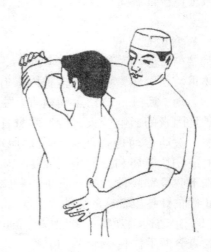
图1-21　胸椎被动运动检查（抬臂）

上部胸椎后伸运动观察时，还可采用"弹性试验"，即让患者俯卧于检查台上，头部微偏，双上肢置于台上，检查者手掌平放于患者背部胸椎棘突上，向前徐徐按压，然后提起，至上而下反复数次，从而感觉胸椎的弹性活动是否良好。若胸椎局部弹性减少或消失，表示胸椎后伸运动受限。

检查上胸椎被动侧弯运动时，检查者立于患者右后方，右手把住患者头顶做左右侧屈运动，左手拇指进行胸椎棘突切诊，感知胸椎侧弯运动情况。检查下胸椎时，检查者右手把住患者的右肩部做侧屈运动，同样用左手拇指进行切诊。

上胸椎旋转运动检查时，患者取坐位，嘱患者右手抬高置于头枕部，检查者站在患者右后侧，右手穿过患者的右臂前方，把住患者的项背部做胸椎的被动旋转运

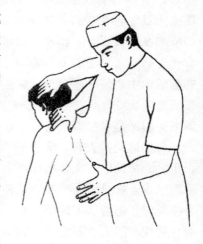
图1-22　上胸椎旋转运动检查

动，同时用左手拇指切诊胸椎棘突，观察和感觉棘突运动的大小（图1-22）。

脊柱胸腰段是胸椎和腰椎的移行部，其活动度比胸椎大，比腰椎小，为脊柱骨折的好发部位，前屈运动检查时，嘱患者右侧卧位，尽量屈曲髋膝关节，从而使胸腰椎脊柱被动前屈，同时用左手切诊各棘突的活动和棘间距离的大小（图1-23）。后伸运动检查时，嘱患者俯卧，双上肢环抱于头前。检查者左手托起患者上身，右手拇指切诊该段棘突（图1-24）。侧弯及旋转运动的检查方法同上胸段检查。

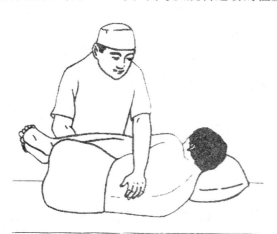 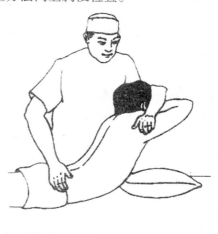

图1-23 胸腰椎屈膝屈髋被动运动检查　　　图1-24 胸腰椎后伸被动运动检查

腰段脊柱前屈运动检查方法同胸腰段，另外还可嘱患者仰卧位，屈曲髋膝关节做抱膝试验。检查者双手分别把住患者双膝，用力屈曲其髋膝关节，从而使腰骶部被动屈曲。若活动时腰椎椎间关节或腰骶关节出现疼痛，提示其有病变。后伸运动检查时，患者取俯卧位，双下肢伸直，检查者右手托起患者双下肢徐徐抬高，使其腰部被动伸展，左手拇指切诊腰椎棘突的活动及棘间距离的大小（图1-25）。检查儿童腰椎后伸运动时，检查者右手握住患儿小腿下部并向后方提高。正常时脊柱后伸平顺自如，若脊柱平直僵硬，随臀部一起离开床面，称俯卧背伸试验阳性，提示有脊柱结核可能。

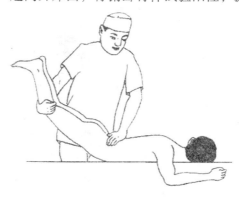

图1-25 腰骶椎后伸被动运动检查

侧弯运动检查时，患者取坐位，双臂交叉环抱头前，把住其左腋部，使患者躯干向右侧弯，左手拇指切诊腰椎各棘突，然后用左手把住患者右腋部，使患者躯干向左侧弯，检查者右手拇指进行切诊。

旋转运动检查时，患者取坐位，与检查侧弯运动的方法相同。与侧弯检查不同的是使患者躯干旋转，以了解腰椎的旋转情况。另外，还可采取侧卧位检查法：患者先取右侧卧位，右下肢伸直，左下肢适度屈曲，检查者左手把住患者左肩向后推，右手扶住患者左髂嵴向前拉，如同手法中的斜扳法，使患者腰部被动旋转。右侧卧后，再改为左侧卧位，以同样的方法进行检查，并左右进行比较。若活动过程中出现疼痛和不适感，提示腰椎或椎间关节有病变。

胸腰椎活动范围记录时可用文字或符号标明，如前屈90°，后伸30°，左右侧弯各20°，左右旋转各30°等，也可用符号表示（图1-26）。为了精确测量和记录脊柱前屈受限的部位和程度，可在患者C_7、T_{11}、S_1等棘突上做出标志，先在直立状态下测量$C_7 \sim T_{11}$、$T_{11} \sim S_1$的距离，然后嘱其尽量前屈，再测量它们的距离。正常情况下，$C_7 \sim T_{11}$可增加3~4cm，$T_{11} \sim S_1$可增加5~7cm，腰椎的活动范围大于胸椎的活动范围。若测量结

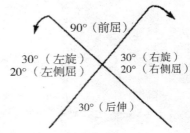

图1-26 胸腰椎活动范围符号表示

果相反或二者增加距离差不多，提示腰椎活动受限。要了解腰骶关节的活动情况，可在患者两侧髂嵴连线的背侧中点做一标记，再向下10cm地方做一标记，然后嘱患者弯腰，测量其长度变化。正常情况下，长度可增加4cm，若小于正常距离，提示腰骶关节有强直现象。脊柱后凸成角测量时，角状后凸用量角器测量，圆背后凸嘱患者俯卧，将弧度绘于纸上，再进行测量。

（3）肌力检查：腰背部的主要伸肌是骶棘肌（脊神经后支，$C_8 \sim L_1$）。辅助伸肌是腰背髂肋肌。检查时嘱患者俯卧，两手置于体侧，主动抬高上身，检查者同时在项背部施加阻力以对抗，并触摸肌肉的收缩，然后根据肌肉收缩情况判断其肌力（图1-27）。

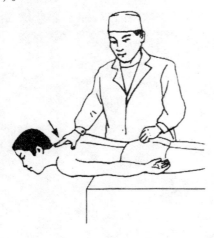

图1-27 腰背伸肌肌力检查

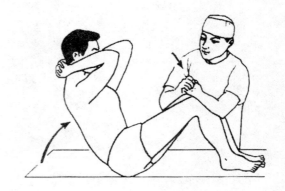

图1-28 腰背屈肌肌力检查

腰背部的主要前屈肌是腹直肌（肋间神经，$T_{5 \sim 12}$），辅助屈肌是腹外斜肌和腹内斜肌。检查时嘱患者仰卧，双手抱于脑后，双膝屈曲。嘱患者主动抬起上身，检查者双

手置于其膝上方同时施加阻力,观察其躯干上抬情况和腹直肌收缩情况,判断其肌力大小(图1-28)。

腰背部的主要侧屈肌是腰方肌(腰丛,$T_{11}\sim L_1$),辅助侧屈肌是腹外斜肌、腹内斜肌和腹横肌。检查时嘱患者坐位,主动侧屈其腰部,检查者同时施加阻力以对抗,并触摸肌肉收缩,然后根据肌肉收缩情况判断其肌力。

腰背部的主要旋转肌是腹外斜肌(肋间神经,$T_5\sim L_1$),辅助旋转肌是腹内斜肌。检查时嘱患者仰卧,向上坐起并向一侧旋转,检查者同时施加阻力以对抗,并触摸腹外斜肌的收缩(图1-29)。然后根据肌肉收缩情况判断其肌力。

4. 特殊检查

(1) 脊神经检查:脊神经检查是有选择性地刺激脊神经的不同节段,同时观察患者对刺激的反应,借以确定脊神经是否受到刺激和脊神经的某一节段受到刺激的诊断方法。

①屈颈试验:又称Hepu氏试验、Soto-Hall氏征。患者仰卧,检查者一手置于患者胸前,一手置于其枕后,然后徐徐用力使头部前屈(图1-30)。若活动时患者出现腰痛、坐骨神经痛或臂丛神经痛为试验阳性,提示神经根有刺激现象,临床常见于腰椎间盘突出症和椎体压缩骨折。

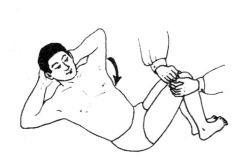 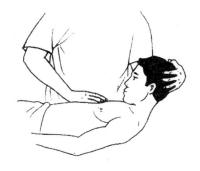

图1-29 腰背部侧屈肌肌力检查　　图1-30 屈颈试验(Narraiger征)

②仰卧挺腹试验:患者仰卧,两手置于腹部或身侧,嘱患者以枕部及两足为着力点,将腹部及骨盆用力和向上挺起(图1-31)。若活动中出现腰痛及下肢放射痛为试验阳性。挺腹试验阴性者可嘱其保持挺腹姿势,深吸气后停止呼吸,腹部用力鼓气,约30秒后出现下肢放射疼痛同样为试验阳性。挺腹屏气后不出现坐骨神经痛者,可嘱患者用力咳嗽,或检查者用两手压迫两侧颈静脉,观察其是否出现坐骨神经痛。以上操作一般依次进行。出现试验阳性后不再进行下一步试验。

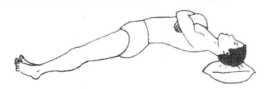

图1-31 仰卧挺腹试验

③直腿抬高试验:患者仰卧,两腿伸直,检查者一手放在膝上部,一手放在跟腱部,缓慢直腿抬高(图1-32)。正常时,两下肢抬高80°以上无疼痛感,若一侧下肢

抬高幅度降低，同时下肢出现放射性疼痛为试验阳性，提示坐骨神经有刺激现象。试验时应注意排除腘绳肌和膝关节后关节囊张力增高的影响，并记录左右抬高的度数。与此类似的检查是Laseque征，其先屈膝屈髋90°，然后再逐步伸膝，出现坐骨神经痛者为阳性。

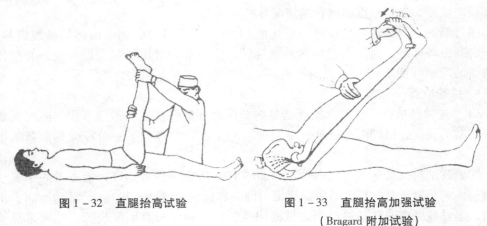

图1-32　直腿抬高试验　　　　　图1-33　直腿抬高加强试验
　　　　　　　　　　　　　　　　　　　　（Bragard附加试验）

④直腿抬高背屈踝试验：又称Bragard附加试验、Sicads征、Cukaps试验等。在直腿抬高到出现坐骨神经痛时，将下肢稍放下一些，使疼痛消失，然后将患肢踝关节背屈（图1-33）。若踝背屈时出现坐骨神经痛为试验阳性，提示坐骨神经有刺激现象。本试验能排除腘绳肌和膝关节后侧关节囊张力升高对直腿抬高的影响。

⑤坐位伸膝试验：又名床边试验、弓弦试验。患者坐于床缘或高凳下，头及腰部保持正直，两小腿自然下垂，嘱患者将患肢膝关节逐渐伸直，活动中出现坐骨神经痛者阳性，提示坐骨神经有刺激。临床检查者可先手按压患肢腘窝，再被动伸直患膝，观察有无坐骨神经痛，有为阳性（图1-34）。

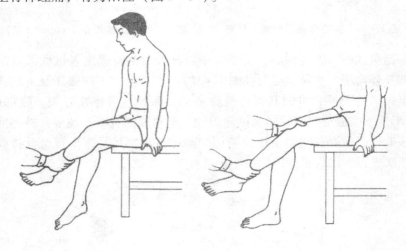

图1-34　坐位伸膝试验

⑥坐位压膝试验：又名别赫节列夫征。嘱患者双方膝伸直坐于床上，对不能伸直的膝，用手向下按压，按压时出现坐骨神经痛者为阳性，提示坐骨神经受到刺激（图

1-35)。

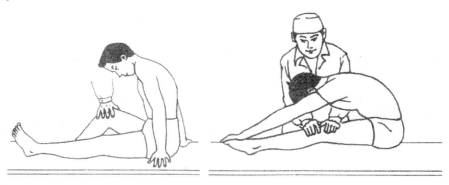

图1-35 坐位压膝试验

⑦健肢抬高试验：又名法捷斯坦试验。患者仰卧，做健肢直腿抬高试验，活动中患侧出现腰痛和坐骨神经痛者为阳性，提示腰椎间盘有较大突出。

⑧林纳尔氏征：即Lindner征。患者坐位或半坐位，两腿伸直，使坐骨神经处于十分紧张状态，再嘱其主动屈颈或使其被动屈颈，活动过程中出现患肢疼痛者即为阳性，提示坐骨神经受到刺激。

⑨胸腹部垫枕试验：患者俯卧，双上肢伸直置于身旁，全身放松。检查者在患者椎板间线上进行深压痛检查。确定压痛点后，将患者胸部用垫枕垫高约30cm，使腰过伸，然后在痛点上加压，同时了解有无疼痛、放射痛；胸部垫高检查后将垫枕移到腹部，再进行同样检查。腹部垫枕后，患者腰过伸时（胸部垫枕）出现的症状消失或基本消失，提示病变位于椎管内；腹部垫枕后，原有症状有所减轻，提示病变位于椎管内和椎管外；腹部垫枕后，原有症状无改善，提示椎管内无病变。

⑩股神经牵拉试验：又称Wasserman征。患者俯卧，检查者一手固定患者骨盆，一手握住患肢小腿下端，使膝关节伸直或屈曲，大腿强力后伸（图1-36）。若出现大腿前方放射性疼痛为试验阳性，提示有股神经（$L_{2\sim4}$）刺激现象。

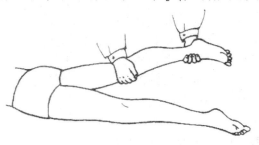

图1-36 股神经牵拉试验（Wasserman氏征）

⑪展髋试验：患者健侧卧位，双下肢伸直，检查者将患侧下肢抬起使髋关节外展，活动中出现大腿前侧疼痛为阳性，提示股神经受到刺激。

⑫屈膝试验：又称跟臀试验。患者俯卧位，双下肢伸直。检查者一手按于其骶髂关节部，一手握住患侧踝部，并将小腿向上提起，使足跟接近臀部（图1-37）。活动中出现腰部和大腿前侧放射性疼痛为试验阳性，提示股神经受到刺激，并可根据起始

位置判断受损部位。

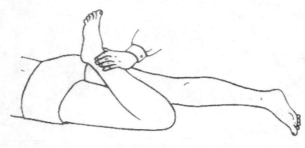

图1-37 屈膝试验（跟臀试验）

5. 相关区域检查

腰背部疼痛，不限于腰背部的疾病。胸部病变、心肺病变可引起腰部疼痛，髋关节、直肠、骨盆病变及泌尿系病变也可引起腰部疼痛。腰背部的病变，常刺激椎管内的脊髓、神经根或马尾神经，产生其支配区的运动、感觉和括约肌的功能障碍。腰背部检查时，应注意心肺、胸廓、髋关节、直肠和骨盆等相关区域的检查，以做出正确诊断，同时还应通过下肢和躯干的运动、感觉及反射等的检查来判定脊髓或神经损伤的平面。

一般而言，通过躯干的感觉和浅反射改变可判定胸髓及其神经损伤节段，通过肛门反射的改变来判定$S_{2\sim 4}$神经的损伤平面，$T_{12} \sim L_3$脊髓损伤平面只能根据髂腰肌和感觉的改变来判定，L_4损伤则根据膝腱反射的改变来判定。

三、脊髓损伤定位诊断

脊柱和脊髓损伤常累及多个平面和系统，有时损伤是明显的，有时是不明显的，对不明显的损伤，临床需要把多种体格检查方法综合运用，并根据脊髓的结构特征和生理功能来推论可能病变部位和病变性质。

（一）损伤平面及部位定位

脊柱骨折时，常引起脊髓的损伤，在明确了骨折发生的平面后，需要对可能影响到的脊髓平面进行定位，重点检查这些平面支配的肢体部位，以判定有无脊髓损伤，为是否进行脊髓减压术确定依据；脊髓病变时，躯干和四肢的神经症状先表现出来，必须对这些神经损伤进行中枢定位，以确定是哪一个脊髓平面或哪些平面发生病变，从而为实验室检查和手术治疗提供帮助。

1. 损伤平面定位

（1）利用解剖关系定位：脊髓损伤的平面定位即脊髓损伤的节段定位。从解剖学我们知道，脊髓与椎管相互对应的关系，每一对神经根都从相应的椎间孔穿出，所以，脊柱损伤的时候，我们可以根据椎骨损伤推论可能损伤的脊髓平面，反之也可根据神经皮节的损伤来推论脊柱的损伤平面。

一般而言，以损伤椎骨平面为标准，在上颈段，可能损伤脊髓节段基本同相应椎骨平面；在下颈段，可能损伤脊髓节段为同名椎骨平面（数）加1；在上胸段，可能损伤脊髓节段为同名椎骨平面（数）加2；在下胸段，可能损伤脊髓节段为同名椎骨平面（数）加3，T_{12}椎骨平面可能损伤$L_{3\sim 5}$脊髓节段，L_1椎骨平面可能损伤$S_{1\sim 5}$脊髓节段，L_2椎骨平面以下则是马尾神经，不易受到损伤。

根据神经皮节在体表的分布，利用体表神经损伤部位，我们可以逆向推论可能病变和可能损伤的脊髓平面。体表神经的损伤，可以是感觉的损伤，也可以是运动的损伤，还可以是自主神经的损伤或感觉、运动和自主神经的同时损伤。临床头后部、枕部和颈部同时出现神经损伤，可能病变的脊髓节段是$C_{2\sim4}$；拇指出现神经损伤，可能病变的脊髓节段是C_6；小指出现神经损伤，可能病变的脊髓节段是C_8；前臂内侧出现的神经损伤，可能病变的脊髓节段是T_1；腋窝和上臂内侧同时出现的神经损伤，可能病变的脊髓节段是T_2；乳头部出现的神经损伤，可能病变的脊髓节段是T_4；剑突部出现的神经损伤，可能病变的脊髓节段是T_7；腹股沟部出现的神经损伤，可能病变的脊髓节段是T_{12}；足趾背侧出现的神经损伤，可能病变的脊髓节段是L_5；小趾出现的神经损伤，可能病变的脊髓节段是S_1；足跟出现的神经损伤，可能病变的脊髓节段是S_2；足背外侧出现的神经损伤，可能病变的脊髓节段是S_1；足内侧缘出现的神经损伤，可能病变的脊髓节段是L_4；臀部及肛周出现的神经损伤症状，可能病变的脊髓节段是$S_3\sim C_{o1}$。

（2）根据临床表现定位：利用神经皮节在体表的分布可以对可能影响到的脊髓节段进行定位，利用患者临床症状和体征同样可以对可能影响到的脊髓节段进行推论。颈枕部疼痛与$C_{2\sim3}$后角及后根损伤有关，膈肌麻痹与$C_{3\sim4}$损伤有关。面部感觉障碍，颈以下部位的感觉障碍、四肢硬瘫、肋间肌麻痹，与$C_{1\sim4}$损伤（锥体束损伤）有关，患者可同时出现呼吸困难或呃逆，四肢腱反射亢进，浅反射减弱或消失，病理反射阳性，并有反射性膀胱，早期有不能排尿、残尿多，晚期有突然排尿不能控制、残尿不定等临床表现。

上肢疼痛伴感觉障碍与$C_5\sim T_2$后角与后根损伤有关，双上肢软瘫伴肌萎缩与$C_5\sim T_2$前角损伤有关。患者面部出现霍纳综合征，双上肢腱反射减弱或消失，肋间肌麻痹，双下肢感觉障碍，硬瘫（锥体束损伤），双下肢腱反射亢进，病理反射阳性，浅反射减弱或消失，括约肌功能障碍等表现，与脊髓$C_5\sim T_2$损伤有关。

肋间神经痛与$T_{3\sim12}$后角和后根损伤有关。患者出现部分肋间肌麻痹，肢体感觉障碍，双下肢硬瘫，双下肢腱反射亢进，病理反射阳性，脊髓自动反射及总体反射阳性，浅反射减弱或消失，括约肌功能障碍等表现，与脊髓胸段损伤有关。

双下肢疼痛和感觉障碍，双下肢软瘫，肌肉萎缩，足下垂，双下肢腱反射减弱或消失，但无病理反射，括约肌功能障碍，与脊髓腰段损伤（$L_1\sim S_2$）有关。

会阴部疼痛，马鞍区感觉障碍，会阴部肌肉麻痹和性功能障碍，肛周反射消失，跖反射消失，自主性膀胱，晚期排尿困难，下肢无瘫痪时，与脊髓圆锥损伤（$S_{3\sim5}$）有关。

会阴部、股部或小腿部的严重疼痛，单侧出现或对称性出现，自发性根性疼痛（坐骨神经痛），单侧或不对称的完全性感觉障碍，呈鞍状分布或神经根性分布，而无感觉分离；不对称性运动障碍，肌萎缩或肌纤维颤动，膝反射和跟腱反射消失，尿潴留，性功能障碍等，与脊髓马尾损伤（$L_3\sim C_{o1}$）有关。脊髓圆锥损伤运动障碍少，腱反射正常，有时可有感觉分离，自发性疼痛少而轻。

2. 损伤部位定位

损伤部位定位即损伤纵定位，在决定脊髓损伤节段后，再对节段内的损伤位置进行定位，是前角、前根、后角、后根，还是全部，以采用适当的治疗方法。纵定位时，一般根据脊髓结构与功能的关系，利用临床神经损伤的表现和出现的先后时间，逆向推论脊髓损伤或病变的位置。

（1）根据脊髓解剖特征定位：从脊髓水平断面来看，其后侧上行束有薄束和楔束。薄束居内侧，楔束居外侧。薄束负责下肢和下半躯干的深感觉、精细触觉和压觉的传导。楔束负责上肢和上半躯干的深感觉、精细触觉和压觉的传导。从脊髓后正中方向来的伤害，将首先影响下肢和下半躯干。从脊髓后外侧来的伤害，将首先影响上肢和上半躯干。从临床来看，单纯的下肢和下半躯干的感觉障碍，提示薄束的损伤；单纯的上肢和上半躯干的感觉障碍，提示楔束的损伤。

在脊髓外侧有负责传导深感觉的脊髓小脑束，在脊髓小脑前束的内侧（深面）有负责传导对侧痛温觉的脊髓丘脑侧束。在脊髓的前侧有负责传导对侧触觉和压觉的脊髓丘脑前束。从脊髓侧方来的伤害，首先影响同侧的深感觉和对侧的痛温觉，导致对侧的感觉分离。从临床来看，一侧痛温觉正常，一侧的痛温觉异常，提示脊丘索损伤。

在脊髓的前侧，除脊髓丘脑前束外，还有位于正中部位的皮质脊髓前束，其前外侧的前庭脊髓束。在脊髓的外侧，有位于脊髓小脑后束深面的皮质脊髓侧束和红核脊髓束。皮质脊髓束负责支配骨骼肌的随意运动，前庭脊髓束负责维持和调节肌张力，红核脊髓束负责调节肌张力和协调运动。从脊髓前方来的伤害，将首先影响到随意运动和粗触觉。从临床来看，单纯肌肉张力升高，随意运动障碍，提示脊髓下行传导束病变或损伤。

（2）根据病变特征定位：脊髓损伤可以限定在皮质脊髓束和前角，表现为单纯瘫痪。当脊髓损伤部位较大，波及到脊髓的前后角或前后根时，将同时出现感觉障碍和运动障碍现象。由于损伤平面和部位的不同，临床表现复杂，我们把脊髓侧半受到的横断性损伤称为脊髓半切或不完全性半切综合征，完全性半侧损伤又称为布朗-色夸综合征（Brown－Séquard）。临床脊髓的损伤可能是完全的，也可能是不完全的，半切损伤可能是从左至右或从右至左发生，也可能是从前向后或从后向前进行，根据患者的不同表现，我们可以对损伤部位进行推论。

患者表现出一定脊髓节段以下肢体感觉全部消失，对称性运动障碍，脊髓休克超过3周，反射对称，括约肌功能明显障碍，脊髓自动反射呈单相，屈膝屈髋后不再自行伸直，提示该脊髓平面受到完全横断性损伤，常见于脊柱骨折脱位。若患者表现为损伤节段下常保持部分感觉，运动障碍范围不对称，脊休克时间短，反说不对称，括约肌功能障碍轻，脊髓自动反射呈双相，屈膝屈髋后会自动伸直，则提示脊髓部分横断，常见于脊柱骨折、脊髓病变和髓内肿瘤。

患者表现出一定脊髓节段一侧的肢体全部感觉丧失、软瘫，该脊髓节段以上的肢体感觉和运动均正常，该脊髓节段以下同侧的肢体深感觉消失、硬瘫、腱反射亢进、病理反射阳性、发汗障碍、皮肤血管运动障碍，但无括约肌功能障碍，而对侧肢体痛温觉消失，提示完全性脊髓半切，损伤脊髓节段一侧的前后角、传导束、交感、副交感神经同时受到损伤，临床常见于脊柱骨折和肿瘤。

患者表现出一定脊髓节段支配的肢体（双侧）软瘫，该脊髓节段以下肢体（双侧）硬瘫，痛温觉消失，触觉和深感觉正常，提示脊髓前半切，损伤脊髓节段的前角、锥体束和脊丘束同时受到损伤，临床又称前半切综合征，常见于脊髓前动脉缺血综合征和中央型椎间盘突出。

患者表现出一定脊髓节段支配的肢体（双侧）出现放射痛和深感觉障碍，或合并有共济失调现象（侧束受损），提示脊髓后半切，损伤脊髓节段的后角、后根和传导束同时受到损伤，临床又称为后侧脊髓半横断综合征或后半切综合征，常见于黄韧带肥厚和椎管广泛狭窄。

患者表现出一定脊髓节段支配的肢体一侧出现根性神经痛（放射痛），节段以下同侧肢体痛温觉缺失，对侧肢体深感觉障碍，硬瘫，腱反射亢进，病理反射阳性，提示脊髓倒半切，这是脊髓前后根之间的肿瘤，将脊髓推向对侧而使对侧后角、后根和传导束同时受到损伤，临床又称脊髓倒半切综合征。

就临床而言，完全性脊髓半切综合征较少见，大多是不完全性脊髓前角、后角、锥体束和脊髓丘脑侧束的损伤，表现为损伤节段同侧肢体痛温觉丧失伴软瘫，损伤节段以下肢体硬瘫，腱反射亢进，病理反射阳性，但无括约肌功能障碍，损伤对侧节段以下的肢体痛温觉丧失等，对脊柱骨折、脱位、椎间盘突出和蛛网膜炎的患者，必须注意到脊髓半切的可能。

3. 脊神经损伤部位定位

脊神经不同部位损伤，其表现有所不同，根据患者不同的临床症状和体征可以对脊神经损伤的部位进行推论。患者出现符合脊神经节段支配的根性神经痛和感觉障碍，病变区腱反射减弱现象，提示该脊神经后根损伤；患者出现符合外周神经走行的皮肤疱疹和神经痛，提示支配该外周神经的脊神经节损伤；患者出现符合脊神经节段支配的肌萎缩、肌无力、肌束颤动、病变区腱反射减弱现象，提示该脊神经前根受到损伤。

三角肌、冈上肌、冈下肌、小圆肌、肩胛下肌、大圆肌、肱二头肌、肱桡肌和旋后肌同时瘫痪，肩不能外展外旋，肘不能屈曲，前臂不能旋后，肩内收内旋畸形，肘伸直畸形和前臂旋前畸形；肩部、前臂和手外侧出现不明显感觉障碍；肱二头肌反射减弱或消失，提示臂丛神经上干损伤。若同时出现菱形肌、肩胛提肌和前锯肌瘫痪，提示损伤平面接近臂丛神经根部。

手内在肌瘫痪，爪样畸形，同时出现上臂、前臂和手内侧感觉丧失，肱三头肌腱反射减弱或消失，提示臂丛神经下干损伤。若患者同时伴有瞳孔缩小、眼睑下垂、眼球下陷、面部血管扩张或出汗功能丧失，面部皮肤干燥等霍纳综合征现象时，提示臂丛神经平面接近根部，累及颈交感神经。

患者同时出现上肢肌肉周围性瘫痪、肌肉萎缩、感觉丧失，肱二头肌反射、肱三头肌反射、尺骨膜反射和桡骨膜反射均消失，上肢皮肤营养障碍、手部皮肤水肿等，提示全臂丛神经损伤。

患者出现小腿肌肉和足部肌肉全部瘫痪、足与足趾障碍，小腿后侧、外侧及足部感觉障碍伴烧灼性神经痛，高弓畸形或爪形趾畸形，足部溃疡或足下垂畸形，膝屈曲力量明显减弱，跟腱反射及跖反射消失，提示坐骨神经损伤，损伤平面位于股骨上段或以上平面。患者其他表现同前，而膝屈曲力量正常，提示损伤平面位于股骨中下段时。

（二）单纯感觉障碍定位

与前面综合利用感觉、运动、骨结构等进行中枢神经损伤定位的方法不同，单纯感觉障碍定位是利用感觉神经系统的分布和功能，对患者感觉障碍的性质和分布进行分析，从而对中枢神经病变部位进行推论的一种诊断方法。

感觉神经系统是机体把体内外的各种刺激传递到中枢，从而使中枢对内外环境的变化做出适当反应的一种系统。人体的每一部位的每一种感觉，都有相应的传入通路和中枢定位，当感觉出现障碍的时候，通过望、闻、问、切等物理诊断方法可对感觉障碍区域和障碍种类进行判断，进而推论病变和损伤的部位。

我们知道，每一个脊神经后根，均支配着一定的皮肤区域，而分布到一个皮节的脊神经往往不止一个。只有少数皮节有其独立的感觉支配自主区。利用自主区的感觉障碍现象，即可推论该皮节的状况。脊神经在体表的分布范围是头后部、枕部和颈部 $C_{2\sim4}$，拇指 C_6，小指 C_8，前臂内侧 T_1，腋窝和上臂内侧 T_2，乳头 T_4，剑突 T_7，腹股沟 T_{12}，拇趾背侧 L_5，小趾 S_1，足跟 S_2，足背外侧 S_1，足内侧缘 L_4，臀部及肛周 $S_3 \sim C_{01}$。

1. 浅感觉障碍定位

感觉神经损伤后，在皮节内将形成感觉减退区，随着重复支配节段的代偿作用增强，感觉减退区逐步缩小，最后仅局限于自主区。只有损伤神经完全修复，自主区的感觉障碍才会消失。临床根据不同的感觉障碍区域及表现，可以对神经损伤部位进行推论。

浅感觉障碍可以表现为感觉减退、感觉过敏、感觉缺失、感觉分离、感觉异常和感觉倒错。临床可以直接根据感觉缺失区域和感觉减退区域与自主区的联系推论神经损伤部位，还可根据感觉分离的不同表现来推论神经损伤的部位。感觉分离是一定部位的部分感觉消失而另一部分感觉正常的现象，其中痛温觉消失而触觉正常的现象称浅感觉分离。

利用浅感觉分离的不同表现，可以推论神经损伤的部位：浅感觉片状分离是神经末梢损伤的特征；单侧或双侧浅感觉节段性分离是脊神经根损伤的特征，临床见于神经根炎和蛛网膜炎；四肢套样或节段性浅感觉分离是脊神经损伤的特征，临床见于先天性感觉神经根病；一侧节段性浅感觉分离是脊髓后角损伤的特征，临床见于脊髓空洞症；双侧对称性节段性感觉分离是脊髓中央管前部损伤的特征，临床见于脊髓前动脉缺血综合征；一侧胸腰段以下的浅感觉片状（束状）分离是脊髓丘脑侧束损伤的特征；偏侧性浅感觉分离是延髓病变的特征；一侧面部浅感觉分离是桥脑－延髓病变的特征。

2. 综合感觉障碍定位

根据感觉障碍的位置，可以推论脊髓病变的节段（水平定位）和脑病变的部位；根据不同的感觉障碍性质，可以推论脑和脊髓的损伤是完全性的还是不完全性的。脑和脊髓不同部位损伤具有不同的临床特征，综合利用这些特征，可以逆向推论中枢病变的部位。

皮质病变引起的感觉障碍多数表现为病变对侧单个肢体感觉障碍，少半身感觉障碍，其感觉障碍程度，肢体远端症状重于近端，肢体症状重于躯干，皮层感觉和深感觉障碍较浅感觉重。皮质病变范围较小时，可出现假性感觉障碍。中央后回下部病变时，将出现对侧拇指、食指和中指掌面感觉障碍较手掌其余部分严重（明显）现象，同时口周也有浅感觉障碍。

内囊病变引起的感觉障碍具有对侧半身感觉障碍，肢体远端症状重于近端，肢体症状重于躯干，深感觉障碍重于浅感觉障碍的特征，患者常出现两偏和三偏症状，即偏瘫、偏身感觉障碍和偏盲的现象。

丘脑病变引起的感觉障碍具有对侧半身感觉障碍，肢体远端重于近端，上肢重于下肢，肢体重于躯干，深感觉重于浅感觉的特征。并可同时出现感觉性共济失调和对侧半身的自发性剧痛，其定位不确切，性质难以形容。也可出现感觉过敏或倒错，同向偏盲，不自主运动，对侧半身水肿和精神异常等现象。

延髓病变引起的感觉障碍具有交叉性感觉障碍和分离性感觉障碍的特征。可出现患侧面部痛温觉障碍，对侧上下肢和躯干痛温觉障碍。也可出现对侧面部，对侧上下肢和躯干的痛温觉障碍。还可出现双侧面部，对侧上下肢和躯干的痛觉障碍。有时也可出现对侧上下肢和躯干的痛温觉障碍或一侧上下肢（患侧或健侧）和躯干的深感觉障碍。

脊髓病变引起的感觉障碍具有节段性和分离性感觉障碍特征。可出现一侧或双侧肢体的浅感觉障碍，也可出现一侧或双侧的深感觉障碍，并可出现肢体的放射性疼痛，大小便功能障碍和瘫痪等。

周围神经病变时，不同部位病变具有不同特征：神经和神经节病变时，患侧出现节段性疼痛和感觉障碍，也可出现节段性带状疱疹；神经丛病变时，受损神经支配区出现疼痛和感觉障碍，并伴有运动和自主神经功能障碍；神经干受损时，受损神经支配区出现疼痛，感觉异常或感觉障碍，以及自主神经功能障碍；末梢神经损伤时，肢端出现双侧对称性手套样感觉障碍和疼痛，伴有运动神经和自主神经功能障碍。

3. 疼痛定位

疼痛是人体的正常保护反应，有时也是人体难以忍受的疾患，同时也是感觉异常的现象。根据疼痛的分布和不同表现，我们可对病变部位进行推论。

就局部疼痛而言，体表损伤以锐痛（快痛）为主，深部组织和内脏病变以钝痛为主。根据不同的疼痛性质，可以推论患者是体表的损伤还是内部组织的病变，临床体表组织损伤波及深部组织，深部组织病变影响到体表组织时需要利用不同的疼痛性质来区分损伤和病变波及的组织。

放射痛是沿神经通路和支配区出现的疼痛。周围神经干、神经根和中枢感觉传导通路的任何部位受到刺激时都会出现此种疼痛。放射痛的患者，可根据疼痛部位与脊神经皮节有无关系推论是否与脊髓、脊神经根有关。一般放射痛出现的区域符合某一脊髓节段支配的区域是该脊髓平面的损伤，放射痛出现的区域符合某外周神经支配的区域是该外周神经损伤。

牵涉痛是内脏病变引起的躯体相应部位的疼痛，多伴有感觉过敏现象。临床根据躯体与内脏的投射关系和内脏病变的其他表现可以确定病变部位。一般而言，肝胆投射区位于右侧颈部和右胸背的下部，肺和支气管投射区位于左侧颈部，胃胰投射区位于左胸背的下部，肾输尿管投射区位于腰上部和左腹外侧，循腹外斜肌走行。阑尾投射区正好与肾输尿管区相反，子宫投射区正好在骶部，心脏投射区在左胸部、左臂右侧及左手尺侧，有时甚至可放射至双下肢。临床颈背部和腰背部劳损性疾病的患者要注意牵涉痛鉴别。

（三）单纯运动障碍定位

单纯运动障碍定位是利用运动神经系统的分布和功能，对患者运动障碍的性质和分布进行分析，从而对中枢神经病变部位和外周神经病变部位进行推论的一种诊断方法。

1. 根据瘫痪定位

运动神经的功能障碍和肌肉的病变都将引起人体运动的异常，导致不同程度和不同范围的瘫痪。我们知道，运动系分锥体系和锥体外系。锥体系负责肌肉运动、维持肌肉张力和反射运动、维持肌肉正常代谢。锥体外系负责维持肌张力、身体姿势和运动的协调作用。

根据运动时肌肉的张力和协调性，我们可以推论病变的部位是锥体系还是锥体外系：肌肉明显瘫痪，肌张力痉挛性增高，特别是上肢屈肌和下肢伸肌，腱反射亢进，病理放射阳性（划足底征），但无不随意运动，多系锥体系损伤；四肢和躯干的全部肌肉张力僵硬性增高，出现齿轮样运动，腱反射正常或轻度亢进，病理反射阴性（划足底征），有不随意运动而无瘫痪或有轻度肌肉瘫痪，多系锥体外系病变。

通过进一步分析，可以区分出具体病变的部位和病变性质：就皮质病变而言，皮质刺激性病变表现为局限性癫痫（单肢痉挛），皮质破坏性病变表现为单瘫；皮质运动区局限性病变表现为软瘫，肌张力降低，腱放射减弱，病理反射出现；皮质运动前区病变表现为肌肉痉挛性瘫痪（硬瘫），肌张力升高，腱反射亢进，病理反射阴性；皮质运动前区和运动区均病损表现为硬瘫，肌张力升高，腱反射亢进，腹壁反射和提睾反射减弱，病理反射阳性。

皮质下病变表现为患病对侧的不完全性偏瘫、偏身感觉障碍和偏盲。内囊病变表现为病损对侧的完全性三偏症状：偏瘫、偏身感觉障碍和偏盲。

脑干病变表现复杂，可出现完全或不完全性去大脑强直。强直可自发或由疼痛刺激诱发。单侧病变时可出现交叉性瘫痪，双侧病变时出现四肢瘫痪、感觉障碍和括约肌功能障碍。

脊髓病变时，损伤平面以下出现中枢性瘫痪：肢体肌肉广泛性瘫痪，肌张力升高，腱反射亢进，浅反射减弱或消失，病理反射阳性，无肌肉萎缩或有废用性萎缩，称为硬瘫。瘫痪同时伴有深感觉障碍和痛温觉障碍（损伤对侧），有时并可出现括约肌功能障碍。

脊髓前角和下运动神经元损伤时，患者出现软瘫，其肌张力降低，腱反射减弱或消失，无病理反射，个别肌肉或肌群出现瘫痪，肌肉萎缩出现早而明显，同时伴有肌纤维震颤。

从锥体外系来看，黑质和苍白球病变时，肌张力升高，运动减少，运动表现为齿轮样，患者面部缺乏表情，声音低哑单调，发音困难，出现静止性震颤和慌张步态，患者行走时全身屈曲稍前倾，并可出现路标手：嘱患者把肘部置于桌面，让前臂与桌面成90°后，尽量放松前臂和腕部肌肉，患者腕关节仍或多或少地保持伸直位置，像路标一样。

尾状核和壳核病变时，患者表现为肌张力降低，运动增多现象，或出现舞蹈症、手足徐动、扭转痉挛和肌阵挛等症状。

2. 根据运动失调定位

正常的人体运动，是多个组织和部位共同参与的结果，运动是协调的。根据运动失调的不同表现，我们可以对神经损伤部位进行推论，一般把传导本体感觉纤维病损引起的失调叫感觉性运动失调，小脑病变引起的运动失调称小脑性运动失调，前庭器官及其核病变引起的运动失调叫前庭性运动失调，每一种运动失调都有其特征，临床根据这些特征可以推论可能的病变部位。

感觉性运动失调患者具有深感觉障碍，腱反射减弱或消失，闭上双眼后不能站立，行走时难以掌握平衡，步履不稳，踵步，足跟着地很重的特征，常有其他感觉障碍，但无眩晕、眼球震颤和语言障碍等，其前庭功能正常。

小脑性运动失调患者具有酒醉步态、眩晕、眼球震颤、腱反射减弱等特征，但无深感觉障碍现象。

前庭性运动失调患者有眩晕、眼球震颤和酒醉步态，症状闭目时严重睁眼后减轻，人称闭目难立征，其前庭功能明显减退（躯体平衡功能），但无深感觉障碍和语言障碍，腱反射正常。

皮质病变引起的皮质性运动失调临床少见，患者具有不能步行，站立时细小步后移，似重心后移现象。

对不宜诊断的运动失调，可进行一些特殊检查，以协助诊断。临床常用的特殊检查有：

①前进步态试验：检查者站于患者后侧，用双手托住患者腋窝，辅助患者前进，看其能否协调运动。若患者躯干后倾，举步过高，不能与检查人员协同前进，提示患者有小脑病变可能。

②协调运动试验：检查者站于患者后侧，用双手扶助患者腋窝，让其立正，然后稍向后退，使患者躯干后仰，观察其反应。正常人出现膝关节屈曲和踝关节跖屈。若膝和踝都不能协调屈曲，提示患者有小脑病变可能。

③侧方推移试验：嘱患者站立，检查者站于患者后侧，用一只手掌放在患者腰部，稍用力向对侧推挤，观察其反应，然后换一侧再进行。正常人推挤时很稳定。若向一侧推挤时稳定，向另一侧推挤则不稳定，容易倾倒，提示患者有小脑病变可能。

四、肌电图检查

肌电图是神经肌肉在各种生理状态下（放松、收缩）及病理过程中生物电变化的图像记录，能准确地反映神经、肌肉的功能状态。通过对神经肌肉生物电变化的分析，可对某些神经肌肉疾病做出正确判断、观察治疗效果和推测预后。

骨骼肌、锥体系统和锥体外系的病变均可引起肌电的变化，不同部位的病变引起的肌电变化不一致，因此肌电图可协助临床做出病变的定位诊断。由于不同病因可引起同一部位的病变，其肌电变化可能相同，所以，肌电图不能做出病因诊断。

不同部位病变肌电变化不同。上运动神经元病变时，肌紧张电位增强，插入电位正常。肌最大用力收缩时为电静息或单个型、混合型放电，低电压。其诱发肌电图正常，反射肌电图H反射亢进，腱反射亢进，牵张反射亢进，神经传导速度正常，同步试验阴性。

脊髓前角运动神经元病变时，出现自发束颤电位或自发纤颤，插入时诱发束颤或纤颤正锐波，肌最大用力收缩时为单个型或混合型，巨大电位、多相电位增多，宽时程，诱发肌电图正常，反射肌点图病变区减弱或消失。神经传导速度正常，同步试验阴性。

周围神经干病变时出现纤颤和正锐波，插入时诱发纤颤电位，正锐波。肌最大用力收缩时为单个型或混合型，低电压，宽时程，多相电位增多，异常电位呈周围神经分布。诱发肌电图潜伏时延长，电压低，多相波，阈值高。反射肌电图病变区减弱或消失。神经传导速度正常，同步试验阴性。

重症肌无力时出现电静息。插入电位正常。肌最大用力收缩时为干扰型放电，持续收缩时波幅进行性降低。诱发肌电图单个电刺激诱发电位正常，连续刺激时，动作电位波幅进行性降低。反射肌电图正常，神经传导速度正常，同步试验阴性。

肌肉病变时出现电静息。插入电位表现不同，肌强直电位，肌炎时正常或减弱。肌肉最大用力收缩为干扰型放电，低电压，短时程，多相电位明显增多。其诱发肌电图正常，反射肌电图正常，神经传导速度正常，同步试验阴性。

五、X线平片检查

脊柱通常由7个颈椎、12个胸椎、5个腰椎、5个骶椎和4个尾椎所组成。每个椎骨由椎体和椎弓两部分构成，椎弓和椎体围成椎管。椎管内容纳脊髓、马尾和脊膜等。椎管内病变可累及椎骨，而椎骨病变也可向椎管内延伸压迫脊髓和神经根。因此，脊椎X线检查对诊断椎骨或椎管内病变都有重要意义。特别是对于椎骨病变引起神经症状者，在鉴别诊断上有重要作用。临床上脊椎骨折及脱位、脊椎结核、脊椎化脓性骨髓炎、脊椎肿瘤及退行性骨关节病等，X线表现典型，X线平片可做出诊断，为平片检查的一般适应证；椎管内肿瘤及椎间盘病变X线表现少而不典型，平片检查仅起提示和鉴别诊断作用，确诊需进行CT或MRI检查。

1. 脊柱正侧位

常规摄影一般采用正侧位，以显示脊柱较完整的概貌，可满足一般临床需要，是常规位置。

2. 斜位

若检查椎间孔尤其是颈椎间孔、关节突关节及椎弓峡部，应摄斜位片。斜位片是临床诊断颈椎病和椎弓峡部骨折的重要位置。

一般胸椎、腰椎常摄正、侧位；颈椎需摄正位、侧位及斜位。为了便于椎骨记数，摄上胸椎时应包括下部颈椎、摄下胸椎时应包括上部腰椎。

3. 阅读脊柱X线片时注意事项

（1）脊柱姿势与曲度：脊椎在正位上呈直线排列，无侧弯。在侧位上有生理性弯曲，颈椎突向前，胸椎突向后，腰椎又突向前，骶椎突向后。如有伸直或与正常方向相反，则为病理性表现。若正位脊椎不呈直线排列，则为侧弯。

（2）椎体形态与骨质结构：椎体呈长方形，高径小于横径和前后径。椎体压缩性骨折则呈楔形变。脊椎骨质破坏或增生征象明显，先天发育异常可伴有半椎体和椎体融合畸形等。

（3）椎间隙：椎体间界以椎间盘，呈均匀半透明的椎间隙，易被结核破坏和因髓核脱出而变窄，但不易被肿瘤侵蚀及破坏。

（4）椎弓根：对于诊断椎管内病变特别是肿瘤的诊断很重要。正位像椎弓根两侧对称，颈段呈圆形，胸、腰段呈卵圆形，内缘稍向中央突出。椎弓根间距由C_2向下逐渐加大，在$C_5 \sim C_6$处加大明显，为颈膨大。从C_7开始到T_3又逐渐减小，而$T_4 \sim T_{10}$椎弓根间距则比较恒定，这一段也是脊髓最窄的部分。从T_{11}开始到S_1又逐渐加大，为腰膨大和马尾。从S_1向下又开始逐渐减小。这种椎弓根间距的规律如破坏，则有病理意义：如椎管内肿瘤可使椎弓根间距增大，椎弓根内面受压变平，甚至破坏消失。椎小关节病时椎弓根可增厚变大。

（5）椎间孔：椎间孔多呈圆形或椭圆形，边界光滑。脊神经肿瘤可使之扩大。脊椎关节病和脊椎骨折或脱位时可使之变形。

（6）椎板和椎弓突起：椎板和棘突可因椎管内肿瘤而破坏。在隐性脊椎裂或脊膜膨出时，则出现骨缺损。两侧横突大小形状多不对称，横突及肋骨近端可因附近肿瘤而破坏。上下关节突常出现骨质增生而变尖。

（7）椎管内钙化：可见于椎管内脊膜瘤，钙化大小、密度变异大。

（8）椎旁软组织：颈椎椎前软组织可因脓肿而增厚且出现液平面。胸椎和腰椎椎旁软组织可因结核性脓肿而呈棱形影。椎旁肿瘤如脊神经纤维瘤可形成局限性边缘光滑的肿块影。

六、脊柱和脊髓的 CT 检查

CT 已成为脊柱病变的重要检查方法。它的最大优点是有一良好的在各层面能分清的骨性结构和软组织结构的对比。它已能代替脊髓造影和其他传统的放射检查方法，成为检查脊柱病变的首选方法。

脊柱外伤时，CT 的作用在于观察脊髓损伤，提供有关脊柱稳定性的信息，显示常规 X 线检查不能显示清楚的部位。

1. 脊柱骨折的分类

有人将脊柱分为前、中、后三条柱状结构。前柱：前纵韧带和椎体及椎间盘的前、中部。中柱：椎体及椎间盘的后部和后纵韧带。后柱：由后弓、椎板及其附件和黄韧带、脊间韧带和脊上韧带构成。

（1）单纯屈曲压缩性骨折：主要为压缩外力，前柱承受压力，后柱承受张力，中柱为枢纽。CT 图像上显示骨折线位于前柱或中柱的一部分，但不涉及椎体后壁。

（2）爆裂型骨折：受力以轴向压力为主，有时伴有屈曲旋转。CT 显示中柱受累，涉及椎体后壁或三柱，碎骨片可突入椎管内。

（3）安全带型骨折：受横向极度屈曲剪力而造成。显示骨折线常涉及中后柱，可显示椎弓根骨折线，但当横向骨折线与轴向 CT 扫描相平行时，CT 常难以显示骨折线。

（4）骨折脱位型：受力较为复杂。CT 显示骨折线可累及三柱中的任何一柱，小关节骨折、脱位或跳跃以及椎管变窄。脊柱滑脱时显示椎体或附件排列异常。

2. 脊髓损伤的 CT 征象

图像显示骨性椎管变形狭窄，骨折片突入椎管以及滑脱等征象外，脊髓挫伤呈现脊髓外形膨大，边缘模糊，其内密度不均，有时呈点状高密度区。若脊髓横断时相应硬膜囊必然破裂。椎管内造影扫描图像可显示高密度造影剂充填整个椎管内，脊髓结构紊乱。

外伤后脊髓内血肿的 CT 图像显示高密度的软组织影，脊髓外血肿 CT 显示相应脊髓受压和移位。

七、磁共振成像检查

磁共振成像（MRI）是利用原子核在磁场内共振所产生的信号经重建成像的一种成像技术。近年来发展十分迅速，已日臻完善，检查范围基本上覆盖了全身各系统，在脊柱病变的诊断上已非常成熟，应用日益广泛。MRI 能清楚显示脊椎、椎管和椎间盘，并能显示椎管内组织，包括韧带、硬膜囊、脑脊液和脊髓等结构。对诊断椎间盘变性、膨出和脱出、椎管狭窄、脊柱外伤和感染价值很高。矢状面扫描图像上 MRI 可直观地显示脊髓的病变及与周围组织结构的关系，是当今诊断脊髓病变的最佳选择。

在脊柱外伤 MRI 可用以观察椎体骨折、椎间盘损伤及韧带撕裂，还可以直接显示脊髓挫伤和脊髓血肿。脊髓挫伤常发生在颈段，颈髓内出现低信号区，边界不清，而没有脊髓的粗大。髓内血肿病灶低信号，有局限脊髓增粗。椎体压缩性骨折常不能见到骨折线，而可见到椎体变形及髓质骨缺失，T_1WI 上信号减低而诊断。

第二节　强直性脊柱炎的相关检查

一、实验室检查

本病实验室检查的所有项目均缺乏特异性，缺乏诊断意义，主要用于病情活动性判定和疗效估计。

1. 血常规

可有轻度白细胞升高、贫血和血小板升高（但不超过20%）。

2. 血沉

80%的患者血沉（ESR）增快，在静止期或晚期血沉多降至正常。但是，即便在病变活跃时期，也有20%的病例血沉不快。因此，决不能因血沉不快而否定本病的诊断。另一方面，当临床症状、体征和 X 线片尚不足以确诊本病时，如血沉较快则可增加诊断依据。

3. C-反应蛋白

急性期血沉正常者，血清 C-反应蛋白常升高，因此 C-反应蛋白在强直性脊柱炎病情活动性估计和疗效判定方面有较大意义。

4. HLA-B_{27}

90%左右的患者组织相容性抗原 HLA-B_{27} 为阳性，对诊断本病有一定的参考价值，尤其对于疑似病例。10%左右病例 HLA-B_{27} 为阴性，故 HLA-B_{27} 阴性者不能排除本病。另外，在正常人中有4%~5% HLA-B_{27} 为阳性，因此单凭 HLA-B_{27} 阳性不能作为诊断此病的依据。HLA-B_{27} 一般不作为常规检查。

5. 组织免疫学表现

（1）免疫球蛋白：血清 IgA 可有轻度到中度升高，40%~73%的病人 IgG、IgA 或 IgM 增高，据报道77例 HLA-B_{27} 阳性强直性脊柱炎患者，IgA 升高与疾病活动性无关；24例 HLA-B_{27} 阳性的患者，IgA 升高与疾病的活动性相关。

（2）血清补体 C3 碎片和 C4：升高多见于伴外周关节炎者。

（3）抗肽聚糖抗体：有人报道血清抗肽聚糖抗体升高。

（4）循环免疫复合物：有人报道强直性脊柱炎患者血清循环免疫复合物升高。

（5）抗 93D 抗体：有报道显示，39%的强直性脊柱炎患者血清抗黑腹果蝇多线染色体位点 93D 抗体阳性，称之为该病的标记性抗体，但在其他实验室未得到重复性结果。用免疫印迹法还发现80%的病人存在抗 36KD、45KD、52KD 和 74KD 核蛋白抗体，据称有助于早期诊断。其意义尚待深入探讨。

6. 酶学检查

肌酸激酶、血清肌酸激酶可能升高，与病情活动性关系比较密切。

碱性磷酸酶可能升高，但与疾病的活动性及病程无关，而与病变的广泛程度有关，提示可能存在骨侵蚀和骨炎。

7. 关节液检查

滑液检查结果同一般炎症性关节炎，以下3点可与类风湿关节炎的滑液鉴别：

（1）补体一般正常。

（2）部分病例可检出吞噬了变性的多核白细胞的吞噬细胞。

（3）Rago 细胞，即吞噬了免疫球蛋白和补体的吞噬细胞，在本病少见。

8. 滑膜组织学检查

普通光学显微镜下强直性脊柱炎滑膜与类风湿关节炎滑膜无太明显差异。但组织免疫学表现有显著不同：强直性脊柱炎滑膜浆细胞浸润以 IgG、IgA 型为主，而类风湿关节炎则以 IgM 型为主。

9. 脑脊液

据报道，40%左右的病人脑脊液蛋白稍增加（0.45~0.6g/L），尤其多见于合并坐骨神经痛的病例，估计为蛛网膜炎所致。但未见进一步的报道。

10. 尿常规

尿蛋白一般为阴性。如果发现蛋白尿，应警惕继发淀粉样变或药物毒副作用。

11. 抗18肽抗体

最近国内用人工合成的含有肺炎克雷伯杆菌固氮酶于 HLA-B_{27}抗原分子模拟的6个氨基酸片段的18肽作为抗原，用酶联免疫试验测定血清抗18肽抗体，结果强直性脊柱炎病人的阳性率达42%，其中 HLA-B_{27}阳性者抗体水平明显增高。

二、与强直性脊柱炎相关的特殊检查

1. 骶髂关节检查

大多数强直性脊柱炎的发病是从骶髂关节开始，逐渐沿脊柱向上发展，所以骶髂关节的检查对于强直性脊柱炎的早期诊断有重要的指导意义。

（1）骨盆挤压试验

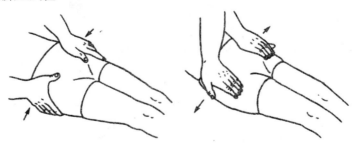

图 1-38 骨盆挤压与分离试验（仰卧）

患者仰卧位，检查者用双手挤压患者的两侧髂嵴（图 1-38）；或患者侧卧，检查者挤压其上方的髂嵴（图 1-39）；也可采取俯卧位，检查者向下压迫骶骨。挤压试验系采用外力挤压骨盆时，将力传导到骨盆环状体的各部，并促使骶髂关节分离，若有病损，患处则出现疼痛，即为骨盆挤压试验阳性，提示有骨盆骨折或骶髂关节病变。

（2）骨盆分离试验

患者仰卧位，检查者两手分别置于两侧髂前上棘部（图1-39），两手同时向外推按髂骨翼，使之向两侧分开；或检查者两手交叉置于两侧髂前上棘部（图1-38），两手同时向外下方推按髂骨翼。若骶髂关节处出现疼痛则为阳性，提示骶髂关节病变。

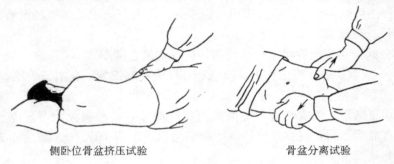

侧卧位骨盆挤压试验　　　　　　　骨盆分离试验

图1-39　骨盆挤压与分离试验

（3）分腿试验

又称床边伸腿试验、骶髂关节扭转试验、Gaenslen试验，有以下两种检查方法：

①仰卧位法

患者卧于床边，将健侧髋、膝关节屈至腹壁，嘱患者双手抱膝以固定骨盆，让患侧下肢垂于床边，检查者一手推按健侧膝部协助髋、膝关节屈曲，另一手按压患侧大腿，使髋关节尽量后伸，若该侧骶髂关节出现疼痛，即为阳性，表示骶髂关节病变（图1-40）。

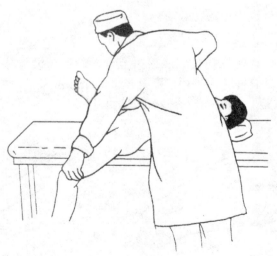

图1-40　床边试验

②侧卧位法

患者侧卧于床边，背对检查者。患者健侧在下，并将健侧髋、膝关节极度屈曲，嘱患者双手抱膝以固定骨盆，检查者一手持患腿踝部，使膝关节屈曲90°，做过伸髋关节动作，另一手推压骶部，即产生骶髂关节向后扭转的动作，若有疼痛即为阳性，提示骶髂关节有病变。

（4）骶髂关节分离试验

又称法伯-帕切克（Faber-Patrick）试验、Patrick 试验、"4" 字试验。患者仰卧位，被检查一侧下肢膝关节屈曲，髋关节屈曲、外展、外旋，将足架在另一侧膝关节上，双下肢呈 "4" 字形；检查者一手置于屈曲的膝关节内侧，另一手置于对侧髂前上棘的前面，然后两手向下按压，如果被检查侧骶髂关节处出现疼痛，则此试验为阳性，说明骶髂关节有病变（图1-41）。

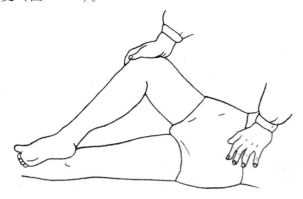

图1-41 "4" 字试验（Patrick 试验）

（5）斜扳试验

有下面两种检查方式：

①斜扳试验Ⅰ式

患者侧卧位，下面的腿伸直，上面的腿屈曲，检查者一手将骨盆推向腹侧，另一手将肩部推向背侧，以旋转躯干，若发生疼痛，则病变可能位于骶髂关节或下腰部（图1-42）。

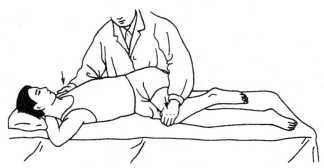

图1-42 斜扳试验

②斜扳试验Ⅱ式

当完成斜扳试验Ⅰ式后，嘱咐患者将双下肢充分屈曲，头部尽量前倾，使下颌抵于胸骨柄，再进行Ⅰ式法斜扳，此时因脊柱已完全屈曲而被锁滞，如再发生疼痛，则来自骶髂关节。

(6) 单髋后伸试验

又称提腿试验、杨门（Yeomen）试验。患者俯卧位，两下肢并拢伸直，检查者一手握住患侧踝部或托住膝部，使髋关节过度后伸，另一手压住骶部，此时股四头肌紧张，髂骨发生前倾和旋转，如该侧骶髂关节出现疼痛，即为阳性，提示骶髂关节病变（图1-43）。

(7) 叩筒柄试验

又称屈腿压缩试验。患者取仰卧位，先做健侧，检查者一手握小腿，并尽量屈曲髋、膝关节，另一手按压同侧肩部以固定躯干，然后将大腿尽量内收，使腰骶和骶髂关节发生旋转。用同

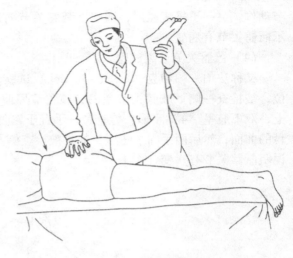

图1-43 单髋后伸试验

法再做患侧，若骶髂关节出现疼痛，即为阳性，说明痛侧骶髂关节有病变。

(8) 莱格（Laquerre）试验

又称盘腿试验。此试验与"4"字试验相似，力量加于髋关节，患者用力使检查侧膝关节屈曲，并外展，外旋髋关节，若引起骶髂关节或髋关节疼痛，即为阳性，表示骶髂关节或髋关节有病变。

(9) 单腿跳跃试验

先做健侧，若腰部无病损，健侧持重单腿跳跃应无疼痛。后做患侧，若患侧单腿持重跳跃试验时，骶髂关节有疼痛或不能跳起者，即为阳性。在排除髋关节、膝关节、脊柱等病变影响后，多为骶髂关节病变。

(10) 骨盆旋转试验

患者坐位，检查者面对患者，以两腿挟持患者两膝，以固定骨盆，再用两手扶持患者双肩，使躯干做左、右旋转活动，若某侧骶髂关节有疾患，则出现疼痛，即为阳性。

(11) 海得曼（Haldeman）试验

又称索-霍（Soto-Hall）试验、骶髂封闭试验。患者俯卧位，注射1%利多卡因溶液2~4ml于每侧骶髂关节处，5~10分钟后观察，如为骶髂关节疾患，则阳性体征消失。

(12) 拉瑞（Larry）试验

又称之为手撑试验、蹲坐试验。让患者坐在床边或板凳上，以两手撑起躯干，再突然放手坐下，若骶髂关节因震动而引起疼痛者，即为阳性，提示骶髂关节病变。

(13) 吉利斯（Gillis）试验

患者俯卧位，检查者以手掌按其无痛一侧的骶髂关节，以固定骶骨，手指放在待查的骶髂关节上进行触摸，另一手持病侧下肢做过伸髋关节动作，若该侧有炎性病变，在过伸过程中，会感到疼痛加重、加剧，即为阳性。

(14) 骶髂关节定位试验

患者仰卧，检查者右手抱住患者双膝下部，使髋关节屈曲至直角位，小腿自然地

搁在检查者右臂上，检查者左手压住膝部，使骨盆紧贴检查台，令病人肌肉放松，以双大腿为杠杆，将骨盆向右和向左挤压（图 1-44）。若受挤压时疼痛较轻，而拉开时疼痛明显，则提示骶髂关节炎性改变。

（15）骶髂关节压迫试验

由于髂骨比较突出，又存在支持关节的韧带，因此骶髂关节一般触摸不到。但两侧髂后上棘连线相当于第 2 骶骨水平，通过骶髂关节中心，可以作为定位的参考。直接按压骶髂关节（图 1-45），若局部出现疼痛，提示该关节受累。

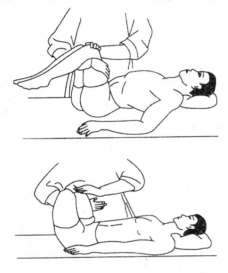

图 1-44　骶髂关节定位试验

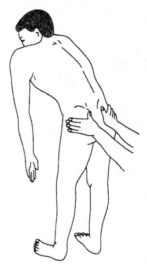

图 1-45　骶髂关节压迫试验

（16）骶髂关节推压试验

患者仰卧位，检查者双手置于患者髂嵴部，拇指置于髂前上棘处，手掌按髂结节，用力推压骨盆，若骶髂关节周围疼痛，提示该关节可能病变（图 1-46）。

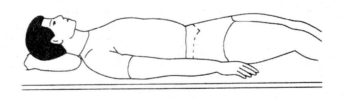

图 1-46　骶髂关节推压试验

（17）悬腿推膝试验

患者仰卧位，双腿悬空，一腿屈髋屈膝，一腿直髋屈膝。检查者一手扶上抬之腿的膝下部向肩方面推；另一手按另一腿膝关节上面向下压（图 1-47），若骶髂关节病变，则出现疼痛。

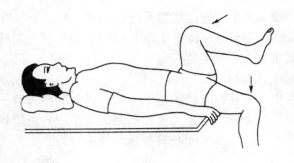

图 1-47 悬腿膝试验

2. 附丽性病变的检查

由于肌腱、韧带骨附着点炎症,早期还可发现坐骨结节、大转子、脊柱骨突、肋软骨、肋胸关节,以及髂嵴、跟腱、胫骨前粗隆和耻骨联合等部位压痛(图1-48)。值得注意的是此类体征发生率不高,且可见于疾病各期,主要提示病情活动。

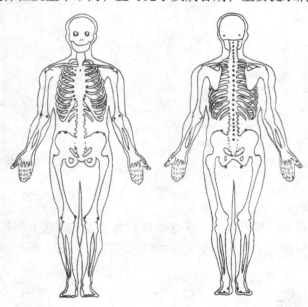

图 1-48 附丽性病变检查部位

3. 中轴关节检查

表现为颈椎、胸椎、腰椎和肋椎关节不同程度的受累。

(1) 颈椎(枕—墙距)

颈部受累可引起活动受限进行性加重,颈部被迫俯屈,通过患者靠墙测量其枕骨和墙之间的距离来评价。正常为0,如大于0则为异常(图1-49)。

(2) 呼吸方式

肋椎关节和横突关节受累引起扩胸和呼吸受限,呼吸渐变成主要靠膈肌运动维持。但很少出现肺通气功能明显受限。正常女性以胸式呼吸为主,正常男性的呼吸方式为胸式呼吸和腹式呼吸相结合,晚期的强直性脊柱炎患者,由于胸肋关节固定,胸腔在呼吸时不能活动,因此只存在腹式呼吸。

（3）胸肋关节（胸廓活动度）

患者直立，测量第4肋水平（男性乳头水平，女性乳房下缘）深呼气和深吸气的胸围差，正常为6~9cm，许多患者小于2.5cm（图1-50）。

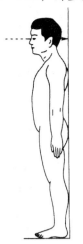
图1-49 枕—墙试验

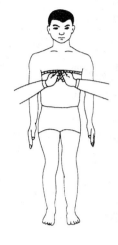
图1-50 胸廓活动度检查

（4）腰椎

疾病早期，体征可能很轻微，常易在伸展、过度侧弯或旋转时发现腰椎有某些程度的活动受限，单靠完全伸膝时以手指触地的能力不能用来评估脊柱的活动度，因为良好的髋关节功能可以代偿腰椎活动的明显受限，而Schober试验能较准确地反映腰椎前屈运动受限的程度，随着疾病的发展，腰椎前凸会逐渐丧失。

①Schober试验

患者直立位在腰骶交界处做一标志，然后在此标志中线上10cm和其下5cm各做一标志，让患者最大限度向前弯腰（图1-51），正常时腰椎运动两点之间的距离至少增加5cm。

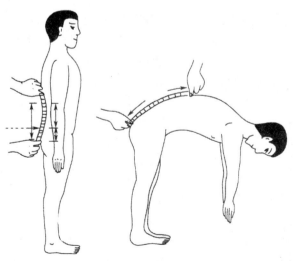
图1-51 Schober试验

②改良 Schober 试验

在两髂后上棘连线的中点与其上 10cm 处的一点相连作一垂线，测量弯腰前屈时两点的延伸距离。正常人前屈时，此 10cm 距离可延伸至总长度为 16~22cm，重型强直性脊柱炎患者只增加 1~2cm，测量脊柱侧弯程度，可在腋中线平剑突处向下划一长 20cm 的直线，令病人脊柱向对侧弯曲，测量此线延伸后的长度，正常人总长度为 25~32cm，强直性脊柱炎患者增加不到 2~3cm。

三、脊柱的影像学检查

影像学不仅提供对脊柱疾患的认识，而且对于手术指征的确立和手术方案的选择，具有特别重要的意义。影像学既是术前评估的重要依据，也是术后随访和评判预后的重要手段。一个成熟的脊柱病科医师，应具有熟练应用和分析影像学资料的能力。遗憾的是，临床常常出现单独根据影像学的检查和评价的缺陷造成错误，这种错误多因对影像资料的认识不足或缺乏足够的影像学检查造成。因而重视影像学检查及对其判断的能力，是现代脊柱病科医师的重要任务。

1. 脊柱的影像学检查方法

（1）X 线检查

脊柱 X 线检查必须包括正位像和侧位像，观察颈椎椎间孔和腰椎峡部要用斜位像，寰枢椎用正位开口位，或前屈后伸的功能位。

照片应包括脊柱周围软组织，如颈前软组织等，应注意包括具有解剖特征的脊柱段，以便计算节数和部位，如照腰椎时应包括下部胸椎或上段骶椎。

检查局部病变可用小光筒技术、体层摄影或放大摄影。

（2）CT 检查

①扫描断层定位图像

扫描断层定位图像（Tomogram，Scout view）是根据临床拟诊的病变平面而选择扫描的脊段，作颈、胸或腰椎的扫描定位图。

②层厚选择

确定扫描范围后，依部位来确定层厚。一般多用 8~10mm，一些部位采用薄层扫描。检查颈椎间盘层厚用 1~2mm，而腰部椎间盘则用 4~5mm。

③靶 CT 技术

靶 CT 技术是使 CT 图像放大，但因像素数目不减少，因此不影响空间分辨力，图像仍清晰，有助于观察脊柱横断层各部结构细节。

④扫描角度

为使扫描层面适应脊柱的正常生理性弯曲，层面应与椎间隙平行并垂直于椎管的长轴。

⑤窗技术

对脊柱应分别观察骨和软组织结构，一般观察骨，窗宽为 1000Hu，窗位为 150Hu；而观察软组织，窗宽为 350Hu，窗位为 50Hu。

⑥重建技术

在横断面扫描的基础上，利用 CT 软件功能做冠状、矢状的重建，便于多轴位观察病变及其与周围结构的关系。三维 CT 重建图像，能产生立体浮雕图像，有助于显示脊柱骨骼复杂区域的解剖结构以及对病变与骨结构关系的观察。

(3) MRI 检查

脊柱检查通常用自旋回波序列做 T_1 和 T_2 加权矢状面和 T_1 或 T_2 轴位扫描，必要时做冠状面扫描。在至少一种平面上同时做 T_1 和 T_2 加权像。矢状面和冠状面扫描层厚一般为 5mm，轴面 8~10mm。检查椎间盘不宜超过 3mm，颈椎最好为 1.5mm。

使用快速的梯度回波序列如 GRASS 和 FISP 等可以缩短检查时间，改善图像质量。应用梯度回波三维成像薄层扫描，可以较好地显示颈椎椎间孔结构。梯度回波成像可做 MR 脊髓造影，使脑脊液呈高信号而脊髓呈低信号。梯度回波成像，脊柱黄韧带呈高信号可同低信号的骨皮质区分，如用 SE 序列成像二者都呈低信号。但梯度回波技术对骨髓病变不敏感，不如 SET_2 加权像，不利于椎体骨病变的显示。

Gd-DTPA 增强检查可用于感染、肿瘤和椎间盘突出手术后复发与硬脊膜外纤维化的鉴别。对于后者，注入对比剂后应立即做 T_1 加权像矢状和轴位扫描，如延误扫描，对比剂可弥散到椎间盘碎片中，使鉴别困难。

四、强直性脊柱炎及其影像学诊断

关节病理，早期骶髂关节炎病理改变以滑膜炎及关节旁骨髓炎为主要特点，但附着点炎与 AS 中的滑膜炎、软骨下骨髓炎以及骨炎相关的重要性正在讨论中。在疾病发展过程中，还可出现滑膜缺失、软骨旁骨质破坏、软骨表面破坏、软骨深部破坏、附着点炎、软骨化生、软骨内新骨形成、滑膜关节纤维化或骨桥形成等病理变化。

1. 疾病早期

在出现明确的放射学骶髂关节炎以前，即放射学骶髂关节炎 I 级（依据 1984 年纽约修订标准分级）：主要表现为滑膜衬里细胞层增厚，疏松结缔组织少量淋巴细胞、浆细胞及大量巨噬细胞浸润，血管翳形成，软骨表面侵蚀，骨小梁边缘可见成骨细胞活跃，骨髓造血细胞减少，成熟的浆细胞、淋巴细胞增多，附着点未见炎症表现，软骨未见明显破坏。此期如见到软骨骨化、软骨下骨板钙盐沉着、血管翳形成等为 I 级。

2. 疾病中期

即放射学骶髂关节炎 II~III 级。主要表现为软骨破坏、不连续。软骨下骨板侵蚀破坏、硬化，尤以髂骨侧明显（在放射学上则表现为侵蚀、关节腔增宽、关节旁骨密度增高）。关节大部由纤维化肉芽组织代替；软骨化生、软骨内骨化、关节间隙变窄甚至看不到。骨髓造血细胞减少，成熟浆细胞、淋巴细胞增多。部分病例可见附着点炎症。

3. 疾病晚期

即放射学骶髂关节炎 IV 级。软骨关节已由分化成熟的小梁骨取代，软骨下骨板严重破坏，无明显的炎症细胞浸润，大量死骨形成，关节腔消失。

1. X 线检查与诊断

（1）骶髂关节

所有强直性脊柱炎均存在骶髂关节炎，且骶髂关节为本病最常受累部位，故临床凡怀疑强直性脊柱炎者均需摄骨盆正位像。据曹来宾等统计 214 例分析累及骶髂关节的占 100%，累及脊柱 74.8%，累及髋关节的 37.7%，附着病占 10.9%，累及周围关节的仅有 6 例。本病往往自骶髂关节开始，为双侧对称性受累，以后逐渐扩展至脊椎，而类风湿关节炎则常为一侧骶髂关节受累，即使双侧同时受累，其病变亦不对称。强直性脊柱炎既可累及骶髂关节又可累及骶髂骨间的非关节部分。前者即骶髂关节的病变的进展过程，依次为关节边缘骨侵蚀，关节面破坏、软骨下局部骨硬化和骨性强直。关节变化主要发生在髂骨侧。邻近关节面之骨硬化边界不清，范围较广泛是与退行性关节病的边界清楚、窄小范围的骨硬化不同的。当关节呈骨性强直时，关节间隙消失。骶髂间隙韧带邻近部分的骨边缘模糊、不规则，同时可发生韧带骨化及钙化。耻骨联合之病变进展过程与骶髂关节相似。按强直性脊柱炎的纽约诊断标准，X线骶髂关节炎分5级，即：0级~Ⅳ级。0级：正常；Ⅰ级：可疑变化；Ⅱ级：轻度异常，可见局限性侵蚀、硬化，但关节间隙无变化；Ⅲ级：明显异常，为中度或进展性关节炎，伴有以下一项或一项以上改变：侵蚀、硬化、关节间隙增宽或狭窄，或部分强直；Ⅳ级：严重异常，完全性关节强直。

（2）髋关节

四肢大关节中以髋关节最易受累，双侧病变，对称分布，一致性关节间隙变窄，骨赘形成及骨性强直为其主要X线表现。

早期病变的骨赘见于股骨头外侧面，为小的局限性的隆起，随骨赘扩展乃形成环绕着股骨颈的项圈状骨增生。

一致性关节间隙变窄是炎症性滑膜组织或血管翳对关节软骨侵蚀所造成的，可使股骨头内移。最终发生髋臼内突。一致性关节间隙变窄与骨赘并存是较有特征的X线表现。

晚期的病人常出现双侧髋关节的对称性骨性强直，关节腔完全闭锁。偶有关节囊骨化而致强直者。

2. 强直性脊柱炎的CT表现

（1）早期：骶髂关节CT表现均为Ⅰ~Ⅱ级，此期骶髂关节病理改变主要为双侧的骶髂关节炎。双侧骶髂关节对称性受累，文献报道11.4%的病例初期仅发生于一侧骶髂关节，对侧关节在几个月或1年以内相继发生；骨性关节面皮质毛糙，皮质白线消失；骨性关节面皮质中断；关节面下小囊变；骶髂关节髂骨面轻度硬化。

（2）进展期（中期）：骶髂关节的CT表现多为Ⅲ级，此期的病理改变主要是由于滑膜及关节软骨的损害进一步加重，关节软骨面下骨质破坏范围逐渐加大，同时见反应性硬化更为显著。骶髂关节关节面不光整，局部呈锯齿状或毛刷样改变。骶髂关节面下小囊状骨质破坏。关节面周围明显增生硬化，进展期病例均见此征。以上三项为关节面下骨侵蚀表现，与早期所见相比，累及范围更大，程度更重，均同时累及双侧骶髂关节，且髂骨和骶骨关节面均受累，但髂骨关节面常受累更严重，关节面周围的增生硬化更为明显。由于关节腔内积液，关节间隙可暂时增宽，关节下方滑膜部间隙大于5mm。当滑膜被完全破坏，则出现关节间隙不规则狭窄，关节下方滑膜部小于2mm。

（3）稳定期（晚期）：骶髂关节CT表现均为Ⅳ级，此期在病理上关节滑膜及韧带均受累，滑膜部分或全部被骨质取代致使关节骨性强直、关节间隙消失。韧带骨化；关节骨性强直，关节间隙消失；明显骨质疏松、硬化。

3. 强直性脊柱炎骶髂关节CT表现与病程的关系

强直性脊柱炎青年男性多见。文献报道，强直性脊柱炎骶髂关节受累程度与病情密切相关，有研究发现为平均病程0级1年，Ⅰ级2.1年，Ⅱ级2.0年，Ⅲ级3.5年，Ⅳ级5.8年。其中Ⅰ级与Ⅱ级间平均病程无明显差异，Ⅰ级和Ⅱ级间CT表现相互重叠、相互交叉，某些 CT 征象分界不清，且 Ⅱ、Ⅲ、Ⅳ 级间均有此类情况。为了明确分级，有人建议，如果有肯定的关节面下骨侵蚀性改变，均应视为 Ⅱ 级；如有肯定的关节间隙改变，无论增宽还是变窄，即应视为 Ⅲ 级；有肯定的关节强直，包括部分强直和完全强直均应视为 Ⅳ 级。

关于 AS 之骶髂关节 CT 扫描的价值，国内外报道意见不一。不少作者认为 CT 较常规 X 线更清楚地显示骶髂关节解剖结构，能较多发现细小的改变和更准确地显示病变范围，还可用于观察诊断效果，也有人认为 CT 检查不能增加发现骶髂关节炎的可能性，并且有经验的放射科医生不需要 CT 来诊断 AS 的骶髂关节炎，国内在这方面的研究很少，尤其是大量样本的文献报道更少。资料表明，CT 在发现病变，如关节面的侵蚀、囊变、软组织肿胀的检出率明显优于 X 线平片。但是，CT 阴性时，也不能排除 AS。

4. 强直性脊柱炎髋关节病变的 CT 表现

AS 髋关节病变多发生在发病的头 10 年内，且发病年龄小者易累及髋关节。90% 有严重髋关节病变的发病年龄小于 20 岁。髋关节发病是 AS 致残的主要原因之一，是预后不佳最敏感的指标。主要出现以下 CT 改变：①股骨头骨质疏松或其内密度不均匀，部分轴向移位；②股骨头及髋臼缘囊状、虫蚀状、锯齿状骨质缺损，髋臼骨白线中断；③髋臼及股骨头边缘明显硬化，骨赘形成，韧带骨化；髋关节间隙狭窄；多为双侧对称性分布的病变，关节间隙均匀一致性狭窄，部分关节面及关节间隙模糊；④晚期患者常显示双侧骨性强直，关节间隙消失。

5. 磁共振检查与诊断

当骶髂关节出现侵蚀/软骨下硬化时，病变已经历较长时间。因此，即使是 CT 检查发现的"早期"骶髂关节炎，实际上也不能很早。有人报道采用动态磁共振检查方法，借助造影剂，能显示有炎症病变的骶髂关节间隙造影剂增强，以至检出关节邻近局限性骨炎，从而发现很早期的骶髂关节炎。

MRI 可显示骶髂关节的关节软骨异常、骨质侵蚀、骨质硬化、骨髓内水肿和脂肪沉积等改变。关节异常在 T_1WI 表现为正常软骨区线性中等信号转变为不规则增粗或扭曲样中等强度信号。T_2WI 表现为异常软骨信号强度增加。按纽约修订标准分级，0～Ⅰ级以及部分 Ⅱ 级患者的异常征象只能在 MRI 上检出。Ⅰ 级表现为骨髓信号轻度增高，软骨信号增高，形态增粗，这些征象在 T_2WI 上表现明显，前者可能与骨髓炎症病变有关，可作为 AS 最早期的改变之一，后者可能与软骨表面的滑膜炎症有关。Ⅱ～Ⅲ 级表现为骨髓信号明显增高，范围较大，软骨有破坏表现，软骨信号不均匀、增高或减低，斑块脂肪沉积范围较广，Gd－DTPA 增强后炎症组织可增强。

Wittram 等在研究中发现，AS 患者 MRI 中皮质骨破坏和软骨下硬化为阴性，但在 fastSTIR 和 T_2WI 序列中软骨下骨髓信号有增高，即骨髓水肿。因此在发现早期还未出现皮质骨破坏和软骨下硬化的骶髂关节炎方面，MRI 较 CT 敏感。另外 T_1WI FS 成像在显示骶髂关节炎皮质破坏和软骨下硬化方面优于 T_1WI，T_1WI FS 序列增强扫描有助于鉴别骶髂关节炎早期软骨下骨髓炎症。和 CT 相比，MRI 检测骨质硬化、侵蚀等的敏感性和特异性进一步提高，如使用对比增强剂钆－喷酸二甲基葡胺（Gd－DTPA）增强的 dMRI 检查，不但可以发现骶髂关节软骨下骨板 1mm 的侵蚀，还能检测出关节囊、关节旁骨髓炎症等早期骶髂关节炎表现。

Bollow等用dMRI诊断早期骶髂关节炎,将增强前所见关节间隙、关节囊、软骨下骨板、关节旁骨髓等病变,作为骶髂关节炎的慢性期指标;而这些部位增强后的变化作为骶髂关节炎的活动期指标并提出分级如下:①活动期指标:X级:增强≤25%为无骶髂关节炎;A级:增强25%~70%为中度骶髂关节炎;B级:增强≥70%为严重骶髂关节炎。在一些早期病例,虽然骶髂关节间隙未能检出炎症,但关节囊或关节旁骨髓中发现增强,这些部位增强的测定和意义同上。②慢性指标:0级:无慢性改变;Ⅰ级:骨髓局限性脂肪堆积和/或局限性软骨硬化和/或≤2处侵蚀;Ⅱ级:中度脂肪堆积和中度软骨下硬化和/或>2处无融合的侵蚀;Ⅲ级:关节间隙假性扩大和/或轻度部分强直,严重软骨下硬化,以及普遍脂肪堆积;Ⅳ级:肯定强直。慢性指标≥Ⅰ级者,提示存在骶髂关节炎;活动性指标≥A级者,提示现阶段炎症处于活动阶段。

第三节 钩活术的基础内容

一、中医微创钩活术技术

中医微创钩活术技术是利用中医特异钩锃针在新夹脊穴(魏氏夹脊穴)、华佗夹脊穴、骨关节特定穴、阿是穴、十二正经腧穴、奇经八脉腧穴、经外奇穴等全身可钩治穴位点按照不同部位采用不同型号的钩锃针钩治,达到钩治法、割治法、挑治法、针刺法、放血法五法并用的无菌操作技术。

钩活术中医理论是一个"通"字和"荣"字,利用四位五法而达到"通"和"荣"之目的。最终的结果是减压、减张、疏通、松解、立平衡。

关于钩锃针的材质、硬度、保养、寿命、结构、消毒方法、操作方法、钩治部位等在中华钩活术治疗颈腰、脊柱骨关节及脊椎管狭窄症3册书中已有介绍。下面重点介绍与之有关的治疗范围和注意事项。

1. 钩活术治疗范围

强直性脊柱炎,陈旧性脊柱外伤,手术失败综合征,颈椎病,颈椎管狭窄症,颈源性疾病,胸椎病,胸椎管狭窄症,脊源性乳腺增生病,胸韧带骨化症,头晕,头痛,心痛,胁痛,胸部胀满,肩背部寒冷,疼痛,肩臂肘痛,胃脘痛,四肢痹证等脊柱退变性疾病,脊柱相关疾病,骨关节退变性疾病,部分疑难杂症。

2. 钩锃针注意事项

①针尖的方向与神经走行一致。
②手法轻柔,切忌用蛮力,以免损伤正常组织,浅而慢为原则。
③深度不能超过颈椎横突后结节和胸椎的横突。
④钩治深度1cm左右,过深则损伤椎动脉和脊神经,或误穿纵隔和胸腔。
⑤与病人交流,以免损伤神经及小血管。
⑥一人次一消毒,规范灭菌,注意保护钩尖,防卷刃及变形。
⑦钩尖变形后,切忌打磨(因钩尖为一次成型),否则会造成事故。
⑧颈胸部的神经血管非常丰富,一定要熟悉其解剖位置,定位要准确无误,防止事故。
⑨如果钩针不慎落地或其他原因损伤钩针,无论表面有无裂痕,都不得使用,应

当废弃，防止钩头部的钩弧在钩治时断裂，引起事故。

二、魏氏坐标定位取穴法

坐标定位取穴法是一种利用影像学检查的结果，建立一个平面直角坐标系，对脊柱椎旁腧穴定位的一种定位法，能准确反映脊椎的椎体、棘突、关节突、椎板、横突和所定椎旁腧穴位置的现代定位法，能反映所定穴位和邻近的关系，达到准确定穴的目的。

不同于传统的中医针灸腧穴定位取穴法包括骨度分寸定位法、自然标志取穴法、手指同身寸取穴法和简便取穴法。

（1）坐标定位取穴法：利用脊柱的X线正位像（1∶1）为标准，结合其固有的骨性标志，在本脊椎体上缘线（以椎体上缘两端点引出的直线）、下缘线（以椎体下缘两端点引出的直线）和棘突下缘点形成的X线影像平面上，以棘突下缘为基准点（O点），引一条平行于椎体下缘的平行线，建立平面直角坐标系，所引之线为坐标系的X轴（图1-52），箭头方向为正值，相反为负值，正值方向代表本脊椎的左侧（L），负值方向代表本脊椎的右侧（R）。在此平面上以基准点（O点）为中心，引一条垂直于X轴的垂直线为此坐标系的Y轴，方向向上，Y轴的正向（正值）为脊椎的上向，反向（负值）为脊椎的下向，由此推出坐标定位取穴法公式：

$$X = \frac{a+b}{2}$$

X值代表坐标系平移值
a值代表棘突至脊椎右侧下关节突外缘值
b值代表棘突至脊椎左侧下关节突外缘值

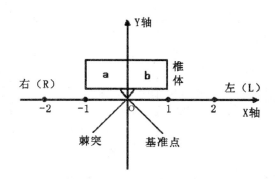

图1-52 坐标定位取穴法示意图

坐标定位取穴法取正常脊椎旁腧穴

正常脊椎是没有旋转，没有侧摆，X值为"0"，脊椎旁定位，按照坐标定位取穴法能够准确测量棘突和所定穴位及脊椎体左缘、右缘的准确数值。

测量方法：通过脊柱的X线正位像（1∶1）来测定棘突到脊椎左右下关节突外缘

和所定穴位的数值关系，选定准确的穴位位置（图1-53）。

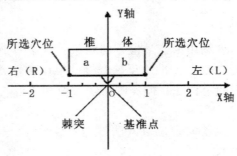

图1-53 正常脊椎坐标定位取穴图

关于坐标定位取穴法取水平旋转脊椎旁腧穴、侧摆脊椎的椎旁腧穴定位、脊柱侧弯脊椎旁腧穴定位在中华钩活术治疗颈腰、脊柱骨关节及脊椎管狭窄症3册书中已有介绍。下面简要介绍一下脊柱侧弯脊椎椎旁腧穴定位：

水平旋转继而侧摆形成侧弯，定位取穴同旋转加侧摆（图1-54）。

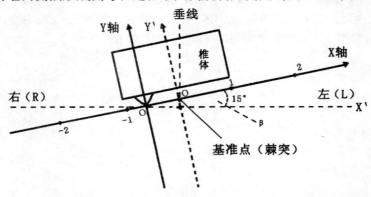

图1-54 旋转加侧摆脊椎坐标取穴图

新夹脊穴的定位是以脊柱的骨形标志为基准，以关节突关节为准绳，随骨形标志的变化而变化，利用坐标定位取穴法定位。

三、钩度

新夹脊穴与脊椎节段的关系和体位选择见附录。

下面重点介绍一下钩度：包括深度和力度，根据症状、体征、病情分期、影像检查、体质强弱、年龄大小、胖瘦高矮、病灶大小、病位深浅、邪气盛衰、舌苔脉象等综合分析判断，深度在前4本书中做过详细介绍，在此不再赘述。根据疾病的不同在手法上分为五钩法：浅单软、单软（轻、中、重）、双软、深双软、重深双软，但是"中病即钩，基通即止"仍然是原则。下面请看五软钩度数轴图及疼痛数轴的关系。（图1-55，图1-56）

手感模拟钩度法（WeiShiShouGanShiJueMoNiPingFenFa，WGD）钩度数轴

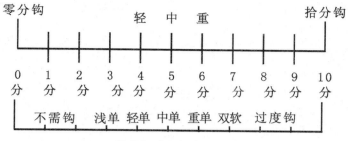

图1-55　钩度与手法的关系

视觉模拟评分法（VisualAnalogueScale/Score，VAS）疼痛数轴

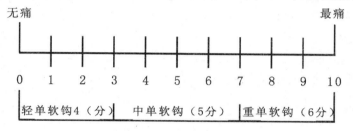

图1-56　疼痛评分与钩度的关系

浅单软度：同类钩鍉针钩治的深度相同，钩提的力度最小，割治的组织最少，刺激量最小，适用于各型、各期胸椎病和胸椎管狭窄症、胸椎脊柱损伤和胸椎强直性脊柱炎。

单软轻度：同类钩鍉针钩治的深度相同，钩提的力度较小，割治的组织少，刺激量小，适用于年龄较小、病程较短、病情轻、影像学检查改变较轻，或年龄较大、病程较短、轻度影像学改变，初次或再次发病的发作期，即疼痛期但疼痛较轻。

单软中度：同类钩鍉针钩治的深度同，钩提的力度相对较大，割治的组织较多，刺激量较大，适用于年龄较小、病程较长、病情较重、影像学检查改变较重，或年龄较大、病程较长、中度影像学改变，初次或再次发病的持续期，即疼痛较重。

单软重度：同类钩鍉针钩治的深度同，钩提的力度大，割治的组织多，刺激量大，适用于中青年发病、病程较长、病情重、重度影像学改变，或年龄较大、病程较长、重度影像学改变，初次或再次（多次）发病的持续期，即疼痛最重。

双软度：同类钩鍉针钩治的深度同，钩提的力度最大，割治的组织最多，刺激量最大，适用于中青年发病、病程较长、病情重、重度影像学改变，或年龄大、病程长、重度影像学改变有脊椎管狭窄存在，再次或多次发病的持续期而兼有麻木者，即疼痛兼有麻木。

深双软度：同类钩鍉针钩治的深度同，钩提的力度最大、割治的组织最多、刺激量最大的基础上加用了补法，适用于中老年发病、病程较长、病情重、重度影像学改变，或年龄大、病程长、重度影像学改变有脊椎管狭窄存在，再次或多次发病的持续

期过后而麻木兼有冷凉者，即麻木兼有冷凉。

重深双软度：同类钩鍉针钩治的深度同，钩提的力度最大、割治的组织最多、刺激量最大的基础上加用了重补法，适用于中老年发病、病程较长、病情重、重度影像学改变，或年龄大、病程长、重度影像学改变有严重脊椎管狭窄存在，再次或多次发病的持续期过后而无力兼有麻木、冷凉者，即无力兼有麻木和冷凉。

在治疗强直性脊柱炎的透穴时深度在 0.5cm 左右，力度在浅单软的力度，要求左右上下两穴相透，以泻法为主。新夹脊穴钩治时辨证选择单软轻度、单软中度、单软重度。

第四节 适应证和禁忌证

钩活术治疗脊柱损伤及强直性脊柱炎有其适应证和禁忌证，适应证当中包括绝对适应期和相对适应期，禁忌证当中还包括不适应期和禁忌期。

1. 钩活术疗法适应证

脊柱退变性损伤和陈旧性脊柱损伤，陈旧性脊柱损伤包括意外陈旧损伤和医源治疗性损伤。陈旧性脊柱损伤在时间上定位 3 个月局部无活动性炎症，相对稳定期的强直性脊柱炎。

(1) 急性脊柱震荡性损伤后 7 天；
(2) 陈旧性脊柱损伤；
(3) 急性脊柱损伤术后 3 个月；
(4) 脊柱退变性疾病手术后 3 个月（脊柱手术失败综合征，FBSS）；
(5) 先天性脊柱疾病手术后 3 个月；
(6) 脊柱良性肿瘤手术后 3 个月；
(7) 强直性脊柱炎相对稳定期。

2. 钩活术疗法绝对适应期

(1) 脊柱退变性损伤有症状期；
(2) 急性脊柱震荡性损伤后 3 个月；
(3) 脊柱损伤后 3 个月至 6 个月内；
(4) 急性脊柱损伤术后 3 个月至 6 个月；
(5) 脊柱退变性疾病手术（脊柱手术失败综合征）3 个月后症状反弹期；
(6) 先天性脊柱疾病手术 3 个月后症状反弹期；
(7) 脊柱良性肿瘤手术 3 个月后症状存在期；
(8) 强直性脊柱炎初、中、晚期的稳定阶段。

3. 钩活术疗法相对适应期

(1) 脊柱退变性损伤无症状期；
(2) 急性脊柱震荡性损伤后 2 天至 3 个月有症状期；
(3) 脊柱损伤后 3 个月至 6 个月有症状期；
(4) 急性脊柱损伤术后 2 天至 3 个月有症状期；
(5) 脊柱退变性疾病手术（脊柱手术失败综合征）3 个月后症状不明显期；
(6) 先天性脊柱疾病手术 3 个月后症状不明显期；

（7）脊柱良性肿瘤手术 3 个月后无症状期；

（8）强直性脊柱炎相对稳定的初、中期。

4. 钩活术疗法不适应期

（1）急性脊柱震荡性损伤后 24h 至 48h；

（2）脊柱损伤后炎症反应期；

（3）急性脊柱损伤术后炎症反应期；

（4）脊柱退变性疾病手术后炎症反应期（脊柱手术失败综合征）；

（5）先天性脊柱疾病手术炎症反应期；

（6）脊柱良性肿瘤手术后 30 天内；

（7）强直性脊柱炎明显累及其他系统及脏器时初、中期的不稳定阶段。

5. 钩活术疗法禁忌期

（1）急性脊柱震荡性损伤后前 24h 内；

（2）脊柱损伤后 30 天内；

（3）急性脊柱损伤术后 30 天内；

（4）脊柱退变性疾病手术（脊柱手术失败综合征）60 天内；

（5）先天性脊柱疾病手术后 30 天内；

（6）脊柱良性肿瘤手术后 30 天内；

（7）晚期强直性脊柱炎或明显累及其他系统及脏器时的中期。

6. 钩活术疗法禁忌证

（1）各种结核、肿瘤及扩散、转移。

（2）心脑血管病急性期。

（3）急慢性其他感染性疾病。

（4）各种代谢紊乱综合征。

（5）血友病或血小板减少性紫癜等凝血功能障碍的血液病患者。

（6）各脏器功能的衰竭。

（7）风湿性、类风湿疾病的急性期。

（8）其他全身性疾病的急性期，伴有血象异常或发热者。

（9）糖尿病患者血糖未能控制者。

（10）肝肾功能不全、慢性消耗性疾病。

（11）妇女妊娠期、围产期禁钩活。

（12）青光眼发作期、癫痫病发作期、精神分裂症发作期。

（13）施钩部位神经血管不能避开者。或局部溃疡、皮损、感染、肿物等。

（14）年老体弱和高血压冠心病患者要慎钩活。

（15）妇女哺乳期、月经期慎钩活。

（16）脊柱损伤和强直性脊柱炎的不适应期和禁忌期。

第五节　术前检查及注意事项

钩活术术前检查排除其他病和禁忌证是非常有必要的，包括常规检查和影像学检查两部分；注意事项包括治疗前、治疗中、治疗后。

1. 钩活术术前检查
（1）血、尿常规检查，凝血功能、血糖、心电的检查。
（2）中医四诊和西医四诊的检查。
（3）颈、胸、腰椎局部及骨性标志的检查。
（4）步态、起坐、上下床功能检查。
（5）压痛及功能位的检查。
（6）激发点、疼痛点、敏感点的检查。
（7）颈背腰部软组织、结节、条索状物的检查。
（8）辨认椎间盘炎及颈背腰部软组织外伤、劳损。
（9）影像学检查：X线（颈椎4或6位片）、CT、MRI检查。

注意：在检查时要轻巧灵活，对颈胸部外伤者不能随意按揉挤压颈胸椎，搬动时尽量仰卧，减少对颈胸部的震动，对此病有怀疑征象时，首先做影像学检查，不能进行特殊检查，如臂丛神经牵拉试验、臂丛神经牵拉加强试验、抬头试验、低头试验、歪头试验、椎间孔挤压试验、头部叩击试验、引颈试验，更不能对颈部进行推拿、按摩、牵引，以防止加重脊髓损害。根据影像学检查的结果，再进行肌力、肌张力、感觉障碍程度、各种反射的检查。检查时同时注意疼痛、麻木、酸胀等症状分布的区域。

2. 注意事项
包括各类各型钩锃针的使用保养及操作步骤、术前辨证、术中操作、术后处理，在《中华钩活术》中已有介绍，下面重点介绍钩活术治疗脊柱损伤的前、中、后有关注意事项：

（1）治疗前
①必须选择绝对适应证，综合判断确定钩治穴位点。
②了解穴位点或激发点的局部解剖，排除其他不利因素。
③消除病人思想顾虑，准备好相关器具及影像学检查的胶片结果。
④整理好病人的服装及有关饰物，穿戴有关鞋帽衣服。
⑤注意相关的体位，充分暴露钩活位置，清除局部异物及毛发。
⑥钩活术治疗时，必须具备相关抢救药品，有意外情况发生，及时救治。
⑦注意无菌操作，局麻前询问病人有无麻药过敏史。
⑧颈、胸、腰椎病及颈胸椎间盘突出症，发作期为最佳时间。
⑨外伤性软组织及韧带劳伤应排除骨折、韧带撕裂、血肿等。
⑩外伤后96小时内不能钩活，48小时内冷疗。
⑪颈背部软组织疾患在选择穴位方面以敏感点（激发点）为首选穴位点。

（2）治疗中
①在钩治过程中，操作者必须精力集中，全身心投入。
②钩提法以平补平泻为主导手法，根据具体病因不同配合烧山火法、透天凉法。
③操作手法要轻、柔、灵、活、快捷、准确，绝对不能蛮干，尤其是对风府穴的操作。
④背部穴位浅、慢、少是要点。
⑤严格无菌操作，规范操作，防止感染和损伤。
⑥应防止治疗过程中的器械和药物的过敏现象。

⑦钩活颈部新夹脊穴，根据病情选择巨、中、微类钩鍉针。
⑧防止滞针、断针、折针、晕针、伤其正常组织和器官等，如有发生，全力抢救。
⑨颈背部生理解剖的特殊性钩治的深度（0.5~0.8cm）极为重要，不能超越软组织区。
⑩在钩治配穴时一定要准确定位，防止钩伤，如刺入胸腔，伤及肺脏。
⑪外伤瘀血型项韧带钙化症利用钩割法最多，要注意"提力"的大小，防误伤。
（3）治疗后
①注意加压包扎，防止渗血，局部避风。
②注意针孔注射活血防粘混合液。
③注意脾胃型颈椎病在必要时要配合水液类钩针的使用。
④痹证型要注意综合治疗。
⑤颈胸椎治疗后局部不能热敷和劳损，4天内不能做保健操。
⑥7天后好转≥70%时，不再做下一次。
⑦密切观察其反弹情况。
⑧颈背部及治疗后理疗也是较好的办法，可作为辅助治疗，应在96小时后进行。
⑨因韧带骨化症病程较长，钩治间隔时间和疗程间隔时间分别为10~20天和60天。
⑩韧带骨化症禁止推拿、按摩、锤击、牵引治疗。
⑪在各种疗法治疗无效的前提下，可考虑手术疗法。
⑫大手术后症状缓解不到位，钩活术仍可作为补救的方法。

第六节　钩治的基本规律及操作步骤

由于脊柱生理解剖的特点，通过钩活术治疗脊柱骨关节病及脊椎管狭窄症是有一定规律的，在颈胸段钩治新夹脊穴时，为"倒八字形"钩活，腰椎垂直钩活，这是钩活安全的首要条件，其他规律如下：

1. 选钩规律

脊柱骨关节病及脊椎管狭窄症是因经络不畅、闭塞不通而形成的，对局部的主要穴位，根据局部解剖特点选用巨（颈胸型）、中（内板型）、微（内板型）类钩鍉针，如颈部新夹脊穴的主穴和撤穴选用巨类钩鍉针；对相对次要而肌肉丰满的配穴要选用中类钩鍉针，如肩贞穴、肩髎穴、肩髃穴；其他肌肉筋膜较薄弱部位的配穴，选用微类钩鍉针，如手三里、曲池、臂中、内关、外关；对钩治后的穴位点需要增加营养液巩固治疗者，选用水液类钩鍉针。如颈部新夹脊穴主穴、肩三穴。

2. 手法规律

脊柱骨关节病及脊椎管狭窄症是以不通为主，所以钩活手法必须使之"通"，但是脊柱骨关节病及脊椎管狭窄症本身是邪气乘虚而入，中医认为"正气存内，邪不可干"，故在钩活术手法中要求达到钩治法、割治法、挑治法、针刺法、放血法五法并用。以平补平泻法为基础手法——钩提法。

钩（插补）乃补法，提（钩提）乃泻法，钩和提力度等同，基通即止。

对于病变较久、病程较长的患者，手法可用烧山火钩提法（病久多虚），如痿证型。

对于瘀久化热或外感热邪而阻滞经络者，五法并用，通经络，手法可用透天凉钩提法。

由于颈椎生理结构的特殊性，在治疗方面是以新夹脊穴为主选穴位，常规定位，要以"倒八字钩提法"（《中华钩活术》第220页）为基本钩提法，正规使用各种手法，保证操作过程的安全性，这是很重要的一点。

3. 钩活步骤

常规九步钩活法（《中华钩活术》第224～225页）。

让患者颈俯位于手术床上，或颈俯坐位在手术床旁，根据骨性标志采用适宜的体位，准确定位后，术野充分消毒，在选定的穴位点局部麻醉后进行钩治，按无菌操作进行，具体步骤如下：

第一步：局部消毒

根据骨性标志，确定相应腧穴位置，对腧穴局部进行常规局部消毒。

第二步：局部麻醉，用0.25%～0.50%的盐酸利多卡因局部浸润麻醉，视穴位点的深浅，每个穴位点局部应用稀释后的麻药2～4ml，3～5分钟后即可操作，同时注意观察有无过敏反应。

第三步：无菌操作

按照常规无菌操作技术戴无菌帽及口罩，常规刷手，穿无菌衣，戴无菌手套，打开手术包，常规铺盖洞巾，准备钩活操作。

第四步：进入皮肤

在无菌操作的前提下，左手固定腧穴局部皮肤，确保刺入的准确位置，右手持已消毒后的钩鍉针，使钩鍉针的钩尖垂直穿透表皮真皮，进入皮下组织，然后使钩鍉针直立做好钩提准备。

第五步：进行钩治

对于进入皮下组织的钩鍉针，做钩提动作，边钩提边深入，使腧穴的局部基本畅通，为之钩度，其深度视相应腧穴而定，之后即可退针。钩提之外的手法，按要求采用其他手法。

第六步：退出皮肤

手法完成后，左手固定腧穴局部皮肤，使钩鍉针在皮肤内稳定地按照进针路线原路返回，退出皮肤表面。

第七步：排出瘀血（放血疗法）

对于钩治后的腧穴，采取放血疗法，排出局部针孔内瘀血，术者双手"倒八字法"挤压腧穴周围的组织，使腧穴针孔内的所有瘀血排出，达到瘀血祛新血生的目的。

第八步：局部注药

排出瘀血后，针孔内局部注射防粘活血混合液，每一针孔内局部阻滞0.5～1ml混合液，达到防粘、活血、营养、防栓塞的有效作用。

第九步：无菌包扎

对排出瘀血和局部注射防粘混合液的针孔进行局部加压包扎，加强局部药物吸收和局部组织修复，防止渗血和局部血肿形成。4天后去除局部敷料，中间不用换药。之后热敷局部针孔即可。

钩活术钩治脊柱骨关节病及脊椎管狭窄症，按常规九步钩活法，进行钩治，每一步又是下一步的基础，下一步是对上一步的补充和对下一步的延续，每一步都非常重要，严格规范。

4. 钩度规律

（1）巨类钩鍉针的钩度：脊柱骨关节病及脊椎管狭窄症的轻、中、重度是根据疾病的发生、发展、病理变化、功能损害、正气强弱、邪气盛衰、病程长短、年龄大小等综合判断而决定的，根据脊柱骨关节病及脊椎管狭窄症的轻、中、重度，有相应的钩治尺度，即轻浅、浅、中、深钩度。钩治尺度取决于钩、割、挑、针刺、放血的力度，有浅单软、单软、双软、深双软、重深双软之分。

（2）中类钩鍉针的钩度：根据具体穴位解剖特点，进钩的方法同巨类钩鍉针，进针后进入穴位钩治，钩治到达相应的深度后，钩提2~3次，达到调理气机、调和营血、疏通经络的目的，然后原路退出钩鍉针。中类钩鍉针在钩治过程中，医者的手下不能达到无阻力的尺度，手下有松软感即可，否则会损伤正气，损伤正常肌纤维组织。其深度根据具体穴位而定。

（3）微类钩鍉针的钩度：微类钩鍉针进退针的方法同中类钩鍉针，钩治的尺度较中类钩鍉针的尺度更小，在相应的深度处钩提1~2次即可，其深度因具体穴位而定。

（4）水液类钩鍉针的钩度：水液类钩鍉针主要的功能是送注营养液，钩头类似一个探针，探及方向和深度，必要时进行小幅度钩提，使营养液注射于应注射的深度和部位，所以钩治的尺度是微小的钩提，其深度为巨中类钩鍉针钩治的深度。

另外，风府穴使用微1.2型钩鍉针，只有提插使其自然钩提，一定注意其深度<1cm，其钩度提插1~3次即可。

5. 再次钩治的标准

（1）第二次钩治或第三次钩治，或第二疗程中每一次的钩治，都属于再次钩治。

（2）再次钩治的标准是根据脊柱骨关节病及脊椎管狭窄症整体好转情况，包括体征和自感症状及其他检查指标。

（3）病人自感症状（视觉模拟法）好转的尺度以100%为基数，好转70%（≥70%）为标准。

（4）7天后好转≥70%不做下一次，好转<70%应做下一次。但是因脊柱骨关节病及脊椎管狭窄症为慢性老年性疾病，如果病人钩治7天后症状继续在好转，应进行观察治疗，也就是时间拉长，根据观察的结果设定相应的治疗方案。如果病人7天后症状有反弹，是做下一次钩活的标准。通过综合判断治疗后好转≥70%依然可以进一步好转，选择适合的钩鍉针和相应的手法进一步治疗，直到好转的程度达到极值。这是钩活术治疗的脊柱骨关节病及脊椎管狭窄症是老年人的常见病而与其他脊柱病所不同之处。

（5）脊柱骨关节病及脊椎管狭窄症如病情反弹，钩治标准依然是好转<70%，再钩治下一次。但是因脊柱骨关节病及脊椎管狭窄症为慢性老年性疾病，所以再一次的标准应模仿第（4）条的变化而有相应的变化。

（6）一般3个月后反弹概率减少，达到了预期治疗的目的。

6. 再次钩治的步骤和钩度

再次钩治的步骤和钩度在辨证论治的前提下基本同第一次。但是因脊柱骨关节病及脊椎管狭窄症为慢性老年性疾病，所以再一次的标准应模仿第（4）条的变化而有相应的变化。

第七节　术时异常情况的处理及预防

脊柱损伤老年人发病较多，强直性脊柱炎会出现脊柱变形侧弯，椎体旋转、左右厚度不等，椎间隙左右不等宽等现象，因此在治疗过程中更应该加强科学化、准确化和数字化的意识。

钩活术属于四位五法，治疗疾病选定相关的腧穴，大部分是特定穴和经外奇穴，尤其是新夹脊穴，全部位于不安全的脊椎旁和四肢关节部，最容易刺钩于椎管内、关节腔内、胸腔内、纵隔内，损伤脊髓、神经根、神经干、血管等重要器官；再则，使用的针具都是特异钩鍉针，比毫针粗、大、宽，而且还带一个钩，在操作技巧方面要求比较高，虽然有一个钩弧，阻止了针具前进的速度，给操作者一个警示，相对比较安全，但如操作不慎，疏忽大意，或违规操作，或钩活手法不得当，或对人体解剖部位缺乏全面的了解等，有时就会出现一些不良反应。一旦发生，应妥善处理，否则将会给患者带来不必要的痛苦，甚至危及生命。为此应规范操作，预防不良反应发生。现将钩治时常见的异常情况分述如下。

一、晕针

晕针是在钩治过程中患者发生的晕厥现象。

（1）现象：患者突然出现头晕目眩，面色苍白，心慌气短，出冷汗，恶心欲吐，精神疲倦，血压下降，脉象沉细。严重者会出现四肢厥冷，神志昏迷，二便失禁，唇甲青紫，脉细微欲绝。

（2）原因：神经紧张，体质虚弱，过度劳累、饥饿等。

发现后及时进行相应处理（停止操作，给予糖水等），针对病因进行处理，必须加强预防。

二、滞针

滞针是指在钩治过程中钩针下方有涩滞的感觉，而患者则感觉疼痛的现象。由于巨、中、微、水液类钩鍉针的针体较大，此现象的发生率很低，但也必须引起注意。

（1）现象：钩鍉针在体内，勉强钩治，患者感到严重不适或疼痛。

（2）原因：患者精神紧张、病痛体弱、肌肉痉挛、手法不当、体位移动均可出现滞针。

针对病因进行相应处理，在治疗前和病人充分交流，消除顾虑，操作时手法轻巧，给予预防。

三、弯针

弯针是指进钩时或钩治入腧穴后，钩身或钩头在体内形成弯曲的现象。

（1）现象：钩身或钩头变形，患者无不适感。

（2）原因：进钩手法不熟练，用力过猛、过速，钩下碰到坚硬组织，患者体位不适，钩柄受外力碰击，滞针处理不当等，而造成弯针，操作手法不能正常进行，其钩治的角度和方向发生了变化，达不到治疗的目的，甚至损伤正常组织。

巨类钩鍉针发生弯针的概率较低，中、微、水液类钩鍉针操作过程都可能发生，长钩身的钩锃针更易发生，如有发生及时做好处理：停止操作，轻度弯曲慢慢退针，重度弯曲可进一步局麻慢慢退针，退出弯曲的钩锃针一定不能再使用，严防断裂。施术者动作轻巧，使患者体位要舒适，预防弯针的出现。

四、断针

断针又称折针，是指钩锃针钩头或钩身折断在人体内。

（1）现象：钩治时或退针时出现钩头弧部或钩身部折断，或部分浮露于皮肤之外，或折断于皮肤之下。

（2）原因：钩锃针本身的寿命或操作者操作不当。

如有此事发生医者态度必须镇静，并嘱患者不要惊慌，保持原有体位，以防残端向深层陷入。若折断处钩身尚有部分露于皮肤之外，可用持针器钳出。若折断钩身残端与皮肤相平或稍低，而尚可见到残端者，可用左手拇、食两指在钩身旁按压皮肤，使残端露出皮肤之外，随即右手用持针器将折断部分全部拔出。若折断部分全部深入皮下须在C臂下定位，施行外科手术取出。钩治前必须认真仔细检查针具，操作时必须谨慎小心，防止断针的发生。

五、操作损伤

操作不当钩伤正常的肌肉、韧带、筋膜，或损伤神经、血管、刺伤重要脏器，重则造成创伤性气胸、钩伤骨骼。如有此情况发生，及时进行相应的处理，要求操作者严格规范操作，防止损伤的发生。

第八节　术后异常情况的处理与预防

脊柱损伤老年人发病较多，强直性脊柱炎会出现脊柱变形侧弯，椎体旋转、左右厚度不等，椎间隙左右不等宽等现象，钩活术治疗中，如果操作不当、定位不准、适应证选择不准确、兼症未能准确预料、兼症治疗不到位、钩治后包扎不到位、钩活术前检查不到位、个体差异、相对禁忌证不稳定等情况下进行了钩活治疗，会有钩活治疗后异常情况出现。

一、局部疼痛

（1）现象：治疗后24~48小时，针孔局部胀痛不适为正常表现，一般过48小时后自然消失。5天后的皮肤表面看不到异常情况，也摸不到异常征象而自感局部疼痛（不包括局部感染、硬结等），或局部皮肤表面、针孔周围肌肉组织、针孔深部组织等活动或静止时有不同程度的疼痛表现，亦为正常表现。经局部热敷后，症状即可消失。如48小时内疼痛比较剧烈或5天后局部疼痛明显都属于非正常疼痛。

（2）原因：使用代用品钩锃针、过期钩锃针、退役钩锃针、带病钩锃针、操作不规范等所致，根据病因采用局部轻度按揉的方法、局部湿热敷、口服抗炎活血药、毫针刺激局部穴位点等。

（3）预防：应严格无菌轻柔准确操作，杜绝使用过期及"退役"钩锃针，局麻到位。

二、局部皮肤青紫

（1）现象：治疗后5天，局部皮肤没有任何异常感觉，而出现青紫现象，青紫处无硬结肿痛，不影响正常功能。

（2）原因：局部止血不到位，或未能排出针孔内的积血而造成皮下瘀血，或使用过期钩锃针而损伤周围组织及血管所致。采取局部热敷加快瘀血吸收的措施。

（3）预防：应认真排出针孔内积血，杜绝使用过期及"退役"钩锃针。

三、血肿和局部硬结

（1）现象：治疗后5~7天，针孔部出现血肿小硬结疙瘩，按之坚硬疼痛，但不影响正常功能，自感局部稍有不适。

（2）原因：操作时钩治不当，加压包扎不到位，治疗后活动度太大等。如血肿过大需要抽出瘀血后，局部轻按揉，每日1次，一次1~2分钟，局部热敷，每日1~2次，一次1~15分钟，口服抗炎活血药，正确处理一般15~30天吸收。

（3）预防：根据病因加以预防。

四、局部化脓

（1）现象：治疗3~5天后，局部针孔红肿热痛，甚至有脓液渗出，属局部感染现象。

（2）原因：消毒或无菌操作不到位，局部清洁不到位，治疗前局部或全身有感染现象。应有效排脓，局部和全身抗感染治疗。

（3）预防：应严格消毒，排除局部皮肤及全身感染等。

五、局部瘙痒

（1）现象：治疗后几小时或更长时间出现局部皮肤瘙痒、发红、丘疹等现象。

（2）原因：过敏反应，首先排除过敏原，相应对症处理。

（3）预防：术前应询问病人有无过敏史，排除过敏体质，必要时做药物过敏试验。

六、伤口迟缓愈合

（1）现象：治疗后5天，伤口不愈合，或有渗液外溢。

（2）原因：糖尿病、免疫力低下、局部轻度感染、脂肪液化等。根据情况有效控制血糖，局部热疗，或使用提高免疫力药物加抗感染治疗。

（3）预防：应详细询问既往史，严格术前检查。

七、伤口局部凹陷

（1）现象：治疗5天后，局部针孔出现凹陷现象，或有渗液溢出，无痛，不影响正常功能，一般出现在比较肥胖的人群中。

（2）原因：脂肪液化或皮肤结核。处理脂肪液化者要进行理疗、皮肤结核抗痨治疗。

（3）预防：应认真检查有无结核史，对肥胖病人操作要轻柔。

八、伤口局部皮肤变白

（1）现象：治疗后14天或更长时间，针孔局部皮肤慢慢地变为白色，不影响正常功能，病人无任何感觉。

（2）原因：白癜风患者钩活刺激皮肤后，局部皮肤白癜风发作。或皮肤免疫功能低下的患者，钩活刺激皮肤后，局部黑色素脱失。应抗白癜风治疗。

（3）预防：动作应轻柔，尽量减少对表皮真皮的刺激。

九、发热

（1）现象：治疗后12～48小时病人发生不同程度的体温升高（腋下37～38℃），约占1%。48小时以后，体温大部分恢复正常，如48小时不能恢复者，考虑有感染情况发生，视为钩活后发热。

（2）原因：钩活的刺激、病人精神紧张等原因而产生生理性发热，属正常反应，48小时之后体温不能自然恢复正常者，视为感染，寻找感染源或致热原进行相应处理。

（3）预防：在治疗前应排除其他感染，严格无菌操作。

十、症状加重或过时反弹

（1）现象：治疗后所表现的症状较治疗前明显加重，或过时反弹，24小时后又逐渐缓解，48小时后较治疗前症状减轻，此属于自然反弹现象，1天、2天、4天、7天、14天反弹属正常现象，反弹后症状的轻重是再次钩活术的指标。96小时后症状不缓解者为治疗不对症，或有其他原因。

（2）原因：非适应证，或兼有他病发作。自然反弹现象是再次钩活术的指标。

（3）预防：对适应证进行治疗。

十一、痉挛性抽搐

（1）现象：钩活治疗前无抽搐现象，钩活治疗后四肢或腹部出现痉挛性抽搐。

（2）原因：精神紧张所致者，过时即刻缓解。如过时症状不能缓解，伤及脊髓、神经或重要脏器，或兼有他病发作，查明原因及时对症处理。

（3）预防：在治疗前排查有无痉挛性疾病，对精神紧张者采取术前用药，如口服安定2.5mg等。严格规范操作，防止误伤神经、脊髓、血管等。

第九节 疗程及专用配方

脊柱损伤老年人较多，强直性脊柱炎体质相对较差，阳气不足，肾气亏虚，因此在疗程上时间应拉长，用药的剂量上应相对减少。

一、钩治疗程

1. 一般情况

钩治的疗程和间隔的时间，在《中华钩活术》中已有叙述，两次钩治间隔时间7～14天，3次一个疗程，两疗程间隔21天，钩活不能太频、太多，局部组织彻底修复后才能再操作。达到好转≥70%的疗效时，不再做下一次，观察有无反弹情况再决定下次钩活与否。

2. 痿证情况

由于痿证型的特殊性，一般病程较长，钩治次数较多，两次间隔时间不能低于14

天。老年人应以痿证型为参考。每疗程之间间隔不能低于30天。两疗程以后，第3个疗程要间隔60天，半年内最多不超过3个疗程。

3. 七天情况

钩治的疗程和间隔的时间，两次钩治间隔时间为7天，2次一个疗程，两疗程间隔15天，钩活不能太频、太多，局部组织彻底修复后才能再操作。

4. 脊柱双位

在七天情况中钩治的疗程和间隔的时间，两次钩治间隔时间为7天，2次一个疗程，两疗程间隔15天。如果需要脊柱双部位（颈、胸、腰）钩活术治疗，在两次之间可穿插进行其他部位，也就是在钩活术治疗后的第4天可治疗脊柱其他部位。但是每个部位本身第二次钩活和第一次钩活相差时间≥7天，15天内脊柱最多钩治4次。钩活不能太频、太多，局部组织彻底修复后才能再操作。

5. 全身双位

如果需要全身双位钩活术治疗，脊柱的某一部位（颈、胸、腰）和四肢关节的某一部位（肩、肘、腕、髋、膝、踝）可同时进行双关节或单关节钩治。两次钩治间隔时间7~14天，3次一个疗程，两疗程间隔21天，钩活不能太频、太多，局部组织彻底修复后才能再操作。

二、局部用药规律（附方）

1. 钩活治疗后局部针孔内应用部分药物，达到营养神经、防止粘连的综合作用，针对不同类型有相应的用药配方。

（1）痿证型

配方：牛痘疫苗致炎兔皮提取物注射液（1×3ml）3ml + 500μg 维生素 B_{12} 注射液（1×1ml）0.5ml + 维生素 B_1 注射液（100mg×2ml）1ml = 钩活防粘活血混合液。

方法及注意事项：根据钩治穴位点的不同，每个针孔酌情使用钩活防粘活血混合液0.8~0.9ml，此混合液的特点是加用了营养神经的维生素 B_1 注射液，深度为钩活治疗的深度，在无菌操作前提下，排出针管内的空气，进入相应的深度，抽无回血方可注药。注射的部位必须在钩治的穴位孔内，不能注射于周围组织，在操作过程中要注意三慢：慢进针、慢推药、慢退针，严防注射于其他部位，造成误伤。

使用范围：使用于痿证型钩活后的主穴及撤穴和其他穴位点。

（2）除痿证型以外的其他型

配方：牛痘疫苗致炎兔皮提取物注射液（1×3ml）3ml + 500μg 维生素 B_{12} 注射液（1×1ml）0.5ml = 钩活防粘活血混合液。

方法及注意事项：根据钩治穴位点的不同，每个针孔酌情使用钩活防粘活血混合液0.5~0.8ml，深度为钩活治疗的深度，在无菌操作前提下，排出针管内的空气，进入相应的深度，抽无回血方可注药。注射的部位必须在钩治的穴位孔内，不能注射于周围组织，在操作过程中要注意三慢：慢进针、慢推药、慢退针，严防注射于其他部位，造成误伤。

使用范围：使用于除痿证型以外的其他型颈胸椎钩活后的主穴和撤穴及其他穴位点。

2. 钩活术治疗后局部针孔用药对局部的粘连起到了非常重要的作用，但是对经络支线的穴位作用不大，所以对经络支线穴位也可以辅助用药，帮助疾病的康复，用药规律如下：

(1) 痹证型的经络支线穴位用药

配方：红花注射液（1×5ml）1ml + 国产复方风湿宁注射液（1×4ml）4ml + 2%利多卡因注射液（1×5ml）1ml = 局部穴位营养活血通络混合液。

方法及注意事项：根据注射穴位点的不同，每个穴位点酌情使用营养活血液0.1～1.5ml，如下肢营养活血液的使用：承山0.1ml混合液、委中0.1ml混合液、殷门1ml混合液、承扶2ml混合液、环跳3ml混合液，但总量不超过6ml，肌肉丰满处和肌肉薄弱处根据具体情况按此实例调整混合液的用量，以局部穴位能够吸收的剂量为用量原则。根据穴位点的不同，酌情处理进针深度；在无菌操作前提下，排出针管内的空气，进入相应的深度，抽无回血方可注药；注射的部位必须在穴位孔内，在操作过程中要注意三慢：慢进针、慢推药、慢退针，严防注射于其他部位，造成误伤。注意各种药物的过敏现象。

使用范围：痹证型颈胸段疾病所涉及到的经络穴位点包括新夹脊撇撇穴，十二正经可针刺的腧穴，奇经八脉可针刺的腧穴，可针刺的经外奇穴、阿是穴。

(2) 痿证型的经络支线穴位用药

配方：牛痘疫苗致炎兔皮提取物注射液（1×3ml）3ml + 500μg维生素B_{12}注射液（1×1ml）0.5ml + 维生素B_1注射液（100mg×2ml）1ml + 2%利多卡因注射液（1×5ml）1ml = 局部穴位营养活血通络混合液。配方基本同痿证型局部针孔用药。但是局部针孔用药和经络支线穴位用药的总和：牛痘疫苗致炎兔皮提取物注射液不超过6ml（2支）、维生素B_{12}不超过500μg（1支）、维生素B_1注射液不超过100mg（1支）。

方法及注意事项：参考痹证型颈胸段疾病的经络支线穴位用药。

使用范围：痿证型颈胸段疾病所涉及到的经络穴位点包括新夹脊撇撇穴，十二正经可针刺的腧穴，奇经八脉可针刺的腧穴，可针刺的经外奇穴、阿是穴。

(3) 局寒型的经络支线穴位用药

局寒型以局部寒凉为主要症状，在正文中包含在痹证型范围内，由于症状的特殊性在药物配伍上也随之有特殊性，症状主要出现在下肢的小腿外侧（痿证型腰椎病出现较多）。

配方：庆大霉素注射液（4万×2ml）1ml + 盐酸山莨菪碱注射液（5mg×1ml）0.5ml + 2%利多卡因注射液（1×5ml）1ml = 局部穴位营养活血通络混合液。

方法及注意事项：此配方主要针对局部冷凉而设定，症状越重效果越明显，重点利用山莨菪碱的扩张血管作用，加强局部血液循环而祛除寒邪。根据穴位点的不同，酌情处理进针深度；在无菌操作前提下，排出针管内的空气，进入相应的深度，抽无回血方可注药；注射的部位必须在穴位孔内，注射的剂量应根据局部穴位的组织结构而定，参考痹证型配方的使用剂量，在操作过程中要注意三慢：慢进针、慢推药、慢退针，严防注射于其他部位，造成误伤。注意各种药物的过敏反应。

使用范围：虚寒型所涉及到的经络穴位点包括新夹脊撇撇穴，十二正经可针刺的腧穴，奇经八脉可针刺的腧穴，可针刺的经外奇穴、阿是穴，患侧足三里、上巨虚、下巨虚为常用穴位点。

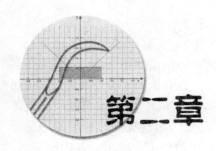

第二章 脊柱陈旧性意外损伤

脊柱陈旧性意外损伤多是由于脊柱新鲜骨折失治误治，整复手法粗暴，骨折严重、复杂，骨折固定欠稳定或病人体质较差、过早下地负重、功能锻炼不当等多种原因造成。若属非稳定型骨折，还可能伴发脊髓损伤和脱位等危险并发症，严重影响患者生活，造成极大痛苦，外伤后3个月为脊柱陈旧性意外损伤。本章节主要讨论脊柱意外损伤骨折愈合后，由于骨折或骨折愈合形成的后遗症，或因此而引发的原症状的再现或新症状的产生。如颈椎外伤后症状全部消失，5年后因受风着凉而产生臂丛神经痛，臂丛神经痛与颈椎外伤有直接联系。

脊柱陈旧性意外损伤在中医学中没有对应的名称，但属"脊背骨折""背膂骨折""腰部陈伤""腰痛""痹证"等范畴。其某些临床症状与"痹证""颈背痛"（腰背痛）相似。近年来，中医学从理论、实验、临床等各方面对"痹证""颈背痛"进行了研究，并取得了一些进展。但临床治疗时，必须重视预防工作，重视颈椎骨折的早诊断、早治疗、早康复，并且从中西医结合角度做出更深入的探索。

第一节 病因病机

一、原发病因

中医学认为，骨为干；筋为刚；肾为先天之本，主骨，生髓藏精；肝为罢极之本，主筋藏血，故脊柱陈旧性意外损伤，经久不愈多由肝肾精血亏虚、骨髓失养所致，其本在肾。

脊柱陈旧性意外损伤，虽然病因在于外伤，但也是多种因素作用的结果。《杂病源流犀烛·跌仆闪挫源流》说："跌仆闪挫，卒然身受，由外及内，气血俱伤病也。"气是维持正常脏腑生理功能活动的基础，病程长久，耗气伤正，素体气虚，脏腑器官功能衰退，易于遭受损伤，或气血生化乏源，筋骨无以濡养，故损伤难以康复。久病及肾，又进一步加重病情。《素问·上古天真论》说："丈夫八岁，肾气实，发长齿更；二八，肾气盛……；三八，肾气平均，筋骨劲强……；四八，筋骨隆盛，肌肉满壮；五八，肾气衰……；七八，肝气衰，筋不能动。"阐述了年龄与五脏精气、筋骨的关系。临床骨折病人中，老年患者的恢复与愈合较差，易于形成陈旧性损伤，正如《正体类要·正体主治大法》所说："若骨接而复脱，肝肾虚也。"外感六淫之邪与损伤，尤其同慢性劳损密切相关。或单独侵袭人体，或损伤后复感于邪，以后者多见。邪毒感染，则局部筋骨损伤，瘀血化热，经络阻塞，凝滞筋骨，故见屈伸不利，或肿或痛。

外力损伤，如粗暴施用手法整复，筋骨长时间失去濡养，或复位欠佳，间隙存留异物，气血不能疏通，造成陈旧性损伤。

《灵枢·经脉》说："骨为干。""筋为刚。"《素问·痿论》说："肾主身之骨髓。"因此，人体筋骨的强壮与否，依赖于肝肾精气是否亏虚。脊柱陈旧性意外损伤多属病程日久，脏腑功能衰退，故肝肾精血不足。该病的发生，其本仍在肝肾。

临床上，对于脊柱陈旧性意外损伤的治疗，若早期症状轻微，难以诊断，误为他病，失治或误治；或筋骨未续，下地活动过早；或采用粗暴手法，骨折端血运障碍，气血不得流通；或邪毒感染，局部筋骨受累等，均可造成脊柱陈旧性意外损伤，而由此进一步影响脏腑气血功能，进一步导致肝肾精气不足。

脊柱陈旧性意外损伤的发生，其本在肾，由肾气虚损，筋骨失养而导致。《景岳全书·腰痛》说："腰痛之虚证，十居八九。"《医宗必读·腰痛》说："有寒湿，有风热，有闪挫，有瘀血，有滞气，有痰积，皆标也。肾虚其本也。"腰椎位于相对固定的胸椎及骶骨之间，运动灵活，故常常容易损伤；又因为腰部解剖结构复杂，组织繁多，损伤后明确诊断较困难，造成失治或误治；或者腰部骨折，复位后固定欠牢靠，或负重过早，或因手法粗暴多次整复，或骨折断端有组织嵌入等，均可引起骨折迟缓愈合或不愈合，病程日久，形成陈旧性损伤。久病体虚，脏腑功能衰弱，气血亏虚，肾气生成无源，而肾精亏髓，腰为肾之府，肾虚，则腰脊无力，困重疼痛，肌肉酸软等，若复感外邪，则为肿为痛，或合而为痹等。《素问·痹论》说："风寒湿三气杂至，合而为痹也。"《素问·宣明五气》提出："久视伤血，久卧伤气，久坐伤肉，久立伤骨，久行伤筋。"表明了外邪与慢性劳损也可造成陈旧性损伤。

总之，脊柱陈旧性意外损伤根本病因是外伤，外伤后的恢复与病人的肝肾、气血、阴阳、心理原因、年龄、体质等多种因素密切相关。

二、继发病因

1. 治疗不当　诊断不明确，用药不及时，治疗方法不得当等。

2. 瘀血　瘀血的产生常见有三：一是跌仆损伤，气血阻滞，瘀积脏腑皮肉经络；二是正气虚弱，无力推动血液运行；三是损伤期间，情志不遂，肝气郁结，气滞血瘀等，瘀积不散，留于筋骨，则为肿为痛，或阻碍气血运行，筋骨失养，加重损伤，或延迟康复，故《血证论》《伤科补要》等一些论著均以"损伤之症，专从血论"为辨证施治的基础。

3. 风寒外邪　损伤日久，气血虚弱，若复感风寒外邪，经络阻塞，气机不得宣通，引起肌肉痉挛和屈伸无力，导致关节活动不利，肢体功能障碍，改变了局部的力学平衡状态，使损伤复发或加重等。《仙授理伤续断秘方》说："损后中风，手足痿痹，不能举动，筋骨乖张，挛缩不伸。"久病体重，正气不足，外冒风寒湿邪，侵袭腰部或肿或痛，或经络阻塞，气血不通，腰肌痉挛，屈伸不利，影响损伤的恢复，同时又加重了损伤，迁延不愈，形成陈旧性损伤。

4. 邪毒　未能及时清创伤口，或伤口深部感染，尤其是多种治病菌感染，而影响了骨折的修复和功能的恢复。

5. 姿势不良　骨折经整复后，筋骨未坚，或不当锻炼，或过早负重，使稳定性遭受破坏，绵延日久，形成陈旧性损伤。

继发病因中常见的是瘀血，其来源多是跌仆损伤，气血瘀滞，或久病正气虚弱，无以推动血液运行，或情志不舒，肝郁气滞等。《杂病源流犀烛·跌仆闪挫源流》明确指出："失至气滞血瘀，则作肿作痛，诸变百出。"瘀血留滞经络，积而不散，会进一步阻碍气机运行，筋脉失于涵养，骨折难以愈合。此外，恢复期间，或复感于风寒，经络阻塞，气机不得宣通，肌肉失养而痉挛或松弛无力，改变了局部力学平衡状态，使复位之骨端失稳或移位，迁延难愈，肢体功能障碍等，也可形成脊柱陈旧性意外损伤。

总之，脊柱陈旧性意外损伤继发病因主要是治疗不当，与外伤后的恢复与病人的肝肾、气血、阴阳等有关，但也与外伤后的治疗情况、功能锻炼、康复训练、营养保健、外邪侵袭等多种因素密切相关。

三、病机

1. 气滞瘀血　外伤本身就会产生瘀血现象，瘀血必然气滞，气滞加重瘀血，加之血肿、椎间盘炎、假性脊髓膜膨出、无菌性神经根炎、无菌性蛛网膜炎、继发椎管狭窄、假关节和其他并发症，临床会出现疼痛固定不移或串痛、放射痛（气滞）、局部僵硬不适、活动受限等，舌淡有瘀斑、苔薄白，脉弦。

2. 肝肾亏虚　外伤后伤筋动骨，必然损伤肝肾，阴阳俱亏，出现外伤后的硬膜外纤维化、假性脊髓膜膨出、无菌性神经根炎、无菌性蛛网膜炎、继发椎管狭窄，临床可见腰酸背痛，挺腰无力，走路迟缓，功能受限，劳累后加重休息后减轻，不能负重，甚至抚掌行走，腰痛、腿痛、坐骨神经痛，或阴虚盗汗，或阳虚自汗，大便稀薄，小便清长无力，舌淡苔薄白，脉细无力。

3. 经络阻滞　术中或术后受风着凉，或外伤后感染，阻滞气血经络，腰酸腿痛，功能受限，或术后复发，遇冷加重，遇热减轻，二便尚可，舌淡、苔薄，脉弦浮。

4. 椎体失调（阴阳失调）　外伤的原因，破坏了椎体本身和椎体与椎体之间的稳定性，破坏了周围软组织的协调性，机体自身协调外伤后的不协调性而出现硬膜外纤维化、椎管狭窄、假关节形成等，但又出现了新的失衡情况。

第二节　西医学病因病理与诊断

脊柱的骨折由于它的生理特点是有一定规律的，颈椎中的第1、2颈椎即寰椎、枢椎形态比较特殊。寰椎是一个环形的骨块，上与头颈连接，无椎体，由前后两个骨弓及两个侧块互相连接而成。前弓和后弓比较细，与侧块相接处是力学上的薄弱点，在外力打击下，易发生骨折。枢椎椎体向上有一柱状突起，即齿状突，根部较扁，末端较尖，有韧带附着。齿状突原属于寰椎椎体的一部分，发育中与其分离并与枢椎融合，其发生和发育过程中畸形或变异较多，由于暴力打击亦容易发生骨折。寰、枢椎称上位颈椎，第3~7颈椎称为下颈椎。通常在外力打击下，容易发生颈椎骨折；胸椎上与颈椎相连，下接于胸椎，生理性后凸，第1~10胸椎椎体与肋骨和胸骨构成胸廓，相对较固定，第11、12胸椎与腰椎相接，活动频繁，躯干受到暴力作用时，沿脊柱传导，此稳定部与活动交界区椎骨受到损伤，即下胸椎段，常发生骨折或脱位；腰椎位于胸椎与骶骨之间，是连接上身与下身的中枢，同时腰椎活动频繁，其上部胸椎与下部骶骨相对静止，故受到外力易于损伤，且固定不容易牢靠，可发生再损伤。来自外界的直接或间接暴力,均可导致腰椎发生骨折,多发生于第12胸椎和第1腰椎,多同时与腰损伤,西医学诊疗鉴别如下。

一、病因病理

脊柱损伤一般比较危急、凶险,病人生命垂危,故临床比较重视,采取措施及时抢救,但因为一些原因可引起陈旧性脊柱骨折,简述如下。

1. 骨折轻微　一些骨折由于外力轻微,使脊柱发生裂纹骨折,骨折稳定,无移位,未累及脊髓或神经、血管等,X线片显示欠佳,早期难以诊断,而未能及时按骨折治疗,以后或因某种诱因而被发现。

2. 固定欠稳定　骨折后牢固的内、外固定是脊柱骨折愈合的基础,而不利于骨折愈合的肌肉收缩力、肢体的重力或肢体活动时产生的剪力及旋转应力等,得不到有效消除,必然影响骨折愈合,造成骨折延迟愈合,甚至不愈合。

3. 血运障碍　骨折断端血运障碍,也影响骨折愈合。例如枢椎齿状突骨折的Ⅱ型骨折,较Ⅰ型、Ⅲ型骨折愈合及预后差。

此外,感染、牵引过度、手法整复粗暴或多次反复整复等均可造成陈旧性脊柱骨折。

二、临床诊断

1. 症状
(1) 患者一般有明确外伤史。
(2) 脊柱受累部位疼痛,活动受限,但疼痛不如急性期剧烈。
(3) 有神经损伤时,可伴有受累区域麻木,局部僵硬不适,四肢困重,疼痛,损伤平面以下感觉障碍,大小便功能异常等表现,若损伤逐渐加重,会出现截瘫的症状日益加重等。

2. 体征
(1) 伤椎压痛、叩击痛,肌肉痉挛,或局部有畸形。
(2) 有的会出现骨折畸形愈合。
(3) 有神经脊髓损伤时,早期可出现腱反射亢进,晚期则减弱或消失;同时伴有病理征。

3. 影像学检查
(1) X线片:拍摄X线片对脊柱陈旧性损伤的诊断有重要意义。一般摄正侧位片。早期可见骨折端吸收脱钙,断端间隙不消失或增宽,有时可能有囊样变,边缘模糊,呈毛绒状,但无硬化现象,骨痂量少,或虽量多但断端无骨痂相连,此时若去除妨碍愈合因素,仍有可能愈合。后期可见断端间无骨化,骨折端圆滑或呈蕈状,骨折断端萎缩变尖,有硬化现象,两断端分离,骨折愈合已停止。或X线显示椎体骨折,已达到骨折愈合的水平,属陈旧性骨折。
(2) CT及MRI:CT检查可进一步明确骨折断端情况,MRI则用来检查脊髓损伤状况及程度,必要时可选用。

4. 排除其他病
进行综合判断排除其他病。

1+2+3+4=诊断。

5. 鉴别诊断

（1）颈椎病：颈椎病系指颈椎椎间盘退变及其继发性改变刺激或压迫邻近组织，引起颈肩部疼痛、麻木、活动障碍等各种症状和体征的一组综合征，好发于40岁以上的中老年人，可有或无外伤史，X线片表现为颈椎生理曲度变直、椎间隙狭窄、椎体后缘有骨赘形成，或钩椎增生明显、椎间孔变小等。

（2）先天性齿状突不融合：齿状突和枢椎椎体之裂隙两则均光滑圆钝，且无外伤史。过屈与过伸位照片常可发现齿状突随寰椎向前与向后滑移，表明不稳定存在。

（3）脊髓粘连性蛛网膜炎：可有脊髓传导束症状，腰椎穿刺 Queckensutest 试验可有不完全梗阻或完全梗阻现象。鉴别要点：脊髓造影时，碘油通过蛛网膜下腔困难，并分散为点滴延续的条管状即所谓蜡泪状。

（4）脊髓空洞症：本病好发于胸腰段，发病脊髓平面以下感觉障碍。鉴别要点：此病多发生于年轻人，患者出现痛觉和其他感觉相分离，温度觉可减退或消失。

（5）肌萎缩性侧索硬化症：本病为一种原因不甚明显的脑干运动核、皮层、脊髓束和脊髓前角细胞损害的疾病，起病徐缓，可出现下肢痉挛性瘫痪。鉴别要点：无感觉障碍，脊髓造影和 MRI 检查无梗阻和压迫现象。

（6）脊髓肿瘤：患者可有颈、肩、臂、手指疼痛或麻木等，同侧上肢下运动神经元损害，下肢为上运动神经元损害，症状逐渐向对侧下肢发展，最后到达对侧上肢，压迫平面以下感觉减退，运动障碍，且进行性加重，最后出现脊髓横贯性损害。鉴别要点：X线平片可见椎间孔增大，椎体椎弓破坏，碘油造影出现倒杯状影，CT 和 MRI 检查可见肿瘤的大小和脊椎的破坏情况。晚期病人出现恶病质体质。

（7）颈椎后纵韧带骨化（OPLL）：系指后纵韧带因骨化突入椎管而引起肢体疼痛，功能障碍甚至截瘫，可视为颈椎管狭窄。但因为本病有独特的临床及影像学特点而被列为一个独立疾病，可分为连续型、分节型、局灶及混合型四类，X线平片可见钙化阴影，CT 更可清楚地诊断。

（8）氟骨症：是因长期过量吸收氟化物所引起的一种地方性疾病，青年或中年发病，全身骨骼皆可受累。早期出现颈腰部僵硬，无疼痛。晚期因脊椎骨赘和韧带骨化而压迫脊髓神经出现相应症状。病人牙齿有黄斑，骨密度增高，软组织钙化，骨质增生，前臂骨间膜钙化，尿钙减少，血内碱性磷酸酶升高，有助于确诊。

第三节　辨病与辨证

脊柱陈旧性意外损伤在临床诊断与治疗上，应将西医学的辨病和中医学的辨证相结合，做到明确诊断、明确辨证。有利于选钩、选穴、定位、选手法，准确钩活对症治疗。

一、辨病

按照脊柱陈旧性骨折的定义准确地辨认其病，为之陈旧性脊柱骨折的辨病。首先符合陈旧性脊柱骨折的病史、症状、体征、影像学检查，其次是排除其他病即鉴别诊断，为准确治疗打下基础。

二、辨证

1. 病因病机辨证

脊柱陈旧性意外损伤大多在脊柱骨折后，由于各种原因，引起骨折处疼痛、僵硬，脊柱功能受限，或骨质延迟愈合或不愈合，或脊柱意外损伤骨折愈合后，由于骨折或骨折愈合形成的后遗症，或因此而引发的原症状的再现或新症状的产生。中医学认为，久病正气必然虚衰，而肾主骨，故其本在肾精亏虚无以养骨，故骨痿筋缩，无以生长，不能连接。又因肝肾同源，肝肾俱虚，则腰脊不举，骨空髓减，筋脉拘挛等；跌仆损伤，久卧病床，气血疏通受阻。脾为后天之本，胃主受纳，影响脾胃功能则消化吸收减退，气血生化无源，导致气血两虚，故见面色苍白，萎黄，气短乏力，疼痛绵绵，不愿行动，舌淡，脉细弱等；或复感外邪，风寒杂至，则项部肢体皮肤麻痹疼痛，喜温恶寒，筋脉收挛，屈伸不利等；若从热化火，则耗阴劫液，表现为疼痛，屈伸不利，大便干燥，小便短赤，舌绛而干，口干，苔光剥，脉细数等。

当然，临床病情不可能截然分开，应具体情况具体分析，详细辨别，切不能照本宣科、生搬硬套。

2. 经络辨证

人体经络沟通上下内外，联络脏腑，运行气血，濡养全身，具有保护身体、防止病邪入侵等作用。《灵枢·海论》说："夫十二经脉者，内属藏府，外络于肢节。"《难经·二十三难》说："经脉者，行气血，通阴阳，以荣于身者也。"故人体的疾病同经络密切相关。一方面，人体的一些病理变化可通过经络表现出来；另一方面，可以通过经络调节和治疗机体病变。《灵枢·经别》说："夫十二经脉者，人之所以生，病之所以成，人之所以治，病之所以起。"

（1）督脉：起于少腹，行于腰背脊柱正中，上达风府，入颅属脑，由项沿头部正中线到达头顶，经前额下行至鼻柱，下入上唇。其主要病变表现在项脊，如脊柱强直、角弓反张、僵痛、屈伸不利等。

（2）足太阳膀胱经：起于目内眦，沿额上行，交会于巅顶，支脉入颅络脑，后分二行，挟脊下行，到达腰部，络肾属膀胱。从腰脊向下过臀进入腘窝中，再向下经小腿外侧，足外踝后面，至足小趾外侧尖端。其主要病证可见头痛、脊柱疼痛等。

此外，还有足少阴肾经、足厥阴肝经等经脉。

3. 分型辨证

（1）痹证型：素体虚弱，肝肾亏虚，气血不足，腠理开泄，外伤后风寒湿邪乘虚侵入，阻滞局部筋脉气血，筋络不通，所致的局部疼痛，活动受限或僵硬不适，有神经或脊髓损伤时，可伴有受累部位麻木，疼痛，四肢困重，损伤平面以下感觉障碍，大小便功能异常等表现。若损伤逐渐加重，会出现截瘫的症状日益加重等。遇冷加重，遇热缓解，与天气变化有关。

（2）痿证型：年迈体虚，或素体肝肾不足，或久劳伤筋，或跌仆损伤，或风寒湿邪侵入，或治疗不当，或久治不愈，使局部经络受阻，筋脉失养，导致局部僵硬不适，活动受限，四肢困重，损伤平面以下感觉障碍，大小便功能异常，肌痿甚至截瘫。舌淡苔白，脉虚弱。

（3）外伤瘀血型：跌仆损伤，或暴力外伤，或姿势不当，致使瘀血阻滞局部经络，经络不通，而导致的突发性或慢性且逐渐加重的局部疼痛，活动受限或僵硬不适。有神经或脊髓损伤时，可伴有受累部位麻木，疼痛如刺，痛有定处，日轻夜重，痛处拒按，四肢困重，损伤平面以下感觉障碍，大小便功能异常甚至截瘫。舌紫暗，或有瘀斑，脉弦紧或涩。

（4）肝肾亏虚型：年迈体弱，或久劳伤筋，或素体肝肾不足，或外伤日久不愈，损伤肝肾，筋脉失去气血濡养所致的局部酸痛，四肢困重、乏力，劳则更甚，卧则减轻。损伤平面以下感觉障碍，大小便功能异常，肌痿甚至截瘫。偏阳虚者面色无华，手足不温，四肢发凉，少气懒言，或有阳痿、早泄，妇女带下清稀，舌质淡，脉沉细。偏阴虚者，咽干口渴，面色潮红，倦怠乏力，心烦失眠，多梦或有遗精，妇女带下色黄味臭，舌红少苔，脉弦细数。

第四节 中医分型钩活术治疗

钩活术治疗脊柱陈旧性意外损伤，利用中医理论将其分为痹证型、痿证型、外伤瘀血型、肝肾亏虚型4型，根据中医分型的证候特点和脊柱陈旧性意外损失的部位选用相应的穴位，运用钩活术的各种手法进行综合治疗。

脊柱陈旧性意外损伤是钩活术的适应证，要排除绝对禁忌证和相对禁忌证，同时进行相关的各种检查，检查的结果符合脊柱陈旧性意外损伤的诊断，未发现其他疾病引起的相关症状，综合辨证分析后确定所选穴位点。

1. 颈椎陈旧性意外损伤的选穴公式

（1）选穴原则

根据影像学检查颈椎陈旧性意外损伤的结果，进行病位选穴，并结合临床症状，二者相符，确定病位，准确选取穴位。取穴基本公式（所取穴位的定位主治见附录6）如下。

局部取穴

第一组颈穴

颈1穴 + 颈2穴 = C_1穴 + C_2穴，颈2穴 + 颈3穴 = C_2穴 + C_3穴

颈3穴 + 颈4穴 = C_3穴 + C_4穴，颈4穴 + 颈5穴 = C_4穴 + C_5穴

颈5穴 + 颈6穴 = C_5穴 + C_6穴，颈6穴 + 颈7穴 = C_6穴 + C_7穴

第二组颈穴

颈3穴 + 胸12穴 = C_3穴 + T_{12}穴，颈4穴 + 颈1穴 = C_4穴 + C_1穴

颈5穴 + 颈2穴 = C_5穴 + C_2穴，颈6穴 + 颈3穴 = C_6穴 + C_3穴

颈7穴 + 颈4穴 = C_7穴 + C_4穴，颈8穴 + 颈5穴（中1.2） = C_8穴 + C_5穴

第一组颈撇穴

颈1'穴 + 颈2'穴 = C_1'穴 + C_2'穴，颈2'穴 + 颈3'穴 = C_2'穴 + C_3'穴

颈3'穴 + 颈4'穴 = C_3'穴 + C_4'穴，颈4'穴 + 颈5'穴 = $C4'$穴 + C_5'穴

颈5'穴 + 颈6'穴 = C_5'穴 + C_6'穴，颈6'穴 + 颈7'穴 = C_6'穴 + C_7'穴

第二组颈撇穴

颈3'穴 + 胸12'穴 = C_3'穴 + T_{12}'穴，颈4'穴 + 颈1'穴 = C_4'穴 + C_1'穴

颈5'穴 + 颈2'穴 = C_5'穴 + C_2'穴，颈6'穴 + 颈3'穴 = C_6'穴 + C_3'穴

颈7'穴 + 颈4'穴 = C_7'穴 + C_4'穴，颈8'穴 + 颈5'穴（中1.2） = C_8'穴 + C_5'穴

以上穴位点根据具体辨证，采用平补平泻（通补兼施），以泻法为主。

注："巨颈胸"代表巨类颈胸型钩鍉针；下面出现的"中内板3.5双或单，补或平、泻"代表中类内板3.5cm型钩鍉针双取穴或单取穴，补法或泻法、平补平泻；"微内刃2.5双或单，补或平、泻"代表微类内刃2.5cm型钩鍉针双取穴或单取穴，补法或泻法、平补平泻。"微内板1.2"代表微类内板1.2型钩鍉针。依此类推。

（2）选穴注意事项

根据影像和临床表现综合辨证，选取相应穴位组合为主穴，根据临床症状缓解情况，综合分析，酌情做第二次钩活术。二次钩活术应选取对应的撤穴组合为主穴。依此类推，但主穴只选一个组合。一般不取 C_4 穴 + C_5 穴、C_5 穴 + C_6 穴、C_6 穴 + C_7 穴、C_5 穴 + C_2 穴、C_6 穴 + C_3 穴、C_7 穴 + C_4 穴、C_8 穴 + C_5 穴、C_4' 穴 + C_5' 穴、C_5' 穴 + C_6' 穴、C_6' 穴 + C_7' 穴、C_5' 穴 + C_2' 穴、C_6' 穴 + C_3' 穴、C_7' 穴 + C_4' 穴、C_8' 穴 + C_5' 穴。因为，这些组合掌握难度大，风险大，发病率低。

配穴1~3个为宜，也可不选。

2. 胸椎陈旧性意外损伤的选穴公式

（1）选穴原则

根据影像学检查胸椎陈旧性意外损伤的结果，进行病位选穴，并结合临床症状，二者相符，确定病位，准确选取穴位。取穴基本公式（所取穴位的定位主治见附录6）如下。

局部取穴

第一组胸穴

胸1穴 + 胸2穴 = T_1 穴 + T_2 穴，胸2穴 + 胸3穴 = T_2 穴 + T_3 穴

胸3穴 + 胸4穴 = T_3 穴 + T_4 穴，胸4穴 + 胸5穴 = T_4 穴 + T_5 穴

胸5穴 + 胸6穴 = T_5 穴 + T_6 穴，胸6穴 + 胸7穴 = T_6 穴 + T_7 穴

胸7穴 + 胸8穴 = T_7 穴 + T_8 穴，胸8穴 + 胸9穴 = T_8 穴 + T_9 穴

胸9穴 + 胸10穴 = T_9 穴 + T_{10} 穴，胸10穴 + 胸11穴 = T_{10} 穴 + T_{11} 穴

胸11穴 + 胸12穴 = T_{11} 穴 + T_{12} 穴

平补平泻

第二组胸穴

胸3穴 + 胸12穴 = T_3 穴 + T_{12} 穴，胸4穴 + 胸1穴 = T_4 穴 + T_1 穴

胸5穴 + 胸2穴 = T_5 穴 + T_2 穴，胸6穴 + 胸3穴 = T_6 穴 + T_3 穴

胸7穴 + 胸4穴 = T_7 穴 + T_4 穴，胸8穴 + 胸5穴 = T_8 穴 + T_5 穴

胸9穴 + 胸6穴 = T_9 穴 + T_6 穴，胸10穴 + 胸7穴 = T_{10} 穴 + T_7 穴

胸11穴 + 胸8穴 = T_{11} 穴 + T_8 穴，胸12穴 + 胸9穴 = T_{12} 穴 + T_9 穴

第一组胸撤穴

胸1'穴 + 胸2'穴 = T_1' 穴 + T_2' 穴，胸2'穴 + 胸3'穴 = T_2' 穴 + T_3' 穴

胸3'穴 + 胸4'穴 = T_3' 穴 + T_4' 穴，胸4'穴 + 胸5'穴 = T_4' 穴 + T_5' 穴

胸5'穴 + 胸6'穴 = T_5' 穴 + T_6' 穴，胸6'穴 + 胸7'穴 = T_6' 穴 + T_7' 穴

胸7'穴 + 胸8'穴 = T_7' 穴 + T_8' 穴，胸8'穴 + 胸9'穴 = T_8' 穴 + T_9' 穴

胸9'穴 + 胸10'穴 = T_9' 穴 + T_{10}' 穴，胸10'穴 + 胸11'穴 = T_{10}' 穴 + T_{11}' 穴

胸11'穴 + 胸12'穴 = T_{11}' 穴 + T_{12}' 穴

平补平泻

第二组胸撤穴

胸3'穴+胸12'穴=T_3'穴+T_{12}'穴，胸4'穴+胸1'穴=T_4'穴+T_1'穴

胸5'穴+胸2'穴=T_5'穴+T_2'穴，胸6'穴+胸3'穴=T_6'穴+T_3'穴

胸7'穴+胸4'穴=T_7'穴+T_4'穴，胸8'穴+胸5'穴=T_8'穴+T_5'穴

胸9'穴+胸6'穴=T_9'穴+T_6'穴，胸10'穴+胸7'穴=T_{10}'穴+T_7'穴

胸11'穴+胸8'穴=T_{11}'穴+T_8'穴，胸12'穴+胸9'穴=T_{12}'穴+T_9'穴

以上穴位点利用巨颈胸型钩鍉针。

注："巨颈胸"代表巨类颈胸型钩鍉针；下面出现的"中内板3.5双或单，补或平、泻"代表中类内板3.5cm型钩鍉针双取穴或单取穴，补法或泻法、平补平泻；"微内刃2.5双或单，补或平、泻"代表微类内刃2.5cm型钩鍉针双取穴或单取穴，补法或泻法、平补平泻。"微内板1.2"代表微类内板1.2型钩鍉针。依此类推。

（2）选穴注意事项

根据影像和临床表现综合辨证，选取相应穴位组合为主穴，根据临床症状缓解情况，综合分析酌情做第二次钩活术。二次钩活术应选取对应的撤穴组合为主穴。依此类推，但主穴只选一个组合。一般不取T_9穴+T_{10}穴、T_{10}穴+T_{11}穴、T_3穴+T_{12}穴、T_{10}穴+T_7穴、T_{11}穴+T_8穴、T_{12}穴+T_9穴、T_9'穴+T_{10}'穴、T_3'穴+T_{12}'穴、T_{10}'穴+T_7'穴、T_{11}'穴+T_8'穴、T_{12}'穴+T_9'穴。因为，这些组合掌握难度大，风险大，发病率低。

胸椎外伤骨折以胸腰段最多，这与胸腰段活动度较大，又是活动与稳定椎段的交界处有关。但也有报道好发于上胸段者。而上胸段外伤骨折多并发颈椎外伤骨折。所以在选穴方面胸T_1穴+T_2穴、T_2穴+T_3穴、T_3穴+T_4穴、T_4穴+T_5穴、T_5穴+T_6穴、T_1'穴+T_2'穴、T_2'穴+T_3'穴、T_3'穴+T_4'穴、T_4'穴+T_5'穴、T_5'穴+T_6'穴的选择率较高。

配穴1~3个为宜，也可不选。

3. 腰椎陈旧性意外损伤的选穴公式

（1）选穴原则

根据影像学检查腰椎陈旧性意外损伤的结果，进行病位选穴，并结合临床症状，二者相符，确定病位，准确选取穴位。取穴基本公式（所取穴位的定位主治见附录6）如下。

局部取穴

第一组腰穴

腰1穴+腰2穴（巨腰型）＝L_1穴+L_2穴

腰2穴+腰3穴（巨腰型）＝L_2穴+L_3穴

腰3穴+腰4穴（巨腰型）＝L_3穴+L_4穴

腰4穴+腰5穴（巨腰型）＝L_4穴+L_5穴

腰5穴+胸1穴（巨腰型）＝L_5穴+T_1穴

第二组腰穴

腰3穴+骶4穴（巨腰型）＝L_3穴+S_4穴

腰4穴+腰1穴（巨腰型）＝L_4穴+L_1穴

腰5穴+腰2穴（巨腰型）＝L_5穴+L_2穴

胸1穴+腰3穴（巨腰型） ＝T_1穴+L_3穴
第一组腰撤穴
腰1'穴+腰2'穴（巨腰型） ＝L_1'穴+L_2'穴
腰2'穴+腰3'穴（巨腰型） ＝L_2'穴+L_3'穴
腰3'穴+腰4'穴（巨腰型） ＝L_3'穴+L_4'穴
腰4'穴+腰5'穴（巨腰型） ＝L_4'穴+L_5'穴
腰5'穴+胸1'穴（巨腰型） ＝L_5'穴+T_1'穴
第二组腰撤穴
腰3'穴+骶2穴（巨腰型） ＝L_3'穴+S_2穴
腰4'穴+腰1'穴（巨腰型） ＝L_4'穴+L_1'穴
腰5'穴+腰2'穴（巨腰型） ＝L_5'穴+L_2'穴
胸1'穴+腰3'穴（巨腰型） ＝T_1'穴+L_3'穴

以上穴位点根据具体辨证采用平补平泻（通补兼施），以泻法为主。

注：①"巨腰型"代表巨类腰型钩鍉针；下面出现的"中内板3.5双或单，补或平、泻"代表中类内板3.5cm型钩鍉针双取穴或单取穴，补法或泻法、平补平泻；"微内刃2.5双或单，补或平、泻"代表微类内刃2.5cm型钩鍉针双取穴或单取穴，补法或泻法、平补平泻。"微内板1.2"代表微类内板1.2cm型钩鍉针。依此类推。

②由于脊柱的变形，在取穴定位时必须使用坐标定位法定位。

③使用巨类腰型钩鍉针，在必要情况下也可以考虑使用肛门型巨类钩鍉针，因肛门型巨类钩鍉针属巨类内刃，本身就为补法而设计。中微类内板和内刃也可辨证使用。

④陈旧性腰椎意外损伤有虚实之分，根据具体情况，采用平补平泻，或用补法而使用内刃钩鍉针，或用泻法使用内板钩鍉针。

（2）选穴注意事项

根据影像和临床表现综合辨证选取相应穴位组合，根据临床症状缓解情况，综合分析酌情做第二次钩活术。二次钩活术应选取对应的撤穴组合。在特殊情况下，二、三次钩活术也可选择十二正经腧穴或阿是穴。

根据临床情况，如需辅以配穴，选1～3穴为宜，也可不选。

5. 脊柱陈旧性意外损伤的手法特点

意外损伤是以瘀血为主，钩治的深度要求达到病灶的深度，但不能损伤正常组织，手法轻柔，患者局部产生酸、麻、重、胀、松、快的感觉，或医者感到钩头部位有紧、困、阻力时，即达到了应钩治的深度，通过钩治钩头部位的紧、困、阻力基本消失，钩治的目的已经达到，可退针。根据具体病证的辨证，采用单软、双软、深双软、重深双软的钩治方法，临床上单软手法应用比较多，双软应用比较少。

总之脊柱陈旧性意外损伤是以不通为主的，手法以泻法为主。

一、痹证型脊柱陈旧性意外损伤

定义：符合脊柱陈旧性意外损伤的诊断又符合中医痹证的诊断。通过中医病因病机辨证，隶属中医的痹证：是指外伤后外邪侵袭人体，痹阻经络，气血运行不畅所导致的，局部经络受阻，筋脉失养，久则局部疼痛，僵硬不适，功能活动障碍，晨僵明显，遇冷加重，遇热减轻，与天气变化有关。通过现代医学综合判断符合脊柱陈旧性意外损伤所引起的诊断，二者都存在为痹证型脊柱陈旧性意外损伤。

1. 诊断

（1）症状：患者一般有明确外伤史。局部疼痛，活动受限，但疼痛不如急性期剧烈。有神经损伤时，可伴有受累部位麻木，局部僵硬不适，四肢困重，疼痛。上述症状晨僵明显，遇冷加重，遇热减轻，与天气变化有关。

（2）舌脉：舌淡、苔薄白，脉弦数。

（3）体征：伤椎压痛、叩击痛，肌肉痉挛，有的会出现骨折畸形愈合。同时伴有病理征。

（4）影像学检查：

①X线片：拍摄X线片对陈旧性脊柱损伤的诊断有重要意义。一般摄正侧位片。早期可见骨折端吸收脱钙，断端间隙不消失或增宽，有时可能有囊样变，边缘模糊，呈毛绒状，但无硬化现象，骨痂量少，或虽量多但断端无骨痂相连，此时若去除妨碍愈合因素，仍有可能愈合。后期可见断端间无骨化，骨折端圆滑或呈蕈状，骨折断端萎缩变尖，有硬化现象，两断端分离，骨折愈合已停止。骨折已经完全愈合，骨痂形成。

②CT及MRI：CT检查可进一步明确骨折断端情况，MRI则用来检查脊髓损伤状况及程度，必要时可选用。

（5）排除其他病：综合判断排除其他原因引起的以上症状。

符合以上5条并排除其他疾病即可确诊为痹证型脊柱陈旧性意外损伤。

包括现代医学的脊柱陈旧性意外损伤。

诊断要点：在影像学检查结果指导下，一般有明确外伤史。局部疼痛，活动受限，四肢困重，有神经脊髓损伤时，损伤平面以下感觉障碍，二便失常。早期四肢腱反射亢进，晚期则减弱或消失，病理征可阳性。上述症状晨僵明显，遇冷加重，遇热减轻，与天气变化有关。

2. 钩活术选穴

痹证型脊柱陈旧性意外损伤的选穴，要根据影像学检查的结果，进行病位选穴；隶属于外邪侵袭人体，痹阻经络，气血运行不畅所导致的，局部经络受阻，筋脉失养，出现神经脊髓损害的症状，要进行循经选穴，局部症状明显者要进行局部选穴。

取穴基本公式

主穴：局部取穴

根据脊柱陈旧性意外损伤部位的不同而选择相应的新夹脊穴。（巨类颈胸型或腰型钩鍉针）

配穴：根据风寒湿痹阻滞局部经络之不同，循经取穴或局部取穴。

天柱（微内板2.5）

肩井（微内板3.5）

巨骨（微内板3.5）

支沟（微内板3.5）

志室（微内板3.5）

肾俞（微内板3.5）

关元俞（微内板3.5）

气海俞（微内板3.5）

大肠俞（微内板 3.5）
腰阳关（微内板 3.5）
秩边（微内板 3.5）
环跳（微内板 5.5）
承扶（微内板 4.5）
殷门（微内板 4.5）
委中（微内板 1.2）
足三里（微内板 4.5）
承山（微内板 3.5）
昆仑（微内板 1.2）

配穴选 1~3 个为宜，也可不选。

以上配穴根据具体情况，取双侧穴或单侧穴，单侧取患侧穴位点。

以上全部配穴采用平补平泻法。

方义提要：轻度痹证型脊柱陈旧性意外损伤，局部取穴；中重度痹证型脊柱陈旧性意外损伤同时局部取穴和循经取穴。局部取穴，以局部新夹脊穴为所取穴位点。循经取穴主要根据病所在的经络循行部位选穴，旨在疏通经络气血，调和营卫，使风寒湿邪无所依附而痹痛遂解。并针对痹证的性质，随症配以不同腧穴，运用各种不同的治疗。

3. 病案举例

（1）[寒湿痹阻　上肢疼痛]

武某某，男，32 岁，石家庄人，司机。

初诊：2011 年 4 月 10 日。

主诉：双上肢疼痛、麻木 3 年，加重 3 天。

现病史：3 年前因交通事故撞击头部，逐渐出现双上肢疼痛、麻木，于当地医院诊断为颈椎外伤，经住院治疗后上述症状好转出院。3 年间上述症状时轻时重，遇冷加重，遇热得缓，晨僵，稍活动后减轻，小便频数，大便尚可。现因连续天气变化加重 3 天，经按摩、贴膏药、热疗、口服药物等治疗无效，且逐渐加重。于 2011 年 4 月 10 日来我院就诊。

既往史：既往体健。

分析：患者，男性，32 岁，司机职业，头颈外伤后发病，长期风寒环境工作和劳累，经络阻塞，气机不得宣通，引起肌肉痉挛或屈伸无力，导致关节活动不利，肢体功能障碍，此症状与天气变化有关，遇冷加重，遇热减轻，晨僵明显，符合风湿痹证的发病过程。

检查：颈部僵硬，双手握力尚可，四肢腱反射活跃，霍氏征（-），巴氏征（-），抬头试验（+），低头试验（-），捶顶试验（+），臂丛神经牵拉试验（+）。心肺腹未见异常，血压 120/80mmHg。舌淡、苔薄白，脉弦。

辅助检查：血、尿常规，心电图，血糖检查无异常。

影像学检查：X 线（2-1）（2-2）（2-3）（2-4）。

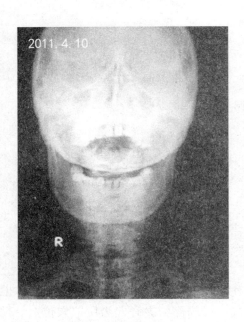

图2-1　X线正位片

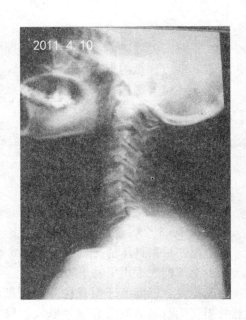

图2-2　X线侧位片

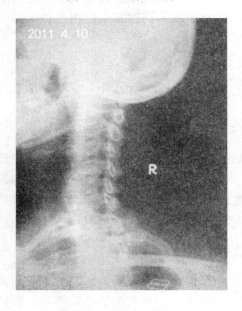

图2-3　X线右斜位片

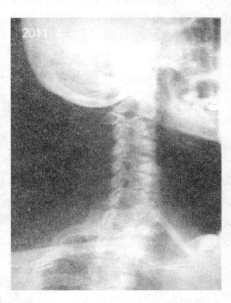

图2-4　X线左斜位片

X线表现：颈椎序列尚整齐，寰枢椎齿突旁间隙两侧不对称，左窄右宽。生理前突存在，C_5及其以上椎体轻度向后移位。$C_{5\sim7}$椎间隙变窄，关节面模糊，其上下椎体缘均可见骨质增生，向后方突向椎管及椎间孔。左右两侧$C_{4\sim7}$椎间孔均见不同程度的狭窄变小。椎小关节可见双边双凸征，$C_{4\sim7}$椎体缘可见不同程度骨质增生，项后软组织内未见异常密度影。

印象：1. C_5椎体Ⅰ度假性滑脱

2. 颈椎病

诊断：痹证型颈椎陈旧性意外损伤（中医）

颈椎陈旧性意外损伤（西医）

治则：祛风除湿，活血通络。

治法：钩活术疗法。

选穴：主穴：C_3穴＋C_2穴（巨类颈胸型钩锃针）

配穴：双天柱（微内板2.5）平补平泻
双肩井（微内板3.5）平补平泻

常规钩活：利用中度单软钩活法，常规九步钩活逐一完成。保健枕保健。

10分钟钩活术，患者自述双上肢疼痛、麻木好转。

二诊：2011年4月20日，患者自述双上肢疼痛、麻木明显好转。愿做第二次钩活术治疗。

选穴：主穴：C_3'穴＋C_2'穴（巨类颈胸型钩锃针）

配穴：双巨骨（微内板3.5）平补平泻
双支沟（微内板3.5）平补平泻
双足三里（微内板4.5）平补平泻

常规钩活：利用轻度单软钩活法，常规九步钩活逐一完成。

10分钟钩活术，患者自述双上肢疼痛、麻木基本消失，嘱患者口服中药（补肾、祛风、除湿）15天后复诊。

三诊：2011年5月5日，患者自述双上肢肢疼痛、麻木基本消失，仍有轻度晨僵，嘱患者口服中药善后。

随访：2012年5月5日电话随访，上述症状无反复，无晨僵。

【按语】此病例系外伤后风寒湿侵袭经络，气血不畅，经络不通所致，颈部筋脉受阻，经络不通，不通则僵，气虚则麻，血虚则木，风寒湿痹则遇冷加重，遇热减轻。采用新夹脊C_3穴＋C_2穴，辅配天柱、肩井、巨骨、支沟、足三里穴平补平泻，直达病灶，筋脉畅通。第一次疼痛明显，而用中度单软手法，第二次症状缓解很多，用轻度单软手法，故两次治愈。

（2）［风邪痹阻　下肢困重］

梁某某，男，45岁，石家庄无极人，农民。

初诊：2011年10月3日。

主诉：腰背及双下肢麻木、无力、冷凉6个月。

现病史：6个月前因骑车跌倒，X线检查T_{11}、T_{12}外伤压缩性骨折，未经特殊处理，逐渐出现腰及双下肢麻木、无力、冷凉，走路不稳，腹部束带感，二便尚可，每遇天气变化时症状加重，晨僵明显。经当地输液、口服药物治疗无好转，今来我院治疗。

既往史：既往体健。

分析：中年男性，有腰背外伤史，胸椎外伤性压缩性骨折，风寒湿乘虚侵袭，筋脉痹阻，气血运行不畅，导致腰及下肢麻木、无力、冷凉，走路不稳。此症状与天气变化有关，遇冷加重，遇热减轻，晨僵明显，符合风湿痹证的发病过程。

查体：T_{11}、T_{12}压痛明显。步态不稳，肌力减弱，膝、跟腱反射亢进，巴氏征阴性。胸部及下肢温觉减退，触觉和位置觉存在。舌淡、苔薄白，脉弦数。

辅助检查：血、尿常规，心电图，血糖检查无异常。

影像学检查：X线（2-5）（2-6）。

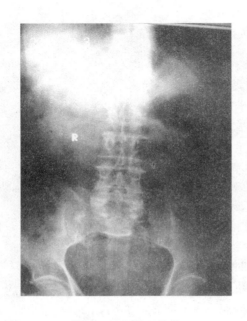
图2-5 X线正位片

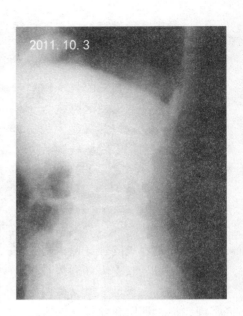
图2-6 X线侧位片

X线表现：腰椎序列尚整齐，生理前突存在。诸椎间隙未见明显变窄，$L_{1\sim5}$椎体缘可见程度不同的骨质增生。T_{12}椎体楔形变，椎体上缘不规则。椎旁软组织未见异常影。

印象：1. T_{12}椎体压缩性骨折

2. 腰椎退行性改变

诊断：痹证型胸椎陈旧性意外损伤（中医）

胸椎陈旧性意外损伤（西医）

治则：祛风除湿，活血通络。

治法：钩活术疗法。

选穴：主穴：T_1穴 + T_2穴（巨类颈胸型钩锃针）

配穴：双肾俞（微内板3.5）平补平泻

双秩边（微内板3.5）平补平泻

双环跳（微内板5.5）平补平泻

常规钩活：利用浅单软钩活法，常规九步钩活逐一完成。

10分钟钩活术，患者自述腰及双下肢无力、冷凉好转，麻木及腹部束带感无缓解。

二诊：2011年10月13日，患者自述腰及双下肢无力、冷凉稍好转，麻木、腹部束带感及下肢温觉无缓解。愿做第二次钩活术治疗。

选穴：主穴：T_1'穴 + T_2'穴（巨类颈胸型钩锃针）

配穴：双关元俞（微内板3.5）平补平泻

双承扶（微内板4.5）平补平泻

双委中（微内板1.2）平补平泻

常规钩活：利用浅单软钩活法，常规九步钩活逐一完成。

10分钟钩活术，患者自述腰及双下肢麻木、冷凉明显好转，麻木、腹部束带感减轻，嘱患者口服中药（补肾、祛风、活血）15天后复诊。

三诊：2011年12月4日，患者自述腰及双下肢麻木、无力、冷凉明显好转，腹部束带感明显减轻。下肢温觉较前灵敏，仍有轻度晨僵。查体：膝、跟腱反射亢进，嘱患者口服上方中药善后。

随访：2012年12月5日电话随访，上述症状无反复。天气变化时有不适，但过时依旧，嘱其避风寒，慎劳作，注意保养。

【按语】此病例系胸椎外伤性压缩性骨折，阳气不足，瘀血内停，风寒入侵，背部经络痹阻，气血不畅，经络不通所致，筋骨肌肉失去气血的温煦和濡养，卫外不固，采用新夹脊 T_1 穴 + T_2 穴，辅配肾俞、关元俞、秩边、环跳、承扶、委中穴平补平泻，直达病灶，祛风除湿，筋脉畅通。第一次浅单软手法，畅通经络，消除瘀血，补助阳气。第二次症状好转很多，使用浅单软手法，活血化瘀，舒筋活络，调和营卫，在此两次都是使用浅单软手法，这是胸椎固有的手法。

（3）[寒湿侵袭　下肢不利]

吴某某，男，42岁，石家庄鹿泉人，司机。

初诊：2011年1月2日。

主诉：双下肢疼痛、麻木、冷凉3个月。

现病史：1年前因交通事故所致腰椎压缩性骨折，经住院治疗后骨折愈合，后不明原因出现双下肢疼痛、麻木、冷凉至小腿外侧、翻身不利，活动后减轻，固定姿势后加重，热疗后减轻，遇冷加重，与天气变化有关，晨僵，二便尚可，病史3个月。今来我院治疗。

既往史：1年前有腰椎压缩性骨折史。

分析：中年男性，腰椎外伤压缩性骨折史，骨折损伤正气，瘀血内停，湿邪乘虚侵袭，腰部筋脉痹阻，气血运行不畅，导致双下肢疼痛、麻木、冷凉，此症状与天气变化有关，遇冷加重，遇热减轻，晨僵明显，符合风湿痹证的发病过程。

检查：L_1、L_2 棘上压痛，双下肢无力步态，膝腱、跟腱反射减弱。下肢肌张力减弱。病理征阴性，双下肢触觉、温觉、痛觉正常，舌淡、苔薄白，脉弦数。

辅助检查：血、尿常规，心电图，血糖检查无异常。

影像学检查：X线（2-7）（2-8）。

X线表现：T_{12} 腰化，腰椎6个椎体，腰椎序列欠佳，腰椎以 $L_{3,4}$ 间隙为中心轻度向左凸侧弯。生理前突存在。$L_{5,6}$ 到 S_1 椎间隙变窄，椎体面模糊，椎间孔变小。L_{1-5} 椎体缘可见程度不同的骨质增生。$L_{1,2}$ 椎体楔形变，椎体上缘不规则。椎旁软组织未见异常影。

印象：1. $L_{1,2}$ 椎体压缩性骨折

2. 腰椎退行性改变

诊断：痹证型腰椎陈旧性意外损伤（中医）

腰椎陈旧性意外损伤（西医）

治则：祛风除湿，活血通络。

治法：钩活术疗法。

选穴：主穴：L_4 穴 + L_5 穴（巨类腰型钩鍉针）

配穴：双肾俞（微内板3.5）平补平泻

双气海俞（微内板3.5）平补平泻

双环跳（微内板5.5）平补平泻

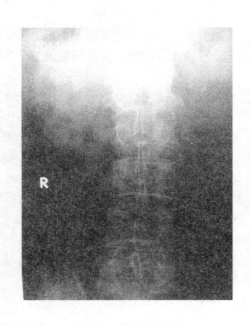
图2-7 X线正位片

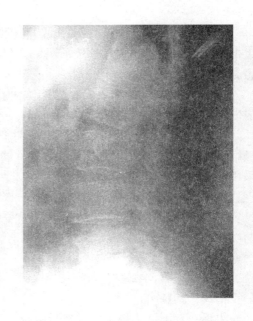
图2-8 X线侧位片

常规钩活：利用中度双软钩活法，常规九步钩活逐一完成。

10分钟钩活术，患者自述双下肢疼痛、麻木稍好转。

二诊：2011年1月12日，患者自述双下肢疼痛、麻木、冷凉稍好转。愿做第二次钩活术治疗。

选穴：主穴：L_4'穴 + L_5'穴（巨类腰型钩锃针）

配穴：双大肠俞（微内板3.5）平补平泻

双承扶（微内板4.5）平补平泻

双委中（微内板1.2）平补平泻

常规钩活：利用轻度双软钩活法，常规九步钩活逐一完成。

10分钟钩活术，患者自述双下肢疼痛、麻木、冷凉明显好转，嘱患者口服中药（补肾、祛风、活血）15天后复诊。

三诊：2011年1月27日，患者自述双下肢疼痛、冷凉消失，麻木明显好转，仍有轻度晨僵，嘱患者口服上方中药15天。

选穴：主穴：L_3穴 + T_1穴（中类内板钩锃针）

配穴：双志室（微内板3.5）平补平泻

双承山（微内板3.5）平补平泻

双昆仑（微内板1.2）平补平泻

常规钩活：利用中度单软钩活法，常规九步钩活逐一完成。

10分钟钩活术，患者自述上述症状无进一步改善，嘱患者口服中药（补肾、祛风、活血）15天后复诊。

四诊：2011年2月11日，患者自述双下肢疼痛、冷凉、麻木、晨僵基本消失，嘱患者口服上方中药15天善后。

随访：2012年2月11日电话随访，上述症状无反复。

【按语】此病例系腰椎骨折后寒湿等外邪侵袭,腰部经络痹阻,不通则痛,采用新夹脊 L_4 穴 + L_5 穴,辅配肾俞、志室、气海俞、大肠俞、环跳、承扶、委中、承山、昆仑等穴平补平泻,直达病灶,祛风除湿,筋脉畅通。第一次钩活采用巨中度双软手法,活血化瘀,舒筋活络,补助阳气;第二次钩活采用巨轻度双软手法,进一步调理;第三次症状消失很多,采用中类内板钩锃针中度单软手法,活血通络,调和营卫,故三次治愈。

4. 其他疗法

药物内服、中药外用、推拿、针灸、熏蒸、小针刀疗法、封闭。

附方

方药:蠲痹汤(《医学心悟》)加减

羌活 15g,独活 15g,桂枝 10g,秦艽 15g,当归 15g,川芎 15g,甘草 9g,海风藤 20g,桑枝 12g,乳香 3g,没药 3g,白术 15g。

二、痿证型脊柱陈旧性意外损伤

定义:符合脊柱陈旧性意外损伤的诊断又符合中医痿证的诊断。通过中医病因病机辨证,隶属中医的痿证:是指损伤正气,瘀血内停,局部经络受阻,筋脉失养,久则导致四肢困重、疼痛,脊髓损伤时损伤平面以下感觉障碍,大小便功能异常,肌萎或截瘫。通过现代医学综合判断符合脊柱陈旧性意外损伤所引起的诊断,二者都存在为痿证型脊柱陈旧性意外损伤。

1. 诊断

(1)症状:患者一般有明确外伤史。局部活动受限,局部功能障碍,疼痛麻木。有神经损伤时,四肢困重,疼痛;脊髓损伤时,损伤平面以下感觉障碍,大小便功能异常等表现,若损伤逐渐加重,会出现截瘫的症状日益加重,逐渐肌萎等。

(2)舌脉:舌淡苔白,脉虚弱。

(3)体征:局部压痛,肌肉痉挛,或局部有畸形,有的会出现骨折畸形愈合。有神经脊髓损伤时,早期可出现腱反射亢进,晚期则减弱或消失;同时伴肌萎或有病理征。

(4)影像学检查:

①X 线片:一般摄正侧位片。早期可见骨折端吸收脱钙,断端间隙不消失或增宽,有时可能有囊样变,边缘模糊,呈毛绒状,但无硬化现象,骨痂量少。后期可见断端间无骨化,骨折端圆滑或呈蕈状,骨折断端萎缩变尖,有硬化现象,两断端分离,骨折愈合已停止。或有明显的骨折,骨痂形成,已达到骨折愈合的程度。

②CT 及 MRI:CT 检查可进一步明确骨折断端情况,MRI 则用来检查脊髓损伤状况及程度,必要时可选用。

(5)排除其他病:综合判断排除其他原因引起的以上症状。

符合以上 5 条并排除其他疾病即可确诊为痿证型脊柱陈旧性意外损伤。

包括现代医学的脊柱陈旧性意外损伤。

诊断要点:在影像学检查结果的指导下,一般有明确外伤史。活动受限,功能障碍,萎废不用,神经损伤时,四肢困重,疼痛,脊髓损伤时,损伤平面以下感觉障碍,大小便功能异常甚至截瘫,逐渐肌萎。早期四肢腱反射亢进,晚期则减弱或消失,病理征可阳性。

2. 钩活术选穴

痿证型脊柱陈旧性意外损伤的选穴，要根据影像学检查的结果，进行病位选穴；隶属损伤正气，肝肾阴亏，局部经络受阻，筋脉失养，四肢关节功能障碍，要进行循经选穴，局部症状明显者要进行局部选穴。

取穴基本公式

主穴：局部取穴

根据脊柱陈旧性意外损伤部位的不同而选择相应的新夹脊穴。（巨中微类刃型钩鍉针）

配穴：根据痿废失养的肢体不同，循经取穴或局部取穴。

肩髃（微内刃 3.5）

臂臑（微内刃 3.5）

肾俞（微内刃 3.5）

脾俞（微内刃 3.5）

志室（微内刃 3.5）

命门（微内刃 3.5）

腰阳关（微内刃 3.5）

气海俞（微内刃 3.5）

大肠俞（微内刃 3.5）

关元俞（微内刃 3.5）

环跳（微内刃 5.5）

承扶（微内刃 4.5）

殷门（微内刃 4.5）

委中（微内刃 1.2）

承山（微内刃 3.5）

阳陵泉（微内刃 4.5）

足三里（微内刃 4.5）

上巨虚（微内刃 4.5）

配穴选 1～3 个为宜，也可不选。

以上配穴根据具体情况，取双侧穴或单侧穴，单侧取患侧穴位点。

以上全部配穴以补法为主。

方义提要：轻度痿证型脊柱陈旧性意外损伤，局部取穴；中重度痿证型脊柱陈旧性意外损伤同时局部取穴和循经取穴。局部取穴，以脊柱新夹脊穴为所取穴位点。根据具体情况，钩鍉针以刃为主，局部取穴和手法（补法）联合起来，达到滋补肝肾和调理气血的目的。循经取穴主要根据疾病所在的经络循行部位选穴，旨在疏通经络，调和气血，并针对痿证的性质，随症配以不同腧穴，运用各种不同的治疗。

3. 病案举例

（1）[颈部外伤 肢体痿废]

赵某某，女，45 岁，石市井陉人，退休。

初诊：2011 年 1 月 15 日。

主诉：四肢麻木、无力、冷凉 1 年，加重 1 个月。

现病史：3年前因车祸颈部受伤，出现四肢麻木，当地医院诊断为颈椎外伤，经输液、针灸治疗无明显好转，且逐渐出现下肢无力，冷凉，走路不稳，双足踩棉感，小便时有遗尿，大便溏。病史3年，因受风着凉后上述症状加重1个月。于2011年1月15日来我院就诊。

既往史：体瘦，慢性胃炎病史20年，3年前车祸外伤颈部。

分析：中年女性患者，有颈部外伤史，外伤损伤正气，瘀血阻络，出现四肢麻木，阳气不足，冷凉无力，四肢肌肉得不到营养，而逐渐萎废不用，受风着凉，经络阻塞，则症状加重。属于中医痿证的范围。

检查：颈部僵硬，双手握力下降，肌力Ⅳ级，双手骨间背侧肌萎缩，四肢腱反射减弱，霍氏征（+），巴氏征（+），双小腿腓肠肌肌萎，抬头试验（+），低头试验（-），捶顶试验（-），臂丛神经牵拉试验（-）。心肺腹未见异常，血压130/85mmHg。舌淡，脉细弱。

辅助检查：血、尿常规，心电图，血糖检查无异常。

影像学检查：X线（2-9）（2-10）（2-11）（2-12）。

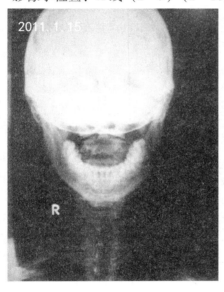 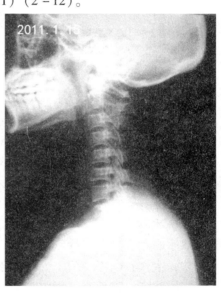

图2-9　X线正位片　　　　　　　　图2-10　X线侧位片

X线表现：颈椎序列欠佳，棘突右偏，寰、枢椎齿突旁间隙两侧较对称，生理曲度以$C_{4,5}$为中心轻度向后成角，C_{3-5}间椎体后缘弧度明显不连续，呈阶梯状错位，诸椎间隙未见明显变窄。左右两侧椎间孔未见明显变小。项后软组织内未见异常密度影。

印象：1. C_{3-5}椎体轻度错位
　　　2. 颈椎病

诊断：痿证型颈椎陈旧性意外损伤（中医）
　　　颈椎陈旧性意外损伤（西医）

治则：活血通络，补气健脾。

治法：钩活术疗法。

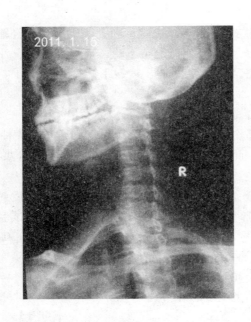 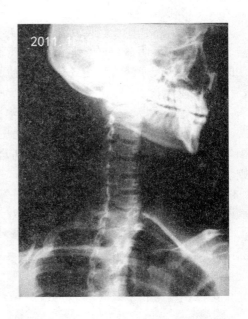

图2-11　X线右斜位片　　　　　图2-12　X线左斜位片

选穴：主穴：C_3穴 + C_2穴（巨类颈胸型钩鍉针）
　　　配穴：双肩井（微内刃3.5）以补法为主
　　　　　　双肾俞（微内刃3.5）以补法为主
　　　　　　双脾俞（微内刃3.5）以补法为主

常规钩活：利用重度烧山火深双软钩活法，常规九步钩活逐一完成。保健枕保健。

10分钟钩活术，患者自述双下肢无力、双足踩棉感好转，双手麻木、无力、冷凉无缓解。

二诊：2011年1月25日，患者自述双下肢无力、双足踩棉感明显好转，小便功能好转，双手麻木、无力、冷凉无缓解。愿做第二次钩活术治疗。

选穴：主穴：C_3'穴 + C_2'穴（巨类颈胸型钩鍉针）
　　　配穴：双后溪（微内刃1.2）以补法为主
　　　　　　双足三里（微内刃4.5）以补法为主
　　　　　　双委中（微内刃1.2）以补法为主

常规钩活：利用中度烧山火深双软钩活法，常规九步钩活逐一完成。

10分钟钩活术，患者自述双手麻木无力稍有好转，动作较前稍灵活，下肢无力进一步有改善，嘱患者口服中药（补肾、健脾、益气）15天后复诊。

三诊：2011年2月10日，患者自述四肢麻木、无力、冷凉，双足踩棉感明显好转。饮食睡眠好，二便功能明显好转，愿做第三次钩活术治疗。继续口服上方中药15天。

选穴：主穴：C_2穴 + T_{12}穴（中类内刃型钩鍉针）
　　　配穴：双肩髃（微内刃3.5）以补法为主
　　　　　　双臂臑（微内刃3.5）以补法为主
　　　　　　双上巨虚（微内刃4.5）以补法为主

常规钩活：利用中度烧山火单软钩活法，常规九步钩活逐一完成。

10分钟钩活术，患者自述无进一步改善，嘱患者口服中药（补肾、健脾、益气）15天后复诊。

四诊：2010年2月25日，患者自述四肢麻木、无力、冷凉明显好转，双足踩棉感基本消失。饮食佳，二便调，继续口服上方中药15天。

随访：2012年2月25日电话随访，上述症状稳定。饮食佳，二便调，劳累后稍有不适，嘱其避风寒，慎劳作，注意保养。

【按语】此病例系长期脾胃气虚，外伤后发病，颈部筋脉受阻，经络不通，阳气不足，瘀血阻滞，气血不畅，气虚则麻，血虚则木，四肢痿软无力，缓纵不收，肌萎缩，采用新夹脊 C_3 穴 + C_2 穴，辅配肾俞、脾俞、后溪、肩井、肩髃、臂臑、足三里、上巨虚等穴以补法为主，直达病灶，筋脉畅通，活血通络，补气健脾。前一次钩活采用重度烧山火深双软手法，补肾壮阳，补脾益胃，补益气血，活血化瘀；第二次钩活采用中度烧山火深双软手法，补脾益肾，调理气血；第三次采用中度烧山火单软手法，使用中类内刃钩锃针，纯补气血阴阳，故3次取得了满意的疗效。

（2）［胸椎骨折　下肢痿废］

唐某某，男，50岁，石家庄无极人。

初诊：2011年3月12日。

主诉：双下肢麻木、冷凉3年。加重6个月。

现病史：3年前因劳动外伤，出现胸椎压缩性骨折，经保守治疗后出院，家中休养过程中逐渐出现双下肢部麻木、僵硬、冷凉至足底，走路不稳，双足踩棉感，小便尚可，大便干燥，病史3年，经针灸、按摩、口服中药治疗无缓解，且进行性加重6个月，于2011年3月12日来我院治疗。

既往史：3年前有胸椎外伤骨折史。

分析：胸椎陈旧性外伤，肝肾气血亏虚，脏腑经络筋脉失养，筋脉痹阻，下肢麻木、僵硬、阳气不足而冷凉，气血得不到营养，日久萎废不用，肾司二便，所以小便无力，符合痿证的发病过程。

检查：T_{11}、T_{12}压痛明显，棘突叩击痛。走路不稳，双下肢肌力减退，膝、跟腱反射尚可，巴氏征阴性。双下肢温觉减退，触觉、位置觉存在。舌淡苔白，脉虚弱。

辅助检查：血、尿常规，心电图，血糖检查无异常。

影像学检查：X线（2-13）（2-14）。

X线表现：腰椎顺列欠佳，腰椎以 $L_{2,3}$ 间隙为中心向右凸侧弯。生理前突存在，T_{12} 楔形变、椎体上缘不规则。诸椎间隙未见明显变窄，L_{1-5}椎体缘可见程度不同的骨质增生。椎旁软组织未见异常影。

印象：1. T_{12}椎体压缩性骨折

　　　2. 腰椎退行性改变

诊断：痿证型胸椎陈旧性意外损伤（中医）

　　　胸椎陈旧性意外损伤（西医）

治则：补益肝肾，调和气血。

治法：钩活术疗法。

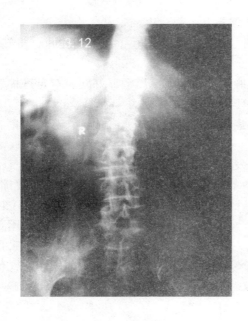
图 2-13 X 线正位片

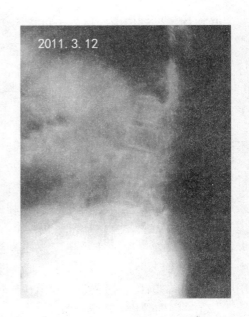
图 2-14 X 线侧位片

选穴：主穴：T_1 穴 + T_2 穴（巨类颈胸型钩鍉针）
　　　配穴：双肾俞（微内刃 3.5）以补法为主
　　　　　　双环跳（微内刃 5.5）以补法为主
　　　　　　双委中（微内刃 1.2）以补法为主
常规钩活：利用烧山火浅单软手法，常规九步钩活逐一完成。
10 分钟钩活术，患者自述双足踩棉感、双下肢冷凉稍好转，下肢稳定性增加。
二诊：2011 年 3 月 22 日，患者自述双下肢麻木、冷凉及踩棉感稍好转。愿做第二次钩活术治疗。
选穴：主穴：T_3' 穴 + T_2' 穴（巨类颈胸型钩鍉针）
　　　配穴：双关元俞（微内刃 3.5）以补法为主
　　　　　　双承扶（微内刃 4.5）以补法为主
　　　　　　双承山（微内刃 3.5）以补法为主
常规钩活：利用烧山火浅单软手法，常规九步钩活逐一完成。
10 分钟钩活术，患者自述双下肢麻木、冷凉、肌力明显好转，嘱患者口服中药（补肾、通络、活血）15 天后复诊。
三诊：2011 年 4 月 2 日，患者自述双下肢麻木、冷凉明显好转。
选穴：主穴：T_1 穴 + L_5 穴（中类内刃钩鍉针）
　　　配穴：双殷门（微内刃 4.5）以补法为主
　　　　　　双昆仑（微内刃 3.5）以补法为主
常规钩活：利用烧山火浅单软手法，常规九步钩活逐一完成。
10 分钟钩活术，患者自述上述症状无进一步改善。嘱患者口服上方中药 15 天后复诊。
四诊：2011 年 4 月 17 日，患者自述双下肢麻木、冷凉、踩棉感明显好转。嘱患者口服上方中药15天善后。

随访：2012年4月17日电话随访，上述症状无反复。饮食佳，二便尚可，嘱注意保养。

【按语】此病例系胸椎骨折后，肝肾气血亏虚，背部筋脉痹阻，气血不畅，经络不通所致，筋骨肌肉失去气血的温煦和濡养，肢体筋脉迟缓，气滞血瘀，血不达所，采用新夹脊T_1穴+T_2穴，辅配肾俞、关元俞、环跳、承扶、殷门、委中、承山、昆仑穴以补法为主，直达病灶，补益肝肾，调和气血。三次都采用了浅单软手法，浅单软手法是胸椎固有手法，烧山火在于补肾助阳，调和营卫，第三次中类内刃钩鍉针，旨在补阳助气。

（3）[腰椎骨折　下肢痿废]

沈某某，女，52岁，保定阜平人，农民。

初诊：2011年3月1日。

主诉：腰背痛，双下肢麻木、无力、冷凉5年，加重1年。

现病史：10年前腰部外伤，压缩性骨折，综合保守疗法，症状基本消失。5年前逐渐出现腰痛，向左胁部放射，双下肢麻木、冷凉至足，翻身不利，行走困难，小便频数，大便干燥。病史10年，1年前因劳累后上述症状加重，今来我院治疗。

既往史：10年前有腰椎外伤压缩骨折史。

分析：中年女性，腰椎压缩性骨折，病史多年，肾气渐衰，肾虚不固，气滞血凝，营卫不得宣通而发腰痛，下肢麻木不仁，阳气不足，而冷凉无力，随着年龄的增长，肾虚逐渐加深，而症状随之逐渐加重。

检查：弯腰驼背，搀扶行走，查体合作，$L_{1~3}$棘上压痛，膝腱反射减弱、跟腱反射存在。下肢胫前肌力减弱。双下肢小腿肌萎，舌淡苔白，脉虚弱。

辅助检查：血、尿常规，心电图，血糖检查无异常。

影像学检查：X线（2-15）（2-16）。

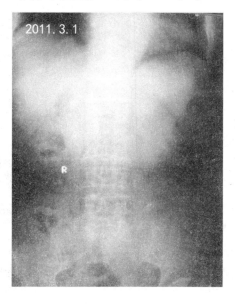
图2-15　X线正位片

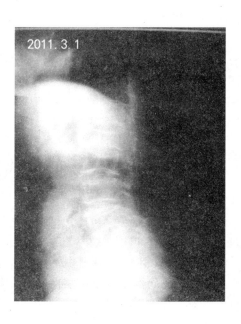
图2-16　X线侧位片

X线表现：腰椎序列欠佳，棘突轻度右偏。生理前突减小，$L_{1,2}$椎体楔形变，L_3椎体变扁，$L_{3,4}$椎间隙变窄，椎体面模糊。$L_{4,5}$~S_1椎体面髓核压迹后移加深，局部椎间隙增宽，椎体面模糊。L_{1-5}椎体缘可见程度不同的骨质增生。诸椎体骨皮质变薄，透亮度增加，骨纹理稀疏，椎前可见条状钙化影，考虑为腹主动脉钙化所致，余未见异常。

  印象：1. L_{1-3}椎体压缩性骨折
     2. 腰椎退行性改变
  诊断：痿证型腰椎陈旧性意外损伤（中医）
     腰椎陈旧性意外损伤（西医）
  治则：补益肝肾，通经活络。
  治法：钩活术疗法。
  选穴：主穴：L_4穴 + L_5穴（巨类内刃肛门型钩鍉针）
     配穴：双志室（微内刃3.5）以补法为主
        双环跳（微内刃5.5）以补法为主
  常规钩活：利用深双软钩活法，常规九步钩活逐一完成。
  10分钟钩活术，患者自述腰痛，双下肢麻木、冷凉无变化。
  二诊：2011年3月11日，患者自述腰痛、左胁放射痛好转，双下肢麻木、冷凉、无力无改善。
  选穴：主穴：L_4'穴 + L_5'穴（巨类内刃肛门型钩鍉针）
     配穴：腰阳关（微内刃3.5）以补法为主
        双承扶（微内刃4.5）以补法为主
        双委中（微内刃1.2）以补法为主
  常规钩活：利用深双软钩活法，常规九步钩活逐一完成。
  10分钟钩活术，患者自述双下肢疼痛、麻木、冷凉稍好转，嘱患者口服中药（补肾、壮骨、活血）15天后复诊。
  三诊：2011年3月26日，患者自述腰痛、左胁放射痛消失，双下肢麻木、无力好转，二便功能好转。愿做第三次钩活术治疗。
  选穴：主穴：L_3穴 + T_1穴（中类内刃型钩鍉针）
     配穴：双气海俞（微内刃3.5）以补法为主
        命门（微内刃3.5）以补法为主
        双阳陵泉（微内刃4.5）以补法为主
  常规钩活：利用中度单软钩活法，常规九步钩活逐一完成。
  10分钟钩活术，患者自述双下肢疼痛、麻木、冷凉明显好转，嘱患者口服上方中药15天后复诊。
  四诊：2011年4月10日，患者自述腰痛消失，双下肢麻木、无力明显好转，二便功能正常，嘱患者口服上方中药善后。
  随访：2012年4月10日电话随访，上述症状无反复。
  【按语】此病例系腰椎压缩性骨折，肾气渐衰，肾虚不固，气滞血凝，营卫不得宣通而发腰痛，下肢麻木不仁，筋骨受累而致运动障碍，采用新夹脊L_4穴 + L_5穴，辅配肾俞、志室、命门、气海俞、腰阳关、环跳、承扶、委中、阳陵泉穴以补法为主，直达病灶，补益肝肾，通经活络。三次钩活治疗都选用了内刃钩鍉针，前两次深双软手法，大补元气，滋补肝肾；第三次中度单软手法，选用中类内刃钩鍉针，调理阴阳气血。

4. 其他疗法

药物内服、中药外用、推拿、针灸、熏蒸、小针刀疗法、封闭、手术。

附方：

方药：补中益气汤（《脾胃论》）加壮筋续骨丹（《伤科大成》）

黄芪15g，党参12g，白术12g，陈皮3g，炙甘草5g，当归10g，升麻5g，柴胡5g，菟丝子6g，补骨脂6g，刘寄奴6g，川芎3g，白芍10g，杜仲15g，桂枝10g，三七3g，虎骨3g，木瓜15g，熟地20g，川断15g，五加皮20g，骨碎补9g，天虫9g。

三、外伤瘀血型脊柱陈旧性意外损伤

符合脊柱陈旧性意外损伤的诊断又符合中医外伤瘀血的诊断。通过中医病因病机辨证，隶属中医的外伤瘀血：是指跌仆损伤或暴力外伤，致使瘀血阻滞局部经络，经络不通，而导致的突发性或慢性且逐渐加重的局部疼痛，四肢困重，有脊髓损伤时，损伤平面以下感觉障碍，大小便功能异常等表现，舌淡有瘀斑，症状日轻夜重，若损伤逐渐加重，会出现截瘫的症状日益加重等。通过现代医学综合判断符合脊柱陈旧性意外损伤所引起的诊断，二者都存在为外伤瘀血型脊柱陈旧性意外损伤。

1. 诊断

（1）症状：患者一般有明确外伤史。局部疼痛如刺，痛有定处，痛处拒按，活动受限，但疼痛不如急性期剧烈。有神经损伤时，可伴受累部位麻木，局部僵硬不适，四肢困重，脊髓损伤时，损伤平面以下感觉障碍，大小便功能异常等表现，若损伤逐渐加重，会出现截瘫的症状日益加重等。

（2）舌脉：舌紫暗，或有瘀斑，脉弦紧或涩。

（3）体征：局部压痛，肌肉痉挛，或局部有畸形，有的会出现骨折畸形愈合。

（4）影像学检查：

①X线片：早期可见骨折端吸收脱钙，断端间隙不消失或增宽，有时可能有囊样变，边缘模糊，呈毛绒状，但无硬化现象，骨痂量少，或虽量多但断端无骨痂相连，此时若去除妨碍愈合因素，仍有可能愈合。后期可见断端间无骨化，骨折端圆滑或呈蕈状，骨折断端萎缩变尖，有硬化现象，两断端分离，骨折愈合已停止。外伤椎周围软组织出现钙化影。或外伤性骨折，骨折已达到愈合的水平。

②CT及MRI：CT检查可进一步明确骨折断端情况，MRI则用来检查脊髓损伤状况及程度，必要时可选用。

（5）排除其他病：综合判断排除其他原因引起的以上症状。

符合以上5条并排除其他疾病即可确诊为外伤瘀血型脊柱陈旧性意外损伤。

包括现代医学的脊柱陈旧性意外损伤。

诊断要点：在影像学检查结果指导下，有外伤史，局部疼痛如刺，痛有定处，日轻夜重，痛处拒按，脊髓损伤时，四肢困重，损伤平面以下感觉障碍，大小便功能异常，截瘫等。腱反射异常，病理征阳性。

2. 钩活术选穴

外伤瘀血型脊柱陈旧性意外损伤的选穴，要根据影像学检查的结果，进行病位选穴；隶属外伤瘀血阻滞局部经络，经络不通，而导致的突发性或慢性且逐渐加重的局

部疼痛如刺，痛有定处，日轻夜重，痛处拒按，脊髓损伤时，四肢困重，损伤平面以下感觉障碍，大小便功能异常，截瘫等，四肢腱反射异常，病理征阳性。要进行循经选穴，局部症状明显者要进行局部选穴。

取穴基本公式

主穴：局部取穴

根据脊柱陈旧性意外损伤部位的不同而选择相应的新夹脊穴。（巨类颈胸型或腰型钩锃针）

配穴：根据外伤瘀血阻滞的经络不同，循经取穴或局部取穴。

曲池（微内板 3.5）

手三里（微内板 3.5）

秩边（微内板 3.5）

环跳（微内板 5.5）

承扶（微内板 5.5）

委中（微内板 1.2）

承山（微内板 3.5）

昆仑（微内板 1.2）

配穴选 1～3 个为宜，也可不选。

以上配穴根据具体情况，取双侧穴或单侧穴，单侧取患侧穴位点。

以上全部配穴以泻法为主。

方义提要：轻度外伤瘀血型脊柱陈旧性意外损伤，局部取穴；中重度外伤瘀血型脊柱陈旧性意外损伤同时局部取穴和循经取穴。局部取穴，以局部新夹脊穴为所取穴位点。循经取穴主要根据病所在的经络循行部位选穴，旨在活血化瘀、疏通经络，并针对外伤瘀血的性质，随症配以不同腧穴，运用各种不同的治疗。

3. 病案举例

（1）[外伤瘀血　上肢麻痛]

季某某，男，58 岁，石市桥东区，个体。

初诊：2010 年 10 月 12 日。

主诉：右上肢疼痛麻木 8 天。

现病史：5 年前因高处坠落后意识丧失，醒后渐觉四肢麻木、走路不稳，双足踩棉感，胸部束带感，综合治疗症状基本消失。8 天前因颈部受风，突然右上肢麻木疼痛，疼痛如刺，痛有定处，日轻夜重，痛处拒按，影响睡眠，经推拿、针灸、输液、口服药物等治疗无效。于 2010 年 10 月 12 日来我院就诊。

既往史：颈椎病病史，颈椎外伤史，高血压。

分析：有明显外伤史，突发性加重的局部疼痛如刺，痛有定处，日轻夜重，痛处拒按，影响睡眠。隶属外伤瘀血阻滞局部经络，经络不通。

检查：颈部僵硬，双手握力尚可，抬头试验（+），低头试验（+），捶顶试验（+），右臂丛神经牵拉试验（+）。心肺腹未见异常，血压 130/90mmHg。舌紫暗、苔白，脉浮。

辅助检查：血、尿常规，心电图，血糖检查无异常。

影像学检查：X 线（2-17）（2-18）（2-19）（2-20）。

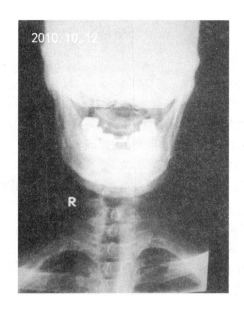

图2-17 X线正位片

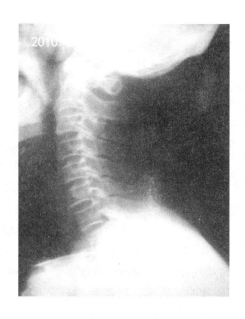

图2-18 X线侧位片

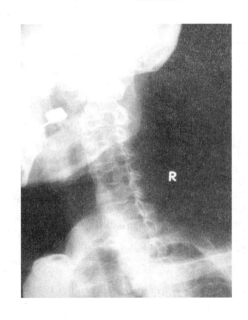

图2-19 X线右斜位片

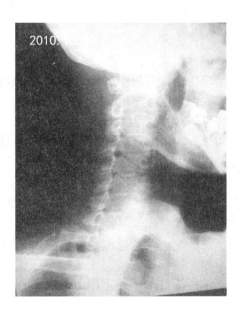

图2-20 X线左斜位片

X线表现：颈椎序列尚整齐，寰、枢椎齿突旁间隙两侧较对称，生理前突减小，$C_{6,7}$椎体阶梯状轻度后移。诸椎间隙未见明显变窄。左右两侧$C_{5~7}$椎间孔均见轻度变小。椎小关节可见双边双凸征，$C_{4~7}$椎体缘可见不同程度骨质增生。C_6椎体水平后项韧带钙化。

印象：1. $C_{6,7}$椎体轻度错位

2. 颈椎病

诊断：外伤瘀血型颈椎陈旧性意外损伤（中医）

颈椎陈旧性意外损伤（西医）
治则：活血化瘀，疏通经络。
治法：钩活术疗法。
选穴：主穴：C_1穴+C_2穴（巨类颈胸型钩鍉针）
　　　配穴：双曲池（微内板3.5）以泻法为主
　　　　　　双环跳（微内板3.5）以泻法为主
常规钩活：利用重度单软手法，常规九步钩活逐一完成。保健枕保健。
10分钟钩活术，患者自述右上肢疼痛麻木稍好转。
二诊：2010年10月22日，患者自述右上肢疼痛、麻木明显好转。愿做第二次钩活术治疗。
选穴：主穴：C_1'穴+C_2'穴（巨类颈胸型钩鍉针）
　　　配穴：双肩髃（微内板3.5）以泻法为主
常规钩活：利用中度单软手法，常规九步钩活逐一完成。
10分钟钩活术，患者自述右上肢疼痛、麻木大有好转，嘱患者口服中药（活血化瘀、疏通经脉）15天后复诊。
三诊：2010年11月8日，患者自述右上肢疼痛、麻木明显好转。愿做第三次钩活术治疗。
选穴：主穴：C_1穴+T_{12}穴（中类内板型钩鍉针）
　　　配穴：无
常规钩活：利用中度单软手法，常规九步钩活逐一完成。
10分钟钩活术，患者自述症状无进一步改善，嘱患者口服上方中药（活血化瘀、疏通经脉）15天后复诊。
四诊：2010年11月23日，患者自述右上肢疼痛、麻木基本消失。饮食睡眠可，继续口服上方中药15天。
随访：2011年11月21日电话随访，上述疼痛、麻木未出现。
【按语】此病例系外伤致使瘀血阻滞颈部经络，经络不通，气血不畅，四肢麻木、疼痛、无力，采用新夹脊C_1穴+C_2穴，辅配肩髃、曲池、环跳穴，以泻法为主，直达病灶，活血化瘀，疏通经络。第一次钩活巨重度单软手法，以泻为主，止痛通络；第二次症状好转，疼痛减轻，采用巨中度单软手法，以泻为主，活血通络；第三次症状进一步缓解，采用中内板中度单软手法，以泻为主，调理气血，疏通经络。故3次取得了满意的疗效。

(2)［外伤瘀血　背部疼痛］
章某某，男，40岁，邢台宁晋人，无业。
初诊：2011年4月3日。
主诉：背痛、僵硬30天。
现病史：3年前胸椎外伤压缩性骨折，经综合调理，保守治疗，症状基本消失。1个月前因受风着凉、劳累过度而出现背痛、僵硬，活动受限，疼痛如刺，痛有定处，日轻夜重，痛处拒按，影响睡眠。经推拿、针灸、口服药物等治疗无效。今来我院治疗。
既往史：3年前胸椎外伤压缩性骨折史。

分析：中年男性，外伤骨折后发病，突发性发病，有明显的局部疼痛如刺，痛有定处，日轻夜重，痛处拒按等瘀血症状，符合外伤瘀血的发病过程。

检查：T_{12}棘突高凸变形，棘间椎旁压痛、生理反射存在，病理反射未引出。舌紫暗、苔白腻，脉弦。

辅助检查：血、尿常规，心电图，血糖检查无异常。

影像学检查：X线（2-21）（2-22）。

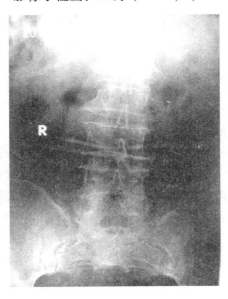

图2-21　X线正位片

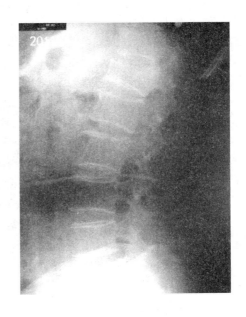

图2-22　X线侧位片

X线表现：腰椎序列欠佳，腰椎以$L_{2~3}$间隙为中心轻度向右凸侧弯，生理前突存在，L_4椎体轻度向前移位。$L_5~S_1$椎间隙变窄，椎体面模糊，其上下椎体缘增生硬化，椎间孔变小。$L_{4~5}$椎体面模糊，椎间孔变小。$L_{1~5}$椎体缘可见程度不同的骨质增生。T_{12}椎体楔形变，椎体上缘不规则。椎旁软组织未见异常影。

印象：1. T_{12}椎体压缩性骨折
   2. L_4椎体Ⅰ度假性滑脱
   3. 腰椎退行性改变

诊断：外伤瘀血型胸椎陈旧性意外损伤（中医）
   胸椎陈旧性意外损伤（西医）

治则：活血化瘀，疏通经络。

治法：钩活术疗法。

选穴：主穴：T_1穴+T_2穴（巨类颈胸型钩鍉针）
   配穴：双气海俞（微内板3.5）以泻法为主
     双大肠俞（微内板3.5）以泻法为主

常规钩活：利用浅单软手法，常规九步钩活逐一完成。

10分钟钩活术，患者自述背痛症状稍好转。

二诊：2011年4月13日，患者自述背痛症状好转。愿做第二次钩活术治疗。

选穴：主穴：T_1'穴＋T_2'穴（巨类颈胸型钩鍉针）
　　　配穴：双承扶（微内板4.5）以泻法为主
　　　　　　双委中（微内板1.2）以泻法为主
常规钩活：利用浅单软手法，常规九步钩活逐一完成。
10分钟钩活术，患者自述背痛明显好转，嘱患者15天后复诊。
三诊：2011年4月28日，患者自述背痛明显好转。愿做第三次钩活术治疗。
选穴：主穴：T_3穴＋L_5穴（中类内板型钩鍉针）
　　　配穴：双膀胱俞（微内板3.5）以泻法为主
　　　　　　双昆仑（微内板1.2）以泻法为主
常规钩活：利用浅单软手法，常规九步钩活逐一完成。
10分钟钩活术，患者自述上述症状无进一步改善。嘱患者15天后复诊。
四诊：2011年5月13日复诊，患者自述背痛明显好转。
随访：2012年5月13日电话随访，上述背痛无反复。
【按语】此病例系外伤骨折后瘀血，瘀血阻滞背部经络，背部疼痛，采用新夹脊T_1穴＋T_2穴，辅配气海俞、大肠俞、膀胱俞、承扶、委中、昆仑穴以泻法为主，直达病灶，活血化瘀，筋脉畅通。三次钩活全部采用胸椎固有的浅单软手法，重则巨类钩鍉针，轻则中类钩鍉针，第三次选用的中类内板型钩鍉针，故三次治愈。

（3）［骨折瘀血　腰部疼痛］
王某某，女，35岁，保定人，个体。
初诊：2010年10月13日。
主诉：腰痛半年。
现病史：3年前交通事故跌倒撞击腰部，导致腰椎压缩性骨折，继之腰痛，局部青紫，经住院治疗症状基本消失。半年前因用力不当而出腰痛，活动受限，疼痛如刺，痛有定处，日轻夜重，痛处拒按，翻身困难，影响睡眠，咳痛，二便尚可。经推拿、针灸、口服药物等治疗无效。今来我院治疗。
既往史：3年前腰椎外伤压缩性骨折史。
分析：中年女性，有明显腰椎外伤压缩性骨折史，突然腰痛，活动受限，疼痛如刺，痛有定处，日轻夜重，痛处拒按，翻身困难，影响睡眠，咳痛等，隶属瘀血阻滞腰部经络，气滞血瘀，经络不通。此症状符合外伤瘀血的发病过程。
检查：L_4、L_5棘上椎旁压痛，坐位屈颈试验（＋），左直腿抬高试验（－），左直腿抬高加强试验（－），左股神经牵拉试验（－），下肢肌力正常。病理征阴性，血压130/90mmHg，舌淡红、苔白腻，脉滑。
辅助检查：血、尿常规，心电图，血糖检查无异常。
影像学检查：X线（2-23）（2-24）。
X线表现：腰椎序列欠佳，生理前突存在，L_5椎体楔形变，其上缘不规则。$L_{4、5}$椎间隙变窄，椎体面模糊，椎间孔变小。L_{1-5}椎体缘可见程度不同的骨质增生，椎旁软组织未见异常影。
印象：1. L_5椎体压缩性骨折
　　　2. 腰椎退行性改变
诊断：外伤瘀血型腰椎陈旧性意外损伤（中医）

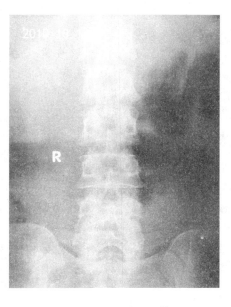

图 2-23 X 线正位片

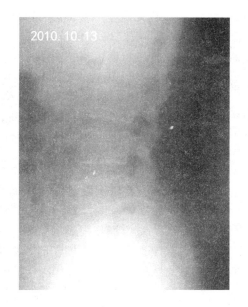

图 2-24 X 线侧位片

腰椎陈旧性意外损伤（西医）
治则：活血化瘀，疏通经络。
治法：钩活术疗法。
选穴：主穴：L_1穴 + L_2穴（巨类腰型钩锃针）
　　　配穴：双大肠俞（微内板3.5）以泻法为主
　　　　　　双环跳（微内板5.5）以泻法为主
常规钩活：利用重度单软手法，常规九步钩活逐一完成。
10分钟钩活术，患者自述腰痛明显改善。
二诊：2010年10月23日，患者自述腰痛明显好转。愿做第二次钩活术治疗。
选穴：主穴：L_1'穴 + L_2'穴（巨类腰型钩锃针）
　　　配穴：双承扶（微内板3.5）以泻法为主
　　　　　　双委中（微内板1.2）以泻法为主
常规钩活：利用中度单软手法，常规九步钩活逐一完成。
10分钟钩活术，患者自述腰部疼痛基本消失。
三诊：2010年11月8日，患者自述腰部疼痛消失，嘱其避风寒，慎劳作，注意保养。
随访：2011年11月8日电话随访，上述腰痛症状无反复。
【按语】此病例系交通事故导致腰椎压缩性骨折，后致瘀血阻滞腰部经络，气滞血瘀，经络不通，不通则痛，采用新夹脊L_1穴 + L_2穴，辅配大肠俞、环跳、承扶、委中穴以泻法为主，直达病灶，活血化瘀，疏通经络。采用双穴组合，巨单软手法，重则重单软，轻则中单软，故两次治愈。

4. 其他疗法
药物内服、中药外用、推拿、针灸、熏蒸、小针刀疗法、封闭、手术。
附方：
方药：血府逐瘀汤（《医林改错》）加减

柴胡 9g，枳壳 6g，红花 6g，当归 9g，赤芍 9g，川芎 9g，葛根 15g，牛膝 9g，炙甘草 6g，羌活 9g，桃仁 6g，桂枝 6g。

若为手术损伤初期，疼痛症状较重，舌质可见瘀点或紫暗，脉弦或紧，加柴胡 10g、乳香 10g、没药 10g，大便秘结者加大黄 6g，或以桃核承气汤（《伤寒论》）加减。

桃仁 15g，桂枝 6g，大黄 12g，甘草 6g，芒硝 6g。

若为手术损伤日久不愈，反复发作，时发时止，舌质紫干，或有瘀点、瘀斑，脉沉细数，可在上方基础上加补肾强筋药：狗脊 12g，杜仲 12g，五加皮 12g。

四、肝肾亏虚型脊柱陈旧性意外损伤

定义：符合脊柱陈旧性意外损伤的诊断又符合中医肝肾亏虚的诊断。通过中医病因病机辨证，隶属中医的肝肾亏虚：是指年迈体弱或久劳伤筋或素体肝肾不足，加之脊柱外伤日久不愈，损伤肝肾，筋脉失去气血濡养所致的局部酸痛日久，遇劳更甚，卧则减轻，喜按喜揉，脊髓损伤时，四肢困重、乏力，损伤平面以下感觉障碍，大小便功能异常，截瘫等，通过现代医学综合判断符合脊柱陈旧性意外损伤所引起的诊断，二者都存在为肝肾亏虚型脊柱陈旧性意外损伤。

1. 诊断

（1）症状：外伤史，一般发病缓慢，多见慢性且逐渐加重的局部酸痛，四肢困重，遇劳更甚，卧则减轻，喜按喜揉，重则二便障碍，肌萎，瘫痪。

（2）舌脉：舌淡，脉虚弱。

（3）体征：脊柱外伤史，外伤椎旁压痛，或叩击痛，肌肉痉挛，或局部有畸形，有的会出现外伤畸形愈合。有神经脊髓损伤时，早期可出现腱反射亢进，晚期则减弱或消失；同时伴有病理征。

（4）影像学检查

①X 线片：拍摄 X 线片对陈旧性脊柱意外损伤的诊断有重要意义。一般摄正侧位片。早期可见手术后改变的缺如和外固定装置，中后期会发现椎体不稳和假关节的形成。骨质疏松，假关节形成，手术椎周围软组织出现钙化影。

②CT 及 MRI：CT 检查可进一步明确手术后椎管和椎间盘的情况，MRI 则用来检查脊髓损伤状况及程度，进一步检查椎管和周围软组织的情况。

（5）排除其他病：综合判断排除其他原因引起的以上症状。

符合以上 5 条并排除其他疾病即可确诊为肝肾亏虚型脊柱陈旧性意外损伤。

包括现代医学的脊柱陈旧性意外损伤。

诊断要点：在影像学检查结果指导下，有脊柱外伤史，局部酸痛日久，遇劳更甚，卧则减轻，喜按喜揉，脊髓损伤时，四肢困重、乏力，损伤平面以下感觉障碍，大小便功能异常，截瘫等，腱反射减弱或消失，病理征可阳性，甚至二便功能障碍，晚期则出现肌萎，瘫痪。偏阳虚者面色无华，手足不温，四肢发凉，少气懒言，或有阳痿、早泄，妇女带下清稀；偏阴虚者，咽干口渴，面色潮红，倦怠乏力，心烦失眠，多梦或有遗精，妇女带下色黄味臭。

2. 钩活术选穴

肝肾亏虚型脊柱陈旧性意外损伤的选穴，要根据影像学检查的结果，进行病位选穴；隶属肝肾亏虚，筋脉失去气血濡养所致的局部酸痛，四肢困重、劳累更甚，卧则减轻，重则二便障碍，肌萎，瘫痪，要进行循经选穴，局部症状明显者要进行局部选穴。

取穴基本公式

主穴：局部取穴

根据脊柱陈旧性意外损伤部位的不同而选择相应的新夹脊穴。（巨中微类刃型钩鍉针为主）

配穴：根据肝肾亏虚痿废的经络不通，循经取穴或局部取穴。

手五里（微内刃3.5）
手三里（微内刃3.5）
肾俞（微内刃3.5）
志室（微内刃3.5）
命门（微内刃3.5）
腰阳关（微内刃3.5）
气海俞（微内刃3.5）
关元俞（微内刃3.5）
秩边（微内刃3.5）
环跳（微内刃5.5）
承扶（微内刃5.5）
阳陵泉（微内刃4.5）
肾俞（微内刃3.5）

配穴选1~3个为宜，也可不选。

以上配穴根据具体情况，取双侧穴或单侧穴，单侧取患侧穴位点。

以上全部配穴以补法为主。

方义提要：轻度肝肾亏虚型脊柱陈旧性意外损伤，局部取穴；中重度肝肾亏虚型脊柱陈旧性意外损伤同时局部取穴和循经取穴。局部取穴，以局部新夹脊穴为所取穴位点。钩鍉针以刃型为主，手法以补法为主，利用烧山火法补助肾阳，滋补肝肾，调理气血。循经取穴主要根据病所在的经络循行部位选穴，旨在补益肝肾、温经通络，并针对肝肾亏虚的性质，随症配以不同腧穴，运用各种不同的治疗。

3. 病案举例

（1）[肝肾亏虚 四肢困重]

刘某某，男，49岁，石市平山人，农民。

初诊：2012年7月10日。

主诉：四肢麻木、无力1年，加重1个月。

现病史：3年前因交通事故颈部外伤，当时意识丧失，醒后出现双上肢尺侧疼痛、麻木至手，双下肢麻木、无力，经当地住院治疗后上述症状好转。1年前不明原因上述症状重新出现，四肢无力麻木，隐痛，其痛绵绵，时断时续，双下肢无力、走路不稳、打软腿、双足踩棉感，腹部束带感，双手动作笨拙，颈部僵硬疼痛，伴头晕耳鸣，小便急，大便干燥。30天前症状加重，只能搀扶行走，于2012年7月10日来我院就诊。

既往史：平素体弱，高血压、冠心病病史5年，3年前颈椎外伤史。

分析：老年男性，平素体弱，肝肾亏虚，高血压、冠心病病史5年，3年前颈椎外伤史。随着时间的推移，年龄逐渐增大，肝肾亏虚逐渐加重，症状反弹，符合肝肾亏虚型的发病过程。

检查：颈部僵硬，双手握力下降，肌力Ⅳ级，四肢腱反射减弱，霍氏征（+），巴氏征（-），触觉、痛觉、温觉尚可。风府穴按压试验（+），抬头试验（-），低头试验（-），捶顶试验（-），臂丛神经牵拉试验（-）。心肺腹未见异常，血压140/90mmHg。舌淡，脉虚弱。

辅助检查：血、尿常规，心电图，血糖检查无异常。

影像学检查：X线（2-25）（2-26）（2-27）（2-28）。

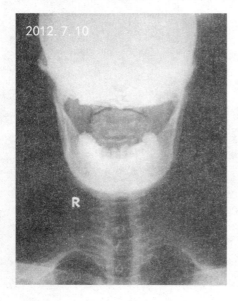

图2-25　X线正位片

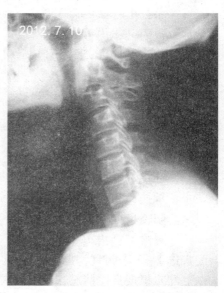

图2-26　X线侧位片

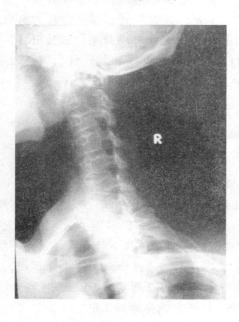

图2-27　X线右斜位片

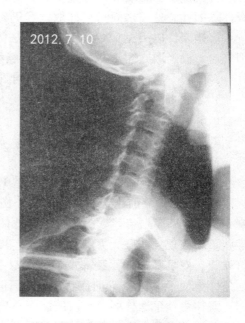

图2-28　X线左斜位片

X线表现：颈椎序列欠佳，棘突轻度左偏，寰、枢椎齿突旁间隙两侧不对称，左窄右宽。生理曲度以 $C_{4、5}$ 为中心轻度向后成角，$C_{5、6}$ 椎体变扁。$C_{5、6}$ 椎间隙变窄，关节面模糊。左右两侧 $C_{3\sim6}$ 椎间孔均见不同程度的狭窄变小。椎小关节可见双边双凸征，$C_{3\sim7}$ 椎体缘唇样变。项后软组织内未见异常密度影。

  印象：1. $C_{5、6}$ 椎体压缩性骨折

     2. 颈椎病

  诊断：肝肾亏虚型颈椎陈旧性意外损伤（中医）

     颈椎陈旧性意外损伤（西医）

  治则：补益肝肾，温通经络。

  治法：钩活术疗法。

  选穴：主穴：C_3穴 + C_2穴（巨类颈胸型钩鍉针）+ 风府穴（微内板1.2）

     配穴：双肩中俞（微内刃3.5）以补法为主

       双肩髃（微内刃3.5）以补法为主

       双环跳（微内刃5.5）以补法为主

  常规钩活：利用中度深双软手法，常规九步钩活逐一完成。保健枕保健。

  10分钟钩活术，患者自述双下肢麻木、无力、踩棉感、头晕稍好转，双上肢麻木、疼痛无缓解。

  二诊：2012年7月20日，患者自述双下肢麻木、无力、双足踩棉感稍有好转，头晕明显减轻，双手麻木、无力、疼痛无缓解。二便功能无好转。愿做第二次钩活术治疗。

  选穴：主穴：C_3'穴 + C_2'穴（巨类颈胸型钩鍉针）+ 风府穴（微内板1.2）

     配穴：双肩井（微内刃3.5）以补法为主

       双手三里（微内刃3.5）以补法为主

       双委中（微内刃1.2）以补法为主

  常规钩活：利用中度深双软手法，常规九步钩活逐一完成。

  10分钟钩活术，患者自述双上肢疼痛、麻木稍有好转，嘱患者口服中药（补益肝肾、温通经络）15天后复诊。

  三诊：2012年8月5日，患者自述头晕消失，四肢疼痛、麻木明显好转，愿做第三次钩活术治疗。

  选穴：主穴：C_1穴 + C_4穴（中类内刃型钩鍉针）

     配穴：双手五里（微内刃3.5）以补法为主

       双承扶（微内刃5.5）以补法为主

       双承山（微内刃3.5）以补法为主

  常规钩活：利用中度单软手法，常规九步钩活逐一完成。

  10分钟钩活术，患者自述症状无进一步改善，嘱患者口服上方中药15天复诊。

  四诊：2012年8月25日，患者自述头晕消失，四肢疼痛消失，麻木、无力明显好转，双足踩棉感基本消失，二便功能明显好转。饮食睡眠可，继续口服上方中药15天。

  随访：2013年8月25日电话随访，上述症状稳定。饮食佳，二便调，劳累后稍有不适，嘱其避风寒，慎劳作，注意保养。

【按语】此病例系肝肾亏虚，筋脉失去气血濡养所致的四肢麻木、无力，隐痛，头目不清，采用新夹脊 C_3 穴 + C_2 穴 + 风府穴，辅配肩中俞、肩井、肩髃、手五里、手三里、环跳、委中、承扶、承山等穴以补法为主，直达病灶，补益肝肾，温通经络。症状较重，前两次巨类中度深双软手法，以补肾补气，舒经活络；第三次症状好转很多，中类内刃中度单软手法，调理气血阴阳，滋补肝肾，故三次取得了满意的疗效。

（2）［胸椎骨折　筋骨失养］

江某某，男，50 岁，浙江温州人，个体经营户。

初诊：2010 年 10 月 5 日。

主诉：双下肢麻木、冷凉 8 年。加重 1 个月。

现病史：8 年前因高处坠落后胸椎下段压缩性骨折，经住院治疗后腰背痛消失，但逐渐出现双下肢麻木、僵硬、冷凉，走路不稳，腹部束带感，小便无力，大便干燥，病史 8 年，因外感后加重 1 个月，于 2010 年 10 月 5 日来我院治疗。

既往史：8 年前有胸椎外伤骨折史。

分析：胸椎骨压缩性折史，年老体弱，肝肾气血亏虚，脏腑经络筋脉失养，筋脉痹阻，下肢麻木、僵硬、冷凉，日久痿废不用，骨折伤筋动骨，损伤正气，年龄渐老，肝肾亏虚逐渐加重，症状也随之加重，符合肝肾亏虚的发病过程。

检查：走路不稳，痉挛性步态，双下肢肌力减退，肌张力增高，膝腱反射亢进，巴氏征（-）。下肢温觉减退，触觉、位置觉存在。T_{11}、T_{12} 压痛明显，舌淡红、苔薄白，脉虚弱。

辅助检查：血、尿常规，心电图，血糖检查无异常。

影像学检查：X 线 （2-29）（2-30）。

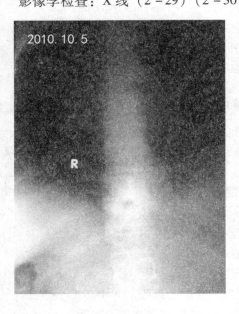 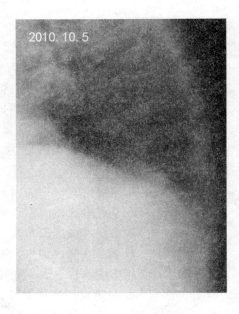

图 2-29　X 线正位片　　　　　　　　　图 2-30　X 线侧位片

X 线表现：胸椎序列欠佳，上段棘突左偏，生理后凸存在，各椎间隙未见变窄，椎体缘可见轻度唇样变。$T_{11,12}$ 楔形变，椎旁软组织未见异常影。

印象：1. $T_{11、12}$压缩性骨折
　　　2. 胸椎退行性变
诊断：肝肾阴亏型胸椎陈旧性意外损伤（中医）
　　　胸椎陈旧性意外损伤（西医）
治则：补益肝肾，强筋壮骨。
治法：钩活术疗法。
选穴：主穴：T_1穴＋T_2穴（巨类颈胸型钩鍉针）
　　　配穴：双肾俞（微内刃3.5）以补法为主
　　　　　　双秩边（微内刃3.5）以补法为主
　　　　　　双环跳（微内刃5.5）以补法为主
常规钩活：利用浅单软手法，常规九步钩活逐一完成。
10分钟钩活术，患者自述上述症状无明显改善。
二诊：2010年10月15日，患者自述双下肢麻木、冷凉稍好转。二便功能无改善，愿做第二次钩活术治疗。
选穴：主穴：T_1'穴＋T_2'穴（巨类颈胸型钩鍉针）
　　　配穴：双关元俞（微内刃3.5）以补法为主
　　　　　　双承扶（微内刃4.5）以补法为主
　　　　　　双委中（微内刃1.2）以补法为主
常规钩活：利用浅单软手法，常规九步钩活逐一完成。
10分钟钩活术，患者双下肢麻木、冷凉、肌力明显好转，嘱患者口服中药（补肾、养血、通络）15天后复诊。
三诊：2010年10月30日，患者自述双下肢麻木、冷凉明显好转，小便功能改善。愿做第三次钩活术治疗。
选穴：主穴：T_3穴＋L_5穴（中类内刃型钩鍉针）
　　　配穴：双殷门（微内刃4.5）以补法为主
　　　　　　双承山（微内刃3.5）以补法为主
　　　　　　双昆仑（微内刃3.5）以补法为主
常规钩活：利用浅单软手法，常规九步钩活逐一完成。
10分钟钩活术，患者自述上述症状无进一步改善。嘱患者口服上方中药15天后复诊。
四诊：2010年11月15日，患者自述双下肢麻木、冷凉明显好转，小便功能基本正常。嘱患者口服上方中药15天善后。
随访：2011年11月15日电话随访，上述症状无反复。饮食佳，二便调。

【按语】此病例系外伤骨折后肝肾、气血亏虚，筋脉痹阻，背部气血不畅，经络不通所致，筋骨肌肉失去气血的温煦和濡养，肢体筋脉迟缓，气滞血瘀，血不达所，采用新夹脊T_1穴＋T_2穴，辅配肾俞、关元俞、秩边、环跳、承扶、殷门、委中、承山、昆仑穴以补法为主，直达病灶，益肾养精，强筋壮骨。钩活三次全部采用胸椎固有的浅单软手法，前两次症状较重，选用巨类钩鍉针，第三次症状较轻选用中类内刃钩鍉针，用于温阳化气、调理肝肾、疏通经气，故三次收到了良好的临床效果。

(3) ［腰椎骨折　下肢无力］

宋某某，女，51岁，河北邯郸人，农民。

初诊：2010年10月5日。

主诉：左下肢麻木、无力1年。

现病史：5年前腰椎外压缩性伤骨折，经治疗后腰背痛明显好转。1年前渐出现左下肢麻木、无力，行走困难，扶杖行走，间歇性跛行100米，小便频数，大便干燥，现无明显诱因上述症状加重，经口服药物、贴膏药、针灸等治疗无好转，于2010年10月5日来我院治疗。

既往史：5年前有腰椎压缩性骨折史，高血压。

分析：腰椎压缩性骨折史，中年女性，体弱，病史多年，肝肾不足，脾肾阳衰，无以推动气血运载，而致气滞血瘀，脉道空虚，营血不得宣通，筋骨受累而发下肢麻木不仁，无力，冷凉，符合肝肾阴亏的发病过程。

检查：扶杖行走，查体合作，L_2、L_3棘上轻压痛，膝腱反射减弱。下肢胫前肌力减弱。左小腿腓肠肌肌萎，左右周径相差1cm，左膝至足皮温下降，触觉减退，位置觉正常，病理征阴性，舌淡、苔薄白、脉虚弱。

辅助检查：血、尿常规，心电图，血糖检查无异常。

影像学检查：X线（2-31）（2-32）。

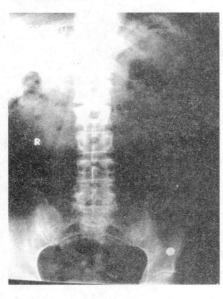
图2-31　X线正位片

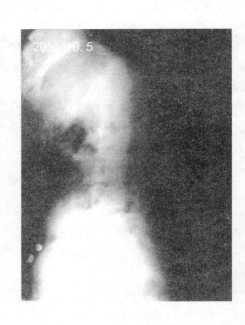
图2-32　X线侧位片

X线表现：腰椎序列尚整齐，生理前突存在，L_2椎体变扁，其上缘不规则。诸椎间隙未见明显变窄，$L_{4、5} \sim S_1$椎体面髓核压迹后移加深，局部椎间隙增宽，椎体面模糊。$L_{1\sim5}$椎体缘可见程度不同的骨质增生。$L_{4、5}$椎体可见磨角征，椎旁软组织未见异常影。C_{01}两侧椎板愈合不全，局部可见裂隙影。

印象：1. L_2椎体压缩性骨折

2. 腰椎退行性改变

3. C_{01}隐形脊柱裂

诊断：肝肾亏虚型腰椎陈旧性意外损伤（中医）

腰椎陈旧性意外损伤（西医）

治则：补益肝肾，填精生髓。

治法：钩活术疗法。

选穴：主穴：L_3穴 + L_4穴（巨类腰型钩鍉针）

配穴：双环跳（微内刃5.5）以补法为主

双委中（微内刃1.2）以补法为主

常规钩活：利用中度重深双软手法，常规九步钩活逐一完成。

10分钟钩活术，患者自述左下肢麻木、冷凉无改善。

二诊：2010年10月15日，患者自述左下肢麻木、无力无改善，愿做第二次钩活术治疗。

选穴：主穴：L_3'穴 + L_4'穴（巨类腰型钩鍉针）

配穴：双承扶（微内刃4.5）以补法为主

双承山（微内刃1.2）以补法为主

常规钩活：利用轻度重深双软手法，常规九步钩活逐一完成。

10分钟钩活术，患者自述左下肢麻木、无力好转，嘱患者口服中药（滋补肝肾、舒筋通络）15天后复诊。

三诊：2010年10月30日，患者自述左下肢麻木、无力好转，二便功能明显改善。

选穴：主穴：L_1穴 + L_2穴（中类内刃型钩鍉针）

配穴：双阳陵泉（微内刃4.5）以补法为主

常规钩活：利用中度单软手法，常规九步钩活逐一完成。

10分钟钩活术，患者自述左下肢麻木、无力明显好转，嘱患者口服上方中药15天后复诊。

四诊：2010年11月15日，患者自述左下肢麻木、无力明显好转，二便功能基本正常，嘱患者口服上方中药善后。

随访：2011年11月15日电话随访，上述症状无反复。

【按语】此病例系腰椎外伤史，年老体弱，肝肾不足，脾肾阳衰，无以推动气血运载，而致脉道空虚，营血不得宣通，下肢麻木无力，采用新夹脊L_3穴 + L_4穴，辅配环跳、承扶、委中、承山、阳陵泉穴以补法为主，直达病灶，补益肝肾，填精生髓。病人年老体弱，腰椎外伤，脾肾阳虚，肝肾阴亏，采用巨类腰型钩鍉针，活血化瘀，温补脾肾。前一次症状较重，选用双穴组合，中度重深双软手法；第二次症状较轻，选用双穴组合，轻度重深双软手法；第三次症状轻微，采用中类内刃双穴组合，重度单软手法，滋补肝肾、调理阴阳、畅通经络。故三次收到很好的临床效果。

4. 其他疗法

药物内服、中药外用、推拿、针灸、熏蒸、小针刀疗法、封闭、手术。

附方：

（1）肝肾阴虚

方药：左归丸(《景岳全书》)化裁

大怀熟地20g，山药12g，枸杞12g，山茱萸12g，川牛膝9g，菟丝子12g，龟板胶

12g。

(2) 肝肾阴虚，阴损及阳

方药：右归丸(《景岳全书》) 化裁

山药 12g，枸杞 15g，熟地 20g，山茱萸 12g，菟丝子 12g，杜仲 12g，当归 9g，鹿角胶 12g，制附子 6g。

(3) 肝肾亏虚，筋骨失养

方药：补肾养血汤(《伤科大成》) 合补肾丸(《林如高正骨经验》)

熟地 9g，补骨脂 9g，菟丝子 9g，丹参 9g，茺蔚子 9g，枸杞 5g，当归 6g，杜仲 3g，白芍 3g，山萸肉 3g，肉苁蓉 10g，红花 10g，核桃肉 12g，党参 10g，狗脊 10g，白术 20g，续断 15g，茯苓 20g，破故纸 10g。

第五节 康复与预防

脊柱陈旧性意外损伤大多由于失治误治，体质、营养或某些诱因使骨折长久不愈，给患者带来痛苦和不便；再者，脊柱疾患病情复杂，轻重悬殊不一，治疗进程长，疗效不显著等特点，使得对患者进行正确有效的康复治疗，显得尤为重要。

一、康复

(一) 心理疗法

在骨伤科疾病中，内伤七情的变化与伤病的变化有密切的关系。在一些慢性的骨关节疾病与疼痛中，如果情感郁结，则内耗气血，加重局部的病情，病情不易好转；若精神乐观，则有利于创伤修复和病情的好转。因此，应对每个患者进行有关疾病过程、康复的教育，了解恢复的过程，坚信只要治疗得当，积极合作，就可以治愈或好转，以消除悲观、恐惧等不良心理刺激，同时也应该了解康复的长期性和病情有可能反复、疗效不显著等，消除急躁情绪，并引导患者树立积极的心态，参与周围的交流，如读书、学习等，获得生活的乐趣和自信。

(二) 药物、针灸、推拿疗法

脊柱陈旧性意外损伤属骨折后期，肝肾亏虚，气血不足或久卧病床，不活动而筋骨痿弱，故药物以补立法，常用补气养血、补益肝肾、温经通络等方法，或选取一些食疗增加营养，增强疗效；或外贴舒筋活血、温经通络、散寒祛湿的药剂。针灸应用于损伤后期，主要是循经取穴，对症施治，达到促进血脉流畅、肌肉关节功能恢复等作用，有风寒湿邪时，针刺后用艾灸，疗效更佳。推拿手法宜轻柔，不可强行使用扳法等正骨手法。

(三) 理疗

利用各种物理因子作用于机体，以调节、加强或恢复各种生理功能，影响病理过程，达到康复的目的。常可选用的疗法有电疗法、超声疗法、光疗法、磁疗法、蜡疗法等，临床可根据病情，灵活选择应用。

此外，还应注意患者的起居、护理、运动锻炼等，配合应用，以期最佳疗效。

二、预防

（一）未病先防

针对脊柱陈旧性意外损伤发生的原因，在脊柱骨伤初期诊治时，应积极做好预防工作。

1. 对于有外伤史，但疼痛尚可忍受或早期 X 显示骨折线不清楚等，可先按骨折处理，再进行复查，确信无骨质损坏时，再按软组织损伤治疗。
2. 对于手法整复多次，不能复位，不可强求，防止软组织嵌入骨折端，或对骨折端造成血运不良，功能废用等。
3. 选择牢靠的固定方法，不宜过早负重活动，克服肢体重力或肌肉收缩力对骨折端造成的影响，克服扭转和剪切等异常应力的产生。
4. 积极预防感染。
5. 平时进行适量的体育锻炼，提高机体抵抗力等。
6. 必要时，早期手术治疗。

（二）既病防变

已经形成脊柱陈旧性意外损伤，且为迟缓愈合，稳定型者，宜进行局部制动，加强营养，促进骨折愈合；对于骨折端明显硬化，或不稳定型者，为防止脊柱不稳和压迫颈髓，应采取手术治疗。手术治疗后根据具体情况，可在三个月后利用钩活术疗法进行康复治疗。

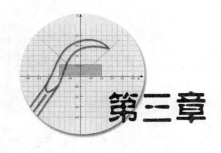

第三章　脊柱退变性损伤

定义：脊柱退变性损伤多由劳损、衰老等骨质疏松后轻微外力导致，常发生于下胸椎和腰椎，颈椎发病率相对较低，且多与腰椎同时发生损伤。脊柱退变性损伤分为急性期和稳定期，损伤后依程度可分为稳定型和不稳定型，后者常并发脊髓压迫而导致截瘫，给患者及家属带来极大的痛苦和不便。临床应积极早期抢救，及时解除压迫，防止截瘫形成。本章节主要讨论脊柱退变压缩性骨折稳定期造成的临床症状、病因病机、钩活术治疗及康复与预防。

中医学中没有专门的脊柱退变性损伤的名称及病名，但称胸椎为"背脊骨""背膂骨"等。腰椎有"腰骨伤"、腰痛、腰腿痛等。现在，中医学对脊柱退变性损伤从理论及临床治疗上（如中药、针灸等）有了一些研究，尤其是在中西医结合上取得了一定的成绩。但总体来讲，该病的中医学研究上报道相对较少，有待于进一步探索。

第一节　病因病机

颈椎受力较小，发生损伤的机会较少，第 1 胸椎至第 10 胸椎与肋骨和胸骨构成胸廓，活动范围较小，其棘突较长，呈叠瓦状，棘间韧带短，关节突前后排列，进一步限制了胸椎的活动。因此，一般情况下，第 1～10 胸椎很少发生骨折损伤。第 11～12 胸椎在结构上类似腰椎，是活动较少的下段胸椎向腰椎的移行部，为应力的集中点；再者第 1～2 腰椎，常常因为外力或其他因素的作用而发生压缩性骨折，严重时，可并发脊髓或神经根的损伤。《三因极一病证方论·三因论》中说："六淫者，寒暑燥湿风热是也；七情者，喜怒忧思悲恐惊是也……饮食饥饱，叫呼伤气，尽神度量，疲极筋力，阴阳违逆，乃至虎狼毒虫，金疮踒折……有悖常理，为不内外因。"骨折的发生，除与外力作用有关外，年龄、体质、起居、外感六淫等也是重要的因素。

（一）外力和气血失常

外力打击作用于机体局部，往往影响整个机体的气血功能。《正体类要·序》说："肢体损于外，则气血伤于内，营卫有所不贯，脏腑由之不和。"中医学历来重视整体与局部的关系，《伤科方》提出："夫跌打损伤者，皆由寒气停滞不能流行，或成板血，或血死作痛，或闷绝昏晕，不省人事，或寒热交作，或日夜轻重，变证多端，皆血气不调之故也。"并指出："医者如不审其来由，妄图药饵而枉死者多矣……"气血相互依存，相互依赖，互根互用而周流于全身而不息，成为一切脏腑功能及生理活动的物质基础，《素问·调经论》说："人之所有者，血与气耳。"气血失常必然影响机体活动，如《素问·调经论》说："气血不和，百病乃变化而生。"因此，伤科病患的发生，也是全身作用的结果，"跌仆闪挫，卒然身受，气血俱伤病也"。

（二）外感与年龄体质

外感邪气也可导致筋骨关节发生疾患，引起腰背痛及四肢疼痛及关节屈伸不利等。此外，年龄不同，好发部位也不同，青壮年筋骨强健，老年人骨质脆弱，同样条件下，后者易发生损伤。外邪与人的体质对发病也有一定的影响，青壮年气血旺盛，肾精充实，筋骨坚强，老年人年老体衰气血虚弱，肝肾亏损，骨质疏松，由于外力或外感改变了局部的力量平衡，同样条件下，则后者容易发病。《素问·评热论》说："邪之所凑，其气必虚。"临床上多见于一些劳损引起的压缩性骨折、损伤等，即是如此。

（三）肾气虚损

《素问·脉要精微论》说："腰者，肾之府，转摇不能，肾将惫矣。"腰部疾患与肾气是否充沛密切相关。肾气盛，水可生木，肝肾俱旺，经脉强健，虽有外伤，为害亦不大，不会并发更多疾病。《疡医大全》论：凡伤损之症，最忌骨气虚惫，肾主骨，肾水足则肝气克溢，经脉强健，虽有伤损，气血不亏，而溃敛以时，气路不致于上逆……。肾虚者易致腰部扭闪和劳损等而出现腰酸背痛、腰脊不能俯仰等证候。骨折伤必内动于肾，因肾生精髓，故骨折后如肾生养精髓不足，则无以养骨。因此，对骨折病人，尤其时间过久者，尤应重视肝肾的补养。

第二节 西医学病因病理与诊断

颈椎退变性损伤在临床上较少见，胸、腰椎退变性损伤较为常见。胸椎共12个，椎体自上而下依次增大，这与其承受人体重力大小相符。上部胸椎类似颈椎，下部则与腰椎相似。脊柱胸腰段是固定的胸椎和活动的腰椎的交界处，又是胸、腰两个弯曲的转折点，此处易于集中肩背负重应力和躯干活动应力，再者关节突关节面在胸腰段移行，自 T_{11} 到 L_1 椎体小关节逐渐由冠状位转变为矢状位，因此脊柱退变性损伤多好发于 T_{11}、T_{12} 与 L_1、L_2，也可发生于 T_6、T_7 脊椎。

一、病因病理

中老人脊柱退行性变，高处坠落，足部或臀部着地，上身体重冲力使脊柱骤然过度前屈，或重物由高处落下击中头部、肩部或背部，导致退变性损伤。多见于胸腰交界处，$T_{10\sim12}$ 和 L_1、L_2 的骨折约占脊柱退变性损伤总数的70%，是胸腰椎压缩性骨折较多见的一种。

二、临床诊断

1. 症状

（1）有或无明确外伤史。

（2）腰背部疼痛，活动受限。

（3）胸腰椎后凸畸形，骨折处两侧肌肉紧张。

2. 体征

（1）患处压痛，叩击痛，活动受限。

（2）脊柱后凸、立坐、翻身困难。

（3）脊髓与神经损伤，主要症状是损伤平面以下的感觉、运动和膀胱等功能出现障碍，如肢体麻木、无知觉、不能活动、排尿及大小便功能障碍。

3. 影像学检查

（1）X线片：常规拍摄正、侧位片。侧位片可见椎体呈楔形改变，椎体前缘皱褶，后缘可有后凸；合并脱位时上段向前错位，棘突间裂开；或向侧方脱位，棘突、关节突及椎弓根可错向一侧。

（2）CT：CT片可清楚显示骨折的部位及移位的方向、范围，CT观察脊柱损伤，尤其是骨折片进入椎管者有独到的优点。

（3）MRI：脊柱骨折中MRI检查，主要显示脊髓损伤情况。

4. 排除其他病

进行综合判断排除其他病。

1＋2＋3＋4＝诊断

5. 鉴别诊断

（1）椎体骨骺炎又称青年性驼背，通常由3～5节脊椎椎体楔形变而引起。该病病因尚不清楚，临床主要表现为多数患者在青春期时有姿势不良、易疲劳及后凸处疼痛史，胸椎后凸畸形，典型患者相对僵硬的胸段畸形，前屈时明显，可部分被过伸位矫正。多数患者无神经系统受损症状，X线早期改变为椎体终板不规则，许莫氏结节及椎体楔形变。晚期表现为椎体前部融合，后部小关节增生。

（2）胸腰椎结核有全身结核中毒症状及局部病灶表现。早期为低热、盗汗、疲乏、食欲不振、消瘦等。疼痛多为轻微钝痛，持续性及进行性，可向胸腹壁放射。椎体遭破坏后，脊柱后凸呈驼背样，有脊髓神经受压征象。因病灶刺激压迫脊髓、神经根，引起疼痛、麻木、无力等症状或躯体感觉、运动障碍，X线片主要表现为胸椎后凸畸形，少数病人有脊柱成角、侧凸，椎体中心松质骨呈磨砂玻璃样改变，有空洞、死骨，椎间隙无改变，边缘型结构表现为相邻椎体边缘不齐，密度不均，椎体变形，有死骨阴影，因椎体软骨破坏，椎间隙狭窄，可见椎旁脓肿阴影。

第三节 辨病与辨证

脊柱退变性损伤在临床诊断和治疗上，应将西医学的辨病和中医学的辨证相结合。做到明确诊断、明确辨证。有利于选钩、选穴、定位、选手法，准确钩活对症治疗。

一、辨病

按照脊柱退变性损伤的定义准确地辨认其病，为之脊柱退变性损伤的辨病。首先符合脊柱退变性损伤的病史、症状、体征、影像学检查，其次是排除其他疾病即鉴别诊断，为准确治疗打下基础。

（一）病因辨证

1. 外伤筋骨，内伤气血，或长期卧床缺少活动，或损伤日久，耗伤正气，则气血亏虚，筋骨萎弱，或脾胃运化失职，无以生化气血；或肝肾精血不足，腰膝酸痛，伸屈不利等。损伤后期，病情复杂，积损于内，瘀久化热，耗阴灼液，则阴虚火旺，后期正气虚损，外邪易侵袭经络，气血运行不畅，则筋骨强痛，伸屈不利，喜热恶寒等。

2. 脊柱退变性损伤以 T_{11}、T_{12}、L_1、L_2 好发。患者以直接或间接外力导致胸腰段压缩性骨折，而压缩性骨折可合并脱位、前纵韧带断裂及附件骨折等，依据骨折后稳定程度，又分为稳定性与不稳定型骨折。单纯椎体压缩骨折、单纯附件骨折称为稳定性骨折，椎体压缩超过1/2、骨折伴有脱位、附件骨折或韧带撕裂等称为不稳定型骨折。其中不稳定型骨折易造成脊髓神经损伤，由于 L_2 以下无脊髓，故腰椎骨折并发脊髓神经损伤时可出现单纯脊髓损伤、脊髓和神经根部分损伤、脊髓和神经根完全损伤。

（二）经络辨证

《灵枢·经别》说："夫十二经脉者，人之所以生，病之所以成，人之所以治，病之所以起。"说明人的生命活动，疾病的变化和治疗作用，都与经络有着密切关系，其发生、传变、发展与治疗都是通过经络实现的。骨伤科发病，必然伤及经络，导致气血阻滞，影响脏腑功能，或者经络运行阻滞，则影响脏腑功能，导致气血生化与精血亏乏而筋骨失养，萎弱不用等，故两者都可加重病情。肾为先天之本，与膀胱相表里，足太阳膀胱经纵贯腰脊，经气不利则腰背强痛、屈伸不利等，病程迁延，传及足少阴肾经，则可见腰膝、背项困重酸痛或萎废不用。督脉为阳脉之海，起于小腹出于会阴，循行脊柱内部，调节全身阳经经气，故督脉经气不利，则腰骶颈项强痛，屈伸不得俯仰。

1. 足太阳膀胱经起于目内眦，上额，交会于巅顶，从头顶入里联络于脑，回去分开下行项后，沿肩胛部内侧挟着脊柱，到达腰部，从脊旁肌肉进入体腔，联络肾脏，属于膀胱。后项支脉通过肩胛骨内缘直下，经臀部下行，沿大腿后外侧，与腰部下来的支脉会合于腘窝中，从此向下，通过腓肠肌，出于外踝后面，沿第五跖骨粗隆，至小趾外侧端与足少阴经相接。本经病证主要有项、背、腰、臀部以及下肢后侧本经循行部位疼痛等。

2. 足少阴肾经起于足小趾之下，斜向足心，出于舟骨粗隆下，沿内踝后进入足跟，再向上行于腿肚内侧，出腘窝的内侧，向上行股内后缘，通向脊柱，属于肾脏，联络膀胱。本经病证口热，舌干，水肿，腰痛，股内后侧痛，痿弱无力等。

3. 足厥阴肝经起于足大趾上毫毛部，沿足跗部向上，通过内踝上一寸，向上至内踝八寸处交出于足太阴经的后面，上行膝内侧，沿着股部内侧绕生殖管，到达小腹，上行挟胃，属于肝脏，联络胆腑，散布胁肋。本经病证主要为腰痛不能俯仰，胸胁内伤等。

4. 督脉起于会阴部，行腰部背后正中脊柱，上达风府，进入脑内，属脑，由项沿头部正中线到达头顶，经前额下行至鼻柱，下入上唇。督脉病证主要为颅脑伤后的脊柱强直，角弓反张等。

（三）分型辨证

1. **痹证型** 素体虚弱，肝肾亏虚，气血不足，腠理开泄，风寒湿邪乘虚侵入，阻滞局部筋脉气血，筋络不通，所致的局部疼痛，活动受限或僵硬不适，有神经或脊髓损伤时，可伴有受累部位麻木，疼痛，四肢困重，损伤平面以下感觉障碍，大小便功能异常等表现，若损伤逐渐加重，会出现截瘫的症状日益加重等。遇冷加重，遇热缓解，与天气变化有关。

2. **痿证型** 年迈体虚，或素体肝肾不足，或久劳伤筋，或跌仆损伤，或风寒湿邪侵入，或治疗不当，或久治不愈，使局部经络受阻，筋脉失养，导致局部僵硬不适，活动受限，腰背部无力，四肢困重，损伤平面以下感觉障碍，大小便功能异常，肌萎甚至截瘫。舌淡苔白，脉虚弱。

3. 外伤瘀血型　跌仆损伤，或暴力外伤，或姿势不当，致使瘀血阻滞局部经络，经络不通，而导致的突发性或慢性且逐渐加重的局部疼痛，活动受限或僵硬不适，有神经或脊髓损伤时，可伴有受累部位麻木，疼痛如刺，痛有定处，日轻夜重，痛处拒按，四肢困重，损伤平面以下感觉障碍，大小便功能异常甚至截瘫。舌紫暗，或有瘀斑，脉弦紧或涩。

4. 肝肾亏虚型　年迈体弱，或久劳伤筋，或素体肝肾不足，或外伤日久不愈，损伤肝肾，筋脉失去气血濡养所致的局部酸痛，四肢困重、乏力，劳则更甚，卧则减轻。损伤平面以下感觉障碍，大小便功能异常，肌萎甚至截瘫。偏阳虚者面色不华，手足不温，四肢发凉，少气懒言，或有阳痿、早泄，妇女带下清稀，舌质淡，脉沉细。偏阴虚者，咽干口渴，面色潮红，倦怠乏力，心烦失眠，多梦或有遗精，妇女带下色黄味臭，舌红少苔，脉弦细数。

第四节　中医分型钩活术治疗

钩活术治疗脊柱退变性损伤，利用中医理论将其分为痹证型、痿证型、外伤瘀血型、肝肾亏虚型4型，根据中医分型的证候特点选用相应的穴位，运用钩活术的各种手法进行综合治疗。

脊柱退变性损伤是钩活术的适应证，要排除绝对禁忌证和相对禁忌证，同时进行相关的各种检查，检查的结果符合脊柱退变性损伤的诊断，未发现其他疾病引起的相关症状，综合辨证分析后确定所选穴位点。

1. 颈椎退变性损伤的选穴公式

（1）选穴原则

根据影像学检查颈椎退变性损伤的结果，进行病位选穴，并结合临床症状，二者相符，确定病位，准确选取穴位。取穴基本公式（所取穴位的定位主治见附录6）如下：

局部取穴

第一组颈穴

颈1穴 + 颈2穴 = C_1穴 + C_2穴，颈2穴 + 颈3穴 = C_2穴 + C_3穴

颈3穴 + 颈4穴 = C_3穴 + C_4穴，颈4穴 + 颈5穴 = C_4穴 + C_5穴

颈5穴 + 颈6穴 = C_5穴 + C_6穴，颈6穴 + 颈7穴 = C_6穴 + C_7穴

第二组颈穴

颈3穴 + 胸12穴 = C_3穴 + T_{12}穴，颈4穴 + 颈1穴 = C_4穴 + C_1穴

颈5穴 + 颈2穴 = C_5穴 + C_2穴，颈6穴 + 颈3穴 = C_6穴 + C_3穴

颈7穴 + 颈4穴 = C_7穴 + C_4穴，颈8穴 + 颈5穴（中1.2）= C_8穴 + C_5穴

第一组颈撇穴

颈1′穴 + 颈2′穴 = C_1'穴 + C_2'穴，颈2′穴 + 颈3′穴 = C_2'穴 + C_3'穴

颈3′穴 + 颈4′穴 = C_3'穴 + C_4'穴，颈4′穴 + 颈5′穴 = C_4'穴 + C_5'穴

颈5′穴 + 颈6′穴 = C_5'穴 + C_6'穴，颈6′穴 + 颈7′穴 = C_6'穴 + C_7'穴

第二组颈撇穴

颈 3′穴 + 胸 12′穴 = C_3'穴 + T_{12}'穴，颈 4′穴 + 颈 1′穴 = C_4'穴 + C_1'穴

颈 5′穴 + 颈 2′穴 = C_5'穴 + C_2'穴，颈 6′穴 + 颈 3′穴 = C_6'穴 + C_3'穴

颈 7′穴 + 颈 4′穴 = C_7'穴 + C_4'穴，颈 8′穴 + 颈 5′穴（中 1.2）= C_8'穴 + C_5'穴

以上穴位点根据具体辨证采用平补平泻（通补兼施）、以补法为主。

注："巨颈胸"代表巨类颈胸型钩锃针；下面出现的"中内板 3.5 双或单，补或平、泻"代表中类内板 3.5cm 型钩锃针双取穴或单取穴，补法或泻法、平补平泻；"微内刃 2.5 双或单，补或平、泻"代表微类内刃 2.5cm 型钩锃针双取穴或单取穴，补法或泻法、平补平泻。"微内板 1.2"代表微类内板 1.2 型钩锃针，依此类推。

（2）选穴注意事项

根据影像和临床表现综合辨证选取相应穴位组合为主穴，根据临床症状缓解情况，综合分析酌情做第二次钩活术，二次钩活术应选取对应的撇穴组合为主穴。依此类推，但主穴只选一个组合。一般不取 C_4穴 + C_5穴、C_5穴 + C_6穴、C_6穴 + C_7穴、C_5穴 + C_2穴、C_6穴 + C_3穴、C_7穴 + C_4穴、C_8穴 + C_5穴、C_4'穴 + C_5'穴、C_5'穴 + C_6'穴、C_6'穴 + C_7'穴、C_5'穴 + C_2'穴、C_6'穴 + C_3'穴、C_7'穴 + C_4'穴、C_8'穴 + C_5'穴。因为，这些组合掌握难度大，风险大，发病率低。

配穴 1~3 个为宜，也可不选。

2. 胸椎退变性损伤的选穴公式

（1）选穴原则

根据影像学检查胸椎退变性损伤的结果，进行病位选穴，并结合临床症状，二者相符，确定病位，准确选取穴位。取穴基本公式（所取穴位的定位主治见附录6）如下：

局部取穴

第一组胸穴

胸 1 穴 + 胸 2 穴 = T_1穴 + T_2穴，胸 2 穴 + 胸 3 穴 = T_2穴 + T_3穴，补法为主或通补兼施。

胸 3 穴 + 胸 4 穴 = T_3穴 + T_4穴，胸 4 穴 + 胸 5 穴 = T_4穴 + T_5穴，补法为主或通补兼施。

胸 5 穴 + 胸 6 穴 = T_5穴 + T_6穴，胸 6 穴 + 胸 7 穴 = T_6穴 + T_7穴，补法为主或通补兼施。

胸 7 穴 + 胸 8 穴 = T_7穴 + T_8穴，胸 8 穴 + 胸 9 穴 = T_8穴 + T_9穴，补法为主或通补兼施。

胸 9 穴 + 胸 10 穴 = T_9穴 + T_{10}穴，胸 10 穴 + 胸 11 穴 = T_{10}穴 + T_{11}穴，补法为主或通补兼施。

胸 11 穴 + 胸 12 穴 = T_{11}穴 + T_{12}穴，平补平泻。

第二组胸穴

胸 3 穴 + 胸 12 穴 = T_3穴 + T_{12}穴，胸 4 穴 + 胸 1 穴 = T_4穴 + T_1穴，补法为主或通补兼施。

胸 5 穴 + 胸 2 穴 = T_5穴 + T_2穴，胸 6 穴 + 胸 3 穴 = T_6穴 + T_3穴，补法为主或通补兼施。

胸 7 穴 + 胸 4 穴 = T_7穴 + T_4穴，胸 8 穴 + 胸 5 穴 = T_8穴 + T_5穴，补法为主或通补兼施。

胸 9 穴 + 胸 6 穴 = T_9穴 + T_6穴，胸 10 穴 + 胸 7 穴 = T_{10}穴 + T_7穴，补法为主或通补兼施。

胸 11 穴 + 胸 8 穴 = T_{11}穴 + T_8穴，胸 12 穴 + 胸 9 穴 = T_{12}穴 + T_9穴，补法为主或通补兼施。

第一组胸撇穴

胸 1′穴 + 胸 2′穴 = T_1'穴 + T_2'穴，胸 2′穴 + 胸 3′穴 = T_2'穴 + T_3'穴，补法为主或通补兼施。

胸3′穴+胸4′穴=T_3'穴+T_4'穴，胸4′穴+胸5′穴=T_4'穴+T_5'穴，补法为主或通补兼施。

胸5′穴+胸6′穴=T_5'穴+T_6'穴，胸6′穴+胸7′穴=T_6'穴+T_7'穴，补法为主或通补兼施。

胸7′穴+胸8′穴=T_7'穴+T_8'穴，胸8穴+胸9′穴=T_8'穴+T_9'穴，补法为主或通补兼施。

胸9′穴+胸10′穴=T_9'穴+T_{10}'穴，胸10′穴+胸11′穴=T_{10}'穴+T_{11}'穴，补法为主或通补兼施。

胸11′穴+胸12′穴=T_{11}'穴+T_{12}'穴，平补平泻。

第二组胸撇穴

胸3′穴+胸12′穴=T_3'穴+T_{12}'穴，胸4′穴+胸1′穴=T_4'穴+T_1'穴，补法为主或通补兼施。

胸5′穴+胸2′穴=T_5'穴+T_2'穴，胸6′穴+胸3′穴=T_6'穴+T_3'穴，补法为主或通补兼施。

胸7′穴+胸4′穴=T_7'穴+T_4'穴，胸8′穴+胸5′穴=T_8'穴+T_5'穴，补法为主或通补兼施。

胸9′穴+胸6′穴=T_9'穴+T_6'穴，胸10′穴+胸7′穴=T_{10}'穴+T_7'穴，补法为主或通补兼施。

胸11′穴+胸8′穴=T_{11}'穴+T_8'穴，胸12′穴+胸9′穴=T_{12}'穴+T_9'穴，补法为主或通补兼施。

以上穴位点利用巨颈胸型钩鍉针。

注："巨颈胸"代表巨类颈胸型钩鍉针；下面出现的"中内板3.5双或单，补或平、泻"代表中类内板3.5cm型钩鍉针双取穴或单取穴，补法或泻法、平补平泻；"微内刃2.5双或单，补或平、泻"代表微类内刃2.5cm型钩鍉针双取穴或单取穴，补法或泻法、平补平泻。"微内板1.2"代表微类内板1.2型钩鍉针，依此类推。

（2）选穴注意事项

根据影像和临床表现综合辨证选取相应穴位组合为主穴，根据临床症状缓解情况，综合分析酌情做第二次钩活术，二次钩活术应选取对应的撇穴组合为主穴。依此类推，但主穴只选一个组合。一般不取 T_9穴+T_{10}穴、T_{10}穴+T_{11}穴、T_3穴+T_{12}穴、T_{10}穴+T_7穴、T_{11}穴+T_8穴、T_{12}穴+T_9穴、T_9'穴+T_{10}'穴、T_3'穴+T_{12}'穴、T_{10}'穴+T_7'穴、T_{11}'穴+T_8'穴、T_{12}'穴+T_9'穴。因为，这些组合掌握难度大，风险大，发病率低。

胸椎退变性损伤以胸腰段最多，这与胸腰段活动度较大，又是活动与稳定椎段的交界处有关。但也有报道好发于上胸段者。而上胸段压缩性骨折多并发颈椎压缩性骨折。所以在选穴方面胸T_1穴+T_2穴、T_2穴+T_3穴、T_3穴+T_4穴、T_4穴+T_5穴、T_5穴+T_6穴、T_1'穴+T_2'穴、T_2'穴+T_3'穴、T_3'穴+T_4'穴、T_4'穴+T_5'穴、T_5'穴+T_6'穴的选择率较高。

配穴1~3个为宜，也可不选。

3. 腰椎退变性损伤的选穴公式

（1）选穴原则

根据影像学检查腰椎退变性损伤的结果，进行病位选穴，并结合临床症状，二者相符，确定病位，准确选取穴位。取穴基本公式（所取穴位的定位主治见附录6）如下：

局部取穴

第一组腰穴

腰1穴+腰2穴（巨腰型）＝L_1穴+L_2穴

腰2穴+腰3穴（巨腰型）＝L_2穴+L_3穴

腰3穴+腰4穴（巨腰型）＝L_3穴+L_4穴

腰4穴+腰5穴（巨腰型）＝L_4穴+L_5穴

腰5穴+胸1穴（巨腰型）＝L_5穴+T_1穴

第二组腰穴

腰3穴+骶4穴（巨腰型）＝L_3穴+S_4穴

腰4穴+腰1穴（巨腰型）＝L_4穴+L_1穴

腰5穴+腰2穴（巨腰型）＝L_5穴+L_2穴

胸1穴+腰3穴（巨腰型）＝T_1穴+L_3穴

第一组腰撇穴

腰1′穴+腰2′穴（巨腰型）＝L_1'穴+L_2'穴

腰2′穴+腰3′穴（巨腰型）＝L_2'穴+L_3'穴

腰3′穴+腰4′穴（巨腰型）＝L_3'穴+L_4'穴

腰4′穴+腰5′穴（巨腰型）＝L_4'穴+L_5'穴

腰5′穴+胸1′穴（巨腰型）＝L_5'穴+T_1'穴

第二组腰撇穴

腰3′穴+骶2穴（巨腰型）＝L_3'穴+S_2穴

腰4′穴+腰1′穴（巨腰型）＝L_4'穴+L_1'穴

腰5′穴+腰2′穴（巨腰型）＝L_5'穴+L_2'穴

胸1′穴+腰3′穴（巨腰型）＝T_1'穴+L_3'穴

以上穴位点根据具体辨证采用平补平泻（通补兼施），以补法为主。

注：①"巨腰型"代表巨类腰型钩鍉针；下面出现的"中内板3.5双或单，补或平、泻"代表中类内板3.5cm型钩鍉针双取穴或单取穴，补法或泻法、平补平泻；"微内刃2.5双或单，补或平、泻"代表微类内刃2.5cm型钩鍉针双取穴或单取穴，补法或泻法、平补平泻。"微内板1.2"代表微类内板1.2cm型钩鍉针，依此类推。

②由于脊柱的变形在取穴定位时必须使用坐标定位法定位。

③使用巨类腰型钩鍉针，在必要情况下也可以考虑使用肛门型巨类钩鍉针，因肛门型巨类钩鍉针属巨类内刃，本身就为补法而设计。中微类内板和内刃也可辨证使用。

④腰椎退变性损伤有虚实之分，根据具体情况，采用平补平泻，或用补法而使用内刃钩鍉针，或用泻法使用内板钩鍉针。

（2）选穴注意事项

根据影像和临床表现综合辨证选取相应穴位组合，根据临床症状缓解情况，综合分析酌情做第二次钩活术，二次钩活术应选取对应的撇穴组合。在特殊情况下，二、三次钩活术也可选择十二正经腧穴或阿是穴。

根据临床情况，如需辅以配穴，选1~3穴为宜，也可不选。

4. 脊柱退变性损伤的手法特点

在选针方面以刃为主，操作轻柔，钩治的深度要求达到病灶的深度，但不能损伤正常组织，手法轻柔，患者局部产生酸、麻、重、胀、松、快的感觉，或医者感到钩头部位有紧、困、阻力时，即达到了应钩治的深度，通过钩治钩头部位的紧、困、阻力基本消失，钩治的目的已经达到，可退针。根据具体病证的辨证，采用单软、双软、深双软、重深双软的钩治方法，因此类疾病是以虚为主的，所以单软手法应用较少，深双软应用较多。

总之，脊柱退变性损伤是以虚为主的病机，所以在手法上以补法为主，兼与补泻。

一、痹证型脊柱退变性损伤

定义：符合脊柱退变性损伤的诊断又符合中医痹证的诊断。通过中医病因病机辨证，隶属中医的痹证：是指由于退变老化，抵抗力下降，外邪侵袭人体，痹阻经络，气血运行不畅所导致的局部经络受阻，筋脉失养，骨质变形压缩，重则弯腰驼背畸形，久则导致局部疼痛，僵硬不适，功能活动障碍。晨僵明显，遇冷加重，遇热减轻，与天气变化有关。通过现代医学综合判断符合脊柱退变性损伤所引起的诊断，二者都存在为痹证型脊柱退变性损伤。

1. 诊断

（1）症状：无外伤史，颈部或腰背部疼痛，活动受限。颈段压缩，颈背畸形，胸腰段后凸畸形，骨折压缩处两侧肌肉紧张。有神经损伤时，可伴有受累部位麻木，感觉障碍等表现。上述症状，晨僵明显，遇冷加重，遇热减轻，与天气变化有关。

（2）舌脉：舌淡、苔薄白，脉浮弱。

（3）体征：压缩性骨折，压缩椎压痛、叩击痛，肌肉痉挛。同时伴有病理征。

（4）影像学检查：

①X线片：常规拍摄正、侧位片。侧位片可见椎体呈楔形改变，椎体前缘皱褶，后缘可有后凸；合并脱位时上段向前错位，棘突间裂开；或向侧方脱位，棘突、关节突及椎弓根可错向一侧。

②CT：CT片可清楚显示骨折的部位及移位的方向、范围，CT观察脊柱损伤，尤其是骨折片进入椎管者有独到的优点。

③MRI：脊柱骨折中MRI检查，主要显示脊髓损伤情况。

（5）排除其他病：综合判断排除其他原因引起的以上症状。

符合以上5条并排除其他疾病即可确诊为痹证型脊柱退变性损伤。

包括现代医学的脊柱退变性损伤。

诊断要点：在影像学检查结果的指导下，无外伤史。局部疼痛，活动受限，四肢困重，神经痛，间断性发作，受风着凉会引发。病理征可阳性。上述症状，晨僵明显，遇冷加重，遇热减轻，与天气变化有关。

2. 钩活术选穴

痹证型脊柱退变性损伤的选穴，要根据影像学检查的结果，进行病位选穴；隶属于年老体弱，肝肾阴亏，骨质疏松，外邪侵袭人体，痹阻经络，气血运行不畅所导致的，局部经络受阻，筋脉失养，出现神经脊髓损害的症状。要进行循经选穴，局部症状明显者要进行局部选穴。

取穴基本公式

主穴：局部取穴

根据脊柱退变性损伤部位的不同而选择相应的新夹脊穴。（巨类颈胸型或腰型、中类内板或内刃、微类内板或内刃钩锃针）

配穴：根据风寒湿痹阻滞局部经络之不同，循经取穴或局部取穴。

巨骨（微内板 3.5）
肾俞（微内板 3.5）
关元俞（微内板 3.5）
气海俞（微内板 3.5）
大肠俞（微内板 3.5）
腰阳关（微内板 3.5）
秩边（微内板 3.5）
环跳（微内板 5.5）
承扶（微内板 4.5）
殷门（微内板 4.5）
委中（微内板 1.2）
足三里（微内板 4.5）
承山（微内板 3.5）
昆仑（微内板 1.2）

配穴选 1~3 个为宜，也可不选。

以上配穴根据具体情况，取双侧穴或单侧穴，单侧取患侧穴位点。

以上全部配穴以补法为主。

方义提要：轻度痹证型脊柱陈旧性意外损伤，局部取穴；中重度痹证型脊柱陈旧性意外损伤同时局部取穴和循经取穴。局部取穴，以局部新夹脊穴为所取穴位点。循经取穴主要根据病所在的经络循行部位选穴，旨在滋补肝肾、强脊健骨、疏通经络、调和营卫。并针对痹证的性质，随症配以不同腧穴，运用各种不同的治疗。

3. 病案举例

（1）［寒湿痹阻　颈部疼痛］

王某某，男，62 岁，石家庄人，退休。

初诊：2011 年 11 月 9 日。

主诉：颈部疼痛、双肩酸困 1 年，加重 7 天。

现病史：无明显诱因出现颈部疼痛，双肩酸困，经 X 线检查，发现颈椎压缩性骨折。上述症状时轻时重，二便尚可，晨僵，稍活动后减轻，病情与天气变化有关，遇冷加重，遇热得缓，劳累后加重，病史 1 年。现因季节交替气温骤降加重 7 天，经按摩、贴膏药、口服药物等治疗无效。于 2011 年 11 月 9 日来我院就诊。

既往史：既往高血压病史，颈椎病史，无外伤史。

分析：患者，男性，62 岁，年迈，颈椎病、高血压病史，无外伤史，长期颈椎病高血压，随着年龄的增长，肝肾亏虚，已成必然，肾主骨，肾虚骨自弱，支撑力下降，出现颈椎椎体压缩。椎体压缩，经络阻塞，气机不得宣通，引起肌肉痉挛或屈伸无力，导致关节活动不利，肢体功能障碍，此症状与天气变化有关，遇冷加重，遇热减轻，晨僵明显，符合风湿痹证的发病过程。

检查：颈部僵硬，双手握力尚可，四肢腱反射活跃，霍氏征（-），巴氏征（-），抬头试验（+），低头试验（-），捶顶试验（+），臂丛神经牵拉试验（-）。心肺腹未见异常，血压130/80mmHg。舌淡、苔薄白，脉弦浮。

辅助检查：血、尿常规，心电图，血糖检查无异常。

影像学检查：X线（3-1）（3-2）（3-3）（3-4）。

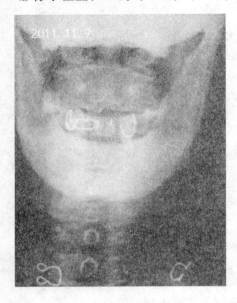

图3-1　X线正位片

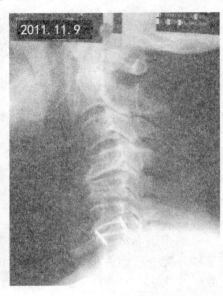

图3-2　X线侧位片

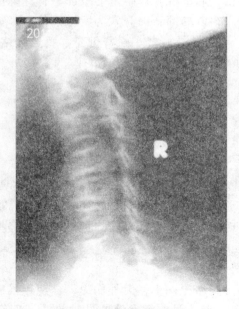

图3-3　X线右斜位片

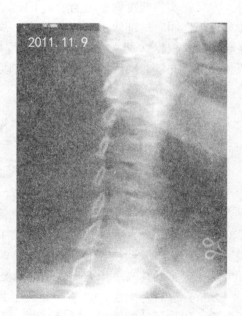

图3-4　X线左斜位片

X线表现：颈椎序列尚整齐，寰枢椎齿旁间隙两侧较对称，生理曲度以$C_{4,5}$为中心轻度向后成角，C_5椎体变扁。$C_{4~6}$椎间隙变窄，关节面模糊。左右两侧$C_{3~7}$椎间孔均见不同程度的狭窄变小。椎小关节可见双边双凸征，$C_{3~7}$椎体缘可见不同程度骨质增生。项后软组织内未异常密度影。

  印象：1. C_5椎体压缩性骨折
     2. 颈椎病
  诊断：痹证型颈椎退变性损伤（中医）
     颈椎退变性损伤（西医）
  治则：祛风除湿，活血通络。
  治法：钩活术疗法。
  选穴：主穴：C_3穴+C_2穴（巨类颈胸型钩鍉针）
     配穴：双天柱（微内板2.5）平补平泻
       双肩井（微内板3.5）平补平泻
  常规钩活：利用中度单软钩活法，常规九步钩活逐一完成。保健枕保健。

10分钟钩活术，患者自述颈痛、双肩酸困稍好转。

  二诊：2011年11月19日，患者自述颈痛、双肩酸困明显好转。愿做第二次钩活术治疗。
  选穴：主穴：C_3'穴+C_2'穴（巨类颈胸型钩鍉针）
     配穴：双巨骨（微内板3.5）平补平泻
       双足三里（微内板4.5）平补平泻
  常规钩活：利用轻度单软钩活法，常规九步钩活逐一完成。

10分钟钩活术，患者自述颈部疼痛、双肩酸困无进一步改善，嘱患者口服中药（补肾、祛风、除湿）15后天复诊。

  三诊：2011年12月4日，患者自述颈部疼痛、双肩酸困基本消失，仍有轻度晨僵，嘱患者口服中药善后。

  随访：2012年12月5日电话随访，上述症状无反复。天气变化时有不适，但过时依旧，嘱其避风寒，慎劳作，注意保养。

  【按语】此病例系年迈颈椎病、高血压病史，无外伤史，长期颈椎病、高血压，随着年龄的增长，肝肾亏虚，已成必然，肾主骨，肾虚骨自弱，支撑力下降，出现颈椎椎体退变压缩。经络阻塞，气机不得宣通，风寒湿侵袭经络，气血不畅，经络不通所致，颈部筋脉受阻，经络不通，不通则僵，气虚则麻，血虚则木，风寒湿痹则遇冷加重，遇热减轻。采用新夹脊C_3穴+C_2穴，辅配天柱、肩井、巨骨、足三里穴平补平泻，直达病灶，筋脉畅通，故两次治愈。此患者在今后的日常生活中需避风寒，慎劳作，强体质，防复发。

（2）［风邪痹阻 腰背困重］

度某某，男，68岁，河北唐山人，农民。

  初诊：2011年11月3日。

  主诉：背部疼痛，放射于右腹部2年。

  现病史：2年不明原因逐渐驼背，逐渐怕风怕凉，X线检查发现胸椎压缩性骨折，因而出现腰背部疼痛、沉重，放射于右腹部疼痛，翻身不利，活动受限，不能久坐、久站、久行。二便尚可，每遇天气变化时症状加重，晨僵明显。经贴膏药，口服药物治疗无好转，2011年11月3日来我院求治。

既往史：既往高血压、冠心病、高血脂病史，长期弯腰劳动史，无外伤史和坠落史。

分析：老年男性，高血压、冠心病、高血脂病史，长期弯腰劳动史，年迈加之慢性疾病和劳损史，必然肾虚，肾阳虚则逐渐怕风怕凉，肾主骨功能减弱，则胸椎压缩畸形而驼背。压缩必然经络不通，正气不足，风寒湿乘虚侵袭，筋脉痹阻，气血运行不畅，导致腰及下肢麻木、僵硬、冷凉，走路不稳。此症状与天气变化有关，遇冷加重，遇热减轻，晨僵明显，符合风湿痹证的发病过程。

查体：胸椎部高凸，畸形驼背，T_{11}、T_{12}脊上压痛向右腹部放射。双膝、跟腱反射尚可，巴氏征阴性。胸部及下肢温觉、触觉、痛觉和位置觉存在。舌淡、苔薄白，脉沉迟。

辅助检查：血、尿常规，心电图，血糖检查无异常。

影像学检查：X线（3-5）（3-6）。

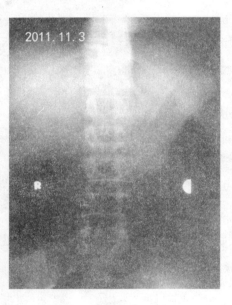

图3-5　X线正位片

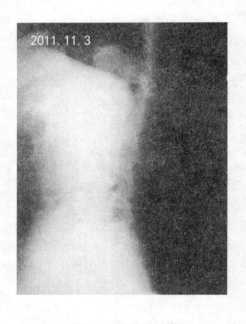

图3-6　X线侧位片

X线表现：腰椎序列欠佳，腰椎轻度向左凸侧弯，轻度向左旋，棘突右偏。$T_{11、12}$椎体明显变扁，椎体边缘不规则。生理前突减小。诸椎间隙未见明显变窄，$L_{4、5}$椎体髓核压迹后移加深，椎体面模糊，椎旁软组织未见异常影。

印象：1. $T_{11、12}$椎体压缩性骨折

2. 腰椎退行性变

诊断：痹证型胸椎退变性损伤（中医）

胸椎退变性损伤（西医）

治则：祛风除湿，活血通络。

治法：钩活术疗法。

选穴：主穴：T_1穴+T_2穴（巨类颈胸型钩鍉针）

配穴：双肾俞（微内板3.5）平补平泻

双环跳（微内板5.5）平补平泻

常规钩活：利用浅单软钩活法，常规九步钩活逐一完成。

10分钟钩活术，患者自述右腹部疼痛好转，腰背部无力无变化。

二诊：2011年11月13日，患者自述腰背部无力及右腹部疼痛稍好转。愿做第二次钩活术治疗。

选穴：主穴：T_1'穴+T_2'穴（中类内板型钩鍉针）

配穴：双承扶（微内板4.5）平补平泻

双委中（微内板1.2）平补平泻

常规钩活：利用浅单软钩活法，常规九步钩活逐一完成。

10分钟钩活术，患者自述腰背部无力及右腹部疼痛明显好转，嘱患者口服中药（补肾、祛风、活血）15天后复诊。

三诊：2011年12月4日，患者自述腰背部无力及右腹部疼痛明显好转，仍有轻度晨僵，嘱患者口服上方中药善后。

随访：2012年12月5日电话随访，上述症状无反复。嘱其避风寒，慎劳作，注意保养。

【按语】此病例系肝肾亏虚，胸椎退变压缩，风邪入侵，背部经络痹阻，气血不畅，经络不通所致，筋骨肌肉失去气血的温煦和濡养，卫外不固，采用新夹脊T_1穴+T_2穴，辅配肾俞、环跳、承扶、委中穴平补平泻，直达病灶，祛风除湿，筋脉畅通，故两次治愈。此患者在今后的日常生活中需避风寒，慎劳作，防复发。

（3）[风寒侵袭　下肢不利]

解某某，男，69岁，石家庄辛集人，个体。

初诊：2011年2月2日。

主诉：腰痛10个月。

现病史：5年前不明原因自感底气不足，不能久走负重，而且逐渐形成驼背，X线发现腰椎压缩性骨折，10个月前腰痛，伴腰骶部下坠感，上述症状与天气变化有关，晨僵明显，遇热减轻，遇冷加重，局部烤电理疗症状缓解，二便尚可。于2011年2月2日来我院求治。

既往史：腰椎间盘突出、腰椎骨增生病史，有潮湿环境工作史10年，无外伤坠落史。

分析：老年男性，腰椎间盘突出、腰椎骨增生病史，有潮湿环境工作史10年，无外伤坠落史，肝肾亏虚，肾主骨无力，必然形成腰椎压缩，湿邪乘虚侵袭，腰部筋脉痹阻，气血运行不畅，导致双下肢疼痛、麻木、冷凉，此症状与天气变化有关，遇冷加重，遇热减轻，晨僵明显，符合风湿痹证的发病过程。

检查：L_1、L_2部位高凸畸形，驼背，L_1、L_2棘上压痛，膝腱反射减弱。病理征阴性，双下肢触觉、温觉、痛觉正常，舌淡、苔薄白，脉弦迟。

辅助检查：血、尿常规，心电图，血糖检查无异常。

影像学检查：X 线（3-7）（3-8）。

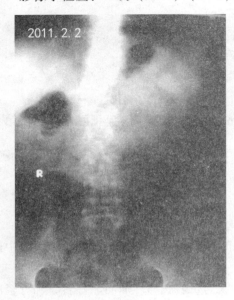

图 3-7 X 线正位片

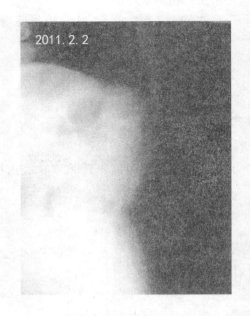

图 3-8 X 线侧位片

X 线表现：腰椎序列欠佳，腰椎以 2~3 间隙为中心向右凸侧弯，生理前突减小。诸椎间隙未见明显变窄，L_{1-5} 椎体缘可见程度不同的骨质增生。$L_{1,2}$ 椎体楔形变，椎体上缘不规则。L_{1-5} 椎体骨皮质变薄，骨纹理稀疏，透亮度增加。椎旁软组织未见异常影。

印象：1. $L_{1,2}$ 椎体压缩性骨折
   2. 腰椎骨质疏松
   3. 腰椎退行性改变

诊断：痹证型腰椎退变性损伤（中医）
   腰椎退变性损伤（西医）

治则：祛风除湿，活血通络。

治法：钩活术疗法。

选穴：主穴：L_4 穴 + L_5 穴（巨类腰型钩鍉针）
   配穴：双肾俞（微内板 3.5）平补平泻
     双气海俞（微内板 3.5）平补平泻
     双环跳（微内板 5.5）平补平泻

常规钩活：利用中度双软钩活法，常规九步钩活逐一完成。

10 分钟钩活术，患者自述腰痛无变化。

二诊：2011 年 2 月 12 日，患者自述腰痛、腰背部无力稍好转。愿做第二次钩活术治疗。

选穴：主穴：L_4' 穴 + L_5' 穴（巨类腰型钩鍉针）
   配穴：双腰阳关（微内板 3.5）平补平泻
     双承扶（微内板 4.5）平补平泻

双委中（微内板 1.2）平补平泻

常规钩活：利用中度双软钩活法，常规九步钩活逐一完成。

10 分钟钩活术，患者自述腰痛、腰背部无力明显好转，嘱患者口服中药（补肾、祛风、活血）15 天后复诊。

三诊：2011 年 2 月 27 日，患者自述腰痛、腰背部无力明显好转，腰骶部下坠感稍有好转，仍有轻度晨僵，愿做第三次钩活术治疗，并嘱患者口服上方中药 15 天。

选穴：主穴：L_3 穴 + T_1 穴（中类内刃型钩鍉针）
　　　配穴：双承山（微内板 3.5）平补平泻
　　　　　　双昆仑（微内板 1.2）平补平泻

常规钩活：利用轻度单软钩活法，常规九步钩活逐一完成。

10 分钟钩活术，患者自述上述症状无进一步改善，嘱患者口服中药（补肾、祛风、活血）15 天后复诊。

四诊：2011 年 3 月 13 日，患者自述腰痛、腰背部无力，腰骶部下坠感基本消失。晨僵基本消失，嘱患者口服上方中药 15 天善后。

随访：2012 年 3 月 15 日电话随访，上述症状无反复。

【按语】此病例系腰椎退变压缩骨折后寒湿等外邪侵袭，腰部经络痹阻，不通则痛，脉道阻塞，气血无以运载，不营则麻木不仁，筋骨受累而致运动障碍，采用新夹脊 L_4 穴 + L_5 穴，辅配肾俞、气海俞、腰阳关、环跳、承扶、委中、承山、昆仑等穴平补平泻，直达病灶，祛风除湿，筋脉畅通。前两次采用巨类内板钩鍉针双软手法，补肾的同时给予通调；第三次症状恢复很多，应予补肾防复发巩固治疗，采用中内刃单软手法，故三次治愈。此患者强体质，防复发。

4. 其他疗法

药物内服、中药外用、推拿、针灸、熏蒸、小针刀疗法、封闭。

附方：

风寒湿痹

方药：独活寄生汤加减（《备急千金要方》）化裁

鹿角霜 15g，羌活 9g，川芎 9g，葛根 15g，秦艽 15g，桑寄生 15g，杜仲 12g，桂枝 9g，细辛 3g，防风 9g，当归 9g，川芎 9g，赤芍 9g，熟地 18g，党参 9g，茯苓 9g，伸筋草 15g，透骨草 15g，甘草 6g。

二、痿证型脊柱退变性损伤

定义：符合脊柱退变性损伤的诊断又符合中医痿证的诊断。通过中医病因病机辨证，隶属中医的痿证：是指年老体弱，肝肾阴亏，气血不足，萎废不用，局部经络受阻，筋脉失养，久则导致局部疼痛、四肢困重，脊髓损伤时损伤平面以下感觉障碍，大小便功能异常，肌萎或截瘫。通过现代医学综合判断符合脊柱退变性损伤所引起的诊断，二者都存在为痿证型脊柱退变性损伤。

1. 诊断

（1）症状：患者一般有或无明确外伤史。局部活动受限，有神经损伤时，四肢困重，疼痛；脊髓损伤时，损伤平面以下感觉障碍，大小便功能异常等表现，若损伤逐渐加重，会出现截瘫的症状日益加重，逐渐肌萎等。

（2）舌脉：舌淡、苔白，脉虚弱。

（3）体征：压缩椎部位压缩畸形，局部或压痛，或叩击痛，压缩椎所支配的区域感觉障碍，或功能障碍。有神经脊髓损伤时，早期四肢腱反射亢进，晚期则减弱或消失，病理征可阳性。

（4）影像学检查：

①X线片：常规拍摄正、侧位片。侧位片可见椎体呈楔形改变，椎体前缘皱褶，后缘可有后凸；合并脱位时上段向前错位，棘突间裂开；或向侧方脱位，棘突、关节突及椎弓根可错向一侧。

②CT：CT片可清楚显示骨折的部位及移位的方向、范围，CT观察脊柱损伤，尤其是骨折片进入椎管者有独到的优点。

③MRI：脊柱骨折中MRI检查，主要显示脊髓损伤情况。

（5）排除其他病：综合判断排除其他原因引起的以上症状。

符合以上5条并排除其他疾病即可确诊为痿证型脊柱退变性损伤。

包括现代医学的脊柱退变性损伤。

诊断要点：在影像学检查结果指导下，无明确外伤史。局部活动受限，有神经损伤时，四肢困重，疼痛，脊髓损伤时，损伤平面以下感觉障碍，大小便功能异常甚至截瘫，逐渐肌萎。早期四肢腱反射亢进，晚期则减弱或消失，病理征可阳性。

2. 钩活术选穴

痿证型脊柱退变性损伤的选穴，要根据影像学检查的结果，进行病位选穴；隶属年老体弱，肝肾阴亏，骨质疏松，气血不足，局部经络受阻，筋脉失养，四肢关节功能障碍，要进行循经选穴，局部症状明显者要进行局部选穴。

取穴基本公式

主穴：局部取穴

根据脊柱退变性损伤部位的不同而选择相应的新夹脊穴。（巨中微类刃型钩锃针为主）

配穴：根据痿废失养的肢体不同，循经取穴或局部取穴。

肩髃（微内刃3.5）

臂臑（微内刃3.5）

肾俞（微内刃3.5）

脾俞（微内刃3.5）

志室（微内刃3.5）

命门（微内刃3.5）

腰阳关（微内刃3.5）

气海俞（微内刃3.5）

大肠俞（微内刃3.5）

关元俞（微内刃3.5）

环跳（微内刃5.5）

承扶（微内刃4.5）

殷门（微内刃4.5）

承山（微内刃3.5）

阳陵泉（微内刃4.5）

足三里（微内刃4.5）
　　上巨虚（微内刃4.5）
配穴选1~3个为宜，也可不选。
以上配穴根据具体情况，取双侧穴或单侧穴，单侧取患侧穴位点。
以上全部配穴以补法为主。
方义提要：轻度痿证型脊柱退变性损伤，局部取穴；中重度痿证型脊柱退变性损伤同时局部取穴和循经取穴。局部取穴，以脊柱新夹脊穴为所取穴位点。根据具体情况可选用三穴组合为主，以刃为主的钩鍉针，取穴和手法联合起来，达到滋补肝肾、强腰健脊、补肾壮阳、调理气血的目的，循经取穴主要根据疾病所在的经络循行部位选穴，旨在疏通经络，调和气血，并针对痿证的性质，随症配以不同腧穴，运用各种不同的治疗。

3. 病案举例

（1）[颈椎压缩　肢体痿废]

吉某某，女，70岁，石市人，退休。

初诊：2011年1月16日。

主诉：四肢麻木、无力3年，加重1年。

现病史：3年前无明诱因出现四肢麻木、无力，X线发现颈椎压缩性骨折，骨质增生，骨质疏松。1年前出现双手动作笨拙，持物脱落，走路不稳，双足踩棉感，小便时有遗尿，大便溏，无力，伴面色苍白，懒言无力，于2011年1月15日来我院就诊。

既往史：体瘦，慢性胃炎20年，颈椎病病史，骨质疏松病史，无外伤史。

分析：老年女性患者，无外伤史，排除了外伤压缩性骨折，年老体弱，形体消瘦，胃炎病史，颈椎病、骨质疏松病史多年，必然肝肾亏损，气血不足，脾胃虚弱，肾主骨功能减弱，出现退变性压缩性骨折，进而影响气血经络，出现双上肢无力，动作笨拙，走路不稳，二便失常，懒言无力等症状，符合中医痿证的发展过程。

检查：颈部僵硬，双手握力下降，肌力Ⅲ级，四肢腱反射减弱，脊髓病手，霍氏征（+），巴氏征（+），双小腿腓肠肌肌萎，肌张力下降，抬头试验（-），低头试验（-），捶顶试验（-），臂丛神经牵拉试验（-）。心肺腹未见异常，血压140/90mmHg。舌淡，舌边齿痕，脉细弱。

辅助检查：血、尿常规，心电图，血糖检查无异常。

影像学检查：X线（3-9）（3-10）（3-11）（3-12）。

X线表现：颈椎序列欠佳，棘突右偏，寰、枢椎齿突旁间隙两侧较对称，生理前突中上段平直。$C_{3,4}$椎体骨性融合，C_5椎体变扁。$C_{4\sim6}$椎间隙变窄，关节面模糊，其上下椎体缘均可见骨质增生，向后方突向椎管及椎间孔。左右两侧$C_{4\sim6}$椎间孔均见不同程度的狭窄变小。椎小关节可见双边双凸征，$C_{4\sim6}$椎体缘可见不同程度骨质增生。$C_{4,5}$椎体水平后项条状韧带钙化。

印象：1. C_5椎体压缩性骨折

　　　2. 颈椎病

诊断：痿证型颈椎退变性损伤（中医）

　　　颈椎退变性损伤（西医）

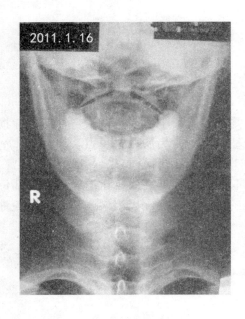

图3-9 X线正位片

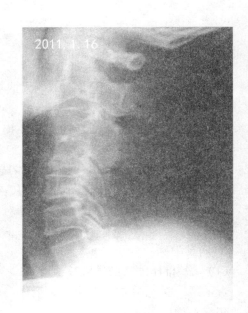

图3-10 X线侧位片

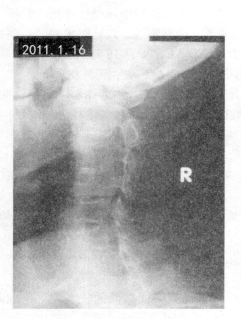

图3-11 X线右斜位片

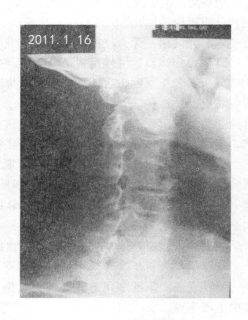

图3-12 X线左斜位片

治则：活血通络，补气健脾。

治法：钩活术疗法。

选穴：主穴：C_3穴 + C_2穴（巨类颈胸型钩锃针）

配穴：双肩井（微内刃3.5）以补法为主

双肾俞（微内刃3.5）以补法为主

双脾俞（微内刃3.5）以补法为主

常规钩活：利用烧山火深双软手法，常规九步钩活逐一完成。保健枕保健。

10分钟钩活术，患者自述双下肢无力、双足踩棉感好转，双手麻木、无力、冷凉无缓解。

二诊：2011年1月26日，患者自述双下肢无力、双足踩棉感明显好转，小便功能好转，双手麻木、无力、冷凉无缓解。愿做第二次钩活术治疗。

选穴：主穴：C_3'穴 + C_2'穴（巨类颈胸型钩锶针）

配穴：双后溪（微内刃1.2）以补法为主

双足三里（微内刃4.5）以补法为主

双委中（微内刃1.2）以补法为主

常规钩活：利用烧山火深双软手法，常规九步钩活逐一完成。

10分钟钩活术，患者自述双手麻木无力稍有好转，动作较前稍灵活，下肢无力进一步有改善，嘱患者口服中药（补肾、健脾、益气）15天后复诊。

三诊：2011年2月10日，患者自述四肢麻木、无力、冷凉，双足踩棉感明显好转。饮食睡眠好，二便功能明显好转，愿做第三次钩活术治疗。继续口服上方中药15天。

选穴：主穴：C_1穴 + T_{12}穴（中类内刃型钩锶针）

配穴：双肩髃（微内刃3.5）以补法为主

臂臑（微内刃3.5）以补法为主

双上巨虚（微内刃4.5）以补法为主

常规钩活：利用烧山火中单软手法，常规九步钩活逐一完成。

10分钟钩活术，患者自述无进一步改善，嘱患者口服中药（补肾、健脾、益气）15天后复诊。

四诊：2010年2月25日，患者自述四肢麻木、无力、冷凉明显好转，双足踩棉感基本消失。饮食佳，二便调，继续口服上方中药15天。

随访：2012年2月25日电话随访，上述症状稳定。饮食佳，二便调，劳累后稍有不适。

【按语】此病例系长期脾胃气虚，肝肾阴亏，气血不足，逐渐形成颈椎压缩性骨折，颈部筋脉受阻，经络不通，气血不畅，气虚则麻，血虚则木，四肢痿软无力，缓纵不收，肌萎缩，采用新夹脊C_3穴 + C_2穴，辅配肾俞、脾俞、后溪、肩井、肩髃、臂臑、足三里、上巨虚等穴以补法为主，直达病灶，筋脉畅通，活血通络补气健脾。前两次钩活采用烧山火深双软手法，大补元气，补脾益肾；第三次中类内刃烧山火中单软手法，调理气血营养，故三次取得了满意的疗效。此患者在今后的日常生活中需饮食有节，强筋壮骨，增强体质，以防病情反复。

（2）[胸椎压缩　下肢痿废]

唐某某，男，63岁，石家人，退休。

初诊：2011年3月10日。

主诉：双下肢麻木、冷凉2年，加重30天。

现病史：胸椎压缩性骨折2年，双下肢麻木、僵硬、冷凉至足底，走路不稳，双足踩棉感，腹部束带感，小便无力，大便干燥，30天前因劳累症状加重，经针灸、按摩、口服中药治疗无缓解，于2011年3月10日来我院求治。

既往史：颈腰椎病史多年。

分析：胸椎压缩性骨折，肝肾气血亏虚，脏腑经络筋脉失养，筋脉痹阻，下肢麻木、僵硬、冷凉，日久痿废不用，劳累损伤正气，症状开始加重，符合痿证的发病过程。

检查：胸椎下段后凸，驼背畸形，T_{11}、T_{12}压痛明显，棘突叩击痛。痉挛性步态，走路不稳，双下肢腓肠肌肌萎，肌力减退，下肢温觉、触觉、位置觉存在。舌淡苔白，脉虚弱。

辅助检查：血、尿常规，心电图，血糖检查无异常。

影像学检查：X线（3-13）（3-14）。

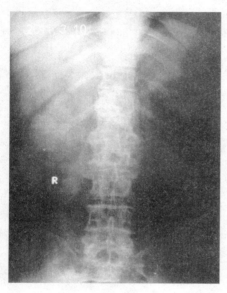
图3-13 X线正位片

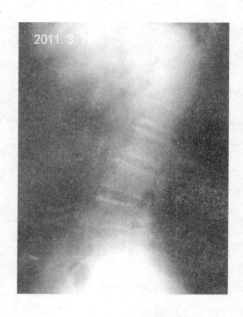
图3-14 X线侧位片

X线表现：腰椎序列尚整齐，$T_{11,12}$椎体楔形变，椎体上缘不规则。诸椎间隙未见明显变窄，$L_{1\sim5}$椎体缘可见程度不同的骨质增生。椎旁软组织未见异常影。

印象：1. $T_{11,12}$椎体压缩性骨折

　　　2. 腰椎退行性改变

诊断：痿证型胸椎退变性损伤（中医）

　　　胸椎退变性损伤（西医）

治则：补益肝肾，调和气血。

治法：钩活术疗法。

选穴：主穴：T_1穴 + T_2穴（中类内板型钩锃针）

　　　配穴：双气海俞（微内刃3.5）以补法为主

　　　　　　双环跳（微内刃5.5）以补法为主

　　　　　　双委中（微内刃1.2）以补法为主

常规钩活：利用浅单软法，常规九步钩活逐一完成。

10分钟钩活术，患者自述双足踩棉感、双下肢冷凉稍好转，下肢稳定性增加。

二诊：2011年3月20日，患者自述双下肢麻木、冷凉及踩棉感稍好转。愿做第二次钩活术治疗。

选穴：主穴：T_1'穴＋T_2'穴（中类内刃型钩鍉针）

配穴：双大肠俞（微内刃3.5）以补法为主

双关元俞（微内刃3.5）以补法为主

双承扶（微内刃4.5）以补法为主

常规钩活：利用浅单软法，常规九步钩活逐一完成。

10分钟钩活术，患者自述双下肢麻木、冷凉、肌力明显好转，嘱患者口服中药（补肾、通络、活血）15天后复诊。

三诊：2011年4月5日，患者自述双下肢麻木、冷凉明显好转。小便功能有改善。

选穴：主穴：T_3穴＋L_5穴（微类内刃型钩鍉针）

配穴：双殷门（微内刃4.5）以补法为主

双昆仑（微内刃3.5）以补法为主

常规钩活：利用浅单软法，常规九步钩活逐一完成。

10分钟钩活术，患者自述上述症状无进一步改善。嘱患者口服上方中药15天后复诊。

四诊：2011年4月20日，患者自述双下肢麻木、冷凉、踩棉感明显好转。小便功能明显好转。嘱患者口服上方中药15天善后。

随访：2012年4月20日电话随访，上述症状无反复。饮食佳，二便尚可，嘱其避风寒，慎劳作，注意保养。

【按语】此病例系胸椎退变压缩性骨折，肝肾气血亏虚，筋脉痹阻背部，气血不畅，经络不通所致，筋骨肌肉失去气血的温煦和濡养，肢体筋脉迟缓，气滞血瘀，血不达所，采用新夹脊T_3穴＋T_4穴，辅配气海俞、大肠俞、关元俞、环跳、承扶、殷门、委中、昆仑穴以补法为主，直达病灶，补益肝肾，调和气血。三次钩活都选用胸椎的固有浅单软手法，针具选用内刃型钩鍉针，旨在补肾健脾，调理气血。

(3) ［腰椎压缩　下肢痿废］

羊某某，女，68岁，河北保定人，个体。

初诊：2011年2月1日。

主诉：腰痛，双下肢麻木、无力1年。

现病史：2年前跌倒，检查发现腰椎压缩性骨折，1年前无明显诱因出现腰痛，双下肢逐渐麻木、无力至足，翻身不利，行走困难，间歇性跛行100米，小便频数，大便干燥，病史1年，今来我院求治。

既往史：腰椎压缩性骨折病史，腰椎骨质疏松，高血压，糖尿病。

分析：老年女性，腰椎骨质疏松，高血压，糖尿病，必然肝肾阴亏，气血不足，逐渐形成退变性压缩性骨折，气滞血凝，营卫不和，下肢麻木不仁，逐渐萎废不用。符合中医痿证的发病过程。

检查：弯腰驼背，L_1、L_2棘上压痛，膝腱反射减弱、跟腱反射存在。下肢胫前肌力减弱。舌淡苔白，脉虚弱。

辅助检查：血、尿常规，心电图，血糖检查无异常。

影像学检查：X线（3-15）（3-16）。

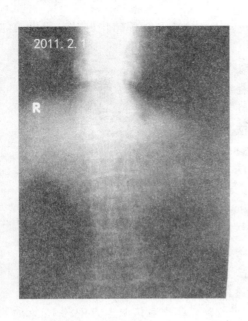
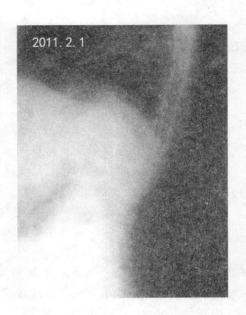

图3-15　X线正位片　　　　　　　图3-16　X线侧位片

X线表现：胸腰段椎体序列欠佳，轻度向右凸侧弯，$L_{1、2}$椎体楔形变，椎体上缘不规则。生理前突存在。$L_{4、5} \sim S_1$椎间隙变窄，椎体面模糊，椎间孔变小。$L_{1\sim5}$椎体缘可见程度不同的骨质增生。椎旁软组织未见异常影。

印象：1. $L_{1、2}$椎体压缩性骨折
　　　2. 腰椎退行性改变
诊断：痿证型腰椎退变性损伤（中医）
　　　腰椎退变性损伤（西医）
治则：补益肝肾，通经活络。
治法：钩活术疗法。
选穴：主穴：L_4穴 + L_5穴（巨类腰型钩锃针）
　　　配穴：双肾俞（微内刃3.5）以补法为主
　　　　　　双志室（微内刃3.5）以补法为主
　　　　　　双环跳（微内刃5.5）以补法为主
常规钩活：利用重深双软手法，常规九步钩活逐一完成。
10分钟钩活术，患者自述腰痛，双下肢麻木、无力稍好转。
　二诊：2011年2月11日，患者自述腰痛，双下肢麻木、无力稍改善。愿做第二次钩活术治疗。
选穴：主穴：L_4'穴 + L_5'穴（巨类腰型钩锃针）
　　　配穴：腰阳关（微内刃3.5）以补法为主
　　　　　　双承扶（微内刃4.5）以补法为主
　　　　　　双委中（微内刃1.2）以补法为主
常规钩活：利用重深双软手法，常规九步钩活逐一完成。
10分钟钩活术，患者自述双下肢疼痛、麻木好转，间歇性跛行200米，嘱患者口

服中药（补肾、壮骨、活血）15 天后复诊。

三诊：2011 年 2 月 26 日，患者自述腰痛，双下肢麻木、无力好转，二便功能好转。

选穴：主穴：L_3 穴 + T_1 穴（中类内刃型钩鍉针）
　　　配穴：双气海俞（微内刃 3.5）以补法为主
　　　　　　命门（微内刃 3.5）以补法为主
　　　　　　双阳陵泉（微内刃 4.5）以补法为主

常规钩活：利用中度单软钩活法，常规九步钩活逐一完成。

10 分钟钩活术，患者自述双下肢疼痛、麻木明显好转，嘱患者口服上方中药 15 天后复诊。

四诊：2011 年 3 月 12 日，患者自述腰痛消失，双下肢麻木、无力明显好转，二便功能正常，嘱患者口服上方中药善后。

随访：2012 年 3 月 15 日电话随访，上述症状无反复。劳累后有不适，但过时依旧，嘱其避风寒，慎劳作，注意保养。

【按语】此病例系腰椎退变压缩性骨折，肾气衰退，肾虚不固，下肢麻木不仁，筋骨受累而致运动障碍，采用新夹脊 L_4 穴 + L_5 穴，辅配肾俞、志室、命门、气海俞、腰阳关、环跳、承扶、委中、阳陵泉穴以补法为主，直达病灶，补益肝肾，通经活络。因临床症状存在间歇性跛行 100 米，属于腰椎管狭窄的症状，所以前两次选用巨类腰型钩鍉针，重深双软手法，第三次中类内刃单软手法，调理肝肾。

4. 其他疗法

药物内服、中药外用、推拿、针灸、熏蒸、小针刀疗法、封闭、手术。

附方：

方药：补中益气汤（《脾胃论》）加壮筋续骨丹（《伤科大成》）

黄芪 15g，党参 12g，白术 12g，陈皮 3g，炙甘草 5g，当归 10g，升麻 5g，柴胡 5g，菟丝子 6g，补骨脂 6g，刘寄奴 6g，川芎 3g，白芍 10g，杜仲 15g，桂枝 10g，三七 3g，虎骨 3g，木瓜 15g，熟地 20g，川断 15g，五加皮 20g，骨碎补 9g，天虫 9g。

三、外伤瘀血型脊柱退变性损伤

符合脊柱退变性损伤的诊断又符合中医外伤瘀血的诊断。通过中医病因病机辨证，隶属中医的外伤瘀血：是指年老体弱，肝肾阴亏，又跌仆损伤，或劳伤，或暴力外伤，椎体压缩性骨折，致使瘀血阻滞局部经络，经络不通，而导致的突发性或慢性且逐渐加重的局部疼痛，四肢困重，功能障碍。有脊髓损伤时，损伤平面以下感觉障碍，大小便功能异常等表现。若损伤逐渐加重，会出现截瘫的症状日益加重等。通过现代医学综合判断符合脊柱退变性损伤所引起的诊断，二者都存在为外伤瘀血型脊柱退变性损伤。

1. 诊断

（1）症状：患者年老，肝肾不足，或有或无外伤史。局部疼痛如刺，痛有定处，痛处拒按，活动受限，有神经损伤时，可伴受累部位麻木，局部僵硬不适，四肢困重，脊髓损伤时，损伤平面以下感觉障碍，大小便功能异常等表现，若损伤逐渐加重，会出现截瘫的症状日益加重等。

（2）舌脉：舌紫暗，或有瘀斑，脉弦紧或涩。

（3）体征：局部拒按，压痛，或有畸形，肌肉痉挛，有神经脊髓损伤时，早期可出现腱反射亢进，晚期则减弱或消失；同时伴有病理征。

（4）影像学检查：

①X 线片：常规拍摄正、侧位片。侧位片可见椎体呈楔形改变，椎体前缘皱褶，后缘可有后凸；合并脱位时上段向前错位，棘突间裂开；或向侧方脱位，棘突、关节突及椎弓根可错向一侧。

②CT：CT 片可清楚显示骨折的部位及移位的方向、范围，CT 观察脊柱损伤，尤其是骨折片进入椎管者有独到的优点。

③MRI：脊柱骨折中 MRI 检查，主要显示脊髓损伤情况。

（5）排除其他病：综合判断排除其他原因引起的以上症状。

符合以上 5 条并排除其他疾病即可确诊为外伤瘀血型脊柱退变性损伤。

包括现代医学的脊柱退变性损伤。

诊断要点：在影像学检查结果指导下，或有或无外伤史，年老体弱，素体不足，骨质疏松病史，局部疼痛如刺，痛有定处，日轻夜重，痛处拒按。有神经损伤时，可伴受累部位麻木，局部僵硬不适，四肢困重。脊髓损伤时，损伤平面以下感觉障碍，大小便功能异常等表现。若损伤逐渐加重，会出现截瘫的症状日益加重等。病理征阳性。

2. 钩活术选穴

外伤瘀血型脊柱退变性损伤的选穴，要根据影像学检查的结果，进行病位选穴；隶属外伤瘀血阻滞局部经络，经络不通，而导致的突发性或慢性且逐渐加重的局部疼痛如刺，痛有定处，日轻夜重，痛处拒按。脊髓损伤时，四肢困重，损伤平面以下感觉障碍，大小便功能异常，截瘫等，四肢腱反射异常，病理征阳性。要进行循经选穴，局部症状明显者要进行局部选穴。

取穴基本公式

主穴：局部取穴

根据脊柱退变性损伤部位的不同而选择相应的新夹脊穴。（巨类颈胸型或腰型钩鍉针，或中微内板类钩鍉针）

配穴：根据外伤瘀血阻滞的经络不同，循经取穴或局部取穴。

肩井（微内板 3.5）

肩髃（微内板 3.5）

曲池（微内板 3.5）

殷门（微内板 3.5）

承扶（微内板 5.5）

委中（微内板 1.2）

承山（微内板 3.5）

昆仑（微内板 1.2）

配穴选 1~3 个为宜，也可不选。

以上配穴根据具体情况，取双侧穴或单侧穴，单侧取患侧穴位点。

以上全部配穴以泻法为主。

方义提要：轻度外伤瘀血型脊柱退变性损伤，局部取穴；中重度外伤瘀血型脊柱退变性损伤同时局部取穴和循经取穴。局部取穴，以局部新夹脊穴为所取穴位点。循经取穴主要根据病所在的经络循行部位选穴，旨在活血化瘀、疏通经络，并针对外伤瘀血的性质，随症配以不同腧穴，运用各种不同的治疗。

3. 病案举例

（1）[瘀血阻滞　颈部疼痛]

马某某，男，65岁，张家口人，干部。

初诊：2012年5月15日。

主诉：颈部疼痛、活动受限6天。

现病史：颈椎病、颈椎椎体压缩性骨折1年，颈椎病时有发作，6天前在猛然转头时，突然颈部疼痛，活动受限，疼痛如刺，痛有定处，日轻夜重，痛处拒按。经推拿、针灸、口服药物等治疗无效。于2012年5月15日来我院就诊。

既往史：颈椎病病史，颈椎体压缩性骨折。

分析：老年男性，颈椎病病史，颈椎体压缩性骨折。在猛然转头时，突然颈部疼痛，活动受限，疼痛如刺，痛有定处，日轻夜重，痛处拒按。由于瘀血而导致的突发性疼痛，逐渐加重，隶属外伤瘀血阻滞局部经络，经络不通。

检查：颈部僵硬，双手握力尚可，抬头试验（+），低头试验（+），捶顶试验（+），臂丛神经牵拉试验（-）。心肺腹未见异常，血压120/80mmHg。舌紫暗、苔白，脉涩。

辅助检查：血、尿常规，心电图，血糖检查无异常。

影像学检查：X线（3-17）（3-18）（3-19）（3-20）。

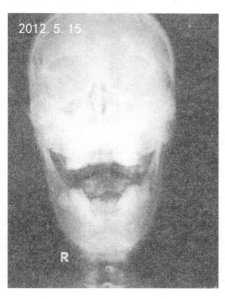

图3-17　X线正位片

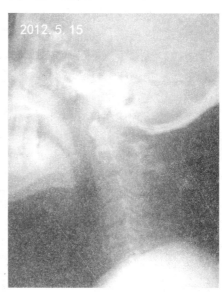

图3-18　X线侧位片

X线表现：颈椎序列欠佳，棘突左偏，寰枢椎突旁间隙两侧较对称。生理曲度轻度反弓，C_6椎体变扁。$C_{6,7}$椎间隙变窄，关节面模糊。左右两侧C_{5-7}椎间孔均见不同程度的狭窄变小。椎小关节可见双边双凸征，C_{4-7}椎体缘可见不同程度骨质增生。$C_{5,6}$椎间隙前纵韧带钙化、骨桥形成，项后软组织内未见异常密度影。

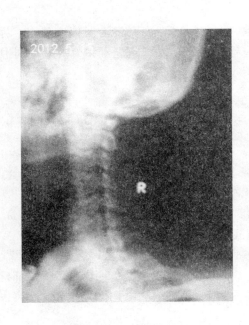
图3-19 X线右斜位片

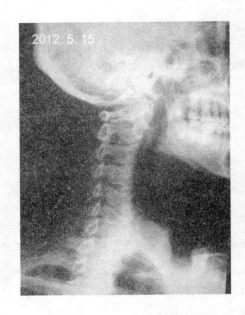
图3-20 X线左斜位片

印象：1. C_6 椎体压缩性骨折
2. 颈椎病

诊断：外伤瘀血型颈椎退变性损伤（中医）
颈椎退变性损伤（西医）

治则：活血化瘀，疏通经络。

治法：钩活术疗法。

选穴：主穴：C_1穴 + C_2穴（巨类颈胸型钩锃针）
配穴：双曲池（微内板3.5）以泻法为主

常规钩活：利用重度单软手法，常规九步钩活逐一完成。保健枕保健。

10分钟钩活术，患者自述疼痛稍好转。

二诊：2012年5月25日，患者自述疼痛明显好转。愿做第二次钩活术治疗。

选穴：主穴：C_1'穴 + C_2'穴（巨类颈胸型钩锃针）
配穴：双肩髃（微内板3.5）以泻法为主

常规钩活：利用中度单软手法，常规九步钩活逐一完成。

10分钟钩活术，患者自述疼痛大有好转。嘱患者口服中药（活血化瘀、疏通经脉）15天后复诊。

三诊：2012年6月10日，患者自述疼痛基本消失。嘱患者口服上方中药15天后复诊。

四诊：2012年6月25日，患者自述颈部疼痛基本消失，二便尚可。饮食睡眠可，继续口服上方中药15天善后。

随访：2013年6月25日电话随访，上述疼痛未出现。

【按语】此病例系颈椎退变椎体压缩后瘀血阻滞颈部经络，经络不通，气血不畅，颈部疼痛，采用新夹脊 C_1'穴 + C_2'穴，辅配肩髃、曲池、承扶穴以泻法为主，直达病灶，活血化瘀，疏通经络。第一次钩活巨重度单软手法，以泻为主，止痛通络；第二次症状好转，疼痛减轻，采用巨中度单软手法，以泻为主，活血通络，故两次取得了满意的疗效。

（2）［瘀血阻滞　背部疼痛］

何某某，女，59岁，石市人，个体。

初诊：2012年2月8日。

主诉：背痛5个月。

现病史：2年前背部不适，腹部束带感，确诊为胸椎退变压缩性骨折，经综合调理症状消失。5个月前在弯腰拾物时突然背部疼痛，伴局部酸沉、困重，夜晚加重，影响睡眠，咳痛，疼痛如刺，痛有定处，日轻夜重，痛处拒按，二便尚可。经推拿、针灸、口服药物等治疗无效。于2012年2月8日来我院治疗。

既往史：胸椎退变压缩性骨折，颈椎病，胸椎病，高血压。

分析：老年男性，胸椎退变压缩性骨折，突然背部疼痛，伴局部酸沉、困重，夜晚加重，影响睡眠，咳痛，疼痛如刺，痛有定处，日轻夜重，痛处拒按，隶属外伤瘀血阻滞背部经络，瘀滞不通，气血运行不畅。

检查：T_{11}、T_{12}椎旁压痛，椎旁叩击痛，四肢腱反射尚可。舌紫暗、苔白腻，脉涩。

辅助检查：血、尿常规，心电图，血糖检查无异常。

影像学检查：X线（3-21）（3-22）。

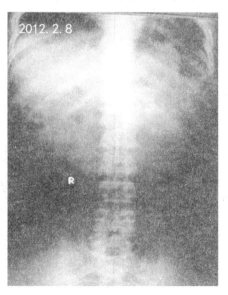

图3-21　X线正位片

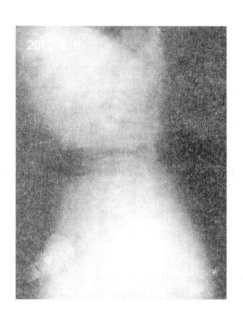

图3-22　X线侧位片

X线表现：胸椎序列欠佳，右凸侧弯。$T_{11,12}$椎体变扁，其上缘不规则。诸椎间隙未见明显变窄，L_{1-5}椎体缘唇样变。椎旁软组织未见异常影。

印象：1. $T_{11,12}$椎体压缩性骨折

　　　　2. 腰椎退行性改变

诊断：外伤瘀血型胸椎退变性损伤（中医）

胸椎退变性损伤（西医）

治则：活血化瘀，疏通经络。

治法：钩活术疗法。

选穴：主穴：T_1穴＋T_2穴（巨类颈胸型钩鍉针）

配穴：双气海俞（微内板3.5）以泻法为主

双大肠俞（微内板3.5）以泻法为主

常规钩活：利用浅单软手法，常规九步钩活逐一完成。

10分钟钩活术，患者自述背痛无明显变化。

二诊：2012年2月18日，患者自述背痛、酸沉、困重稍好转。愿做第二次钩活术治疗。

选穴：主穴：T_1'穴＋T_2'穴（巨类颈胸型钩鍉针）

配穴：双承扶（微内板4.5）以泻法为主

双委中（微内板1.2）以泻法为主

常规钩活：利用浅单软手法，常规九步钩活逐一完成。

10分钟钩活术，患者自述背部疼痛、酸沉、困重明显好转，嘱患者15天后复诊。

三诊：2012年3月3日，患者自述背部疼痛、酸沉、困重明显好转。愿做第三次钩活术治疗。

选穴：主穴：L_5穴＋T_3穴（中类内板型钩鍉针）

配穴：双膀胱俞（微内板3.5）以泻法为主

双昆仑（微内板1.2）以泻法为主

常规钩活：利用浅单软手法，常规九步钩活逐一完成。

10分钟钩活术，患者自述上述症状无进一步改善。嘱患者15天后复诊。

四诊：2012年3月18日复诊，患者自述背部疼痛、酸沉、困重明显好转。

随访：2013年3月18日电话随访，上述背痛无反复。

【按语】此病例系胸椎退变性压缩性骨折后瘀血，瘀血阻滞背部经络，背部疼痛，采用新夹脊T_4穴＋T_5穴，辅配气海俞、大肠俞、膀胱俞、承扶、委中、昆仑穴以泻法为主，直达病灶，活血化瘀，筋脉畅通。三次钩活全部采用胸椎固有的浅单软手法，第三次选用中类内板型钩鍉针，重则巨类钩鍉针，轻则中类钩鍉针，故三次治愈。

（3）［压缩瘀血　腰部疼痛］

李某某，女，65岁，内蒙人，退休。

初诊：2012年5月30日。

主诉：腰痛30天。

现病史：腰椎退变性压缩10年余，间断性腰痛，时轻时重，30天前因用力不当而出现腰痛，疼痛如刺，痛有定处，痛处拒按，无放射痛，翻身不利，夜晚加重，影响睡眠，二便尚可，经口服药物、贴膏药、推拿、针灸等治疗无效。于2012年5月30日来我院求治。

既往史：腰椎退变性压缩10年，高血压。

分析：老年女性，有明显腰椎退变性压缩史，致使瘀血阻滞腰部经络，气滞血瘀，经络不通，而出现腰痛，疼痛如刺，痛有定处，痛处拒按，无放射痛，翻身不利，夜晚加重，影响睡眠等，此症状符合外伤瘀血的发病过程。

检查：L_4、L_5棘上椎旁压痛，膝腱反射尚可。坐位屈颈试验（+），左直腿抬高试验（-），左直腿抬高加强试验（-），左股神经牵拉试验（-），下肢肌力正常。病理征阴性，血压120/90mmHg，舌淡红、苔白、脉弦。

辅助检查：血、尿常规，心电图，血糖检查无异常。

影像学检查：X线（3-23）（3-24）。

X线表现：腰椎序列欠佳，腰椎以3~4间隙为中心向右凸侧弯，生理前突变直，L_4椎体楔形变，其上缘不规则。$L_{3~5}$椎间隙变窄，椎体面模糊，其上下椎体缘增生硬化，椎间孔变小。$L_{1~5}$椎体缘可见程度不同的骨质增生。椎旁软组织未见异常影。

印象：1. L_4椎体压缩性骨折
2. 腰椎退行性改变

诊断：外伤瘀血型腰椎退变性损伤（中医）
腰椎退变性损伤（西医）

治则：活血化瘀，疏通经络。

治法：钩活术疗法。

选穴：主穴：L_1穴 + L_2穴（巨类腰型钩锃针）
配穴：双大肠俞（微内板3.5）以泻法为主
双环跳（微内板5.5）以泻法为主

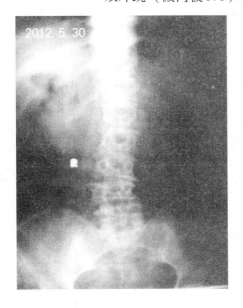

图3-23 X线正位片

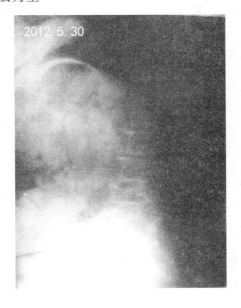

图3-24 X线侧位片

常规钩活：利用重度单软手法，常规九步钩活逐一完成。

10分钟钩活术，患者自述腰痛明显好转。

二诊：2012年6月10日，患者自述腰痛明显好转。愿做第二次钩活术治疗。

选穴：主穴：L_1'穴 + L_2'穴（巨类腰型钩锃针）
配穴：双承扶（微内板3.5）以泻法为主
双委中（微内板1.2）以泻法为主

常规钩活：利用中度单软手法，常规九步钩活逐一完成。

10分钟钩活术，患者自述腰痛基本消失。

三诊：2012年6月20日，患者自述腰痛消失。嘱其避风寒，慎劳作，注意保养。

随访：2013年6月20日电话随访，上述症状无反复。

【按语】此病例系退变压缩性骨折后瘀血阻滞腰部经络，腰痛僵硬，采用新夹脊L_1穴+L_2穴，辅配大肠俞、环跳、承扶、委中穴以泻法为主，直达病灶，活血化瘀，疏通经络。采用双穴组合，巨单软手法，重则重单软，轻则中单软，故两次治愈。

4. 其他疗法

药物内服、中药外用、推拿、针灸、熏蒸、小针刀疗法、封闭、手术。

附方：

方药：血府逐瘀汤（《医林改错》）加减

柴胡9g，枳壳6g，红花6g，当归9g，赤芍9g，川芎9g，葛根15g，牛膝9g，炙甘草6g，羌活9g，桃仁6g，桂枝6g。

若为手术损伤初期，疼痛症状较重，舌质可见瘀点或紫暗，脉弦或紧，加柴胡10g、乳香10g、没药10g，大便秘结者加大黄6g，或以桃核承气汤（《伤寒论》）加减。

桃仁15g，桂枝6g，大黄12g，甘草6g，芒硝6g。

若为手术损伤日久不愈，反复发作，时发时止，舌质紫干，或有瘀点、瘀斑，脉沉细数，可在上方基础上加补肾强筋药：狗脊12g，杜仲12g，五加皮12g。

四、肝肾亏虚型脊柱退变性损伤

定义：符合脊柱退变性损伤的诊断，又符合中医肝肾亏虚的诊断。通过中医病因病机辨证，隶属中医的肝肾亏虚：是指年迈体弱或久劳伤筋或素体肝肾不足或外伤日久不愈，损伤肝肾，筋脉失去气血濡养所致的局部酸痛日久，遇劳更甚，卧则减轻，喜按喜揉。脊髓损伤时，四肢困重、乏力，损伤平面以下感觉障碍，大小便功能异常，截瘫等，通过现代医学综合判断符合脊柱退变性外损伤所引起的诊断，二者都存在为肝肾亏虚型脊柱退变性损伤。

1. 诊断

（1）症状：年老体弱，或有或无外伤史，椎体压缩性骨折，一般发病缓慢，多见于慢性且逐渐加重的局部酸痛，四肢困重，遇劳更甚，卧则减轻，喜按喜揉，重则二便障碍，肌萎，瘫痪。

（2）舌脉：舌淡，脉虚弱。

（3）体征：压缩椎驼背畸形，拒按，压痛，或叩击痛，肌肉痉挛。有神经脊髓损伤时，早期可出现腱反射亢进，晚期则减弱或消失；同时伴有病理征。

（4）影像学检查：

①X线片：常规拍摄正、侧位片。侧位片可见椎体呈楔形改变，椎体前缘皱褶，后缘可有后凸；合并脱位时上段向前错位，棘突间裂开；或向侧方脱位，棘突、关节突及椎弓根可错向一侧。骨质疏松，骨质增生。

②CT：CT片可清楚显示骨折的部位及移位的方向、范围，CT观察脊柱损伤，尤其是骨折片进入椎管者有独到的优点。

③MRI：脊柱骨折中 MRI 检查，主要显示脊髓损伤情况。

（5）排除其他病：综合判断排除其他原因引起的以上症状。

符合以上5条并排除其他疾病即可确诊为肝肾亏虚型脊柱退变性损伤。

包括现代医学的脊柱退变性损伤。

诊断要点：在影像学检查结果的指导下，或有或无外伤史，年老体弱，颈腰椎病史，骨质疏松史，椎体压缩骨折。局部酸痛日久，遇劳更甚，卧则减轻，喜按喜揉，脊髓损伤时，四肢困重、乏力，损伤平面以下感觉障碍，大小便功能异常，截瘫等，腱反射减弱或消失，病理征可阳性，甚至二便功能障碍，晚期则出现肌萎、瘫痪。偏阳虚者面色不华，手足不温，四肢发凉，少气懒言，或有阳痿、早泄，妇女带下清稀；偏阴虚者，咽干口渴，面色潮红，倦怠乏力，心烦失眠，多梦或有遗精，妇女带下色黄味臭。

2. 钩活术选穴

肝肾亏虚型脊柱退变性损伤的选穴，要根据影像学检查的结果，进行病位选穴；隶属肝肾亏虚筋脉失去气血濡养所致的局部酸痛，四肢困重、劳累更甚，卧则减轻，重则二便障碍，肌萎，瘫痪，要进行循经选穴。局部症状明显者要进行局部选穴。

取穴基本公式

主穴：局部取穴

　　根据脊柱退变性损伤部位的不同而选择相应的新夹脊穴。（巨中微类刃型钩鍉针为主）

配穴：根据肝肾亏虚痿废的经络不通，循经取穴或局部取穴。

　　　　手五里（微内刃3.5）

　　　　手三里（微内刃3.5）

　　　　肾俞（微内刃3.5）

　　　　志室（微内刃3.5）

　　　　命门（微内刃3.5）

　　　　腰阳关（微内刃3.5）

　　　　气海俞（微内刃3.5）

　　　　关元俞（微内刃3.5）

　　　　秩边（微内刃3.5）

　　　　环跳（微内刃5.5）

　　　　承扶（微内刃5.5）

　　　　阳陵泉（微内刃4.5）

　　　　肾俞（微内刃3.5）

配穴选1~3个为宜，也可不选。

以上配穴根据具体情况，取双侧穴或单侧穴，单侧取患侧穴位点。

以上全部配穴以补法为主。

方义提要：轻度肝肾亏虚型脊柱退变性损伤，局部取穴；中重度肝肾亏虚型脊柱退变性损伤同时局部取穴和循经取穴。局部取穴，以局部新夹脊穴为所取穴位点。钩鍉针以刃型为主，手法以补法为主，利用烧山火法补助肾阳，滋补肝肾，调理气血。

循经取穴主要根据病所在的经络循行部位选穴，旨在补益肝肾、温经通络，并针对肝肾亏虚的性质，随症配以不同腧穴，运用各种不同的治疗。

3. 病案举例

（1）[肝肾亏虚 上肢无力]

孙某某，女，71岁，石市平山人，农民。

初诊：2010年6月5日。

主诉：四肢麻木、无力1年，加重20天。

现病史：颈椎病史多年，10年前发现颈椎退变性压缩性骨折，间断性发作，上肢麻木、无力，但过时症状消失。1年前无明显诱因出现双上肢麻木至手，颈部僵硬疼痛，双下肢麻木、无力，走路不稳，双足踩棉感。下肢隐痛，其痛绵绵，时断时续，伴头晕耳鸣，心烦失眠，咽干口渴，倦怠乏力。小便急，大便干燥。各种方法治疗无效，最近20天，双手持物易脱落，于2010年6月5日来我院就诊。

既往史：颈椎退变性压缩性骨折10年，动脉硬化，腰椎病。

分析：老年女性，颈椎退变性压缩性骨折10年，动脉硬化，腰椎病。随着时间的推移，年龄逐渐增大，肝肾亏虚逐渐加重，症状加重，符合肝肾亏虚型的发病过程。

检查：颈部僵硬，双手握力下降，左重于右，左手握力Ⅲ级，左手握力Ⅳ级，四肢腱反射减弱，霍氏征（+），巴氏征（-），触觉、痛觉、温觉尚可。风府穴按压试验（+），抬头试验（-），低头试验（-），捶顶试验（-），臂丛神经牵拉试验（-）。心肺腹未见异常，血压140/90mmHg。舌淡、苔薄白，脉虚弱。

辅助检查：血、尿常规，心电图，血糖检查无异常。

影像学检查：X线（3-24）（3-25）（3-26）（3-27）。

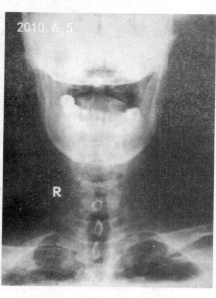

图3-25 X线正位片

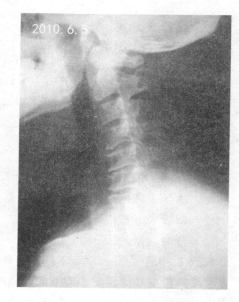

图3-26 X线侧位片

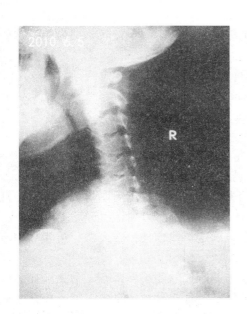
图3-27 X线右斜位片

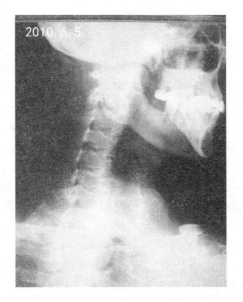
图3-28 X线左斜位片

X线表现：颈椎序列欠佳，棘突右偏。生理曲度反弓，$C_{5,6}$椎体变扁，$C_{5~7}$椎间隙变窄，椎体面模糊，$C_{5,6}$上下缘均见骨质增生，向后突向椎管及椎间孔。左右两侧椎间孔均见不同程度的狭窄变小，以双侧$C_{4~6}$椎间孔变小为著。椎小关节可见双边双凸征，$C_{4~7}$椎体缘可见不同程度骨质增生。C_5椎体水平后项韧带条状钙化。

印象：1. $C_{5,6}$椎体压缩性骨折
   2. 颈椎病

诊断：肝肾亏虚型颈椎退变性损伤（中医）
   颈椎退变性损伤（西医）

治则：补益肝肾，温通经络。

治法：钩活术疗法。

选穴：主穴：C_3穴 + C_2穴（巨类颈胸型钩鍉针） + 风府穴（微内板1.2）
   配穴：双肩中俞（微内刃3.5）以补法为主
      双肩髃（微内刃3.5）以补法为主

常规钩活：利用中度深双软钩活法，常规九步钩活逐一完成。保健枕保健。

10分钟钩活术，患者自述双足踩棉感及头晕稍好转，四肢麻木无缓解。

二诊：2010年6月15日，患者自述双下肢麻木、无力、双足踩棉感稍有好转，头晕明显减轻，双手麻木、无力无缓解。二便功能无好转。愿做第二次钩活术治疗。

选穴：主穴：C_3'穴 + C_2'穴（巨类颈胸型钩鍉针） + 风府穴（微内板1.2）
   配穴：双肩井（微内刃3.5）以补法为主
      双手三里（微内刃3.5）以补法为主
      双委中（微内刃1.2）以补法为主

常规钩活：利用中度深双软钩活法，常规九步钩活逐一完成。

10分钟钩活术，患者自述双上肢麻木稍有好转，嘱患者口服中药（补益肝肾、温通经络）15天后复诊。

三诊：2010年6月30日，患者自述头晕消失，四肢麻木明显好转，愿做第三次钩活术治疗。

选穴：主穴：C_1穴＋C_4穴（巨类颈胸型钩鍉针）

配穴：双手五里（微内刃3.5）以补法为主

双承扶（微内刃5.5）以补法为主

双承山（微内刃3.5）以补法为主

常规钩活：利用中度深双软钩活法，常规九步钩活逐一完成。

10分钟钩活术，患者自述症状无进一步改善，嘱患者口服上方中药15天后复诊。

四诊：2010年7月15日，患者自述头晕消失，四肢麻木、无力明显好转，双足踩棉感基本消失，二便功能明显好转。饮食睡眠可，继续口服上方中药15天善后。

随访：2011年7月15日电话随访，上述症状稳定。饮食佳，二便调，劳累后稍有不适，嘱其避风寒，慎劳作，注意保养。

【按语】此病例系肝肾亏虚，筋脉失去气血濡养所致的四肢麻木、无力，隐痛，头目不清，采用新夹脊C_3穴＋C_2穴＋风府穴，辅配肩中俞、肩井、肩髃、手五里、手三里、环跳、委中、承扶、承山等穴以补法为主，直达病灶，补益肝肾，温通经络。症状较重，三次全部采用巨类中度深双软手法，以补肾补气，调理气血，舒经活络，故三次取得了满意的疗效。需饮食有节，慎劳作，增强体质，以防病情反复。

（2）[胸椎压缩 下肢无力]

申某某，男，67岁，河北衡水人，退休。

初诊：2011年5月8日。

主诉：双下肢无力、冷凉5年。加重3个月。

现病史：腰椎病多年，5年前发现胸椎退变性压缩性骨折，逐渐出现双下肢无力，渐进性加重，行走不利。近1年又出现下肢冷凉，劳累后隐痛，按揉后缓解，经口服药物、贴膏药、按摩等治疗无好转，小便无力，大便干燥，纳可。于2011年5月8日来我院求治。

既往史：腰椎病，胸椎退变性压缩性骨折，高血压。

分析：胸椎退变性压缩性骨折史，年老体弱，肝肾气血亏虚，脏腑经络筋脉失养，下肢麻木、僵硬、冷凉、无力，随着年龄增长，肝肾亏虚逐渐加重，症状也随着逐渐加重，符合肝肾亏虚的发病过程。

检查：弯腰驼背，胸椎畸形，T_7、T_8压痛明显，走路不稳，双下肢无力步态，膝腱反射减弱，巴氏征（－）。下肢温觉减退，触觉、位置觉存在。手足不温，四肢发凉，少气懒言，舌淡胖，苔薄白，脉虚弱。

辅助检查：血、尿常规，心电图，血糖检查无异常。

影像学检查：X线（3-29）（3-30）。

X线表现：胸椎序列欠佳，中段椎体轻度右凸侧弯，生理后凸存在，$T_{7、8}$椎体变扁，椎体上缘欠规则，各椎间隙未见变窄，椎旁软组织未见异常影。

印象：$T_{7、8}$椎体压缩性骨折

诊断：肝肾阴亏型胸椎退变性损伤（中医）

胸椎退变性损伤（西医）

治则：补益肝肾，强筋壮骨。

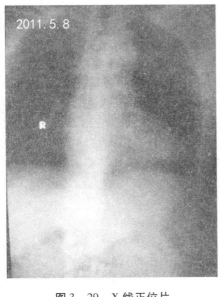
图3-29 X线正位片

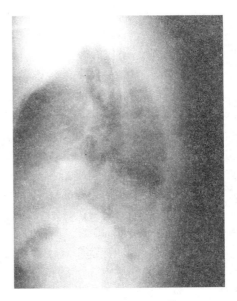
图3-30 X线侧位片

治法：钩活术疗法。

选穴：主穴：T_5穴 + T_6穴（巨类颈胸型钩鍉针）

配穴：双肾俞（微内刃3.5）以补法为主

双秩边（微内刃3.5）以补法为主

双环跳（微内刃5.5）以补法为主

常规钩活：利用浅单软手法，常规九步钩活逐一完成。

10分钟钩活术，患者自述上述症状无明显改善。

二诊：2011年5月18日，患者自述双下肢无力、冷凉稍好转，二便功能无改善。愿做第二次钩活术治疗。

选穴：主穴：T_5'穴 + T_6'穴（巨类颈胸型钩鍉针）

配穴：双关元俞（微内刃3.5）以补法为主

双承扶（微内刃4.5）以补法为主

双委中（微内刃1.2）以补法为主

常规钩活：利用浅单软手法，常规九步钩活逐一完成。

10分钟钩活术，患者双下肢无力、冷凉明显好转，嘱患者口服中药（补肾、养血、通络）15天后复诊。

三诊：2011年6月3日，患者自述双下肢无力、冷凉明显好转。二便功能改善。愿做第三次钩活术治疗。

选穴：主穴：T_4穴 + T_7穴（中类内刃型钩鍉针）

配穴：双殷门（微内刃4.5）以补法为主

双承山（微内刃3.5）以补法为主

双昆仑（微内刃3.5）以补法为主

常规钩活：利用浅单软手法，常规九步钩活逐一完成。

10分钟钩活术，患者自述上述症状无进一步改善。嘱患者口服上方中药15天后复诊。

四诊：2011年6月18日，患者自述双下肢无力、冷凉明显好转。小便功能基本正常。嘱患者口服上方中药15天善后。

随访：2012年6月20日电话随访，上述症状无反复。饮食佳，二便调。

【按语】此病例系肝肾气血亏虚造成退变性压缩性骨折，背部筋脉痹阻，气血不畅，经络不通所致，筋骨肌肉失去气血的温煦和濡养，肢体筋脉迟缓，气滞血瘀，血不达所，采用新夹脊 T_5 穴 + T_6 穴，辅配肾俞、关元俞、秩边、环跳、承扶、殷门、委中、承山、昆仑穴以补法为主，直达病灶，益肾养精，强筋壮骨。三次钩活均采用胸椎固有的浅单软手法，前两次症状较重，选用巨类钩鍉针，第三次症状较轻选用中类内刃钩鍉针，调理肝肾，补肾壮阳，温通经络，故三次收到了良好的临床疗效。

(3) [腰椎压缩　下肢冷痛]

郝某某，男，63岁，石家庄无极人，农民。

初诊：2011年1月10日。

主诉：双下肢冷凉疼痛1年。

现病史：腰椎病史多年，10年前患腰椎间盘突出症合并椎管狭窄，当时发现腰椎退变性压缩性骨折，经保守治疗症状缓解，1年前无明显原因渐出现双下肢冷凉疼痛，行走困难，扶杖行走，劳累后加重，休息后减轻，喜按喜揉，逐渐加重，小便频数，大便干燥。经口服药物、贴膏药、针灸等治疗无好转，于2011年1月10日来我院求治。

既往史：腰椎管狭窄，腰椎退变性压缩性骨折，高血压。

分析：腰椎退变性压缩性骨折史，老年男性，年老体弱，病史多年，肝肾不足，脾肾阳衰，无以推动气血运载，下肢冷凉疼痛，无力，随着年龄增长，脾肾阳气逐渐不足，症状逐渐加重，符合肝肾亏虚的发病过程。

检查：弯腰驼背，扶杖行走，查体合作，L_1、L_2 棘上轻压痛，膝腱减弱。下肢胫前肌力减弱。病理征阴性，下肢皮温下降，舌淡、苔薄白，脉虚弱。

辅助检查：血、尿常规，心电图，血糖检查无异常。

影像学检查：X线（3-31）（3-32）。

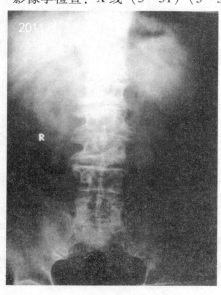

图3-31　X线正位片

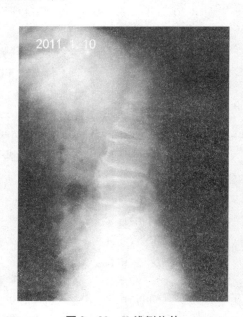

图3-32　X线侧位片

X线表现：腰椎序列尚整齐，生理前突存在，$L_{1,2}$椎体楔形变，椎体上缘不规则。L_5、S_1椎间隙变窄，椎体面模糊，椎间孔变小。$L_{1\sim5}$椎体缘可见程度不同的骨质增生。椎旁软组织未见异常影。

印象：1. $L_{1,2}$椎体压缩性骨折
　　　2. 腰椎退行性改变

诊断：肝肾亏虚型腰椎退变性损伤（中医）
　　　腰椎退变性损伤（西医）

治则：补益肝肾，填精生髓。

治法：钩活术疗法。

选穴：主穴：L_4穴＋L_5穴（巨类内刃肛门型钩鎯针）
　　　配穴：双环跳（微内刃5.5）以补法为主
　　　　　　双委中（微内刃1.2）以补法为主

常规钩活：利用中度深双软手法，常规九步钩活逐一完成。

10分钟钩活术，患者自述下肢冷痛稍好转，无力无改善。

二诊：2011年1月20日，患者自述下肢冷痛好转，愿做第二次钩活术治疗。

选穴：主穴：L_4'穴＋L_5'穴（巨类内刃肛门型钩鎯针）
　　　配穴：双承扶（微内刃4.5）以补法为主
　　　　　　双承山（微内刃1.2）以补法为主

常规钩活：利用中度深双软手法，常规九步钩活逐一完成。

10分钟钩活术，患者自述下肢冷痛明显好转，嘱患者口服中药（滋补肝肾、舒筋通络）15天后复诊。

三诊：2011年2月5日，患者自述下肢冷痛大有好转，二便功能明显改善。

选穴：主穴：L_3穴＋T_1穴（中类内刃型钩鎯针）
　　　配穴：双阳陵泉（微内刃4.5）以补法为主

常规钩活：利用浅度深双软手法，常规九步钩活逐一完成。

10分钟钩活术，患者自述下肢冷痛，无力明显好转，嘱患者口服上方中药15天后复诊。

四诊：2011年2月20日，患者自述下肢冷痛基本消失，二便功能基本正常，嘱患者口服上方中药善后。

随访：2012年2月20日电话随访，上述症状无反复。

【按语】此病例具有腰椎退变性压缩性骨折史，年老体弱，肝肾不足，脾肾阳衰，无以推动气血运载，下肢冷痛，采用新夹脊L_4穴＋L_5穴，辅配环跳、承扶、承山、委中、阳陵泉穴以补法为主，直达病灶，补益肝肾，活血通脉。病人年老体弱，腰椎压缩，脾肾阳虚，肝肾阴亏，采用刃类钩鎯针，补阳化气，温补脾肾。前两次症状较重，选用双穴组合，中度深双软手法，第三次症状较轻，采用中类内刃双穴组合，故三次收到很好的临床效果。

4. 其他疗法

药物内服、中药外用、推拿、针灸、熏蒸、小针刀疗法、封闭、手术。

附方：

①肝肾阴虚

方药：左归丸(《景岳全书》) 化裁

大怀熟地20g，山药12g，枸杞12g，山茱萸12g，川牛膝9g，菟丝子12g，龟板胶12g。

②肝肾阴虚，阴损及阳

方药：右归丸(《景岳全书》) 化裁

山药12g，枸杞15g，熟地20g，山茱萸12g，菟丝子12g，杜仲12g，当归9g，鹿角胶12g，制附子6g。

③肝肾亏虚，筋骨失养

方药：补肾养血汤(《伤科大成》) 合补肾丸(《林如高正骨经验》)

熟地9g，补骨脂9g，菟丝子9g，丹参9g，茺蔚子9g，枸杞5g，当归6g，杜仲3g，白芍3g，山萸肉3g，肉苁蓉10g，红花10g，核桃肉12g，党参10g，狗脊10g，白术20g，续断15g，茯苓20g，破故纸10g。

第五节 康复与预防

脊柱退变性损伤大多由于年老体弱、肝肾阴亏、先天不足、骨质疏松、颈腰椎病史多年、劳伤或跌伤等原因形成压缩性骨折，根本原因还是退变。疾病发展缓慢，或突然发病，患病后的康复非常重要，更重要的是对脊柱退变的预防。

一、康复

脊柱退变性损伤后期康复治疗对患者非常重要，它是疾患者真正完全消除和恢复健康的关键。一般地讲，从如下几方面进行患者的康复治疗。

（一）心理暗示

首先应使患者牢固树立战胜疾病的信心，认识到暂时的疼痛或行动不便，经过合理的功能锻炼，积极与医生合作治疗，都可以恢复如初。在治疗中，消除患者恐惧、急躁、悲观等不良心理。使他们看到恢复的效果，以期最好的疗效。

（二）功能锻炼

脊柱退变性损伤病人要求长时间卧床休息。练功或功能锻炼有利于调动患者治疗的积极性，加速损伤愈合，缩短疗程，防止粘连，帮助肢体恢复活动功能的作用。腰背部常用的练功方法有用于在床上进行功能锻炼的五点支撑法、三点支撑法及四点支撑法等。后期下床后可练习腰背功，其内容有按摩腰眼、风摆荷叶、转腰推碑、弓步插掌等，或太极拳、八段锦等。

（三）物理治疗

物理疗法通过各种物理因子，作用于人体，调节加强或恢复各种生理功能，具有加速损伤愈合、镇痛及避免或减轻并发症、后遗症的作用。常用的疗法有电疗（如直流电疗法、感应电疗法、短波电疗法、微波电疗法）、超声疗法、光疗法、磁疗法、蜡疗法等。

二、预防

（一）加强身体锻炼

中医学认为"正气存内，邪不可干""邪之所凑，其气必虚"，因此，平常应养成坚持体育锻炼的习惯，提高机体素质，提高抵抗能力。聪颖、敏捷的举止对防止损伤有一定意义。

（二）加强安全防范意识

脊柱退变性损伤常由于高处跌坠、重物打击等原因造成，多发生于建筑工地、体育比赛、工厂车间、高处作业等人群中，因此，一方面改善这些地方的安全设施，另一方面教育人们遵纪守规，加强安全意识。

（三）防止患病后病情继续加重

预防可以理解为"未病先防"和"既病防变"。脊柱退变性损伤多半是慢性损伤，病情迁延，或突然发作，在未发作时，已经形成疾病，只是没有大发作而已，在此阶段应加强功能锻炼，滋补肝肾，调理气血，增强体质，防患于未然。

第四章 脊柱陈旧性医源损伤

（手术失败综合征，FBSS）

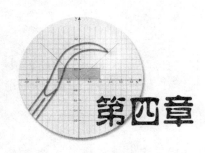

脊柱医源性损伤本章节只讨论手术失败综合征（FBSS），由于手术包括脊柱外伤手术或其他原因手术的原因，使局部功能的障碍、功能不协调、椎体失稳、外固定装置不稳、局部软组织功能障碍、症状消失不彻底、功能未能完全恢复、过时旧病复发等，脊柱手术治疗3个月后为陈旧性医源损伤（手术失败综合征，FBSS）。

定义：在讨论这一重要议题之前，弄清现在讨论的题目的定义非常重要。Webster字典中将"失败"定义为"结果不佳"，但也定义为"恶化或变得虚弱"。显然此文的目的并不是回顾各种治疗的副作用，而是弄清医疗如何成为恶化的原因。这些可以用一个名词概括：医源性脊柱疾病。依据牛津简明字典，医学被定义为"全部的医学技术"或"与手术、产科学等相对应的，即内科学"。本文中将采用"全部的医学技术"这个概念。

医源性脊柱疾病是指由医生造成的疾病。这些疾病必须区别于那些具有充分指征和技术的合法手术术后所继发的不可避免的并发症。例如，具有很好的适应证并且很好地完成了手术的患者，尽管合理应用了抗凝治疗，术后还是出现了血栓栓塞，这与不充分的、技术较差的手术术后所继发的血栓栓塞具有明显的差别。医源性疾病意味着一个在法律程序上所认定的犯罪的概念。专家们设想使用这个新概念来评估责任，并且区分两种类型的并发症。但是，必须认识到在某种情况下两种类型并发症的分界线是存在争论的，而且可能成为专家们争论的源头。

一、病因学

一些非外科工作者，如类风湿学家和运动医学专家，他们可能以不同的形式导致医源性疾病。首先，就是错误诊断和延误诊断；其次，被动消极的态度（或是出于惧怕承担责任而未实施治疗）；再次，引导患者进行一些错误的外科治疗；最后，采用了无效的保守治疗方案，或缺乏对疼痛作用的认识。例如，现已证明对于亚急性或慢性腰痛，一些消极的治疗方法（如按摩和理疗）是无效的。这些方法的广泛应用导致了慢性的、令人痛苦的疼痛。

当术语"医学"被认为是医学技术时，潜在的医源性疾病在一领域是相当广泛的。这些疾病与多种因素有关。首先，方法有效但适应证错误；第二，方法有效但技术不佳；第三，采用无效的治疗办法；最后，轻率的适应证选择以及有风险的方法的滥用。我们依次讨论这些问题。

方法有效但适应证错误可能是医源性疾病的主要原因。根据定义，如果所采用的技术与患者的临床和病理问题不相符，则治疗是失败的。椎间盘手术的滥用和错误应用就是一个很好的例子。如果临床和影像学资料显示脊神经受到刺激和压迫，而且经过了一段时间的保守治疗，大家公认为手术治疗是有效的办法。但不幸的是，椎间盘切除术的滥用和错误应用是灾难性的。首先阴性探查术后的持续反复性的神经痛则说明了这一点。一个失败的初始治疗可能成为放大有害结果的根源。例如，Revel 等在疼痛门诊招募了 40 位患者，他们都在术后出现神经根病变。有两个入选条件是必需的：一是至少经历两次手术；二是所有术前术后的影像学资料和手术报告都必须是可信可用的。采用充分的结果分析方法对所有患者进行回顾评估。40 例患者的手术次数和治疗结果见表 4-1 和 4-2。

表 4-1　40 例患者的手术次数

患者数量	手术数量	患者数量	手术数量
28	2	6	4
6	3	40	98

实施了 98 次手术，却造成了灾难性的结果。回顾这些临床、影像和手术资料非常具有教育意义。第一次术前的影像检查发现，40 例中只有 15 例确有椎间盘突出，而且只有 50% 的手术记录中提及此事。回顾两次手术之间的影像学检查结果发现，只有 22% 存在椎间盘突出，尽管椎间盘突出成为了所有患者再次手术的托辞。反复手术刺激形成了所谓的受虐神经根。神经结构的改变、传入神经的阻滞，诱发了极度的伤害感受，出现神经轴索和神经节细胞的激活以及中枢的致敏化。大脑对慢性疼痛的感知和相关社会心理因素，对痛觉感知系统产生了正反馈。术前检查与灾难性的结果之间的不一致性是由什么造成的？首先就是重复的临床和影像学诊断错误，此外还取决于看病的医生。大家认为，如果第一次的椎间盘手术是基于有争论的临床症状和可疑的影像资料，会增加有害的结果。这种医源性影像在二次手术中会进一步加重。这种情况下，瘢痕组织的存在和神经周围的纤维增生使得神经根的松解变得十分复杂，再次手术会加重神经的损害。瘢痕组织的作用机制并不清楚。但是通过切除这些瘢痕组织，可以阻滞不良预后的产生。只有在发现明确的椎间盘突出复发和/或相应的椎管狭窄时才能行再次手术。如表 4-2 所示，多次无目的的手术会导致慢性疼痛和神经功能丧失。在疼痛门诊和康复中心内这样的患者比比皆是。

表 4-2　98 例手术结果

·60% 未再从事任何工作

·40% 有短暂的工作，22% 变化为较轻的久坐的工作

·只有 5 例患者能够恢复正常的户内活动和休闲活动

医源性损伤不只局限于椎间盘手术。在缺乏合适的适应证时，经皮方法的错误应用也会导致医源性损伤。这种技术常被介绍成一种无创、住院时间短并且可以避免手术风险的方法。因此，这种微创手术易被患者接受，适应证可以胡乱地扩大。然而，尽管手术技术是微创的，但同样存在出现并发症的风险。主要的危险就是愈后不良，当适应证错误时上述情况更为显著。应该再次强调，第一次治疗的失败会成为危害扩大的第一步。

医源性疾病的第二个原因是采用了有效的方法和正确的适应证，但技术不佳。例如，在美国有48例患者在髓核融解术后出现严重的神经并发症，并且留有后遗症。同时期，欧洲也有15例患者出现这种并发症，但其中大部分都得到了康复。美国所出现的神经并发症是由于对向膜内注射胶原酶的医生培训不足造成的。脊柱外科中对医生的技术培训是非常重要的。如果技术操作很差，最好的手术计划和最适合的适应证也将会变成灾难。

不合时宜地采用无效的治疗办法是医源性疾病的另一原因。曾经以商业利益为目的而广为应用的自动化经皮椎间盘切除术已被证明是无效的，这就是一个很好的例子。1984年法国介绍了一种治疗椎间盘突出的方法，即向椎间盘内注射乙醇丙炎松来取代木瓜凝乳蛋白酶。在没有进行任何动物试验、药理研究和长时间试点研究的情况下，此项技术广为流行。尽管近期疗效良好，但时间证明此方法是一个无效的有害的方法。而且，常常发现钙沉积在硬膜外，造成腰痛和神经放射痛。手术难以清除钙的沉积，而且清除术后还会再次出现沉积。

因为有人认为此项技术简单而且有效，因此得以广泛应用，而医源性损害后果近期才被描述，这是一个惊人的例子。此项技术是在未经过任何安全验证的情况下而传播的无效的手术技术。正如Waddell所强调的那样，新治疗方法和新技术不能由具有商业利益的个人组织来促进。在常规应用之前，应强制进行相应的研究，经过适当的设计和实施后，研究结果要发表在顶级杂志上。无效的操作是医源性的，它和它的潜在并发症可以成为伤害的第一步。

最后一个引起医源性疾病的因素是滥用有风险的操作技术。腰椎严重滑脱的复位并不能排除潜在神经并发症的可能。椎弓根螺钉在创伤和退行性变疾病中应用越来越多。解剖研究表明，即使是最优秀的医生，也有可能将椎弓根螺钉拧入椎管，从而导致神经损伤。经验少的医生风险就更大。Cage的应用也是同样。而且，脊柱侧弯术后的并发症和病态也应引起重视。在决定应用此类带风险的方法之前，如果没有通过临床症状和影像学资料而评估此方法，则将被视为医源性的。效应-风险比是判定医源性最好的指标。

总之，我们简单讨论了脊柱医源性疾病的主要原因：我们发现有时候医源性疾病与一个经过充分合理适当的操作而完成的手术的术后并发症难以鉴别。

二、预防

导致医源性脊柱疾病的潜在责任者很多，而且形成了一个复杂的网络。他们包括医务人员、放射人员、患者、媒体、政府和研究机构。

医务工作者，无论是外科还是非外科，都处在治疗的第一线，应该对治疗指征和技术负责。对待任何一次外科手术都不能认为"这不过是一个小小的手术"，每个手术都有可能发生并发症。有时，正是由于这些并发症使得治疗不能达到预期的目标。即使手术确实失败了，也很少有如此详尽的相关论述。然而，由于脊柱外科的病理学特点，手术要达到预期目标常常是不明确的，或者医务人员、患者及其周围人群对手术预期目标的理解存在差异。就像 Deburge 强调的那样，医生的技术教育与培训的时间和治疗关系密切，这是最基本的。住院医生应该知道外科或其他技术并不是解决所有问题的方法，有时自然变化可能更好。而且，最重要的教育必须与理论相关，包括关注患者的痛苦和不幸、医疗费用、无效治疗的开支和伤残。例如，在 Revel 等的研究中，术前的评估和准备与术后不良结果之间存在明显的不一致。适应证的滥用是最可能的解释。现已证实在一个区域内椎间盘手术数量与此地区医生的数量相关。

影像学技术的飞速发展反而成为产生医源性疾病的原因，这看起来有些矛盾。CT 和 MRI 是没有副作用的无创检查。因此，常没有任何临床指征和目的而进行了 CT 或 MRI 检查。细小的异常被发现，并且经常导致错误的治疗。放射科医生十分重要，他们负责影像的质量，而且要读片，而这些结论往往对临床的适应证产生决定性的作用。正如 Nordby 所强调的："CT 和 MRI 似乎要取代良好的病史采集和体格检查。我们经常注意到一个放射科医生通过读片发现了一个细小的缺损，而这个缺损代表了髓核可能突出，但最终却诊断为椎间盘突出。错误的诊断成为错误治疗的基础。"

患者的想法和期望也可能成为医源性原因。在医学领域，治疗同一种疾病有许多种不同方法，这使患者产生困惑。一些受教育程度不高的患者会因中度的症状而要求采用快捷、有效、彻底、微创的治疗方法，并且参与到不适当的或无效的治疗当中。有些患者惧怕传统的治疗方法而求助于不实际的方法。这就是为什么医生要仔细分析患者的想法和期望，必须要让患者了解疾病的自然发展情况和不同治疗方法的特点和风险的原因。

患者的困惑常由媒体宣传造成。患者总是寻找新的具有轰动效应的治疗方法，而忽视了这种方法的风险和作用。相关的医疗行业和医疗媒体有这样的理论责任去宣传最好的信息。

法律和健康保险系统可在多个方面对医疗保健产生影响。例如，对不法行为的恐惧会增强部分人群的防范心理。而保险系统可能会阻止有效治疗的使用或只允许部分治疗的使用。例如，法国社会安全系统曾经拒付或退还个人诊所收取的木瓜凝蛋白酶治疗的费用，拒绝负担不起费用的患者使用此治疗方法。

同样，科研机构也有责任。在研究领域保持优秀的传统是十分必要的。最重要的是，必须避免与企业发生利益关系，才能够做出可信的"没有失败的"的实验结果。我们已经阐述过无效方法的使用是医源性的。反复的治疗失败，无论是保守还是手术，都会产生痛苦、焦虑、压抑或慢性疼痛。此话亦适用于企业，它们必须保持在研究和发展方面的良好业绩。尽管存在商业压力，但是必须要遵循理论准则。例如，最近坚决停止木瓜凝蛋白酶的生产就是打击非伦理行为的一个很好的范例。（来自人民卫生出版社《脊柱手术失败》，党耕町主译，第 29~33 页）

另外，为了避免脊柱融合失败，必须完全掌握融合术的适应证。它包括：①椎管狭窄合并退变性疾病或医源性滑脱需减压者；②过度减压而导致医源性脊柱不稳定；③进行性退变性腰椎侧弯；④椎间盘突出复发。对于非神经根性的腰痛，应在非手术治疗无效后才能行脊柱融合术。（来自人民卫生出版社《脊柱手术失败》，党耕町主译，第 35 页）。

脊柱陈旧性医源损伤在中医学中没有对应的名称，属"脊背骨折""背膂骨折""腰部陈伤""腰痛""痹证"等范畴。其某些临床症状与"痹证""颈背痛"（腰背痛）相似。近年来，中医学从理论、实验、临床等各方面进行了研究，并取得了一些进展。但临床治疗时，必须重视预防工作，重视医源损伤的早诊断、早治疗、早康复，并且从中西医结合角度做出更深入的探索。

第一节　病因病机

病因：很明确的医源性。

病机：气滞瘀血、肝肾亏虚、风寒湿阻、余邪未尽、椎体失稳（阴阳失调）。

其实在病因方面不仅仅是一源性的，应该是双源性的，原发病因和继发病因。原发病因是由于个体差异问题而形成的结果，继发病因是医源性的结果。谈到这个问题时，医生在手术前应该全面衡量最终的结果。

一、原发病因

中医学认为，骨为干，筋为刚，肾为先天之本，主骨生髓藏精；肝为罢极之本，主筋藏血，故脊柱陈旧性医源损伤，经久不愈多由肝肾精血亏虚、骨髓失养所致，其本在于肾。医生要实施手术治疗，必然有其适应证。没有适应证是不会手术的，如果病人无疾、肝肾强壮、阴阳平衡、功能正常，不会实施手术治疗，手术本身就是一种风险。

脊柱陈旧性医源损伤，虽然病因在医，但也是多种因素作用的结果。《杂病源流犀烛·跌仆闪挫源流》说："跌仆闪挫，卒然身受，由外及内，气血俱伤病也。"气是维持正常脏腑生理活动的基础，病程长久，耗气伤正，素体气虚，脏腑器官功能衰退，遭受损伤，气血生化乏源，筋骨无以濡养，故损伤难以康复。久病及肾，又进一步加重病情。《素问·上古天真论》说："丈夫八岁，肾气实，发长齿更；二八，肾气盛……；三八，肾气平均，筋骨劲强……；四八，筋骨隆盛，肌肉满壮；五八，肾气衰……；七八，肝气衰，筋不能动。"阐述了年龄与五脏精气、筋骨的关系。临床骨折病人中，老年患者的恢复与愈合较差，易于形成陈旧性损伤，正如《正体类要·正体主治大法》所说："若骨接而复脱，肝肾虚也。"外感六淫之邪与损伤，尤其同慢性劳损密切相关。或单独侵袭人体，或损伤后复感外邪，以后者多见。邪毒感染，则局部筋骨损伤，瘀血化热，经络阻塞，凝滞筋骨，故见屈伸不利，或肿或痛。外力损伤，如粗暴施用手法整复，筋骨长时间失去濡养，或复位欠佳，间隙存留异物，气血不能疏通，造成陈旧性损伤。

总之，手术后的恢复与病人的肝肾、气血、阴阳、心理原因、年龄、体质、营养等多种因素密切相关。

二、继发病因

1. 瘀血　如陈士铎提出"瘀不去则骨不能接""瘀去新骨生"的观点。骨折后期瘀血形成主要由于正气虚无以运行气血，肝气郁结，气血阻滞或跌仆损伤，气滞血瘀等。瘀血的产生常见有三：一是跌仆损伤，气血阻滞，瘀积脏腑皮肉经络；二是正气虚弱，无力推动血液运行；三是损伤期间，情志不遂，肝气郁结，气滞血瘀等。瘀积不散，留于筋骨，则为肿为痛，或阻碍气血运行，筋骨失养，加重损伤，或延迟康复，故《血证论》《伤科补要》等一些论著均以"损伤之症，专从血论"为辨证施治的基础。

2. 风寒外邪　损伤日久，气血虚弱，若复感风寒外邪，经络阻塞，气机不得宣通，引起肌肉痉挛和屈伸无力，导致关节活动不利，肢体功能障碍，其改变了局部的力学平衡状态，使损伤复发或加重等。《仙授理伤续断秘方》说："损后中风，手足痿痹，不能举动，筋骨乖张，挛缩不伸。"

3. 姿势不良　骨折经整复后，筋骨未坚，或不当锻炼，或过早负重，使稳定性遭受破坏，绵延日久，形成陈伤。

4. 脊柱结构的影响　脊柱损伤可以影响不同的结构，以不同方式影响椎间关节的生物力学性质和运动学行为。体内的某些损伤在早期就可能检测，而另一些则有赖于时间，在初始损伤之后很长时间才能显现出来。为了能够纠正在人体脊柱手术中所造成的那些损伤，就必须发明更好的、更敏感的方法。

5. 生物力学的影响　医源性脊柱损伤在体内不仅对椎间活动有影响，对生物力学的影响更为显著。生物力学的完成是集骨骼肌肉及各软组织相互配合的结果，由于手术原因对它固有结构的破坏而产生了极大的负面影响。

6. 运动学的影响　在多数脊柱手术中，无法避免要损伤脊柱后方的韧带、肌肉和/或骨结构，后果往往是可以接受的。这些损伤现在和将来都同样不可避免，并且偶尔损伤关节突关节的关节囊或关节本身。如前所说，椎间关节提供脊柱的活动与稳定。手术改变了那些结构，也可能改变它的承载和运动学性质，并因此诱发病理过程（例如加速椎间关节退变）。体外研究显示，关节突关节部分或完全受到扰乱，能够影响整个椎间关节的生物力学关系。因为医源性损伤不仅改变被动稳定结构如韧带、骨结构，也改变主动稳定结构。

7. 腰椎融合　下腰段疼痛也是手术失败之一，由于融合腰椎，生物力学的破坏，受力和载荷都发生移位。由于假关节的形成，内固定装置可以松动和移位。（图4-1）

8. 术后平背综合征　平背综合征的定义：因腰椎术后前凸减小而产生的腰痛（疲劳），同时若不屈曲膝关节则无法站直；也就是从C_7椎体向下的垂线落到骶椎的前方。腰椎前凸的正常范围以及正常值下限的确定对诊断来说是必不可少的。但是关于上述数值仍存争论。此外，前凸的测量有很多方法，测量的节段各有不同（一部分是以下腰椎间盘和骶骨上端的不充分的影像测得的），从而使得前凸的下限难以测定。大多数学者将L_1上缘作为上方的测量水平，至于下方的测量水平，L_5椎体的下缘和S_1的上缘都被使用。腰椎越向远端前凸越大，最远端的两个节段的前凸构成了腰椎前凸的大部分。有报道认为从L_1至L_5平均前凸角度为40°～44°，正常值在20°～40°之间。如果包括L_5、S_1椎间盘（如从L_1测量至S_1），则前凸角度在55°～72°

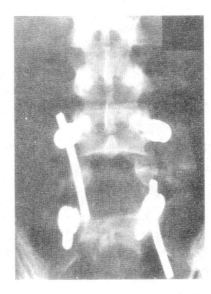

图4-1　术后持续腰痛和L_5～S_1假关节形成，内固定松动

之间，正常值范围很宽，为20°~80°。总之，若腰椎前凸小于20°（L_1~S_1），则认为是平背。在腰椎前凸的测量中，最被公认的方法是从 L_1 至 L_5。

9. 脊柱手术中内植物及装置的错误使用。

10. 特发性脊柱侧弯后路融合术后迟发性感染。

11. 脊柱术后感染的严重性及不合理治疗。

12. 腰椎手术失败综合征中的硬膜外纤维化。

13. 手术并发症的出现，血肿、椎间盘炎、假性脊髓膜膨出、无菌性神经根炎、无菌性蛛网膜炎、棉织品瘤、椎管狭窄、假关节和其他并发症。

总之，脊柱陈旧性医源损伤继发病因主要是治疗不当，手术医生的问题，手术环境的问题，手术材料的问题等，手术后的恢复与病人的肝肾、气血、阴阳等有关，但是与手术后的治疗情况、功能锻炼、康复训练、营养保健、外邪侵袭等多种因素密切相关。

三、病机

1. 气滞瘀血　手术本身就会产生瘀血现象，瘀血必然气滞，气滞加重瘀血，加之脊柱手术中内植物及装置的错误使用、血肿、椎间盘炎、假性脊髓膜膨出、无菌性神经根炎、无菌性蛛网膜炎、棉织品瘤、椎管狭窄、假关节和其他并发症，临床会出现疼痛固定不移，或串痛、放射痛（气滞）、局部僵硬不适、活动受限等，舌淡有瘀斑、苔薄白、脉弦。

2. 肝肾亏虚　手术后伤筋动骨，必然损伤肝肾，阴阳俱亏，出现腰椎手术失败综合征中的硬膜外纤维化、假性脊髓膜膨出、无菌性神经根炎、无菌性蛛网膜炎、棉织品瘤、椎管狭窄，临床表现为腰酸背痛，挺腰无力，走路迟缓，功能受限，劳累后加重，休息后减轻，不能负重，甚至扶杖行走，腰痛、腿痛、坐骨神经痛，或阴虚盗汗，或阳虚自汗，大便稀薄，小便清长无力，舌淡苔薄白，脉细无力。

3. 经络阻滞　术中或术后受风着凉，阻滞气血经络，腰酸腿痛，功能受限，或术后复发，遇冷加重，遇热减轻，二便尚可，舌淡，苔薄，脉弦浮。

4. 余邪未尽　手术中感染，特发性脊柱侧弯后路融合术后迟发性感染、脊柱术后感染的严重性及不合理治疗、无菌性神经根炎、无菌性蛛网膜炎等。处理不当，影响愈合，腰酸、腿软、无力、麻木、功能受限、劳累外感后加重。舌淡、苔薄黄，脉弦紧。

5. 椎体失稳（阴阳失调）　手术的原因，破坏了椎体本身和椎体与椎体之间的稳定性，破坏了周围软组织的协调性，加之脊柱手术中内植物及装置的使用，植入物试图增加椎体的稳定性，可同时又增加了相互之间的不稳定性和不协调性，机体自身协调手术后的不协调性而出现硬膜外纤维化、椎管狭窄、假关节形成等，但又出现了新的失衡情况。

第二节　西医学病因病理与诊断

医源性脊柱损伤，一般是因为治病而造成的损伤，损伤后功能没有恢复或由其他并发症或椎体失稳引起的临床症状。

一、病因病理

脊柱手术也是一种风险手术。

1. 手术量的大小　手术量是一种推测，大则损伤，小则不到位，都会影响手术效果，导致手术后临床症状的出现，或不能完全消失。

2. 固定装置的匹配与稳固　手术后牢固的内、外固定是脊柱手术愈合的基础，而不利于骨折愈合的肌肉收缩力、肢体的重力或肢体活动时产生的剪力及旋转应力等，得不到有效消除，必然影响手术的效果，造成伤口延迟愈合，甚至不愈合。固定装置的匹配情况在愈合过程中和功能恢复中也必然起着非常重要的作用。

3. 手术中具有很强的灵活性　在手术过程中，随着手术的进行会出现这样那样的情况，如血压、心跳、呼吸的变化，骨密度量的估计问题，手术器械的功能问题等情况，在手术过程中都要灵活处理。

4. 技术难度和熟练性　脊柱手术是有难度的手术，因为脊柱手术要保持椎体的稳定性，而不是切掉某种病灶而已，涉及到的神经血管比较多，在手术治疗过程中熟练程度是非常重要的，否则会出现这样那样的并发症和后遗症，或手术失败。

5. 术后的用药与护理　脊柱手术术后的用药和护理非常重要，这也是保证手术成功的关键，有效而直接的抗感染治疗是防止术后感染的重要手段，术后的护理是脊柱手术功能恢复的关键。

6. 血运正常与否　脊柱手术血运障碍，也是影响手术成功的关键。

二、临床诊断

1. 症状

（1）患者一般有明确手术史。

（2）脊柱手术受累部位疼痛，活动受限，但疼痛不如手术前剧烈。

（3）有神经损伤时，可伴有受累区域麻木，局部僵硬不适，四肢困重，疼痛，损伤平面以下感觉障碍，大小便功能异常等表现。若损伤逐渐加重，会出现截瘫的症状日益加重等。

（4）手术后症状消失 80% 左右，一年后或更长时间，原症状重新出现。

（5）手术后原症状基本消失，新症状出现，如腰酸腿软、下肢冷凉无力、小便无力、怕冷怕凉、抵抗力下降、不能弯腰、不能负重等，或左侧症状消失而右侧症状出现。

（6）手术后数月或更长时间，出现间歇性跛行而渐进性加重的椎管狭窄症状。

2. 体征

（1）手术椎压痛、叩击痛、肌肉痉挛，或局部有畸形。

（2）外固定装置的松动畸形愈合，出现手术椎高凸。

（3）有神经脊髓损伤时，早期可出现腱反射亢进，晚期则减弱或消失；同时伴有病理征。

3. 影像学检查

（1）X 线片：拍摄 X 线片对脊柱陈旧性医源损伤的诊断有重要意义。一般摄正侧位片。可发现外固定装置的位置情况、椎间隙情况、曲度情况或有无松动。

(2) CT 及 MRI：CT 检查可进一步明确手术后的椎间盘及周围软组织的情况，在能做 MRI 的情况下，可进一步了解硬膜囊、椎间盘、周围软组织的情况，尤其是纤维环的变化。

4. 排除其他病

进行综合判断排除其他病。

1 + 2 + 3 + 4 = 诊断。

5. 鉴别诊断

(1) 术后并发颈椎病：颈椎病系指颈椎椎间盘退变及其继发性改变刺激或压迫邻近组织，引起颈肩部疼痛、麻木、活动障碍等各种症状和体征的一组综合征，好发于 40 岁以上的中老年人，可有或无外伤史，X 线片表现为颈椎生理曲度变直、椎间隙狭窄，椎体后缘有骨赘形成，或钩椎增生明显、椎间孔变小等。由于手术的原因，尤其是胸椎手术或颈椎手术后，会使颈椎病的发展速度加快，而很快罹患颈椎病。

(2) 术后并发腰椎间盘突出症：腰椎间盘突出症是由于退变的原因造成纤维环的破裂形成的腰腿痛为主的椎间盘疾患，由于腰椎手术的原因，使椎体失稳，受力椎的移位，而出现手术融合椎的上一个或下一个椎间盘的受力严重受累，而并发上一个椎间盘和下一个椎间盘的椎间盘突出。

(3) 脊髓粘连性蛛网膜炎：可有脊髓传导束症状，腰椎穿刺 Queckensutest 试验可有不完全梗阻或完全梗阻现象。鉴别要点：脊髓造影时，碘油通过蛛网下腔困难，并分散为点滴延续的条管状即所谓蜡泪状。

(4) 脊髓空洞症：本病好发于胸腰段，发病脊髓平面以下感觉障碍。鉴别要点：此病多发生于年轻人，患者出现痛觉和其他感觉相分离，温度觉可减退或消失。

(5) 肌萎缩性侧索硬化症：本病为一种原因不甚明显的脑干运动核、皮层、脊髓束和脊髓前角细胞损害的疾病，起病徐缓，可出现下肢痉挛性瘫痪。鉴别要点：无感觉障碍，脊髓造影和 MRI 检查无梗阻和压迫现象。

第三节 辨病与辨证

脊柱陈旧性医源损伤在临床诊断与治疗上应将手术辨病和中医学的辨证相结合，做到明确诊断、明确辨证。有利于选钩、选穴、定位、选手法，准确钩活对症治疗。

一、辨病

按照脊柱陈旧性医源损伤的定义准确地辨认其病。首先符合陈旧性脊柱医源性损伤的病史、症状、体征、影像学检查，辨清医源性脊椎损伤的原因，其次是排除其他病即鉴别诊断，为准确治疗打下基础。

二、辨证

1. 病因病机辨证

脊柱陈旧性医源损伤大多由于脊柱手术后，由于各种手术原因导致的损伤。中医学认为，手术后正气必然虚衰，而肾主骨，故其本在于肾精亏虚无以养骨，故骨痿筋缩，无以生长，不能连接，又因肝肾同源，肝肾俱虚，则腰脊不举，骨空髓减，筋脉拘挛等；手术后，久卧病床，气血疏通受阻。脾为后天之本，胃主受纳，影响脾胃功能则消化吸收减退，气血生化无源，导致气血两虚，故见面色苍白，萎黄，气短乏力，疼痛绵绵，不愿行动，舌淡，脉细弱等。

2. 经络辨证

人体经络沟通上下内外，联络脏腑，运行气血，濡养全身，具有保护身体、防止病邪入侵等作用。《灵枢·海论》说："夫十二经脉者，内属藏府，外络于肢节。"《难经·二十三难》说："经脉者，行气血，通阴阳，以荣于身者也。"故人体的疾病同经络密切相关。一方面，人体的一些病理变化可通过经络表现出来；另一方面，可以通过经络调节和治疗机体病变。《灵枢·经别》说："夫十二经脉者，人之所以生，病之所以成，人之所以治，病之所以起。"骨伤科疾病涉及的经脉主要有：

（1）督脉：起于少腹，行于腰背脊柱正中，上达风府，入颅属脑，由项沿头部正中线到达头顶，经前额下行至鼻柱，下入上唇。其主要病变表现在项脊，如脊柱强直、角弓反张、僵痛、屈伸不利等。

（2）足太阳膀胱经：起于目内眦，沿额上行，交会于巅顶，支脉入颅络脑，后分二行，挟脊下行，到达腰部，络肾属膀胱。从腰脊向下过臀进入腘窝中，再向下经小腿外侧，足外踝后面，至足小趾外侧尖端。其主要病证可见头痛、脊柱疼痛等。

此外，还有足少阴肾经、足厥阴肝经等经脉。

3. 医源性损伤的活动类型辨证

在慢性损伤的每一组内，肌肉刺激和不刺激两种情况下，比较其滞后线的差别。肌肉刺激以不同的方式影响运动学行为。在纤维环损伤组，刺激椎旁肌使屈伸时相中三个运动学变量的滞后现象都倾向于增加；而在髓核损伤组，刺激肌肉使轴向滞后现象减低。在同假损伤组比较时，轴向（AX）滞后现象改变最大，特别在纤维环损伤组、髓核损伤组、关节突劈开组和关节囊切开组。

损伤后3个月时，活动节段的不同医源性损伤都出现椎间盘和关节突关节退变，同人体脊柱中所见到的相似。不同的损伤引起了正常椎间关节不同的运动学障碍。通过这些体内实验，可以概括它们的如下特点：

（1）很显然，动点测量最大活动范围（MAX ROM），在测试慢性椎间关节损伤的影响中，是最敏感的运动学参数。

（2）轴向位移（AX），在慢性损伤中，为改变最为显著的运动学变量。

（3）与急性损伤模型相比，慢性损伤的屈伸活动中，椎旁肌总体上对稳定性作用相对少。这可能因为，在慢性损伤组中其神经肌肉反馈机制改变或稳定肌群疲劳化所致。（来自人民卫生出版社《脊柱手术失败》，党耕町主译，第19页）。

4. 分型辨证

（1）痹证型：手术损伤正气，气血不足，腠理开泄，加之围手术期或手术后护理不当，风寒湿邪乘虚侵入，阻滞局部筋脉气血，筋络不通，导致局部疼痛，活动受限或僵硬不适，遇冷加重，遇热减轻的疼痛麻木和活动障碍。

（2）痿证型：手术伤筋动骨，手术量过大，使局部经络受阻，筋脉失养，导致局部僵硬不适，活动受限，四肢困重，损伤平面以下感觉障碍，大小便功能异常，肌萎甚至截瘫，舌淡苔白，脉虚弱等症状。

(3) 外伤瘀血型：瘀血是手术的必然现象，瘀血必然气滞，气滞加重瘀血，加之脊柱手术中内植物及装置的错误使用、血肿、椎间盘炎、假性脊髓膜膨出、无菌性神经根炎、无菌性蛛网膜炎、棉织品瘤、椎管狭窄、假关节和其他并发症，致使瘀血阻滞局部经络，经络不通，而导致突发性或慢性且逐渐加重的局部疼痛，活动受限或僵硬不适。有神经或脊髓损伤时，可伴有受累部位麻木，疼痛如刺，痛有定处，日轻夜重，痛处拒按，四肢困重，损伤平面以下感觉障碍，大小便功能异常甚至截瘫，舌紫暗，或有瘀斑，脉弦紧或涩。

(4) 肝肾亏虚型：手术后伤筋动骨，必然损伤肝肾，阴阳俱亏，出现脊柱手术失败综合征中的硬膜外纤维化、假性脊髓膜膨出、无菌性神经根炎、无菌性蛛网膜炎、棉织品瘤、椎管狭窄，损伤肝肾，筋脉失去气血濡养导致局部酸痛，四肢困重、乏力，劳则更甚，卧则减轻。损伤平面以下感觉障碍，大小便功能异常，肌萎甚至截瘫。偏阳虚者面色不华，手足不温，四肢发凉，少气懒言，或有阳痿、早泄，妇女带下清稀，舌质淡，脉沉细。偏阴虚者，咽干口渴，面色潮红，倦怠乏力，心烦失眠，多梦或有遗精，妇女带下色黄味臭，舌红少苔，脉弦细数。

(5) 余邪未尽型：因为手术原因造成了感染，或感染后营养不当迟缓愈合，或造成手术并发椎间盘炎后，炎症消退，无菌性炎症遗留，或假性脊髓膜膨出、无菌性神经根炎、无菌性蛛网膜炎等。出现局部酸痛，四肢困重、乏力，劳则更甚，卧则减轻。手足不温，四肢发凉，麻木，少气懒言，舌红少苔，脉弦细数。

第四节 中医分型钩活术治疗

钩活术治疗脊柱陈旧性医源损伤，利用中医理论将其分为痹证型、痿证型、外伤瘀血型、肝肾亏虚型、余邪未尽型 5 型，根据中医分型的证候特点和手术部位选用相应的穴位，运用钩活术的各种手法进行综合治疗。

脊柱陈旧性医源损伤是钩活术的适应证，要排除绝对禁忌证和相对禁忌证，同时进行相关的各种检查，检查的结果符合脊柱陈旧性医源损伤的诊断，未发现其他疾病引起的相关症状，综合辨证分析后确定所选穴位点。

1. 颈椎陈旧性医源损伤的选穴公式

①选穴原则

根据影像学检查颈椎陈旧性医源损伤的结果，进行病位选穴，并结合临床症状，二者相符，确定病位，准确选取穴位。取穴基本公式（所取穴位的定位主治见附录6）如下：

局部取穴

第一组颈穴（双穴）

颈1穴 + 颈2穴 = C_1穴 + C_2穴，颈2穴 + 颈3穴 = C_2穴 + C_3穴

颈3穴 + 颈4穴 = C_3穴 + C_4穴，颈4穴 + 颈5穴 = C_4穴 + C_5穴

颈5穴 + 颈6穴 = C_5穴 + C_6穴，颈6穴 + 颈7穴 = C_6穴 + C_7穴

第二组颈穴（双穴）

颈3穴 + 胸12穴 = C_3穴 + T_{12}穴，颈4穴 + 颈1穴 = C_4穴 + C_1穴

颈5穴+颈2穴=C_5穴+C_2穴，颈6穴+颈3穴=C_6穴+C_3穴
颈7穴+颈4穴=C_7穴+C_4穴，颈8穴+颈5穴（中1.2）=C_8穴+C_5穴

第一组颈撇穴（双穴）

颈1′穴+颈2′穴=C_1'穴+C_2'穴，颈2′穴+颈3′穴=C_2'穴+C_3'穴
颈3′穴+颈4′穴=C_3'穴+C_4'穴，颈4′穴+颈5′穴=C_4'穴+C_5'穴
颈5′穴+颈6′穴=C_5'穴+C_6'穴，颈6′穴+颈7′穴=C_6'穴+C_7'穴

第二组颈撇穴（双穴）

颈3′穴+胸12′穴=C_3'穴+T_{12}'穴，颈4′穴+颈1′穴=C_4'穴+C_1'穴
颈5′穴+颈2′穴=C_5'穴+C_2'穴，颈6′穴+颈3′穴=C_6'穴+C_3'穴
颈7′穴+颈4′穴=C_7'穴+C_4'穴，颈8′穴+颈5′穴（中1.2）=C_8'穴+C_5'穴

第三组颈穴（三穴）

颈1穴+颈2穴+颈3穴=C_1穴+C_2穴+C_3穴，颈2穴+颈3穴+颈4穴=C_2穴+C_3穴+C_4穴

颈3穴+颈4穴+颈5穴=C_3穴+C_4穴+C_5穴，颈4穴+颈5穴+颈6穴=C_4穴+C_5穴+C_6穴

第三组颈撇穴（三穴）

颈1′穴+颈2′穴+颈3′穴=C_1'穴+C_2'穴+C_3'穴
颈2′穴+颈3′穴+颈4′穴=C_2'穴+C_3'穴+C_4'穴
颈3′穴+颈4′穴+颈5′穴=C_3'穴+C_4'穴+C_5'穴
颈4′穴+颈5′穴+颈6′穴=C_4'穴+C_5'穴+C_6'穴

根据病情的需要可选双穴组合或三穴组合。

以上穴位点根据具体辨证采用平补平泻（通补兼施）、以泻法为主。

注："巨颈胸"代表巨类颈胸型钩锃针；下面出现的"中内板3.5双或单，补或平、泻"代表中类内板3.5cm型钩锃针双取穴或单取穴，补法或泻法、平补平泻；"微内刃2.5双或单，补或平、泻"代表微类内刃2.5cm型钩锃针双取穴或单取穴，补法或泻法、平补平泻。"微内板1.2"代表微类内板1.2型钩锃针，依此类推。

②选穴注意事项

根据影像和临床表现综合辨证选取相应穴位组合为主穴，根据临床症状缓解情况，综合分析，酌情做第二次钩活术，二次钩活术应选取对应的撇穴组合为主穴。依此类推，但主穴只选一个组合。一般不取 C_4穴+C_5穴、C_5穴+C_6穴、C_6穴+C_7穴、C_5穴+C_2穴、C_6穴+C_3穴、C_7穴+C_4穴、C_8穴+C_5穴、C_4'穴+C_5'穴、C_5'穴+C_6'穴、C_6'穴+C_7'穴、C_5'穴+C_2'穴、C_6'穴+C_3'穴、C_7'穴+C_4'穴、C_8'穴+C_5'穴。因为，这些组合掌握难度大，风险大，发病率低。

配穴1~3个为宜，也可不选。

2. 胸椎陈旧性医源损伤的选穴公式

①选穴原则

根据影像学检查胸椎陈旧性医源损伤的结果，进行病位选穴，并结合临床症状，二者相符，确定病位，准确选取穴位。取穴基本公式（所取穴位的定位主治见附录6）如下：

局部取穴

第一组胸穴（双穴）

胸1穴+胸2穴＝T_1穴+T_2穴，胸2穴+胸3穴＝T_2穴+T_3穴

胸3穴+胸4穴＝T_3穴+T_4穴，胸4穴+胸5穴＝T_4穴+T_5穴

胸5穴+胸6穴＝T_5穴+T_6穴，胸6穴+胸7穴＝T_6穴+T_7穴

胸7穴+胸8穴＝T_7穴+T_8穴，胸8穴+胸9穴＝T_8穴+T_9穴

胸9穴+胸10穴＝T_9穴+T_{10}穴，胸10穴+胸11穴＝T_{10}穴+T_{11}穴

胸11穴+胸12穴＝T_{11}穴+T_{12}穴

平补平泻

第二组胸穴（双穴）

胸3穴+胸12穴＝T_3穴+T_{12}穴，胸4穴+胸1穴＝T_4穴+T_1穴

胸5穴+胸2穴＝T_5穴+T_2穴，胸6穴+胸3穴＝T_6穴+T_3穴

胸7穴+胸4穴＝T_7穴+T_4穴，胸8穴+胸5穴＝T_8穴+T_5穴

胸9穴+胸6穴＝T_9穴+T_6穴，胸10穴+胸7穴＝T_{10}穴+T_7穴

胸11穴+胸8穴＝T_{11}穴+T_8穴，胸12穴+胸9穴＝T_{12}穴+T_9穴

第一组胸撇穴（双穴）

胸1'穴+胸2'穴＝T_1'穴+T_2'穴，胸2'穴+胸3'穴＝T_2'穴+T_3'穴

胸3'穴+胸4'穴＝T_3'穴+T_4'穴，胸4'穴+胸5'穴＝T_4'穴+T_5'穴

胸5'穴+胸6'穴＝T_5'穴+T_6'穴，胸6'穴+胸7'穴＝T_6'穴+T_7'穴

胸7'穴+胸8'穴＝T_7'穴+T_8'穴，胸8'穴+胸9'穴＝T_8'穴+T_9'穴

胸9'穴+胸10'穴＝T_9'穴+T_{10}'穴，胸10'穴+胸11'穴＝T_{10}'穴+T_{11}'穴

胸11'穴+胸12'穴＝T_{11}'穴+T_{12}'穴

平补平泻

第二组胸撇穴（双穴）

胸3'穴+胸12'穴＝T_3'穴+T_{12}'穴，胸4'穴+胸1'穴＝T_4'穴+T_1'穴

胸5'穴+胸2'穴＝T_5'穴+T_2'穴，胸6'穴+胸3'穴＝T_6'穴+T_3'穴

胸7'穴+胸4'穴＝T_7'穴+T_4'穴，胸8'穴+胸5'穴＝T_8'穴+T_5'穴

胸9'穴+胸6'穴＝T_9'穴+T_6'穴，胸10'穴+胸7'穴＝T_{10}'穴+T_7'穴

胸11'穴+胸8'穴＝T_{11}'穴+T_8'穴，胸12'穴+胸9'穴＝T_{12}'穴+T_9'穴

第三组胸穴（三穴）

胸1穴+胸2穴+胸3穴＝T_1穴+T_2穴+T_3穴

胸2穴+胸3穴胸4穴＝T_2穴+T_3穴+T_4穴

胸3穴+胸4穴+胸5穴＝T_3穴+T_4穴+T_5穴

胸4穴+胸5穴+胸6穴＝T_4穴+T_5穴+T_6穴

胸5穴+胸6穴+胸7穴＝T_5穴+T_6穴+T_7穴

胸6穴+胸7穴+胸8穴＝T_6穴+T_7穴+T_8穴

胸7穴+胸8穴+胸9穴＝T_7穴+T_8穴+T_9穴

胸8穴+胸9穴+胸10穴＝T_8穴+T_9穴+T_{10}穴

胸9穴+胸10穴+胸11穴＝T_9穴+T_{10}穴+T_{11}穴

胸10穴+胸11穴+胸12穴＝T_{10}穴+T_{11}穴+T_{12}穴

第三组胸撇穴（三穴）

胸$1'$穴 + 胸$2'$穴 + 胸$3'$穴 = T_1'穴 + T_2'穴 + T_3'穴

胸$2'$穴 + 胸$3'$穴 + 胸$4'$穴 = T_2'穴 + T_3'穴 + T_4'穴

胸$3'$穴 + 胸$4'$穴 + 胸$5'$穴 = T_3'穴 + T_4'穴 + T_5'穴

胸$4'$穴 + 胸$5'$穴 + 胸$6'$穴 = T_4'穴 + T_5'穴 + T_6'穴

胸$5'$穴 + 胸$6'$穴 + 胸$7'$穴 = T_5'穴 + T_6'穴 + T_7'穴

胸$6'$穴 + 胸$7'$穴 + 胸$8'$穴 = T_6'穴 + T_7'穴 + T_8'穴

胸$7'$穴 + 胸$8'$穴 + 胸$9'$穴 = T_7'穴 + T_8'穴 + T_9'穴

胸$8'$穴 + 胸$9'$穴 + 胸$10'$穴 = T_8'穴 + T_9'穴 + T_{10}'穴

胸$9'$穴 + 胸$10'$穴 + 胸$11'$穴 = T_9'穴 + T_{10}'穴 + T_{11}'穴

胸$10'$穴 + 胸$11'$穴 + 胸$12'$穴 = T_{10}'穴 + T_{11}'穴 + T_{12}'穴

根据病情的需要可选双穴组合或三穴组合。

以上穴位点利用巨颈胸型钩鍉针。

注："巨颈胸"代表巨类颈胸型钩鍉针；下面出现的"中内板3.5双或单，补或平、泻"代表中类内板3.5cm型钩鍉针双取穴或单取穴，补法或泻法、平补平泻；"微内刃2.5双或单，补或平、泻"代表微类内刃2.5cm型钩鍉针双取穴或单取穴，补法或泻法、平补平泻。"微内板1.2"代表微类内板1.2型钩鍉针，依此类推。

②选穴注意事项

根据影像和临床表现综合辨证选取相应穴位组合为主穴，根据临床症状缓解情况，综合分析，酌情做第二次钩活术，二次钩活术应选取对应的撇穴组合为主穴。依此类推，但主穴只选一个组合。一般不取T_9'穴 + T_{10}'穴、T_{10}'穴 + T_{11}'穴、T_3'穴 + T_{12}'穴、T_{10}'穴 + T_7'穴、T_{11}'穴 + T_8'穴、T_{12}'穴 + T_9'穴、T_9'穴 + T_{10}'穴、T_3'穴 + T_{12}'穴、T_{10}'穴 + T_7'穴、T_{11}'穴 + T_8'穴、T_{12}'穴 + T_9'穴。因为，这些组合掌握难度大，风险大，发病率低。

胸椎外伤骨折以胸腰段最多，这与胸腰段活动度较大，又是活动与稳定椎段的交界处有关。但也有报道好发于上胸段者。而上胸段外伤骨折多并发颈椎外伤骨折。所以在选穴方面胸T_1'穴 + T_2'穴、T_2'穴 + T_3'穴、T_3'穴 + T_4'穴、T_4'穴 + T_5'穴、T_5'穴 + T_6'穴、T_1'穴 + T_2'穴、T_2'穴 + T_3'穴、T_3'穴 + T_4'穴、T_4'穴 + T_5'穴、T_5'穴 + T_6'穴的选择率较高。

配穴1~3个为宜，也可不选。

3. 腰椎陈旧性医源损伤的选穴公式

①选穴原则

根据影像学检查腰椎陈旧性医源损伤的结果，进行病位选穴，并结合临床症状，二者相符，确定病位，准确选取穴位。取穴基本公式（所取穴位的定位主治见附录6）如下：

局部取穴

第一组腰穴（双穴）

腰1穴 + 腰2穴（巨腰型）= L_1穴 + L_2穴

腰2穴 + 腰3穴（巨腰型）= L_2穴 + L_3穴

腰3穴 + 腰4穴（巨腰型）= L_3穴 + L_4穴

腰4穴 + 腰5穴（巨腰型）= L_4穴 + L_5穴

腰5穴+胸₁穴（巨腰型） = L_5穴 + T_1穴
第二组腰穴（双穴）
腰3穴+骶₄穴（巨腰型） = L_3穴 + S_4穴
腰4穴+腰1穴（巨腰型） = L_4穴 + L_1穴
腰5穴+腰2穴（巨腰型） = L_5穴 + L_2穴
胸₁穴+腰3穴（巨腰型） = T_1穴 + L_3穴
第一组腰撤穴（双穴）
腰1′穴+腰2′穴（巨腰型） = L_1'穴 + L_2'穴
腰2′穴+腰3′穴（巨腰型） = L_2'穴 + L_3'穴
腰3′穴+腰4′穴（巨腰型） = L_3'穴 + L_4'穴
腰4′穴+腰5′穴（巨腰型） = L_4'穴 + L_5'穴
腰5′穴+胸₁′穴（巨腰型） = L_5'穴 + T_1'穴
第二组腰撤穴（双穴）
腰3′穴+骶₂穴（巨腰型） = L_3'穴 + S_2'穴
腰4′穴+腰1′穴（巨腰型） = L_4'穴 + L_1'穴
腰5′穴+腰2′穴（巨腰型） = L_5'穴 + L_2'穴
胸1′穴+腰3′穴（巨腰型） = T_1'穴 + L_3'穴
第二组腰穴（三穴）
腰1穴+腰2穴+腰3穴（巨腰型） = L_1穴 + L_2穴 + L_3穴
腰2穴+腰3穴+腰4穴（巨腰型） = L_2穴 + L_3穴 + L_4穴
腰3穴+腰4穴+腰5穴（巨腰型） = L_3穴 + L_4穴 + L_5穴
第二组腰撤穴（三穴）
腰1′穴+腰2′穴+腰3′穴（巨腰型） = L_1'穴 + L_2'穴 + L_3'穴
腰2′穴+腰3′穴+腰4′穴（巨腰型） = L_2'穴 + L_3'穴 + L_4'穴
腰3′穴+腰4′穴+腰5′穴（巨腰型） = L_3'穴 + L_4'穴 + L_5'穴

根据病情的需要可选双穴组合或三穴组合。

以上穴位点根据具体辨证采用平补平泻（通补兼施）、以泻法为主、以补法为主。

注：a. 巨腰型"代表巨类腰型钩鍉针；下面出现的"中内板3.5双或单，补或平、泻"代表中类内板3.5cm型钩鍉针双取穴或单取穴，补法或泻法、平补平泻；"微内刃2.5双或单，补或平、泻"代表微类内刃2.5cm型钩鍉针双取穴或单取穴，补法或泻法、平补平泻。"微内板1.2"代表微类内板1.2cm型钩鍉针，依此类推。

b. 由于脊柱的变形在取穴定位时必须使用坐标定位法定位。

c. 使用巨类腰型钩鍉针，在必要情况下也可以考虑使用肛门型巨类钩鍉针，因肛门型巨类钩鍉针属巨类内刃，本身就为补法而设计。中微类内板和内刃也可辨证使用。

d. 陈旧性腰椎医源损伤有虚实之分，根据具体情况，采用平补平泻，或用补法而使用内刃钩鍉针，或用泻法使用内板钩鍉针。

②选穴注意事项

根据影像和临床表现综合辨证选取相应穴位组合，根据临床症状缓解情况，综合分析，酌情做第二次钩活术，二次钩活术应选取对应的撤穴组合。在特殊情况下，二、三次钩活术也可选择十二正经腧穴或阿是穴。

根据临床情况，如需辅以配穴，选1~3穴为宜，也可不选。

4. 脊柱陈旧性医源性损伤手法特点

钩治的深度要求达到病灶的深度，但不能损伤正常组织，手法应轻柔，患者局部产生酸、麻、重、胀、松、快的感觉，或医者感到钩头部位有紧、困、阻力时，即达到了应钩治的深度。通过钩治，钩头部位的紧、困、阻力基本消失，钩治的目的已经达到，可退针。根据具体病证的辨证，采用单软、双软、深双软、重深双软的钩治方法，但一定注意钩下的外固定装置，同时掌握好各种手法的操作，尤其是深双软和重深双软手法的使用，一定注意其安全性，因为手术切除了后椎板和部分黄韧带。

总之，脊柱陈旧性医源损伤是以瘀为主的，手法以泻法为主，兼与补泻。

一、痹证型脊柱陈旧性医源损伤

定义：符合脊柱陈旧性医源损伤的诊断又符合中医痹证的诊断。通过中医病因病机辨证，隶属中医的痹证：是指手术后外邪侵袭人体，痹阻经络，气血运行不畅所导致的，局部经络受阻，筋脉失养，久则局部疼痛，僵硬不适，功能活动障碍，晨僵，遇冷加重，遇热减轻，与天气变化有关。通过现代医学综合判断符合脊柱陈旧性医源损伤所引起的诊断，二者都存在为痹证型脊柱陈旧性医源损伤。

1. 诊断

（1）症状：患者一般有明确的手术史。局部僵硬疼痛，活动受限，但疼痛不如急性期剧烈。有神经损伤时，可伴有受累部位麻木，局部不适，四肢困重，疼痛，遇冷加重，遇热减轻，晨僵，腰痛腿痛，坐骨神经痛，臂丛神经痛，上述症状与天气变化有关。

（2）舌脉：舌淡、苔薄白、脉弦。

（3）体征：手术区有明显的术后瘢痕，手术椎旁压痛、叩击痛，或肌肉痉挛，有的会出现手术畸形愈合。或有阳性病理征。

（4）影像学检查：

①X线片：拍摄X线片对陈旧性脊柱损伤的诊断有重要意义。一般摄正侧位片。早期可见手术后改变的缺如和外固定装置，中后期会发现椎体不稳和假关节的形成。

②CT及MRI：CT检查可进一步明确手术后椎管和椎间盘的情况，MRI则用来检查脊髓损伤状况及程度，进一步检查椎管和周围软组织的情况。

（5）排除其他病：综合判断排除其他原因引起的以上症状。

符合以上5条并排除其他疾病即可确诊为痹证型脊柱陈旧性医源损伤。

包括现代医学的脊柱陈旧性医源损伤。

诊断要点：在影像学检查结果的指导下，一般有明确手术史。局部疼痛，活动受限，四肢困重。腰痛腿痛，或背痛，或颈痛，或臂丛神经痛，或麻木，病理征可阳性。上述症状，晨僵明显，遇冷加重，遇热减轻，与天气变化有关。

2. 钩活术选穴

痹证型脊柱陈旧性医源损伤的选穴，要根据影像学检查的结果，进行病位选穴；隶属于医源外伤，瘀血内停，外邪乘虚侵袭人体，痹阻经络，气血运行不畅所导致的，局部经络受阻，筋脉失养，出现神经脊髓损害的症状。可选用新夹脊穴的双穴或三穴组合，以二组双穴组合为主，局部症状明显者要进行局部选穴。

取穴基本公式

主穴：局部取穴

根据脊柱陈旧性医源损伤部位的不同而选择相应的新夹脊穴。（巨类颈胸型或腰型、中类内板或内刃钩鍉针）

配穴：根据风寒湿痹阻滞局部经络之不同，循经取穴或局部取穴。

　　肩贞（微内板2.5）
　　曲池（微内板3.5）
　　支沟（微内板3.5）
　　合谷（微内板3.5）
　　秩边（微内板3.5）
　　环跳（微内板5.5）
　　承扶（微内板4.5）
　　殷门（微内板4.5）
　　委中（微内板1.2）
　　承山（微内板3.5）
　　昆仑（微内板1.2）

配穴选1~3个为宜，也可不选。

以上配穴根据具体情况，取双侧穴或单侧穴，单侧取患侧穴位点。

以上全部配穴采用平补平泻法。

方义提要：轻度痹证型脊柱陈旧性医源损伤，局部取穴；中重度痹证型脊柱陈旧性医源损伤同时局部取穴和循经取穴。局部取穴，以局部新夹脊穴为所取穴位点。循经取穴主要根据病所在的经络循行部位选穴，旨在活血化瘀，调和营卫，疏通经络，祛风除湿。并针对痹证的性质，随症配以不同腧穴，运用各种不同的治疗。

3. 病案举例

（1）[寒湿痹阻　四肢麻木]

钱某某，男，52岁，上海人，司机。

初诊：2012年4月10日。

主诉：四肢疼痛、酸困、麻木1年，加重7天。

现病史：3年前因颈椎管狭窄，进行了颈椎前路手术，逐渐出现双上肢疼痛、麻木，双下肢酸困、麻木、无力，上述症状时轻时重，小便频数，大便尚可，晨僵，稍活动后减轻，劳累后加重，每逢天气变化而发作，遇冷加重，遇热得缓，病史3年。现因连续天气变化加重7天，经按摩、贴膏药、热疗、口服药物等治疗无效，且逐渐加重。于2012年4月10日来我院就诊。

既往史：既往颈椎前路手术治疗史，风湿痹证。

分析：患者，男性，52岁，颈椎前路手术治疗史，司机职业。手术后，经络阻塞，气机不得宣通，引起肌肉痉挛或屈伸无力，导致关节活动不利，肢体功能障碍，此症状与天气变化有关，遇冷加重，遇热减轻，晨僵明显，符合风湿痹证的发病过程。

检查：颈前左侧可见一长5cm的术后瘢痕，双手握力尚可，四肢腱反射活跃，霍氏征（－），巴氏征（－），抬头试验（＋），低头试验（－），捶顶试验（＋），臂丛神经牵拉试验（－）。心肺腹未见异常，血压120/80mmHg。舌淡、苔薄白，脉弦浮。

辅助检查：血、尿常规，心电图，血糖检查无异常。
影像学检查：X线（4-2）（4-3）。

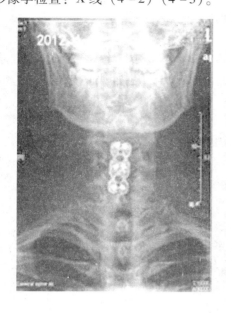
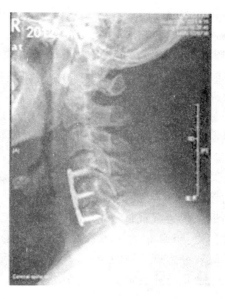

图 4-2　X 线正位片　　　　　　　　　图 4-3　X 线侧位片

X 线表现：颈椎内固定术后，序列尚整齐，生理前突减小。诸椎间隙未见明显变窄。$C_{3~6}$ 椎体缘唇样变。项后软组织内未见异常密度影。

印象：颈椎术后改变

诊断：痹证型颈椎陈旧性医源损伤（中医）
　　　颈椎陈旧性医源损伤（西医）

治则：祛风除湿，活血通络。

治法：钩活术疗法。

选穴：主穴：C_3 穴 + C_2 穴（巨类颈胸型钩鍉针）
　　　配穴：双天柱（微内板 2.5）平补平泻
　　　　　　双肩井（微内板 3.5）平补平泻

常规钩活：利用重度单软钩活法，常规九步钩活逐一完成。保健枕保健。

10 分钟钩活术，患者自述双下肢酸困、麻木、无力好转，双上肢疼痛、麻木无缓解。

二诊：2012 年 4 月 20 日，患者自述双下肢酸困、麻木、无力明显好转，双上肢疼痛、麻木无缓解。愿做第二次钩活术治疗。

选穴：主穴：C_3' 穴 + C_2' 穴（巨类颈胸型钩鍉针）
　　　配穴：双巨骨（微内板 3.5）平补平泻
　　　　　　双支沟（微内板 3.5）平补平泻
　　　　　　双足三里（微内板 4.5）平补平泻

常规钩活：利用中度单软钩活法，常规九步钩活逐一完成。

10 分钟钩活术，患者自述双上肢疼痛、麻木稍有好转，下肢麻木、无力进一步有改善，嘱患者口服中药（补肾、祛风、除湿）15 天后复诊。

三诊：2012年5月5日，患者自述四肢疼痛、麻木基本消失，双下肢无力明显好转，仍有轻度晨僵，嘱患者口服中药善后。

随访：2013年5月5日电话随访，上述症状无反复。天气变化时有不适，但过时依旧，嘱其避风寒，慎劳作，注意保养。

【按语】此病例系手术后风寒湿侵袭经络，气血不畅，经络不通所致，颈部筋脉受阻，经络不通，不通则僵，气虚则麻，血虚则木，风寒湿痹则遇冷加重，遇热减轻。采用新夹脊 C_3 穴 + C_2 穴，辅配天柱、肩井、巨骨、支沟、足三里穴平补平泻，直达病灶，筋脉畅通，重则重单软，轻则中单软，故两次治愈。此患者在今后的日常生活中需避风寒，慎劳作，脱离原工作环境，强体质，防复发。

(2) [风邪痹阻　背痛沉重]

温某某，男，60岁，黑龙江人，农民。

初诊：2011年11月3日。

主诉：腰背沉重，双下肢麻木、无力5个月。

现病史：5年前因胸椎管狭窄进行了胸椎后路手术，手术后症状基本消失，5个月前因受风着凉出现腰背沉重，双下肢麻木无力，兼有僵硬冷凉，走路不稳，二便尚可，每遇天气变化时症状加重，晨僵明显。经当地输液、口服药物治疗无好转，今来我院治疗。

既往史：既往胸椎后路手术治疗史，高血压。

分析：老年男性，背部胸椎后路手术史，手术后大伤元气，自身修复效果很好，5个月前风寒湿乘虚（手术）侵袭，筋脉痹阻气血运行不畅，导致腰背及下肢麻木、僵硬、冷凉，走路不稳。此症状与天气变化有关，遇冷加重，遇热减轻，晨僵明显，符合风湿痹证的发病过程。

检查：胸椎下段局部可见10cm术后瘢痕，T_{10-12}椎旁压痛明显。步态稍有不稳，双下肢肌张力稍有增高，肌力尚可，膝、跟腱反射稍亢进，胸部及下肢温觉尚可，触觉和位置觉存在。舌淡、苔薄白，脉弦浮。

辅助检查：血、尿常规，心电图，血糖检查无异常。

影像学检查：X线（4-4）（4-5）。

X线表现：下胸段内固定术后，序列尚整齐，生理曲度存在。诸椎间隙未见明显变窄，椎旁软组织未见异常影。

印象：下胸段内固定术后改变

诊断：痹证型胸椎陈旧性医源损伤（中医）
　　　胸椎陈旧性医源损伤（西医）

治则：祛风除湿，活血通络。

治法：钩活术疗法。

选穴：主穴：T_2穴 + T_3穴（巨类颈胸型钩锶针）
　　　配穴：双秩边（微内板3.5）平补平泻
　　　　　　双环跳（微内板5.5）平补平泻

常规钩活：利用浅单软钩活法，常规九步钩活逐一完成。

10分钟钩活术，患者自述腰及双下肢麻木、冷凉好转，腹部束带感无缓解。

二诊：2011年11月13日，患者自述腰及双下肢麻木、冷凉稍好转，腹部束带感及下肢温觉无缓解。愿做第二次钩活术治疗。

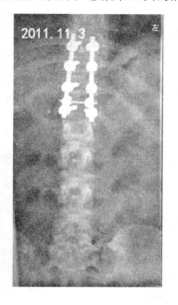

图4-4 X线正位片

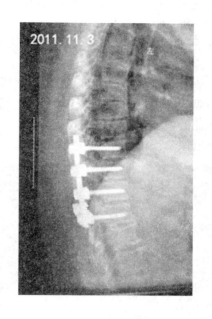

图4-5 X线侧位片

选穴：主穴：T_2'穴 + T_3'穴（巨类颈胸型钩锃针）
配穴：双承扶（微内板4.5）平补平泻
双委中（微内板1.2）平补平泻

常规钩活：利用浅单软钩活法，常规九步钩活逐一完成。

10分钟钩活术，患者自述腰及双下肢麻木、冷凉明显好转，腹部束带感减轻，嘱患者口服中药（补肾、祛风、活血）15天后复诊。

三诊：2011年12月4日，患者自述腰及双下肢麻木、冷凉明显好转，腹部束带感明显减轻。下肢温觉较前灵敏，仍有轻度晨僵，嘱患者口服上方中药善后。

随访：2012年12月5日电话随访，上述症状无反复。天气变化时有不适，但过时依旧，嘱其避风寒，慎劳作，注意保养。

【按语】此病例系胸椎后路手术，风邪入侵，背部经络痹阻，气血不畅，经络不通所致，筋骨肌肉失去气血的温煦和濡养，卫外不固，采用新夹脊T_1穴 + T_2穴，因病变在胸椎部位，所以以浅单软手法。辅配秩边、环跳、承扶、委中穴平补平泻，直达病灶，祛风除湿，筋脉畅通，故两次治愈。此患者在今后的日常生活中需避风寒，慎劳作，脱离原工作环境，强体质，防复发。

（3）[风寒侵袭 下肢疼痛]

夏某某，男，62岁，石家庄灵寿人，农民。

初诊：2011年2月2日。

主诉：双下肢疼痛、麻木冷凉9个月。

现病史：7年前腰椎间盘脱出而进行了后路手术，经住院治疗后症状基本消失，1年前因新居潮湿渐出现双下肢疼痛、麻木、冷凉至小腿外侧、翻身不利，晨僵明显，二便尚可，病史9个月，上述症状与天气变化有关，晨僵明显。今来我院治疗。

既往史：1年前有腰椎手术史，高血脂症。

分析：腰椎手术治疗史，新居湿邪乘虚侵袭，腰部筋脉痹阻，气血运行不畅，导致双下肢疼痛、麻木、冷凉，此症状与天气变化有关，遇冷加重，遇热减轻，晨僵明显，符合风湿痹证的发病过程。

检查：L_4、L_5局部可见10cm术后瘢痕，椎旁压痛，双下肢沉重步态，下肢肌张力稍减弱。病理征阴性，双下肢触觉、温觉、痛觉正常，舌淡、苔薄白、脉弦浮。

辅助检查：血、尿常规，心电图，血糖检查无异常。

影像学检查：（4-6）（4-7）。

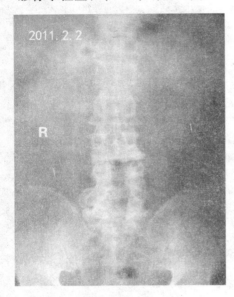

图4-6 X线正位片

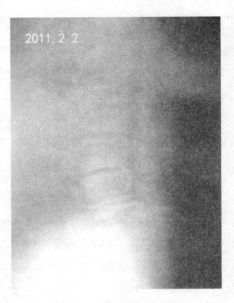

图4-7 X线侧位片

X线表现：腰椎序列尚整齐，$L_{4,5}$椎体部分椎板缺如。生理前凸减小。L_5椎体骶化。$L_{3～5}$椎间隙变窄，关节面模糊。L_4椎体阶梯样轻度向前错位约1°。$L_{1～5}$椎体边缘骨质增生，$L_{4,5}$间隙右侧可见骨桥形成。椎旁软组织未见异常。

印象：1. $L_{4,5}$脊椎术后改变

   2. 腰椎退行性变

诊断：痹证型腰椎陈旧性医源损伤（中医）

   腰椎陈旧性医源损伤（西医）

治则：祛风除湿，活血通络。

治法：钩活术疗法。

选穴：主穴：L_1穴+L_2穴（巨类腰型钩鍉针）

   配穴：双气海俞（微内板3.5）平补平泻

     双环跳（微内板5.5）平补平泻

常规钩活：利用中度单软钩活法，常规九步钩活逐一完成。

10分钟钩活术，患者自述双下肢疼痛、麻木稍好转。

二诊：2011年2月12日，患者自述双下肢疼痛、麻木、冷凉稍好转。愿做第二次钩活术治疗。

选穴：主穴：L_1'穴 + L_2'穴（巨类腰型钩鍉针）

配穴：双承扶（微内板4.5）平补平泻

双委中（微内板1.2）平补平泻

常规钩活：利用中度单软钩活法，常规九步钩活逐一完成。

10分钟钩活术，患者自述双下肢疼痛、麻木、冷凉明显好转，嘱患者口服中药（补肾、祛风、活血）15天后复诊。

三诊：2011年2月27日，患者自述双下肢疼痛、冷凉消失，麻木明显好转，仍有轻度晨僵，嘱患者口服上方中药15天。

选穴：主穴：L_3穴 + L_4穴（巨类腰型钩鍉针）

配穴：双志室（微内板3.5）平补平泻

双承山（微内板3.5）平补平泻

双昆仑（微内板1.2）平补平泻

常规钩活：利用轻度单软钩活法，常规九步钩活逐一完成。

10分钟钩活术，患者自述上述症状无进一步改善，嘱患者口服中药（补肾、祛风、活血）15天后复诊。

四诊：2011年3月11日，患者自述双下肢疼痛、冷凉、麻木、晨僵基本消失，嘱患者口服上方中药15天善后。

随访：2012年3月11日电话随访，上述症状无反复。天气变化时有不适，但过时依旧，嘱其避风寒，慎劳作，注意保养。

【按语】此病例系腰椎手术后寒湿等外邪侵袭，腰部经络痹阻，不通则痛，脉道既塞，气血无以运载，不营则麻木不仁，筋骨受累而致运动障碍，采用新夹脊L_1穴 + L_2穴，辅配志室、腰阳关、环跳、承扶、委中、承山、昆仑等穴平补平泻，直达病灶，祛风除湿，筋脉畅通，三次钩活全部使用单软手法，重则中单软，轻则轻单软。此患者在今后的日常生活中需避风寒，慎劳作，强体质，防复发。

4. 其他疗法

药物、中药外用、推拿、针灸、熏蒸、理疗、小针刀疗法、封闭、再手术。

附方：

方药：蠲痹汤(《医学心悟》) 加减

羌活15g，独活15g，桂枝10g，秦艽15g，当归15g，川芎15g，甘草9g，海风藤20g，桑枝12g，乳香3g，没药3g，白术15g。

二、痿证型脊柱陈旧性医源损伤

定义：符合脊柱陈旧性医源损伤的诊断又符合中医痿证的诊断。通过中医病因病机辨证，隶属中医的痿证：是指手术原因，损伤神经，或损伤脊髓，或手术量过大，脊柱失稳，或术后感染引发神经炎等，局部经络受阻，筋脉失养，肌肉萎缩，功能受限，无力，萎废不用，久则导致四肢困重、疼痛，脊髓损伤时损伤平面以下感觉障碍，大小便功能异常，肌萎或截瘫。通过现代医学综合判断符合脊柱陈旧性医源损伤所引起的诊断，二者都存在为痿证型脊柱陈旧性医源损伤。

1. 诊断

（1）症状：患者一般有明确的手术史。局部活动受限，或疼痛麻木，功能障碍。有神经损伤时，四肢困重，疼痛；脊髓损伤时，出现损伤平面以下感觉障碍，大小便功能异常等表现,若损伤逐渐加重,会出现截瘫的症状日益加重,逐渐肌萎等。

(2) 舌脉:舌淡苔白,脉虚弱。

(3) 体征:手术区有明显的术后瘢痕,手术椎旁压痛、叩击痛,或肌肉痉挛,有的会出现畸形愈合,或有阳性病理征。有神经脊髓损伤时,早期可出现腱反射亢进,晚期则减弱或消失;同时伴肌萎或有病理征。

(4) 影像学检查:

①X线片:拍摄X线片对陈旧性脊柱损伤的诊断有重要意义。一般摄正侧位片。早期可见手术后改变的缺如和外固定装置,中后期会发现椎体不稳和假关节的形成。

②CT及MRI:CT检查可进一步明确手术后椎管和椎间盘的情况,MRI则用来检查脊髓损伤状况及程度,进一步检查椎管和周围软组织的情况。

(5) 排除其他病:综合判断排除其他原因引起的以上症状。

符合以上5条并排除其他疾病即可确诊为痿证型脊柱陈旧性医源损伤。

包括现代医学的脊柱陈旧性医源损伤。

诊断要点:在影像学检查结果的指导下,一般有明确手术史。有神经损伤时,四肢困重,疼痛,脊髓损伤时,损伤平面以下感觉障碍,大小便功能异常甚至截瘫,逐渐肌萎。早期四肢腱反射亢进,晚期则减弱或消失,病理征可阳性。

2. 钩活术选穴

痿证型脊柱陈旧性医源损伤的选穴,要根据影像学检查的结果,进行病位选穴;隶属肝肾阴亏,损伤正气,气血亏损,局部经络受阻,筋脉失养,四肢关节功能障碍,要进行循经选穴,局部症状明显者要进行局部选穴。

取穴基本公式

主穴:局部取穴

根据脊柱陈旧性医源损伤部位的不同而选择相应的新夹脊穴。(巨中微类刃型钩鍉针为主)

配穴:根据痿废失养的肢体不同,循经取穴或局部取穴。

  肩髃(微内刃3.5)
  臂臑(微内刃3.5)
  肾俞(微内刃3.5)
  脾俞(微内刃3.5)
  志室(微内刃3.5)
  命门(微内刃3.5)
  腰阳关(微内刃3.5)
  气海俞(微内刃3.5)
  大肠俞(微内刃3.5)
  关元俞(微内刃3.5)
  环跳(微内刃5.5)
  承扶(微内刃4.5)
  殷门(微内刃4.5)
  委中(微内刃1.2)

承山（微内刃3.5）
阳陵泉（微内刃4.5）
足三里（微内刃4.5）
上巨虚（微内刃4.5

配穴选1~3个为宜，也可不选。

以上配穴根据具体情况，取双侧穴或单侧穴，单侧取患侧穴位点。

以上全部配穴以补法为主。

方义提要：轻度痿证型脊柱陈旧性医源损伤，局部取穴；中重度痿证型脊柱陈旧性医源损伤同时局部取穴和循经取穴。局部取穴，以脊柱新夹脊穴为所取穴位点。根据具体情况可选用三穴组合为主，以刃为主的钩锃针，取穴和手法联合起来，达到滋补肝肾和调理气血的目的。循经取穴主要根据疾病所在的经络循行部位选穴，旨在疏通经络，调和气血，并针对痿证的性质，随症配以不同腧穴，运用各种不同的治疗。

3. 病案举例

（1）［颈椎手术　上肢萎废］

孙某某，男，49岁，云南人，退休。

初诊：2012年1月15日。

主诉：双上肢麻木、无力、肌萎1年，加重1个月。

现病史：5年前因颈椎管狭窄而进行了前路手术，手术后恢复很好。1年前不明原因出现了双上肢麻木、无力，经牵引、按摩后加重。动作笨拙，持物脱落，走路不稳，双足踩棉感，小便时有遗尿，大便溏，症状加重1个月。于2012年1月15日来我院就诊。

既往史：高血压，冠心病，腰椎间盘突出症病史，颈椎前路手术史。

分析：男性患者，高血压，冠心病，腰椎间盘突出症病史，5年前颈椎前路手术史。颈椎手术，伤筋动骨，损伤肝肾，年老体衰，必然肝肾亏虚，阳气不足，手术后随着时间的推移，肝肾气血渐渐衰退，而出现筋脉失养，经络不通，功能障碍，萎废不用，二便失常，逐渐加重，符合中医痿证的发展过程。

检查：颈椎前方10cm手术瘢痕，颈部僵硬，双手握力下降，肌力Ⅳ级，四肢腱反射减弱，脊髓病手，霍氏征（＋），巴氏征（＋），双上臂三角肌肌萎，双上肢大鱼际肌肌萎，抬头试验（＋），低头试验（－），捶顶试验（－），臂丛神经牵拉试验（－）。心肺腹未见异常，血压130/85mmHg。舌淡，脉细弱。

辅助检查：血、尿常规，心电图，血糖检查无异常。

影像学检查：X线（4-8）（4-9）。

X线表现：颈椎内固定术后，序列尚整齐，生理前突存在。诸椎间隙未见明显变窄。项后软组织内未见异常密度影。

印象：1. 颈椎术后改变

2. 颈椎病

诊断：痿证型颈椎陈旧性医源损伤（中医）

颈椎陈旧性医源损伤（西医）

治则：活血通络，补气健脾。

治法：钩活术疗法。

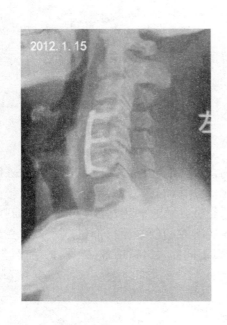

图 4-8 X 线正位片

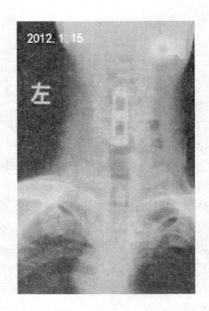

图 4-9 X 线侧位片

选穴：主穴：C_2 穴 + C_3 穴 + C_4 穴（巨类颈胸型钩锃针）
　　　配穴：双肩井（微内刃 3.5）以补法为主
　　　　　　双脾俞（微内刃 3.5）以补法为主
常规钩活：利用深双软手法，常规九步钩活逐一完成。保健枕保健。
10 分钟钩活术，患者自述双手麻木、无力、冷凉无缓解。
二诊：2012 年 1 月 25 日，患者自述双手麻木、无力、冷凉稍缓解。愿做第二次钩活术治疗。
选穴：主穴：C_2' 穴 + C_3' 穴 + C_4' 穴（巨类颈胸型钩锃针）
　　　配穴：双后溪（微内刃 1.2）以补法为主
　　　　　　双足三里（微内刃 4.5）以补法为主
常规钩活：利用深双软手法，常规九步钩活逐一完成。
10 分钟钩活术，患者自述双手麻木、无力稍有好转，动作较前稍灵活，下肢无力进一步有改善，嘱患者口服中药（补肾、健脾、益气）15 天后复诊。
三诊：2012 年 2 月 10 日，患者自述四肢麻木、无力、冷凉，双足踩棉感明显好转。饮食睡眠好，二便功能明显好转，愿做第三次钩活术治疗。继续口服上方中药 15 天。
选穴：主穴：C_3 穴 + C_4 穴（中类内板型钩锃针）
　　　配穴：双肩髃（微内刃 3.5）以补法为主
　　　　　　臂臑（微内刃 3.5）以补法为主
　　　　　　双上巨虚（微内刃 4.5）以补法为主
常规钩活：利用深双软手法，常规九步钩活逐一完成。
10 分钟钩活术，患者自述无进一步改善，嘱患者口服中药（补肾、健脾、益气）15 天后复诊。

四诊：2012年2月25日，患者自述四肢麻木、无力、冷凉明显好转，双足踩棉感基本消失。饮食佳，二便调，继续口服上方中药15天。

随访：2013年2月25日电话随访，饮食佳，二便调，劳累后稍有不适。

【按语】此病例系颈椎前路手术，手术伤筋动骨，大伤元气，颈部筋脉受阻，经络不通，四肢痿软无力，缓纵不收，肌萎缩，采用新夹脊C_2穴+C_3穴+C_4穴三穴组合，辅配脾俞、后溪、肩井、肩髃、臂臑、足三里、上巨虚等穴以补法为主，直达病灶，筋脉畅通，活血通络，补气健脾。前两次三穴组合，采用巨深双软手法，补肾壮阳，补益气血，舒筋通络。第三次上下肢症状都有缓解，中内板深双软手法，调理气血，畅通经气。故三次取得了满意的疗效。

（2）[胸椎手术　下肢痿废]

欧阳某，女，58岁，安徽人，商人。

初诊：2012年3月12日。

主诉：双下肢麻木、无力1年。加重1个月。

现病史：7年前胸椎后路手术，术后感染，各种方法综合治疗，伤口愈合，无其他不适。1年前不明原因双臀部麻木，双下肢逐渐无力、僵硬、冷凉至足底，走路不稳，双足踩棉感，腹部束带感，小便无力，大便干燥，经针灸、按摩、口服中药治疗无缓解，且进行性加重1个月，于2012年3月12日来我院治疗。

既往史：7年前有胸椎手术史，高血脂，高血压。

分析：胸椎手术，肝肾气血必然亏虚，脏腑经络筋脉失养，筋脉痹阻，下肢麻木、僵硬、冷凉，日久痿废不用，劳累损伤正气，症状开始加重，符合痿证的发病过程。

检查：背部偏左可见一长15cm的术后瘢痕，T_{11}、T_{12}压痛明显，棘突叩击痛。痉挛性步态，走路不稳，双下肢腓肠肌肌萎，肌力减退，肌张力增高，膝、跟腱反射亢进，巴氏征阴性。下肢温觉、触觉、位置觉存在。舌淡苔白，脉虚弱。

辅助检查：血、尿常规，心电图，血糖检查无异常。

影像学检查：X线（4-10）（4-11）。

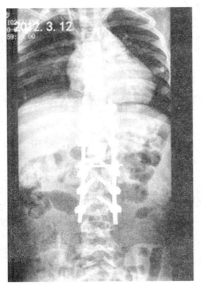

图4-10　X线正位片

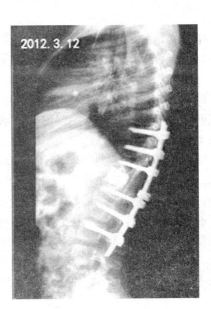

图4-11　X线侧位片

X线表现：胸腰段内固定术后，序列尚整齐，生理曲度存在。诸椎间隙未见明显变窄，椎旁软组织未见异常影。

印象：胸腰段内固定术后改变

诊断：痿证型胸椎陈旧性医源损伤（中医）

胸椎陈旧性医源损伤（西医）

治则：补益肝肾，调和气血。

治法：钩活术疗法。

选穴：主穴：T_1 穴 + L_5 穴（中类内板型钩鍉针）

配穴：双肾俞（微内刃 3.5）以补法为主

双委中（微内刃 1.2）以补法为主

常规钩活：利用浅单软法，常规九步钩活逐一完成。

10 分钟钩活术，患者自述双足踩棉感、双下肢冷凉稍好转，下肢稳定性增加，腹部束带感无缓解。

二诊：2012 年 3 月 22 日，患者自述双下肢麻木、冷凉及踩棉感稍好转、腹部束带感无变化。愿做第二次钩活术治疗。

选穴：主穴：T_1' 穴 + L_5' 穴（中类内刃型钩鍉针）

配穴：双关元俞（微内刃 3.5）以补法为主

双承扶（微内刃 4.5）以补法为主

常规钩活：利用浅单软法，常规九步钩活逐一完成。

10 分钟钩活术，患者自述双下肢麻木、冷凉、肌力明显好转，腹部束带感稍减轻，嘱患者口服中药（补肾、通络、活血）15 天后复诊。

三诊：2012 年 4 月 7 日，患者自述双下肢麻木、冷凉明显好转，腹部束带感减轻，小便功能有改善。

选穴：主穴：T_2 穴 + L_4 穴（微类内刃型钩鍉针）

配穴：双殷门（微内刃 4.5）以补法为主

双昆仑（微内刃 3.5）以补法为主

常规钩活：利用浅单软法，常规九步钩活逐一完成。

10 分钟钩活术，患者自述上述症状无进一步改善。嘱患者口服上方中药 15 天后复诊。

四诊：2012 年 4 月 22 日，患者自述双下肢麻木、冷凉、踩棉感明显好转，腹部束带感明显减轻。小便功能明显好转。查体：下肢腱反射亢进和病理征仍存在。嘱患者口服上方中药 15 天善后。

随访：2013 年 4 月 22 日电话随访，上述症状无反复。饮食佳，二便尚可，嘱其避风寒，慎劳作，注意保养。

【按语】此病例系胸椎退变压缩性骨折，肝肾气血亏虚，筋脉痹阻，气血不畅，经络不通所致，筋骨肌肉失去气血的温煦和濡养，肢体筋脉迟缓，气滞血瘀，血不达所，采用新夹脊 T_1 穴 + L_5 穴，辅配气海俞、大肠俞、关元俞、环跳、承扶、殷门、委中、承山，以补法为主，直达病灶，补益肝肾，调和气血，三次钩活都选用胸椎的固有浅单软手法，针具选用内刃型钩鍉针，旨在补肾健脾，调理气血。

（3）[腰椎手术　下肢痿废]

林某某，女，65 岁，河北沧州人，公务员。

初诊：2012 年 3 月 1 日。

主诉：腰背痛，左下肢麻木、无力 2 年，加重 10 天。

现病史：6 年前腰椎后路手术，几年来一直较好。1 年前无明显诱因出现腰痛，左下肢逐渐麻木、无力至足，翻身不利，行走困难，间歇性跛行 100 米，小便频数，大便干燥，病史 1 年，因劳累后加重。今来我院求治。

既往史：腰椎手术史，高血压，糖尿病。

分析：老年女性，腰椎手术史，高血压，糖尿病，必然肝肾阴亏，气血不足，气滞血凝，营卫不和，下肢麻木不仁，逐渐萎废不用。符合中医痿证的发病过程。

检查：弯腰驼背，腰部正中偏左可见一长 10cm 的术后瘢痕，L_4、L_5 椎旁压痛，膝腱反射减弱，跟腱反射存在，其他病理反射未引出。舌淡苔白，脉虚弱。

辅助检查：血、尿常规，心电图，血糖检查无异常。

影像学检查：X 线（4-12）（4-13）。

X 线表现：腰椎序列欠佳，以 $L_{2,3}$ 间隙为中心轻度向左凸侧弯，生理前突存在。$L_{4,5}$ 椎间隙变窄，椎体面模糊，椎间孔变小。L_5 椎体左侧椎板部分缺如。$L_{1\sim5}$ 椎体缘可见程度不同的骨质增生。椎旁软组织未见异常影。

印象：1. 腰椎术后改变，L_5 椎体、椎板部分缺如

2. 腰椎退行性改变

诊断：痿证型腰椎陈旧性医源损伤（中医）

腰椎陈旧性医源损伤（西医）

治则：补益肝肾，通经活络。

治法：钩活术疗法。

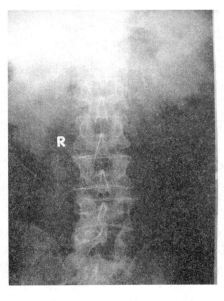
图 4-12　X 线正位片

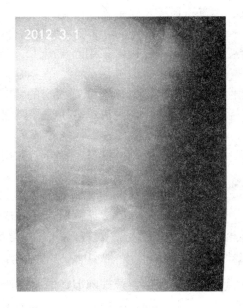
图 4-13　X 线侧位片

选穴：主穴：L_1 穴 + L_2 穴（巨类腰型钩锃针）

配穴：双肾俞（微内刃 3.5）以补法为主

双环跳（微内刃 5.5）以补法为主

常规钩活：利用重深双软手法，常规九步钩活逐一完成。

10分钟钩活术，患者自述腰痛，左下肢麻木、无力稍好转。

二诊：2012年3月20日，患者自述腰痛，左下肢麻木、无力稍改善。愿做第二次钩活术治疗。

选穴：主穴：L_1'穴 + L_2'穴（巨类腰型钩鍉针）
　　　配穴：腰阳关（微内刃3.5）以补法为主
　　　　　　双委中（微内刃1.2）以补法为主

常规钩活：利用重深双软手法，常规九步钩活逐一完成。

10分钟钩活术，患者自述左下肢疼痛、麻木好转，间歇性跛行300米，嘱患者口服中药（补肾、壮骨、活血）15天后复诊。

三诊：2012年4月5日，患者自述腰痛，左下肢麻木、无力好转，二便功能好转。

选穴：主穴：L_3穴 + L_2穴（中类内刃型钩鍉针）
　　　配穴：双气海俞（微内刃3.5）以补法为主
　　　　　　命门（微内刃3.5）以补法为主
　　　　　　双阳陵泉（微内刃4.5）以补法为主

常规钩活：利用中度单软钩活法，常规九步钩活逐一完成。

10分钟钩活术，患者自述双下肢疼痛、麻木明显好转，嘱患者口服上方中药15天后复诊。

四诊：2012年4月20日，患者自述腰痛消失，左下肢麻木、无力明显好转，二便功能正常，嘱患者口服上方中药善后。

随访：2013年4月20日电话随访，上述症状无反复。劳累后有不适，但过时依旧，嘱其避风寒，慎劳作，注意保养。

【按语】此病例系腰椎手术失败综合征，肾气衰退，肾虚不固，下肢麻木不仁，筋骨受累而致运动障碍，采用新夹脊L_1穴 + L_2穴，辅配气海俞、腰阳关、环跳、承扶、委中、阳陵泉穴，以补法为主，直达病灶，补益肝肾，通经活络，因临床症状存在间歇性跛行100米，属于腰椎管狭窄的症状，所以前两次选用巨类腰型钩鍉针，重深双软手法，第三次中类内刃单软手法，调理肝肾。

4. 其他疗法

药物、中药外用、推拿、针灸、熏蒸、理疗、小针刀疗法、封闭、再手术。

附方：

方药：补中益气汤（《脾胃论》）加壮筋续骨丹（《伤科大成》）

黄芪15g，党参12g，白术12g，陈皮3g，炙甘草5g，当归10g，升麻5g，柴胡5g，菟丝子6g，补骨脂6g，刘寄奴6g，川芎3g，白芍10g，杜仲15g，桂枝10g，三七3g，虎骨3g，木瓜15g，熟地20g，川断15g，五加皮20g，骨碎补9g，天虫9g。

三、外伤瘀血型脊柱陈旧性医源损伤

符合脊柱陈旧性医源损伤的诊断又符合中医外伤瘀血的诊断。通过中医病因病机辨证，隶属中医的外伤瘀血：是指手术损伤，致使瘀血阻滞局部经络，经络不通，而导致的突发性或慢性且逐渐加重的局部疼痛，四肢困重，日轻夜重，疼痛固定不移。有脊髓损伤时，损伤平面以下感觉障碍，大小便功能异常等表现。若损伤逐渐加重，会出现截瘫的症状日益加重等。通过现代医学综合判断符合脊柱陈旧性医源损伤所引

起的诊断，二者都存在为外伤瘀血型脊柱陈旧性医源损伤。

1. 诊断

（1）症状：患者有脊柱手术史。局部疼痛如刺，痛有定处，痛处拒按，日轻夜重，固定不移，活动受限，但疼痛不如急性期剧烈。有神经损伤时，可伴受累部位麻木，局部僵硬不适，四肢困重。脊髓损伤时，损伤平面以下感觉障碍，大小便功能异常等表现。若损伤逐渐加重，会出现截瘫的症状日益加重等。

（2）舌脉：舌紫暗，或有瘀斑，脉弦紧或涩。

（3）体征：局部拒按，压痛，肌肉痉挛，或局部有畸形，有的会出现手术畸形愈合。

（4）影像学检查：

①X 线片：拍摄 X 线片对陈旧性脊柱损伤的诊断有重要意义。一般摄正侧位片。早期可见手术后改变的缺如和外固定装置，中后期会发现椎体不稳和假关节的形成。

②CT 及 MRI：CT 检查可进一步明确手术后椎管和椎间盘的情况，MRI 则用来检查脊髓损伤状况及程度，进一步检查椎管和周围软组织的情况。

（5）排除其他病：综合判断排除其他原因引起的以上症状。

符合以上 5 条并排除其他疾病即可确诊为外伤瘀血型脊柱陈旧性医源损伤。

包括现代医学的脊柱陈旧性医源损伤。

诊断要点：在影像学检查结果指导下，有脊柱手术史，局部疼痛如刺，痛有定处，日轻夜重，痛处拒按。脊髓损伤时，四肢困重，损伤平面以下感觉障碍，大小便功能异常，截瘫等。腱反射异常，病理征阳性。

2. 钩活术选穴

外伤瘀血型脊柱陈旧性医源损伤的选穴，要根据影像学检查的结果，进行病位选穴；隶属外伤瘀血阻滞局部经络，经络不通，而导致的突发性或慢性且逐渐加重的局部疼痛如刺，痛有定处，日轻夜重，痛处拒按，脊髓损伤时，四肢困重，损伤平面以下感觉障碍，大小便功能异常，截瘫等，四肢腱反射异常，病理征阳性。要进行循经选穴，局部症状明显者要进行局部选穴。

取穴基本公式

主穴：局部取穴

根据脊柱陈旧性医源损伤部位的不同而选择相应的新夹脊穴。（巨类颈胸型或腰型钩鍉针，中类内板内刃钩鍉针）

配穴：根据外伤瘀血阻滞的经络不同，循经取穴或局部取穴。

肩井（微内板3.5）

肩髃（微内板3.5）

曲池（微内板3.5）

环跳（微内板5.5）

殷门（微内板3.5）

承扶（微内板5.5）

委中（微内板1.2）

承山（微内板3.5）

昆仑（微内板1.2）

配穴选1~3个为宜，也可不选。

以上配穴根据具体情况，取双侧穴或单侧穴，单侧取患侧穴位点。

以上全部配穴以泻法为主。

方义提要：轻度外伤瘀血型脊柱陈旧性医源损伤，局部取穴；中重度外伤瘀血型脊柱陈旧性医源损伤同时局部取穴和循经取穴。局部取穴，以局部新夹脊穴为所取穴位点。循经取穴主要根据病所在的经络循行部位选穴，旨在活血化瘀、疏通经络，并针对外伤瘀血的性质，随症配以不同腧穴，运用各种不同的治疗。

3. 病案举例

（1）[手术瘀血　颈痛肢麻]

毛某某，男，53岁，承德人，干部。

初诊：2011年4月11日。

主诉：左上肢疼痛麻木10天。

现病史：5年前因颈椎病大手术，效果很好，近几年无任何不适。10天前不明原因夜晚睡眠时左上肢疼痛从睡梦中痛醒，痛有定处，日轻夜重，痛处拒按，影响睡眠，经推拿、针灸、输液、口服药物等治疗无效。于2011年4月11日来我院就诊。

既往史：5年前颈椎前路手术史，高血压，糖尿病。

分析：有明显的颈椎手术史，夜间突然疼痛，日轻夜重，痛有定处，影响睡眠，符合外伤瘀血的发病过程。

检查：颈前偏左可见一长10cm术后瘢痕，抬头试验（+），低头试验（-），捶顶试验（+），左臂丛神经牵拉试验（+）。心肺腹未见异常，血压120/80mmHg。舌紫暗、苔腻，脉涩。

辅助检查：血、尿常规，心电图，血糖检查无异常。

影像学检查：X线（4-14）（4-15）。

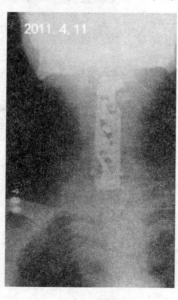

图4-14　X线正位片

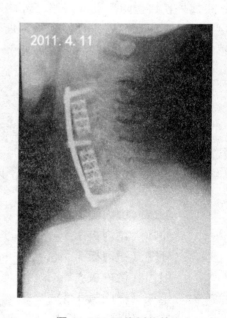

图4-15　X线侧位片

X线表现：颈椎内固定术后，序列尚整齐，生理前突存在。诸椎间隙未见明显变窄。C_{5-7}椎间隙变窄，关节面模糊。椎小关节可见双边双凸征，项后软组织内未见异常密度影。

印象：1. 颈椎术后改变
　　　2. 颈椎病

诊断：外伤瘀血型颈椎陈旧性医源损伤（中医）
　　　颈椎陈旧性医源损伤（西医）

治则：活血化瘀，疏通经络。

治法：钩活术疗法。

选穴：主穴：C_3穴 + C_2穴（巨类颈胸型钩鍉针）
　　　配穴：双肩井（微内板3.5）以泻法为主
　　　　　　双曲池（微内板3.5）以泻法为主
　　　　　　双环跳（微内板3.5）以泻法为主

常规钩活：利用重单软手法，常规九步钩活逐一完成。保健枕保健。

10分钟钩活术，患者自述上肢疼痛麻木稍好转。

二诊：2011年4月21日，患者自述上肢疼痛麻木明显好转。二便功能无变化。愿做第二次钩活术治疗。

选穴：主穴：C_3'穴 + C_2'穴（巨类颈胸型钩鍉针）
　　　配穴：双肩髃（微内板3.5）以泻法为主
　　　　　　双手三里（微内板3.5）以泻法为主
　　　　　　双委中（微内板1.2）以泻法为主

常规钩活：利用中度单软手法，常规九步钩活逐一完成。

10分钟钩活术，患者自述上肢疼痛麻木进一步改善，嘱患者口服中药（活血化瘀、疏通经脉）15天后复诊。

三诊：2011年5月6日，患者自述上肢疼痛麻木明显好转。愿做第三次钩活术治疗。

选穴：主穴：C_1穴 + C_4穴（中类内板型钩鍉针）
　　　配穴：双承扶（微内板5.5）以泻法为主
　　　　　　双承山（微内板3.5）以泻法为主
　　　　　　双昆仑（微内板1.2）以泻法为主

常规钩活：利用中度单软手法，常规九步钩活逐一完成。

10分钟钩活术，患者自述症状无进一步改善，嘱患者口服上方中药（活血化瘀、疏通经脉）15天后复诊。

四诊：2010年5月21日，患者自述上肢疼痛麻木基本消失，饮食睡眠可，继续口服上方中药15天。

随访：2012年5月21日电话随访，上述症状未出现。

【按语】此病例系手术致使瘀血阻滞颈部经络，经络不通，气血不畅，上肢麻木、疼痛，采用新夹脊C_3穴 + C_2穴，辅配肩井、肩髃、曲池、手三里、环跳、承扶、委中、承山、昆仑等穴以泻法为主，直达病灶，活血化瘀，疏通经络。第一次钩活巨重度单软手法，以泻为主，止痛通络；第二次症状好转，疼痛减轻，采用巨中度单软手法，以泻为主，活血通络；第三次症状进一步缓解，采用中内板中度单软手法，以泻为主，调理气血，疏通经络。故三次取得了满意的疗效。

（2）[手术瘀血　胸胁疼痛]

张某某，男，60岁，安徽巢湖人，无业。

初诊：2010年6月10日。

主诉：左胁肋疼痛7天。

现病史：5年前胸椎后路手术史，未遗留任何后遗症。7天前不明原因左胁肋突然疼痛，疼痛如刺，痛有定处，日轻夜重，痛处拒按，影响睡眠，局部皮肤无变化。经针灸、理疗、口服药物无效果，今来我院治疗。

既往史：5年前胸椎后路手术史，高血压。

分析：老年男性，5年前胸椎后路手术史，高血压。胁部剧痛，痛如刺，痛有定处，日轻夜重，痛处拒按，为瘀血阻滞背部经络，瘀滞不通，隶属外伤瘀血阻滞局部经络，经络不通。

检查：上背部可见15cm术后瘢痕，瘢痕旁轻压痛，血压130/80mmHg。舌紫暗、苔白腻、脉弦。

辅助检查：血、尿常规，心电图，血糖检查无异常。

影像学检查：X线（4-16）。

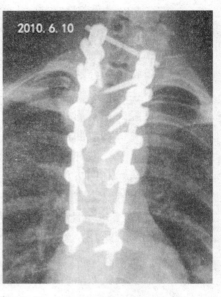

图4-16　X线正位片

X线表现：胸椎内固定术后，序列尚好，各椎间隙未见明显变窄。椎旁软组织未见异常影。

印象：胸椎术后改变

诊断：外伤瘀血型胸椎陈旧性医源损伤（中医）
　　　胸椎陈旧性医源损伤（西医）

治则：活血化瘀，疏通经络。

治法：钩活术疗法。

选穴：主穴：T_8穴+T_9穴（巨类颈胸型钩鍉针）
　　　配穴：双气海俞（微内板3.5）以泻法为主
　　　　　　双环跳（微内板5.5）以泻法为主

常规钩活：利用浅单软手法，常规九步钩活逐一完成。

10分钟钩活术，患者自述前述症状无明显变化。

二诊：2010年6月25日，患者自述胁痛稍好转。愿做第二次钩活术治疗。

选穴：主穴：T_8'穴+T_9'穴（巨类颈胸型钩鍉针）
　　　配穴：双肾俞（微内板3.5）以泻法为主
　　　　　　双委中（微内板1.2）以泻法为主

常规钩活：利用浅单软手法，常规九步钩活逐一完成。

10分钟钩活术，患者自述胁痛明显好转，嘱患者15天后复诊。

三诊：2010年7月10日，患者自述胁痛明显好转。愿做第三次钩活术治疗。

选穴：主穴：T_7穴+T_{10}穴（中类内板型钩鍉针）

配穴：双膀胱俞（微内板3.5）以泻法为主
　　　双昆仑（微内板1.2）以泻法为主
常规钩活：利用浅度单软手法，常规九步钩活逐一完成。
10分钟钩活术，患者自述上述症状无进一步改善。嘱患者15天后复诊。
四诊：2010年7月25日复诊，患者自述胁痛明显好转。
随访：2011年7月25日电话随访，胁痛无反复。
【按语】此病例系手术后瘀血，瘀血阻滞背部经络，气血不畅，经络不通，左胁肋疼痛，采用新夹脊T_8穴+T_9穴，辅配肾俞、气海俞、膀胱俞、环跳、委中、昆仑穴以泻法为主，直达病灶，活血化瘀，筋脉畅通。三次钩活全部采用胸椎固有的浅单软手法，第三次选用的中类内板型钩鍉针，重则巨类钩鍉针，轻则中类钩鍉针，故三次治愈。此患者在今后的日常生活中需避风寒，慎劳作，强体质，防复发。

（3）[手术瘀血　下肢痹痛]
姚某某，女，55岁，山西人，个体。
初诊：2011年1月3日。
主诉：左下肢疼痛40天。
现病史：6年前腰椎后路手术史，手术成功，无任何后遗症。40天前因腰部扭伤，出现左下肢放射痛至小腿外侧，疼痛如刺，痛有定处，日轻夜重，痛处拒按，影响睡眠，行走困难，跛行，经各种方法治疗症状缓解不明显，今来我院治疗。
既往史：6年前腰椎手术史，高血压，颈椎病。
分析：中年女性，有明显手术史，突发性坐骨神经痛，疼痛如刺，痛有定处，日轻夜重，痛处拒按，影响睡眠，行走困难，跛行，隶属瘀血阻滞腰部经络，气滞血瘀，经络不通，此症状符合外伤瘀血的发病过程。
检查：腰部正中偏可见一长10cm的术后瘢痕，L_3、L_4棘上椎旁压痛，向左下肢放射，膝腱反射减弱。坐位屈颈试验（+），左直腿抬高试验（+），左直腿抬高加强试验（+），左股神经牵拉试验（+），下肢肌力正常。病理征阴性，血压120/90mmHg，舌紫红、苔白、脉涩。
辅助检查：血、尿常规，心电图，血糖检查无异常。
影像学检查：X线（4-17）（4-18）。
X线表现：腰椎序列欠佳，腰椎以$L_{2,3}$间隙为中心向右凸侧弯，生理曲度反张。$L_{2~4}$椎间隙变窄，前窄后宽，椎体面模糊，其上下椎体缘增生硬化，椎间孔变小。$L_{3,4}$椎体棘突缺如。$L_{1~5}$椎体面可见程度不同的骨质增生。椎旁软组织未见异常影。
印象：1. 腰椎术后改变
　　　2. 腰椎退行性改变
诊断：外伤瘀血型腰椎陈旧性医源损伤（中医）
　　　腰椎陈旧性医源损伤（西医）
治则：活血化瘀，疏通经络。
治法：钩活术疗法。
选穴：主穴：L_2穴+L_3穴（巨类腰型钩鍉针）
　　　配穴：双大肠俞（微内板3.5）以泻法为主
　　　　　　双环跳（微内板5.5）以泻法为主

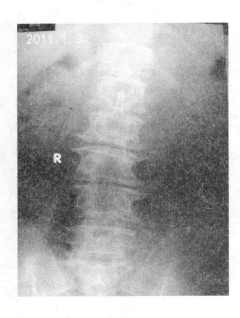 

图 4-17　X 线正位片　　　　　　图 4-18　X 线侧位片

常规钩活：利用重度单软手法，常规九步钩活逐一完成。
10 分钟钩活术，患者自述左下肢痛明显好转。
二诊：2011 年 1 月 13 日，患者自述左下肢痛明显好转。愿做第二次钩活术治疗。
选穴：主穴：L_2'穴 + L_3'穴（巨类腰型钩鍉针）
　　　　配穴：双承扶（微内板 3.5）以泻法为主
　　　　　　　双委中（微内板 1.2）以泻法为主
常规钩活：利用中度单软手法，常规九步钩活逐一完成。
10 分钟钩活术，患者自述左下肢痛基本消失。
三诊：2011 年 1 月 23 日，患者自述双下肢麻木基本消失，嘱其避风寒，慎劳作，注意保养。
随访：2012 年 1 月 23 日电话随访，上述症状无反复。
【按语】此病例系手术后致使瘀血阻滞腰部及下肢经络，经络不通，不通则痛，则坐骨神经痛，采用新夹脊 L_2 穴 + L_3 穴，辅配大肠俞、环跳、承扶、委中穴以泻法为主，直达病灶，活血化瘀，疏通经络。采用两穴组合，巨单软手法，重则重单软，轻则中单软，故两次治愈。

4. 其他疗法

药物、中药外用、推拿、针灸、熏蒸、理疗、小针刀疗法、封闭、再手术。

附方：

方药：血府逐瘀汤（《医林改错》）加减

柴胡 9g，枳壳 6g，红花 6g，当归 9g，赤芍 9g，川芎 9g，葛根 15g，牛膝 9g，炙甘草 6g，羌活 9g，桃仁 6g，桂枝 6g。

若为手术损伤初期，疼痛症状较重，舌质可见瘀点或紫暗，脉弦或紧，加柴胡 10g，乳香 10g，没药 10g；大便秘结者加大黄 6g，或以桃核承气汤（《伤寒论》）加减。

桃仁15g，桂枝6g，大黄12g，甘草6g，芒硝6g。

若为手术损伤日久不愈，反复发作，时发时止，舌质紫干，或有瘀点、瘀斑，脉沉细数，可在上方基础上加补肾强筋药：狗脊12g、杜仲12g、五加皮12g。

四、肝肾亏虚型脊柱陈旧性医源损伤

定义：符合脊柱陈旧性医源损伤的诊断又符合中医肝肾亏虚的诊断。通过中医病因病机辨证，隶属中医的肝肾亏虚：是指年迈体弱或久劳伤筋或素体肝肾不足，加之脊柱手术治疗，或手术量过大，损伤肝肾，筋脉失去气血濡养所致的局部酸痛日久，遇劳更甚，卧则减轻，喜按喜揉。脊髓损伤时，四肢困重、乏力，损伤平面以下感觉障碍，大小便功能异常，截瘫等。通过现代医学综合判断符合脊柱陈旧性医源损伤所引起的诊断，又符合中医肝肾亏虚的诊断。二者都存在为肝肾亏虚型脊柱陈旧性医源损伤。

1. 诊断

（1）症状：脊柱手术史，一般发病缓慢，多见慢性且逐渐加重的局部酸痛，四肢困重，遇劳更甚，卧则减轻，喜按喜揉，重则二便障碍，肌萎，瘫痪。

（2）舌脉：舌淡，脉虚弱。

（3）体征：手术部位可见局部瘢痕，手术椎旁压痛，或叩击痛，肌肉痉挛，或局部有畸形，有的会出现手术畸形愈合。有神经脊髓损伤时，早期可出现腱反射亢进，晚期则减弱或消失；同时伴有病理征。

（4）影像学检查：

①X线片：拍摄X线片对陈旧性脊柱医源损伤的诊断有重要意义。一般摄正侧位片。早期可见手术后改变的缺如和外固定装置，中后期会发现椎体不稳和假关节的形成，骨质疏松，假关节形成，手术椎周围软组织出现钙化影。

②CT及MRI：CT检查可进一步明确手术后椎管和椎间盘的情况，MRI则用来检查脊髓损伤状况及程度，进一步检查椎管和周围软组织的情况。

（5）排除其他病：综合判断排除其他原因引起的以上症状。

符合以上5条并排除其他疾病即可确诊为肝肾亏虚型脊柱陈旧性医源损伤。

包括现代医学的脊柱陈旧性医源损伤。

诊断要点：在影像学检查结果指导下，有脊柱手术史，局部酸痛日久，遇劳更甚，卧则减轻，喜按喜揉。脊髓损伤时，四肢困重、乏力，损伤平面以下感觉障碍，大小便功能异常，截瘫等，腱反射减弱或消失，病理征可阳性，甚至二便功能障碍，晚期则出现肌萎，瘫痪。偏阳虚者面色不华，手足不温，四肢发凉，少气懒言，或有阳痿、早泄，妇女带下清稀；偏阴虚者，咽干口渴，面色潮红，倦怠乏力，心烦失眠，多梦或有遗精，妇女带下色黄味臭。

2. 钩活术选穴

肝肾亏虚型脊柱陈旧性医源损伤的选穴，要根据影像学检查的结果，进行病位选穴；隶属肝肾亏虚，筋脉失去气血濡养所致的局部酸痛，四肢困重、劳累更甚，卧则减轻，重则二便障碍，肌萎，瘫痪，要进行循经选穴，局部症状明显者要进行局部选穴。

取穴基本公式

主穴：局部取穴

根据脊柱陈旧性医源损伤部位的不同而选择相应的新夹脊穴。（巨中微类刃型钩鍉针为主）

配穴：根据肝肾亏虚痿废的经络不通，循经取穴或局部取穴。

    手五里（微内刃 3.5）
    手三里（微内刃 3.5）
    肾俞（微内刃 3.5）
    志室（微内刃 3.5）
    命门（微内刃 3.5）
    腰阳关（微内刃 3.5）
    气海俞（微内刃 3.5）
    关元俞（微内刃 3.5）
    秩边（微内刃 3.5）
    环跳（微内刃 5.5）
    承扶（微内刃 5.5）
    阳陵泉（微内刃 4.5）
    肾俞（微内刃 3.5）

配穴选 1~3 个为宜，也可不选。

以上配穴根据具体情况，取双侧穴或单侧穴，单侧取患侧穴位点。

以上全部配穴以补法为主。

方义提要：轻度肝肾亏虚型脊柱陈旧性医源损伤，局部取穴；中重度肝肾亏虚型脊柱陈旧性医源损伤同时局部取穴和循经取穴。局部取穴，以局部新夹脊穴为所取穴位点。钩鍉针以刃型为主，手法以补法为主，利用烧山火法补助肾阳，滋补肝肾，调理气血。循经取穴主要根据病所在的经络循行部位选穴，旨在补益肝肾、温经通络，并针对肝肾亏虚的性质，随症配以不同腧穴，运用各种不同的治疗。

3. 病案举例

(1) [肝肾亏虚　上肢困重]

李某某，女，61 岁，石市平山人，农民。

初诊：2011 年 6 月 1 日。

主诉：双上肢麻木、困重，无力 1 年。

现病史：3 年前颈椎手术史，手术后恢复良好，无其他不适。1 年前不明原因双上肢尺侧麻木至手，无力，隐痛，其痛绵绵，时断时续，双下肢肌力正常，无走路不稳、打软腿、双足踩棉感。全身怕冷，双手动作笨拙，颈部僵硬疼痛，伴头晕耳鸣，小便急，大便干燥。经多方治疗症状不见缓解，于 2011 年 6 月 1 日来我院就诊。

既往史：平素体弱，高血压、冠心病病史 10 年，颈椎手术史 3 年。

分析：老年女性，平素体弱，高血压、冠心病病史 10 年，颈椎手术史 3 年。随着时间的推移，年龄逐渐增大，肝肾亏虚逐渐加重，症状加重，符合肝肾亏虚型的发病过程。

检查：颈前偏左可见一长 5cm 术后瘢痕，双手握力下降，肌力 Ⅳ 级，四肢腱反射减弱，霍氏征（-），巴氏征（-），触觉、痛觉、温觉尚可。风府穴按压试验（+），抬头试验（+），低头试验（-），捶顶试验（+），臂丛神经牵拉试验（+）。心肺腹未见异常，血压140/90mmHg。舌淡、苔薄白，脉虚弱。

辅助检查：血、尿常规，心电图，血糖检查无异常。

影像学检查：X线（4-19）（4-20）（4-21）（4-22）。

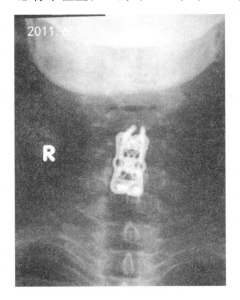

图4-19　X线正位片

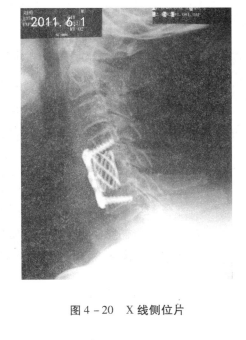

图4-20　X线侧位片

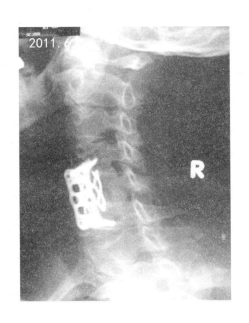

图4-21　X线右斜位片

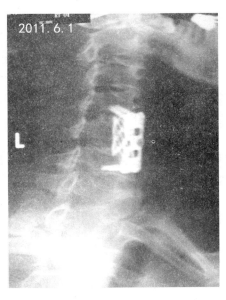

图4-22　X线左斜位片

X线表现：原"颈椎术后"复查，本次MRI显示：颈椎生理曲度变直，$C_{4,5}$椎体前方可见内固定影，因其为伪影像，细微结构显示欠佳。$C_{4\sim6}$椎间隙模糊不清，局部椎管稍窄，$C_{2\sim6}$椎间盘突出。脊髓内未见明显异常信号。

印象：颈椎术后，$C_{4\sim6}$椎管稍窄
诊断：肝肾亏虚型颈椎陈旧性医源损伤（中医）
　　　颈椎陈旧性医源损伤（西医）
治则：补益肝肾，温通经络。
治法：钩活术疗法。
选穴：主穴：C_2穴+C_3穴+C_4穴（巨类颈胸型钩鍉针）+风府穴（微内板1.2）
　　　配穴：双肩贞（微内刃3.5）以补法为主
　　　　　　双肩髃（微内刃3.5）以补法为主
常规钩活：利用中度深双软手法，常规九步钩活逐一完成。保健枕保健。
10分钟钩活术，患者自述双上肢麻木、无力、疼痛稍缓解。

二诊：2011年6月11日，患者自述头晕明显减轻，双手麻木、无力、疼痛稍缓解。愿做第二次钩活术治疗。
选穴：主穴：C_2'穴+C_3'穴+C_4'穴（巨类颈胸型钩鍉针）+风府穴（微内板1.2）
　　　配穴：双肩井（微内刃3.5）以补法为主
常规钩活：利用轻度深双软手法，常规九步钩活逐一完成。
10分钟钩活术，患者自述双上肢疼痛、麻木好转，嘱患者口服中药（补益肝肾、温通经络）15天后复诊。

三诊：2011年6月26日，患者自述头晕消失，双上肢疼痛、麻木明显好转，愿做第三次钩活术治疗。
选穴：主穴：C_1穴+T_{12}穴（中类内刃型钩鍉针）
　　　配穴：双手五里（微内刃3.5）以补法为主
常规钩活：利用中度单软手法，常规九步钩活逐一完成。
10分钟钩活术，患者自述症状无进一步改善，嘱患者口服上方中药15天后复诊。

四诊：2011年7月11日，患者自述头晕消失，双上肢疼痛消失，麻木、无力明显好转，饮食睡眠可，继续口服上方中药15天。

随访：2012年7月11日电话随访，上述症状稳定。饮食佳，二便调。

【按语】此病例系肝肾亏虚，筋脉失去气血濡养所致的双上肢麻木、无力、隐痛，头目不清，采用新夹脊C_2穴+C_3穴+C_4穴+风府穴，辅配肩贞、肩井、肩髃、手五里等穴以补法为主，直达病灶，补益肝肾，温通经络。年老体弱，肝肾阴亏，手术失败，采用三穴组合，深双软手法，滋补肝肾，营养气血，舒经活络。第一次症状较重，用中度深双软手法；第二次症状较轻，用轻度深双软手法；第三次症状大有好转，利用中类内刃中度单软手法，调理气血，营养神经，畅通经气，故三次取得了满意的疗效。需饮食有节，慎劳作，增强体质，以防病情反复。

（2）［胸椎手术　下肢无力］
吕某某，男，50岁，石家庄柏乡人。
初诊：2011年4月5日。
主诉：双下肢麻木无力、冷凉1年，加重1个月。
现病史：2年前胸椎后路手术，术后1年内效果很好，1年后逐渐出现双下肢麻木、僵硬、冷凉，走路不稳，腹部束带感，小便无力，大便干燥，病史1年，因活动量过大加重1个月，于2011年4月5日来我院治疗。

既往史：2年前胸椎手术史，颈腰椎病。

分析：胸椎手术史，颈腰椎病。肝肾气血亏虚，脏腑经络筋脉失养，随着年龄增长，肝肾亏虚逐渐明显，症状也随之出现，下肢麻木、僵硬、冷凉、无力，符合肝肾阴亏的发病过程。

检查：背部可见一长15cm术后瘢痕，$T_{8\sim10}$压痛明显，走路不稳，双下肢无力步态，膝腱反射减弱，巴氏征（-）。下肢温觉减退，触觉、位置觉存在。手足不温，四肢发凉，少气懒言，舌淡胖、苔薄白，脉虚弱。

辅助检查：血、尿常规，心电图，血糖检查无异常。

影像学检查：X线（4-23）（4-24）。

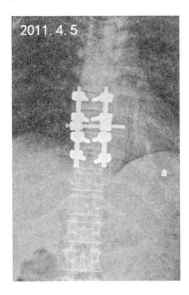

图4-23　X线正位片

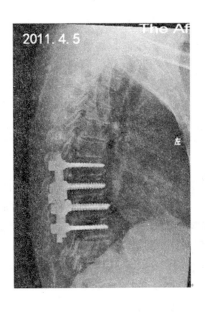

图4-24　X线侧位片

X线表现：胸椎内固定术后，序列尚好，各椎间隙未见明显变窄。椎旁软组织未见异常影。

印象：胸椎术后改变

诊断：肝肾亏虚型胸椎陈旧性医源损伤（中医）

　　　胸椎陈旧性医源损伤（西医）

治则：补益肝肾，强筋壮骨。

治法：钩活术疗法。

选穴：主穴：T_4穴＋T_5穴（巨类颈胸型钩锃针）

　　　配穴：双志室（微内刃3.5）以补法为主

　　　　　　双肾俞（微内刃3.5）以补法为主

　　　　　　双秩边（微内刃3.5）以补法为主

常规钩活：利用浅单软手法，常规九步钩活逐一完成。

10分钟钩活术，患者自述上述症状无明显改善。

二诊：2011年4月15日，患者自述双下肢麻木、冷凉稍好转，腹部束带感无缓解。二便功能无改善，愿做第二次钩活术治疗。

选穴：主穴：T_4'穴 + T_5'穴（巨类颈胸型钩鍉针）
配穴：双关元俞（微内刃3.5）以补法为主
双承扶（微内刃4.5）以补法为主
双委中（微内刃1.2）以补法为主

常规钩活：利用浅单软手法，常规九步钩活逐一完成。

10分钟钩活术，患者双下肢麻木、冷凉、肌力明显好转，腹部束带感减轻，嘱患者口服中药（补肾、养血、通络）15天后复诊。

三诊：2011年4月30日，患者自述双下肢麻木、冷凉明显好转，腹部束带感明显减轻，小便功能改善。愿做第三次钩活术治疗。

选穴：主穴：T_3穴 + T_6穴（中类内刃型钩鍉针）
配穴：双殷门（微内刃4.5）以补法为主
双承山（微内刃3.5）以补法为主
双昆仑（微内刃3.5）以补法为主

常规钩活：利用浅单软手法，常规九步钩活逐一完成。

10分钟钩活术，患者自述上述症状无进一步改善。嘱患者口服上方中药15天后复诊。

四诊：2011年5月15日，患者自述双下肢麻木、冷凉明显好转，腹部束带感明显减轻，小便功能基本正常。嘱患者口服上方中药15天善后。

随访：2012年5月15日电话随访，上述症状无反复。饮食佳，二便调。

【按语】此病例系胸椎手术后肝肾气血亏虚，筋脉痹阻，气血不畅，经络不通所致，筋骨肌肉失去气血的温煦和濡养，肢体筋脉迟缓，下肢无力，采用新夹脊 T_4' 穴 + T_5' 穴，辅配志室、肾俞、关元俞、秩边、承扶、殷门、委中、承山、昆仑穴以补法为主，直达病灶，益肾养精，强筋壮骨。三次钩活均采用胸椎固有的浅单软手法，前两次症状较重，选用巨类钩鍉针，第三次症状较轻选用中类内刃钩鍉针，调理肝肾，补肾壮阳，温通经络，故三次收到了良好的临床疗效。

(3)［腰椎手术　腰部酸软］

陆某某，男，56岁，石家庄元氏人，农民。

初诊：2011年1月5日。

主诉：腰部酸软无力1年。

现病史：5年前腰椎手术，经治疗后腰背痛明显好转。1年前渐出现腰部酸软，翻身不利，行走加重，遇冷加重，全身怕冷，小便频数，大便干燥，现无明显诱因，经口服药物、贴膏药、针灸等治疗无好转，于2011年1月5日来我院治疗。

既往史：5年前腰椎手术史，前列腺肥大，高血压。

分析：腰椎手术史，手术损伤肝肾，病史多年，肝肾不足，脾肾阳衰，无以推动气血运载，而致气滞血瘀，脉道空虚，营血不得宣通，筋骨受累而发腰部酸软无力，符合肝肾亏虚的发病过程。

检查：腰部正中稍偏左可见一长20cm的术后瘢痕，$L_{1~3}$棘上压痛，膝腱减弱。下肢胫前肌力减弱。左小腿腓肠肌肌萎，左右周径相差1cm，左膝至足皮温下降，触觉减退，位置觉正常，病理征阴性，舌淡、苔薄白、脉虚弱。

辅助检查：血、尿常规，心电图，血糖检查无异常。
影像学检查：X线（4-25）（4-26）。

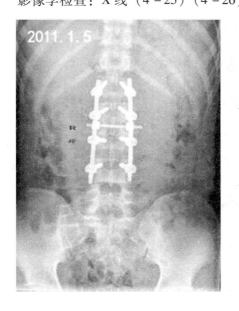

图4-25　X线正位片

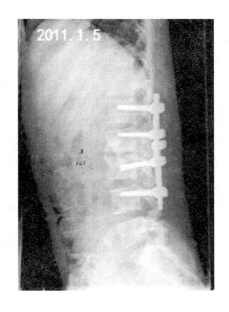

图4-26　X线侧位片

X线表现：腰椎内固定术后，序列尚可，$L_{1\sim3}$椎间隙变窄，椎体面模糊，其上下椎体缘增生硬化，椎旁软组织未见异常影。

印象：腰椎术后改变

诊断：肝肾亏虚型腰椎陈旧性医源损伤（中医）
　　　腰椎陈旧性医源损伤（西医）

治则：补益肝肾，填精生髓。

治法：钩活术疗法。

选穴：主穴：L_2穴+L_3穴+L_4穴（巨类内刃肛门型钩锃针）
　　　配穴：双环跳（微内刃5.5）以补法为主
　　　　　　双委中（微内刃1.2）以补法为主

常规钩活：利用中度深双软手法，常规九步钩活逐一完成。

10分钟钩活术，患者自述腰酸无力稍好转。

二诊：2011年1月15日，患者自述腰酸无力稍好转，冷凉有改善，愿做第二次钩活术治疗。

选穴：主穴：L_2'穴+L_3'穴+L_4'穴（巨类内刃肛门型钩锃针）
　　　配穴：双承扶（微内刃4.5）以补法为主
　　　　　　双承山（微内刃1.2）以补法为主

常规钩活：利用中度深双软手法，常规九步钩活逐一完成。

10分钟钩活术，患者自述腰部酸软无力明显好转，冷凉稍好转，嘱患者口服中药（滋补肝肾、舒筋通络）15天后复诊。

三诊：2011年1月30日，患者自述腰部酸软无力明显好转，冷凉稍好转，二便功能明显改善。

选穴：主穴：L_3 穴 + L_4 穴（中类内刃型钩锃针）
　　　配穴：双阳陵泉（微内刃 4.5）以补法为主
常规钩活：利用中度单软手法，常规九步钩活逐一完成。

10 分钟钩活术，患者自述腰部酸软无力、冷凉明显好转，嘱患者口服上方中药 15 天后复诊。

四诊：2011 年 2 月 14 日，患者自述腰部酸软无力明显好转，二便功能基本正常，嘱患者口服上方中药善后。

随访：2012 年 2 月 14 日电话随访，上述症状无反复。

【按语】此病例系腰椎手术，年老体弱，肝肾不足，脾肾阳衰，无以推动气血运载，腰部酸软无力，采用新夹脊 L_2 穴 + L_3 穴 + L_4 穴，辅配环跳、承扶、委中、承山、阳陵泉穴以补法为主，直达病灶，补益肝肾，填精生髓。年老体弱，手术失败，脾肾阳虚，肝肾阴亏，采用刃类钩锃针，补阳化气，温补脾肾。前两次症状较重，选用三穴组合，中度深双软手法，第三次症状较轻，采用中类内刃双穴组合，故三次收到很好的临床效果。

4. 其他疗法

药物、中药外用、推拿、针灸、熏蒸、理疗、小针刀疗法、封闭、再手术。

附方：

（1）肝肾阴虚

方药：左归丸（《景岳全书》）化裁

大怀熟地 20g，山药 12g，枸杞 12g，山茱萸 12g，川牛膝 9g，菟丝子 12g，龟板胶 12g。

（2）肝肾阴虚，阴损及阳

方药：右归丸（《景岳全书》）化裁

山药 12g，枸杞 15g，熟地 20g，山茱萸 12g，菟丝子 12g，杜仲 12g，当归 9g，鹿角胶 12g，制附子 6g。

（3）肝肾亏虚，筋骨失养

方药：补肾养血汤（《伤科大成》）合补肾丸（《林如高正骨经验》）

熟地 9g，补骨脂 9g，菟丝子 9g，丹参 9g，芫蔚子 9g，枸杞 5g，当归 6g，杜仲 3g，白芍 3g，山萸肉 3g，肉苁蓉 10g，红花 10g，核桃肉 12g，党参 10g，狗脊 10g，白术 20g，续断 15g，茯苓 20g，破故纸 10g。

五、余邪未尽型脊柱陈旧性医源损伤

定义：符合脊柱陈旧性医源损伤术后感染控制的诊断又符合中医余邪未尽的诊断。通过中医病因病机辨证，隶属中医的瘀血内阻，营卫不和，外邪入侵致瘀。或瘀血内停，不能及时消散或排出体外，阻滞经脉，气血运行不畅，经络痹阻，经络壅滞，腰痛腿痛。痛有定处，固定不移，病情迁延日久，遇冷加重，遇热缓解，皮肤肌肉酸痛，发汗解表后减轻，伤风感冒而引发。重则疼痛难忍，功能障碍，被迫体位。通过现代医学综合判断符合脊柱陈旧性医源损伤术后感染愈合控制的诊断，又符合中医余邪未尽的诊断，二者都存在为余邪未尽型脊柱陈旧性医源损伤。钩活术治疗时的条件，病

人体温应控制在37.5℃以下，其他化验指标都在正常范围之内，伤口局部无活动性感染，感染后的伤口愈合良好，只有无菌性炎症存在。

1. 诊断

（1）症状：脊柱手术治疗史，术后感染抗生素治疗史，伤口一期愈合或二期愈合，早期腰背隐痛或不适，可有全身不适、低热、乏力，数月或数年后逐渐或突然出现典型腰背或腰骶疼痛，重则放射到小腿外侧，活动后加重，休息稍微缓解，病情迁延日久，遇冷加重，遇热缓解，皮肤肌肉酸痛，发汗解表后减轻。手术部位活动受限，呈间断性发作的过程。体温常有波动，全身症状与体温波动有关，但其化验指标都在正常范围。

（2）舌脉：舌淡红、苔薄黄，脉弦紧。

（3）体征：脊柱手术部位僵硬，腰椎生理曲度减小或平腰，脊柱各方向活动受限，重则侧弯畸形，胸廓活动度减少，手术部位横突部压痛，鞠躬试验、直腿抬高试验、直腿抬高加强试验、股神经牵拉试验可（+）。

（4）影像学检查：

X线平片检查

①X线示脊柱术后改变。

②CT检查：脊柱术后改变，手术部位的软组织瘢痕形成。

（5）排除其他病：综合判断排除其他原因引起的以上症状。

符合以上5条并排除其他疾病即可确诊为余邪未尽型脊柱陈旧性医源损伤。

包括现代医学的脊柱陈旧性医源损伤。

诊断要点：在影像学和化验室检查结果的指导下，手术治疗过程中身受瘟疫邪气或其他邪气的侵袭造成感染，使脊背关节经络阻滞，瘀血停留，久则阳气不足，水液代谢失常，一般病史较长，早期腰背隐痛或不适，可有全身不适，甚至消瘦、贫血等症状，数月或数年后逐渐或突然出现典型腰背或腰骶疼痛，重则放射到小腿外侧，活动后加重，休息稍微缓解，病情迁延日久，遇冷加重，遇热缓解，皮肤肌肉酸痛，发汗解表后减轻。手术部位活动受限，呈间断性发作的过程。

总之是手术、感染、感染控制、伤口愈合、症状出现（腰腿痛）、反复发作、理化正常为特点。

2. 钩活术选穴与治疗

余邪未尽型脊柱陈旧性医源损伤的选穴，要根据影像学检查的结果，进行病位选穴；隶属于外邪入侵致瘀，或外伤瘀血内停，不能及时消散或排出体外，阻滞经脉，气血运行不畅，经络痹阻。痛有定处，固定不移，病情迁延日久，遇冷加重，遇热缓解，皮肤肌肉酸痛，发汗解表后减轻。重则脊柱活动受限，功能障碍，驼背畸形。要进行循经选穴，局部症状明显者要进行局部选穴，可选用新夹脊穴的双穴或三穴组合，以三穴组合为主。选用巨类钩鍉针为主，或中微类钩鍉针，单软手法。

取穴基本公式

主穴：局部取穴

　　　根据脊柱陈旧性医源损伤部位的不同而选择相应的新夹脊穴。（巨中微类钩鍉针）

配穴：根据瘀血内阻，营卫不和阻滞脊柱经络之不同，循经取穴或局部取穴。

曲池（微内板 3.5）
阳陵泉（微内板 4.5）

配穴选 1~3 个为宜，也可不选。

以上配穴根据具体情况，取双侧穴或单侧穴，单侧取患侧穴位点。

以上全部配穴以泻法为主，或平补平泻。

方义提要：轻度瘀血内阻、营卫不和型脊柱陈旧性医源损伤，局部取穴；中重度瘀血内阻、营卫不和型脊柱陈旧性医源损伤同时局部取穴和循经取穴。局部取穴，以脊柱新夹脊穴为所取穴位点，双穴组合为主。循经取穴主要根据病所在的经络循行部位选穴，旨在活血化瘀，调和营卫，调节全身免疫功能，以泻法为主，或平补平泻法。

3. 病案举例

（1）[瘀血阻络　余邪未尽]

张某某，女，54 岁，北京海淀区人，退休工人。

初诊：2011 年 6 月 11 日。

主诉：腰骶疼痛、伴左下肢疼痛 2 年，加重 1 个月。

现病史：2 年前，腰椎后路手术，出院后一个月，因感冒发热而引发腰骶疼痛，伴左侧坐骨神经痛，综合治疗症状基本消失，间断性发作。一个月前因受风着凉，腰骶疼痛，局部麻木，伴左侧坐骨神经痛，体温 37.1℃，出现全身发热、恶寒、头目不清等表证现象，于 2011 年 6 月 11 日来我院就诊。

既往史：腰椎手术史，高血压、冠心病病史。

分析：腰椎手术治疗史，间断性、发作性腰骶疼痛，伴有左侧坐骨神经痛，与外感或受风着凉有关，而且是老年女性，术后必然气虚，加之年老体弱，局部抵抗力下降，稍有外邪侵袭，必会造成营卫不和，经络不通，而出现腰骶痛和坐骨神经痛。

检查：腰部僵硬，局部正中可见一长 15cm 术后瘢痕，局部软组织压痛，左直腿抬高试验弱（+），左直腿抬高加强试验（+），体温 37.1℃，心肺腹未见异常，血压 140/90mmHg。舌淡红，脉弦弱。

辅助检查：血、尿常规，心电图，血糖检查无异常。

影像学检查：X 线（4-27）（4-28）。

X 线表现：腰椎手术后改变，外固定装置位置尚可。

印象：腰椎手术后改变

诊断：余邪未尽型脊柱陈旧性医源损伤（中医）
　　　脊柱陈旧性医源损伤（手术失败综合征，FBSS　西医）

治则：活血通络，和营祛邪。

治法：钩活术疗法。

选穴：主穴：L_3 穴 + L_2 穴（巨类腰型钩鍉针）
　　　配穴：曲池（微内板 3.5）以泻法为主
　　　　　　阳陵泉（微内板 4.5）以泻法为主

常规钩活：利用中单软钩活法，常规九步钩活逐一完成。

10 分钟钩活术，患者自述左下肢疼痛、麻木稍好转。麻杏石甘汤加味调理。

二诊：2011 年 6 月 21 日，患者自述腰骶疼痛及下肢坐骨神经痛都有好转，全身发热恶寒症状基本消失。愿做第二次钩活术治疗。

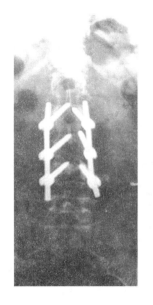 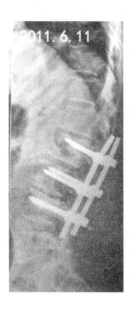

图 4-27　X 线正位片　　　　图 4-28　X 线侧位片

选穴：主穴：L_3' 穴 + L_2' 穴（中类内板钩鍉针）

配穴：曲池（微内板 3.5）以泻法为主

常规钩活：利用中单软钩活法，常规九步钩活逐一完成。

10 分钟钩活术，患者自述左下肢疼痛、麻木大有好转。葛根汤加味调理。15 天后复诊。

三诊：2011 年 7 月 6 日，患者自述症状明显好转，愿做第三次钩活术治疗。

选穴：主穴：L_1 穴 + L_2 穴（微类内刃钩鍉针）

配穴：阳陵泉（微内板 4.5）平补平泻法为主

常规钩活：利用中单软钩活法，常规九步钩活逐一完成。

10 分钟钩活术，患者自述左下肢疼痛、麻木稍好转。玉屏风散加味调理。30 天后复诊。

四诊：2011 年 8 月 6 日，患者自述症状基本消失。饮食睡眠可。

随访：2012 年 7 月 20 日电话随访，上述症状稳定。饮食佳，二便调，劳累后稍有不适，嘱其避风寒，慎劳作，注意保养。

【按语】此病例系瘀血内阻，余邪未尽所致的腰骶疼痛、麻木，伴坐骨神经痛，采用新夹脊 L_2 穴 + L_3 穴，辅配曲池、阳陵泉以平补平泻法为主，直达病灶，活血化瘀，疏通经络，调和营卫，祛邪外出。第一次巨类钩鍉针单软手法，第二次病情大有好转，中类内板钩鍉针单软手法，第三次症状基本消失，需调理巩固，微类内刃钩鍉针单软手法。故三次取得了满意的疗效。

4. 其他疗法

药物、中药外用、推拿、针灸、熏蒸、理疗、小针刀疗法、封闭、再手术。

附方：

方药：麻杏石甘汤（《伤寒论》）加味

麻黄 6g，杏仁 10g，石膏 50g，甘草 3g，荆芥 15g，牛蒡子 15g，薄荷 10g，射干

10g，桔梗 10g，金银花 20g，连翘 20g，黄芩 15g，僵蚕 15g，桑枝 10g，秦艽 15g，赤芍 10g。

第五节 康复与预防

脊柱陈旧性医源损伤大多由于失治误治，体质、营养或某些诱因使局部症状重新出现，患者认为手术后不会有任何症状出现，才达到了治疗目的，结果手术治疗后症状消除一部分，或原症状消除新症状出现、未出现的症状出现了、症状时隐时现、功能逐渐降低等，给患者带来痛苦和不便。再则手术失败综合征治疗进程长、疗效不显著等特点，使得对患者进行正确有效的康复治疗，显得尤为重要。

一、康复

（一）心理疗法

在手术失败综合征疾病治疗过程中，内伤七情的变化与疾病的变化有密切的关系。如果情感郁结，则内耗气血，加重局部的病情，病情不易好转。若精神乐观，则有利于创伤修复和病情的好转。因此，应对每个患者进行有关疾病过程、康复的教育，了解恢复的过程，坚信只要治疗得当，积极合作，就可以治愈或好转，以消除悲观、恐惧等不良心理刺激，同时也应该了解康复的长期性和病情有可能反复，疗效不显著等，消除急躁情绪，并引导患者树立积极的心态，参与周围的交流，如读书、学习等，获得生活的乐趣和自信。

（二）药物、针灸、推拿疗法

脊柱陈旧性医源损伤属手术后期，肝肾亏虚，气血不足，故药物以补立法，常用补气养血、补益肝肾、温经通络等办法，或选取一些食疗增加营养，增强疗效；或外贴舒筋活血、温经通络、散寒祛湿的药剂。针灸应用于损伤后期，主要是循经取穴，对证施治，达到促进血脉流畅、肌肉关节功能恢复等目的。有风寒湿邪时，针刺后用艾灸，疗效更佳。推拿手法宜轻柔，防止损伤硬膜囊或脊髓，不可强行使用扳法等正骨手法。

（三）理疗

利用各种物理因子作用于机体，以调节、加强或恢复机体生理功能，影响病理过程，达到康复的目的。常可选用的疗法有电疗法、超声疗法、光疗法、磁疗法、蜡疗法等，临床可根据病情，灵活选择应用。

此外，还应注意患者的起居、护理、运动锻炼等，配合应用，以期最佳疗效。

二、预防

（一）未病先防

针对脊柱陈旧性医源损伤发生的原因，在脊柱手术初期诊治时，应积极做好预防工作。

1. 对于手术后，围手术期，应增强营养，避免受风着凉，生活起居有常，积极利用抗生素防止感染，增强体质。

2. 对于手术后 3 个月，适当功能锻炼，节制性生活，口服中药调理。

3. 手术后 1 年，不宜过早负重活动，克服肢体重力或肌肉收缩力对手术端造成的影响，负重运动逐渐进行，影响手术的特殊运动不能进行。

（二）既病防变

已经形成脊柱陈旧性医源损伤，且症状绵绵，时作时止，宜进行局部制动，加强营养，促进康复；对于不稳定型者，为防止脊柱不稳和压迫脊髓，应采取卧床休息的方法预防。

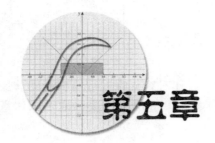

第五章 脊柱炎性损伤
（强直性脊柱炎）

本章节脊柱炎性损伤只讨论强直性脊柱炎（Ankylsingspon – dylitis，AS），其他感染性损伤不包括在内。

定义：强直性脊柱炎是多见于青少年男性，以中轴关节慢性炎症为主的、原因不明的全身性疾病。其特点为几乎全部累及骶髂关节，常发生椎间盘纤维环及其附近韧带钙化和骨性强直。病损以躯干关节为主，也可波及近躯干的髋关节，但很少波及四肢小关节。以前本病又称变形性脊柱炎、关节强硬性脊柱炎、脊柱关节强直、青春期脊柱炎和类风湿脊柱炎等。1982年第16版《希氏内科学》开始将本病和类风湿关节炎分开描述。

本病属于中医"腰背痛"及"痹证"范畴，尤其与"骨痹""肾痹""督脉病"相类似。例如，《素问·长刺节论》谓："病在骨，骨重不可举，骨髓酸痛，寒气至，名曰骨痹。"《黄帝内经》一书中描述的肾痹"尻以代踵，脊以代头"（《素问·痹论》）等与强直性脊柱炎的症状十分相似。

目前公认本病属结缔组织血清阴性疾病，而不再是类风湿关节炎的一种类型。自1973年发现强直性脊柱炎和遗传因素 HLA – B_{27} 相关以来，本病的基础研究，尤其是病因学研究，取得了很大进展。临床研究表明，本病为全身性疾病，除了虹膜炎以外，其心、肺、消化道，以及神经、肌肉等损害已为越来越多的医务工作者所重视。强直性脊柱炎患病率报告各地不一。西方国家报告为1%～2%。国内20世纪80年代人群调查的结果，强直性脊柱炎的患病率南方略高于北方。例如在汕头为4%，北京3.5%，哈尔滨为0.9%。日本的一项7000人调查表明，其患病率仅为0.1%。北美印第安人中，海地等地的男性患病率高达60%。引起这些差别的原因，尚待进一步研究分析。本病发病高峰年龄为20～30岁，基本都在40岁以前发病，50岁以后发病者不到5%，性别多以男性为主，男女比例为（10～4）:1，且男性患病一般比较严重，女性较轻，或为无症状的X线骶髂关节炎。

强直性脊柱炎是比较复杂的疾病，钩活术治疗强直性脊柱炎应在本病稳定期，钩活术是保守治疗强直性脊柱炎的一种方法，在治疗方面以综合治疗为主。

第一节 病因病机

强直性脊柱炎病因病机比较复杂，属本虚标实。

一、外因

(一) 寒邪

1. 寒为阴邪，易伤阳气

《素问·阴阳应象大论》说："阴胜则阳病。"寒性凝滞，故寒邪侵犯人体往往会使经脉气血凝滞，出现各种疼痛症状；寒性收引，寒邪侵袭人体表现为气机收敛，腠理闭塞，经络筋脉收缩而挛急。

2. 寒为阴邪，最易伤肾入骨

肾主骨，肾虚督空，寒邪乘虚而入，内舍于骨发为"骨痹"。久居、作业阴寒之地，邪气过盛，易于痹阻经络，使气血不通而发"痹证"。肾阳不足，阳虚生内寒，外寒也会乘虚侵袭，留着督脉，内寒外寒相因为患，深伏于督脉，致气血凝滞，久之产生痰浊瘀血，积聚不散，脊骨失养，关节筋骨不得淖泽濡润，则屈伸不利，僵直弯曲而成尪痹。

3. 肾虚邪侵

肾阳虚，寒邪入侵，内外合邪，阳气不化，开阖不得，寒邪内盛，深侵肾督，肾受邪，则骨失淖泽，并且不能养肝，肝失养则血海不足，冲任失调，筋脉失养；寒则凝滞，精血不荣，督阳失布，气血不化。

(二) 风寒湿邪侵袭

风为百病之长，风邪常为外邪致病的先导。《素问·骨空论》说："风者，百病之始也。"《素问·风论》说："风者，百病之长也。"

湿为阴邪，易阻滞气机，损伤阳气。叶天士《外感温热篇》有"湿胜则阳微"之说。湿性重浊，湿邪留滞经络关节，可见关节疼痛重着。湿性黏滞，胶着难解，故湿邪致病多反复发作，缠绵难愈。风寒湿三邪最易合而致病。

外邪致病正如《素问·痹论》所云："风、寒、湿三气杂至，合而为痹。"至虚之处，即容邪之所，风寒湿邪乘虚而入。

由于冒雨涉水，劳汗当风，久居湿冷等气候变化，冷热交错，风寒湿邪入注人体，留于经络，关节气血痹阻。

(三) 湿热之邪浸淫

岁气湿热行令，或长夏之际，湿热交蒸或寒湿蕴积日久，郁而化热，湿热之邪浸淫经脉。强直性脊柱炎中期可由于风寒湿邪郁久化热，耗气伤阴，损伤脾胃肝肾，正虚邪恋，虚实相兼，寒热错杂。风寒湿邪久郁不解，生湿化热成毒，痹着腰部，阻滞气血运行，形成湿热毒瘀互结。隋孝忠认为风寒湿邪痹阻经络，伤及督脉，久之耗伤气血，邪气化热，热致肾气虚、精血亏、关节筋脉失于荣养。

(四) 痰浊之邪

痰浊为有形的病理产物，一旦形成，既可阻滞气机，影响脏腑气机的升降；又可以流注经络，阻碍气血的运行。痰浊之邪若流注经络，易使经络阻滞，气血运行不畅，出现肢体麻木、屈伸不利等症状。痰浊致病广泛，故有"百病多由痰作祟"之说。痰浊之邪致病缠绵难愈。

许多学者认识到了痰浊之邪在强直性脊柱炎发病上的重要地位，认为患者体内气血津液运行失常，痰浊内生，流于经络，伏于督脉，则发龟背；流于骨节筋脉，阻滞气血流通而不通则痛。风寒湿热之邪日久聚而为痰，痰留百节，阻于经络，湿毒痰瘀互结，导致筋骨经络痹阻，气血运行不畅；外邪久滞不散，痰浊之邪未能及时温散，附注筋骨关节，流注于膜原、经络，伏于督脉，如与外邪互结，外搏肌筋，内侵骨髓，则使人肢体发麻，不得屈伸，气血津液凝滞，痰浊内阻，削伐正气，使肾督更加亏虚。

（五）瘀血阻络

《景岳全书·风痹》提到感受风邪可致血气闭郁，感受寒邪可致血气凝滞，感受热邪可致血气干涸，感受湿邪可使血气壅滞，均是指外邪入侵致瘀。外伤，诸如跌打损伤、闪挫扭伤、坠落等，损及腰背，瘀血内停，不能及时消散或排除体外，阻滞经脉，气血运行不畅，经络痹阻，骨节壅滞则屈伸不利、僵直弯曲而成本病。

二、内因

（一）先天不足，肾虚为本

肾虚是强直性脊柱炎之根本。《素问·痹论》云："骨痹不已，复感于邪，内舍于肾。"又"骨痹不已，尻以代踵，脊以代头"。阐明了强直性脊柱炎是由于肝肾亏损，督脉失养，气血不足，筋骨瘀阻，经络痹阻所致。故后人有"凡腰痛悠悠戚戚，屡发不已者，肾之虚也"之说。由虚致损，虚中夹实，即本虚标实。盖肾精亏损，不能濡养督脉，不荣则痛，督脉空虚，风寒湿邪乘虚而入，壅阻经络久而变生痰瘀，深入精髓骨骱而不通则痛；因痰瘀阻滞，故出现肿痛、晨僵、活动功能受限等症。

大多数学者认为本病是由于先天禀赋不足、后天失养导致肾虚督空、筋脉失养，加之感受外邪而发病。《素问·长刺节论》云："痛在骨，骨重不可举，骨髓酸痛名曰骨痹。"《素问·逆调论》中说："肾者水也，而生骨，骨不生则髓不能满，骨寒甚至骨也……病名曰骨痹，是人当挛节也。"指出了本病的病位在骨、在肾。病因乃由先天禀赋不足，或病后体弱，肾气亏虚所致。"腰者肾之府，转摇不能，肾将惫矣。"肾主骨生髓，督脉行于背正中，总督一身之阳气，肾气不足，骨髓不充，督脉失养。因此，肾气先虚是致病之本。

肾主骨生髓，腰为肾之府。肾虚而生精不足，则髓不能满，故腰膝酸软，而不耐久劳。《素问·骨空论》指出：督脉"贯脊属肾""别绕臀"，其"循肩骨内，侠脊抵腰中，入循膂经肾"。可见脊柱、腰、髋均为督脉循行部位，而足跟后踵筋间又为肾经循行部位。肾虚精少而肾阳不足，不能充养督脉，阳虚生内寒，外寒也乘虚侵袭，留着督脉，内寒外寒相因为患，深伏于肾督，致气血凝滞，故腰脊、髋、骶疼痛，久之产生痰浊瘀血积聚不散，脊骨失养，关节筋骨不得淖泽濡润，则屈伸不利、僵直弯曲而成尪痹。

朱良春、王为兰等中医学者认为本病的本质是肾督亏虚。腰为肾之府，腰以下为尻，尻亦属肾；又脊柱乃一身之骨主，骨的生长发育又全赖骨髓的滋养，而骨髓乃肾中精气所化生，故肾中精气充足，骨髓充盈则骨骼发育正常，坚固有力；肾中精气不足，骨骼空虚则骨质疏松，酸软无力。督脉"循背而行于身后，为阳脉之总督""督之为病，脊强而厥"，故本病与肾督密切相关。由于先天禀赋不足或后天调摄失调，致肾督亏虚，则卫阳空疏；肝肾精亏，肾督阳虚，使筋挛骨弱而邪留不去，痰浊瘀血逐渐形成，壅滞督脉，邪正混淆，如油入面，胶着难解，终致脊柱疼痛、脊柱骨质疏松、脊柱强直、不能直立弯腰、无力支撑躯干，出现龟背畸形的虚实夹杂证候。

肾主藏精髓，脑为髓之海。《灵枢·海论》说：督脉"其输上在于其盖，下在风府"。张志聪言："盖，谓督脉之百会穴。"《素问·骨空论》又说：督脉"与太阳起于目内眦，上额交巅，上入络脑……入循膂、下络肾"。肾精亏虚，髓海不足，脑失濡养则出现眩晕、记忆力差、失眠多梦。

肾藏精化生肾气而司二便，肾精虚肾气不足，不能助膀胱气化津液则小便失常，命火虚不能助脾土运化腐熟水谷，则大便失常。《素问·骨空论》亦说：督脉"此生病……不能前后"。前后即指二便。督脉绕行于前后二阴间，此处经脉为邪所侵，气血不通则二便失常。

《灵枢·大惑论》指出："精之窠为眼，骨之精为瞳子……上属于脑，后出于项中。"可见眼与肾精、脑、督脉有密切关系，肾精虚而肾水不足濡养瞳神晶莹之体，故也易生目疾。

肾为气之根，肾气衰弱，失其摄纳功能，既可影响津液输化，也能影响肺气之升降，气化失常则水气浸溢为患，上凌心肺则出现咳嗽、胸闷、气短、心悸症状。

《灵枢·脉度》指出："肾气通于耳，肾和则耳能闻五音矣。"耳为肾之外窍，肾精不足，肾气不能上承于耳则耳鸣失聪，经脉不利则疼痛。

焦树德教授以"大偻"命名本病。《素问·生气通天论》说："阳气者，精则养神，柔则养筋，开阖不得，寒气从之，乃生大偻……"《素问·脉要精微论》说："背者胸中之府，背曲肩随，府将坏矣。腰者肾之府，转摇不能，肾将惫矣；膝者筋之府，屈伸不能，行则偻附，筋将惫矣。"《素问·至真要大论》曰："太阳在泉，寒复内舍，则腰尻痛，屈伸不利，股胫足膝中痛。"《诸病源候论·背伛偻》说："肝主筋而藏血，血为阴，气为阳，阳气精则养神，柔则养筋，阴阳和同则气血调适，共相荣养也，邪不能伤。若虚则受风，风寒搏于脊偻之筋，冷则挛急，故令背偻。"《中国医学大辞典》释云："'大偻'背俯也。"《医学衷中参西录·论腰疼治法》说："凡人之腰痛，皆脊梁处作痛，此实督脉主之……肾虚者，其督脉必虚，是以腰疼。"

（二）肾虚督空，筋骨失养

人体的腰、骶、脊、胯、尻处与肝脉、肾脉、任脉、冲脉相互联系。《灵枢·经脉》云："肾足少阴之脉……上股内后廉，贯脊属肾……""肝，足厥阴之脉……循股阴入毛中，过阴器抵小腹……"又如《类经·九卷》说："故启玄子引古经云：'任脉循背谓之督，自少腹直上者谓之任脉。'由此言之，则是以背腹分阴阳而言任督，若三脉者，则名虽异而体则一耳，故曰任脉、冲脉、督脉一源而三歧也。"

肾主骨，主腰膝和二阴，为肝之母；肝主血海，脉络阴器，主筋，为肾之子；冲脉为五脏六腑之海，注少阴（肾）之大络；任脉与冲脉同起胞中，上循背里，为经络之海。李时珍曾说，任督乃人身子午。所以，此病与任脉也有关系，但主要是肾督二经之病。

中医学理论中除经络理论外，还有"经筋""经别"的理论，十二经筋、经别分别各有自己的循行部位及所主疾病。《灵枢·经筋》说："足少阴之筋，起于小指（趾）之下，并足太阴之筋，邪（斜）走内踝之下，结于踵，与太阳之筋合而上结于内辅之下，并太阴之筋而上循阴股，结于阴器，循脊内挟膂，上至项，结于枕骨，与足太阳之筋合。"又云："足太阳之筋起于足小趾上，结于踝，邪（斜）上结于膝，其下循足外侧，结于踵，上循跟，结于腘。其别者，结于腨外，上腘中内廉，与腘中并上结于臀，上挟脊上项。其支者，别入结于舌本。其直者，结于枕骨，上头下颜，结于鼻。其支者，入腋下，上出缺盆，上结于完骨。其支者，出缺盆，邪（斜）上出于頄。"

十二经筋对疾病各有所主。《灵枢·经筋》说：足少阴经筋"其病足下转筋，及所过而结者皆痛及转筋。病在此者主痫瘛及痉，在外者不能俯，在内者不能仰。故阳病者腰反折不能俯，阴病者不能仰"。足太阳经筋"其病小趾支，跟肿痛，腘挛，脊反折，项筋急，肩不举，腋支，缺盆中扭痛，不可左右摇"。《灵枢·经脉》中说："督脉之别，名曰长强，挟膂上项，散头上，下当肩胛左右，别走太阳，入贯膂。实则脊强，虚则头重，高摇之，挟脊之有过者，取之所别也。"

综上所述，强直性脊柱炎的病因，中医学认为多由于先天禀赋不足、后天失养导致肾虚督空，筋骨失养。正虚复感风、寒、湿等外邪，内外合邪，阳气不化，邪气内盛，影响筋骨的荣养淖泽而致脊柱佝偻。病久则化生痰、瘀、热、毒，致使虚实错杂，寒热相兼，缠绵难愈。

第二节 西医学病因病理与诊断

一、病因

1. 遗传

遗传因素在强直性脊柱炎的发病中具有重要因素。据流行病学调查，强直性脊柱炎病人 $HLA-B_{27}$ 阳性率高达 90%～96%，而普通人群 $HLA-B_{27}$ 阳性率仅 4%～9%；$HLA-B_{27}$ 阳性者强直性脊柱炎发病率为 10%～20%，而普通人群 $HLA-B_{27}$ 阳性率 1%～2%，相差约 100 倍。有报道，强直性脊柱炎一级亲属患强直性脊柱炎的危险性比一般人高出 20～40 倍，国内调查强直性脊柱炎一级亲属患病率为 24.2%，比正常人群高出 120 倍。$HLA-B_{27}$ 阳性健康者亲属发生强直性脊柱炎的概率远比 $HLA-B_{27}$ 阴性强直性脊柱炎病人亲属低。所有这些均说明 $HLA-B_{27}$ 在强直性脊柱炎发病中是一个重要因素，但是除了 $HLA-B_{27}$ 以外，尚有 HLA 区域内及 HLA 区域外的其他基因参与。

（1）$HLA-B_{27}$ 与强直性脊柱炎

①$HLA-B_{27}$ 的结构

作为一个人体主要组织相容性复合体（MHC）Ⅰ类分子，$HLA-B_{27}$ 与 β_2 微球蛋白结合表达于所有核细胞表面，细胞外有三个亚基，α_1 和 α_2 形成肽结合槽，α_1 和 β_{2m} 结合。前二者与 $CD8^+T$ 细胞受体相结合，完成抗原呈递，后者可稳定 $HLA-B_{27}$ 的膜表达。$HLA-B_{27}$ 氨基酸多态性主要位于 α_1 和 α_2 亚基。与其他Ⅰ类分子相比，$HLA-B_{27}$ 结构有以下特点：

a. 位于 α_1 中第 70 位的赖氨酸和 α_2 中第 97 位的天门冬氨酸为 $HLA-B_{27}$ 所特有。前者位于 α_1 亚基 α 螺旋的中央，指向袋内，后者位于袋底中央的一条 β 链上。因为这些特异的氨基酸位于抗原结合槽内，尤其位于"45"分子袋或"B袋"周围，因此使 $HLA-B_{27}$ 有可能能够结合诱发疾病的肽。

b. 晶体衍射分析表明，在 $HLA-B_{27}\alpha_1$ 亚基 α 螺旋下面有一重要的袋结构。这一结构以第 45 位谷氨酸为底，周围环以第 24 位苏氨酸、第 26 位甘氨酸、第 34 位缬氨酸以及第67位半胱氨酸，这种组合为HLA-B_{27}所特有。尤其是第67位半胱氨酸仅少数为HLA-B_{27}位点所具有，这一结构特点可能使HLA-B_{27}与某些特别的抗原相接触。

c. 其他残基，如第9位组氨酸、第32位亮氨酸、第69位丙氨酸、第71位丙氨酸，这些氨基酸与上述独特结构相邻，共同形成HLA-B_{27}的结构上的特点。HLA-B_{27}的结构决定其功能特点，同时也决定了其在强直性脊柱炎发病中的独特作用。

②HLA-B_{27}的功能

同所有Ⅰ类分子一样，HLA-B_{27}可将内源性抗原呈递给$CD8^+$细胞毒性T淋巴细胞（cytotoxic T lymphocyte，CTL）的α：βT细胞受体。在感染细胞内，病毒肽与MHC类分子结合而被呈递给CTL，进而溶解感染的细胞。

③HLA-B_{27}基因家族

HLA-B_{27}抗原最初是作用HLA系统的一种血清学特异性而被命名，目前用分子生物学方法正式命名的HLA-B_{27}等位基因有16个，即HLA-B_{27}01-2716。它们可能都是由HLA-B_{27}05演化而来，主要通过在$α_1$、$α_2$和$α_3$的结构域的共1~8个氨基酸的变化而相互区别，HLA-B_{27}01、HLA-B_{27}02和HLA-B_{27}05在第74~81位分别有2或3个氨基酸的置换。HLA-B_{27}03、HLA-B_{27}09与HLA-B_{27}05分别在第59位和第116位不同，估计由HLA-B_{27}05点突变产生。HLA-B_{27}04和HLA-B_{27}06分别通过在$α_1$（第77位）、$α_2$（第152位）和$α_3$（第211位）结构域的3个氨基酸残基变化与HLA-B_{27}05区别，HLA-B_{27}06在第114位和第116位还有2个氨基酸的改变。HLA-B_{27}01可能是在进化上界于HLA-B_{27}05和HLA-B_{27}04之间的一个亚型。HLA-B_{27}07与HLA-B_{27}05在第97~131位间有5个氨基酸不同。而HLA-B_{27}11与HLA-B_{27}07仅在第77位残基不同，既可能由于HLA-B_{27}07点突变，也可能来自于HLA-B_{27}04和HLA-B_{40}02的基因重组。HLA-B_{27}08和HLA-B_{27}05在第77~83位有4个氨基酸不同。而HLA-B_{27}12与HLA-B_{27}08在第69~71位有3个氨基酸不同，推测其由HLA-B_{27}08基因位转移而致。

④HLA-B_{27}的分布及与强直性脊柱炎的关联

HLA-B_{27}等位基因频率在不同人种、不同地区的分布有很大区别。Gonzalez、Roces等对来自欧洲、亚洲、非洲、美洲和波利尼亚等共17个人群的711个HLA-B_{27}^+的个体（其中476个强直性脊柱炎患者）运用聚合酶链反应/寡核苷酸序列特异探针（PCR-SSOP）及基因测序的方法分析了HLA-B_{27}亚型的分布及其与强直性脊柱炎的关联，结果表明：HLA-B_{27}05几乎在所研究的大部分人群中都有分布，尤以北欧、北美白人和因纽特人种的频率最高，HLA-B_{27}02仅限于高加索人群中，特别中东（犹太人）和北非（阿拉伯人、柏柏尔人）中有较高的频率；HLA-B_{27}04和HLA-B_{27}06主要在亚洲人和波利尼亚群体中分布。HLA-B_{27}03主要分布在西非的黑人中。HLA-B_{27}09在意大利人中的多见，在HLA-B_{27}各等位基因与强直性脊柱炎关联的大量报道中，已知HLA-B_{27}05、HLA-B_{27}01、HLA-B_{27}02、HLA-B_{27}04及HLA-B_{27}07与强直性脊柱炎存在关联，而HLA-B_{27}036、HLA-B_{27}06、HLA-B_{27}09与强直性脊柱炎的关联报道不一，在西非冈比亚的一个群体（Fula）中HLA-B_{27}^+人群为6%，其中HLA-B_{27}03为32%，HLA-B_{27}05为68%，但在大规模调查中却未发现强直性脊柱炎患者，而在其邻近的塞内加尔，发现3例HLA-B_{27}03$^+$（25%）及8例HLA-B_{27}05$^+$（67%）强直性脊柱炎患者，说明两种亚型都与疾病相关。HLA-B_{27}06系主要分布在泰国和印尼的健康人群中，曾经被认为与强直性脊柱炎呈负相关，但在中国北部地区发现了2例 HLA – $B_{27}06^+$ 强直性脊柱炎患者；一致认为 HLA – $B_{27}09$ 与强直性脊柱炎呈负相关，但在最近意大利发现了1例 HLA – $B_{27}09^+$ 的骶髂关节炎及其他关节炎的病人，说明亚型与疾病的相关性不是绝对的，可受其他因素的影响。

⑤家系研究与强直性脊柱炎

自1973年发现 HLA – B_{27} 抗原与强直性脊柱炎的强相关以来，世界上绝大多数人群和种族都证明了 HLA – B_{27} 与强直性脊柱炎的相关性，而且这种关联在已知 HLA 与疾病的关联中是最强的。随着对更多家族的研究，对 HLA – B_{27} 与强直性脊柱炎的相关性有了新的认识。对加拿大的15个强直性脊柱炎多发家系（最大家系包含5代人）研究强直性脊柱炎发病中的遗传因子，首次确定 HLA 区域与强直性脊柱炎的连锁，Lod 只可达7.5，并再次证明 HLA – B_{27} 直接参与强直性脊柱炎的遗传敏感性，并且 HLA – B_{27} 抗原分子本身在强直性脊柱炎的发病中提供的危险度为50%。Brown 等发现在英国126个强直性脊柱炎家系中，HLA 对强直性脊柱炎的危险度为36%。家系研究还发现亲代患强直性脊柱炎的 HLA – B_{27}^+ 个体比无亲代患强直性脊柱炎的 HLA – B_{27}^+ 个体存在更高的患病危险性。而且，与患病个体亲缘关系越远的亲属，其患病的危险性下降的越快。Brown 等对患有强直性脊柱炎的105个白人家系研究，以再发危险率（recurrence risk ratio）与1级、2级、3级亲属的关系作图，形成的曲线符合多基因疾病模型，说明患病危险性与亲缘关系的疏远不成比例下降。从理论上讲，单基因显性遗传病的发病危险度随着亲缘关系增长一代而下降1倍，但实际上强直性脊柱炎中发病危险度的下降要快得多，提示可能存在其他基因参与强直性脊柱炎。另外，Brown 等对40例患有强直性脊柱炎的双生子进行遗传背景分析发现：在8对单卵双生子中有6对都患有强直性脊柱炎，患病一致性达75%；在32对异卵双生子中共患率只有12.5%，在 HLA – B_{27}^+ 的异卵双生子中也只有27%，而在同胞中共患率为6.9%，提示强直性脊柱炎的发病以遗传为主，广义遗传度达到98%。强直性脊柱炎单卵双生共患率与异卵双生共患率比值大于5:1，理论上讲若但基因遗传的话，二者比值接近2:1，若比值大于4:1，则提示病因由多基因参与。

(2) HLA – B_{27} 以外的 HLA 相关基因

①非 HLA – B_{27} 的 HLA – B 基因

除 HLA – B_{27} 分子外，HLA – B_{60} 是第一个被证实与强直性脊柱炎有关的分子，最初发现 HLA – B_{60}（+）、HLA – B_{27}（+）个体化单独 HLA – B_{27}（+）者提高了3~6倍的危险性，但在 Brown 等研究英国白人 HLA – Ⅰ类基因与强直性脊柱炎的相关时发现，HLA – B_{60}（+）/HLA – B_{27}（-）个体对强直性脊柱炎的危险性亦有提高，提示 HLA – B_{60} 是次于 HLA – B_{27} 的独立的强直性脊柱炎易感基因。在加拿大的强直性脊柱炎多发家系中也发现 HLA – B_{40}（HLA – B_{60} 和 HLA – B_{61} 为其亚型）对 HLA – B_{27}（+）强直性脊柱炎有35%的危险性。在日本发现 HLA – B_{39} 与 HLA – B_{27}（-）的强直性脊柱炎有关，已知 HLA – B_{39} 与 HLA – B_{27} 有相似的抗原结合槽，可能与 HLA – B_{27} 分子在抗原递呈中发挥相似的作用。

②HLA – DR 基因

HLA – DR 分子与强直性脊柱炎的关联已在不同人群中均有报道。Brown 等发现强直性脊柱炎病人中 DR_1 的频率比正常 HLA – B_{27}（+）的对照人群明显提高，且 DR_1

纯合子比 DR 抗原杂合子更易于致病，提示 DR_1 与强直性脊柱炎的关联不依赖 HLA - B_{27} 分子。在法国强直性脊柱炎多发家系研究中，$DR_1 - DQ_5$ 单倍型优先传递给家系中患强直性脊柱炎的孩子。在意大利人群的强直性脊柱炎病人中显示 $HLA - B_{27} - DR_2$ 单倍型关联。在芬兰发现 DR_4 和强直性脊柱炎的关联。DR_7 在英国与幼年型强直性脊柱炎有关。在日本成人强直性脊柱炎并发虹膜炎的病人中显示与 DR_8 相关，且 DR_8 参与的单倍型（$HLA - A_2 - B_{46} - DR_8$）与牛皮癣性关节炎有关。在挪威成人强直性脊柱炎患者中也发现与 DR_8 相关。Brown 等发现 DR_8 纯合子与强直性脊柱炎有强关联（$P = 0.01$），而杂合子却无相关（$P = 0.07$）。同时 Brown 等发现 DR_{12} 对强直性脊柱炎具有保护性作用，而作用 DR_{12} 来源的 DR_5 也与强直性脊柱炎负相关。

③LMP 和 TAP 基因

MHC II 类区域存在抗原加工和转运基因 LMP（low molecular weight protein）和 TAP（transporters associated with antigen processing），内源性抗原必须在胞质内经 LMP "消化"，然后再经 TAP 转运到内质网腔内，与初生 HLA 重链和轻链结合。至今未发现证据说明 LMP 基因与强直性脊柱炎有独立的关联，亦未发现 TAP 基因对强直性脊柱炎易感，但不排除这两种基因在研究与强直性脊柱炎易感的扩展单倍型时仍具有意义。

④MICA 基因

MICA（MHC class I chain - related A locus）是距 HLA - B 着丝粒端最近（40kB）的具有高度多态性的位点，已发现等位基因 16 个，基因产物主要表达在上皮细胞和成纤维母细胞上。在日本人群中 MICA 基因与 $HLA - B_{27}$ 等位基因存在极强的连锁不平衡，$HLA - B_{27}05$ 和 MICA007、$HLA - B_{27}04$ 与 MICA010 各自呈强连锁不平衡。在英国白人和上海汉族人的强直性脊柱炎中，MICA 分子跨膜区 A_4 等位基因与 $HLA - B_{27}$ 基因存在连锁不平衡，而 MICA 本身未发现与强直性脊柱炎独立的关联。

⑤$HLA - B_7 - CREG$ 家族

与其他民族不同，美籍非洲人强直性脊柱炎与 $HLA - B_{27}$ 相关性较弱，患者常具有可与 $HLA - B_{27}$ 发生血清学交叉反应的其他 HLA - B 家族成员，包括 $HLA - B_{7,22}$ 等，统称为 $HLA - B_7$ 交叉反应组（cross - reative group），简称 $HLA - B_7 - CREG$ 家族。这些分子与 $HLA - B_{27}$ 存在相同的抗原特性，可以发生交叉免疫反应。在强直性脊柱炎发病中的作用可能与 $HLA - B_{27}$ 相似。$HLA - B_{27}$ 阴性而 $HLA - B_7 - CREG$ 阳性的患者占 5%~10%，其临床表现与 $HLA - B_{27}$ 阳性者有所不同，眼病和心脏病少见，家族发病少。

⑥热休克蛋白（HSP）和肿瘤坏死因子（TNF）基因

因为 TNF（tumor necrosis factor）和 HSP（heat shock protein）基因邻近 HLA - B 位点，促使人们研究其与强直性脊柱炎的相关，Frale 等在西班牙人群中分析 HSP_{70} 的 3 个亚型（HSP_{70-1}、HSP_{70-2}、HSP_{70-hom}）与强直性脊柱炎的关系，除了 HSP_{70-1}、HSP_{70-2} 与 $HLA - B_{27}$ 有连锁不平衡外，未发现与强直性脊柱炎的关联。另外 Frale 等在 TNFα 启动子区 -308~-238 处亦未发现显著性差异，只有 $TNFβ_1$ 与 $HLA - B_{27}$ 有连锁不平衡，Eric 在荷兰高加索人群中证实了相似的结果。但是在苏格兰的西部地区又显示了 $TNF_{-308.1}$ 基因独立地与强直性脊柱炎相关。蒋黎华等在上海地区却未发现 TNFβ 基因与强直性脊柱炎的关联。尽管未发现 TNF 本身与强直性脊柱炎相关，但不排除其作为疾病的标志，与疾病的严重性有关，并可能参与疾病的转归。

⑦其他基因

HLA 区域尚存在对强直性脊柱炎易感的基因，如在西班牙巴斯克人群中发现了 HLA – A_9 及其亚型 A2402 与强直性脊柱炎易感。蒋黎华等对上海地区 68 例强直性脊柱炎病人 DPB_1 多态性与强直性脊柱炎的关联研究中，发现 $DPB_1$0401 与强直性脊柱炎负相关（RR = 0.28），但只有 HLA – B_{27}04$^+$ 的个体出现，反映了两种基因的连锁性。MHC 之外的其他基因对强直性脊柱炎的发生也有影响，Brown 等对 175 个家系的 215 对同胞应用微卫星技术，分析 T 细胞表面受体（TCR）中胚系基因的多态性与强直性脊柱炎的关联，其中 TCRA 和 TCRB 位点各 3 个微卫星标记，去观察亲代 TCR 单倍型的非随机性分离，结果发现 TCRB 位点对强直性脊柱炎有低到中等程度的影响，而 TCRA 位点只有很弱的影响。但是应当看到，一方面 HLA – B_{27} 阳性者并不全部都发生脊柱关节病，另一方面有 5%~20% 脊柱关节病病人检测 HLA – B_{27} 呈阴性，提示除遗传因素外，还有其他因素影响强直性脊柱炎的发病。因此，HLA – B_{27} 在强直性脊柱炎表达中是一个重要的遗传因素，但并不是影响本病的唯一因素。

2. 感染

近年来研究提示强直性脊柱炎发病率可能与感染有关。HLA – B_{27} 阳性动物只有由无菌环境转入普通环境饲养时才能发病，说明细菌在脊柱关节病中具有重要作用。Ebringer 认为强直性脊柱炎可能是克雷伯杆菌反应性关节炎的终末阶段；Geczy 等人发现从动物中提取抗克雷伯杆菌抗体能非常特异性地与 80% HLA – B_{27} 阳性的强直性脊柱炎患者的细胞作用，而不与 HLA – B_{27} 阳性的正常人的细胞作用。有人发现强直性脊柱炎病人在强直性脊柱炎活动期中肠道肺炎克雷伯菌的携带率及血清中针对该菌的 IgA 型抗体滴度均较对照组高，且与病情活动呈正相关。有人提出克雷伯菌属与 HLA – B_{27} 可能有抗原残基间交叉反应或有共同结构，如 HLA – B_{27} 宿主抗原（残基 72~77）与肺炎克雷伯菌（残基 188~193）共有同源氨基酸序列，其他革兰阴性菌是否具有同样序列则不清楚。免疫化学分析发现，HLA – B_{27} 阳性 Reiter 综合征病人约 50% 血清中有抗体与这种合成的肽序列结合，HLA – B_{27} 阳性强直性脊柱炎病人有 28%，而对照组仅 5%。统计 83% 男性强直性脊柱炎病人合并前列腺炎，有的作者发现约 6% 溃疡性结肠炎合并强直性脊柱炎。其他报道也证实，强直性脊柱炎的病人中溃疡性结肠炎和局限性肠炎发生率较普通人群高许多，故推测强直性脊柱炎可能与感染有关。另外有些学者认为耶尔森菌、沙门杆菌、志贺菌和衣原体也可能是该病的致病因素，不过缺乏直接的证据。前三者侵犯消化道，衣原体则侵犯泌尿生殖道。研究证实，强直性脊柱炎患者粪便中肺炎克雷伯杆菌的检出率较正常人明显增加，而且强直性脊柱炎患者肠壁通透性增加，细菌抗原可能穿过肠壁进入局部循环，进而经胃肠引流到邻近的骶髂关节，导致该部位首先发病。体内外试验表明 HLA – B_{27} 的存在致使机体对某些细菌的清除能力减弱。当鼠伤寒沙门杆菌侵入 RAW264.7 巨噬细胞系或小鼠骨髓来源的巨噬细胞后，细胞出现凋亡。耶尔森菌侵入鼠 J774A 巨噬细胞系和人外周单核细胞来源的巨噬细胞也发现存在凋亡现象。这种诱导巨噬细胞凋亡的作用，在体内逃避宿主免疫系统的攻击起着重要作用。沙门杆菌侵入 HLA – B_{27} 阳性细胞的数量明显较 HLA – B_{27} 阴性多。耶尔森菌侵入皮肤成纤维细胞后，6 周仍可检测到其 DNA 存在，8 周仍可检测到其 LPS 的存在，对体外培养的人滑膜成纤维细胞也可出现类似结果，说明 HLA – B_{27} 的表达显然有利于细菌的存在，HLA – B_{27} 可能以某种方式调节细菌的侵入和体内生存。

因为滑膜成纤维细胞具有启动炎症的特性，正如在类风湿关节炎发病中的作用一样，滑膜成纤维细胞可能成为关节的主要破坏者。

还有人提出本病与泌尿生殖系非特异性感染有关。Romanus（1953）强调生殖泌尿系感染是引起本病的重要因素。他在114例男性病人中发现102例（89%）有生殖泌尿系感染，一般均为前列腺精囊炎。他还假定盆腔感染可通过淋巴途径或静脉先到骶髂关节，然后再到脊柱，也可扩散到大循环而产生全身症状以及周围关节、肌腱和眼色素膜的病变。本病与泌尿生殖系感染和肠道炎症疾病的关系仍然说法不一。不过，强直性脊柱炎的症状出现之前，可能存在泌尿系感染或肠道炎症。有些强直性脊柱炎病人发生在尿道非特异性炎症之后，表明强直性脊柱炎与Reiters综合征也许有联系。

3. 免疫

许多学者将强直性脊柱炎归为自身免疫性疾病，抗原为体内隐蔽抗原或自身组织抗原性发生改变，变为免疫原。另外补体系统活跃，补体不活动产物增加，人淋巴细胞组织相容性抗原（HLA-B_{27}）出现率明显增高，说明某些人群对某些感染作用物更易感受。有人发现60%强直性脊柱炎病人血清补体增高，大部分病例有IgA型类风湿因子，血清C4和IgA水平显著增高，血清中有循环免疫复合物，但抗原性质未确定。以上现象提示免疫机制参与本病的发病。

4. 内分泌代谢障碍

有人认为本病是因内分泌失调和代谢障碍所致。本病的性别差异明显，男性患者远远多于女性，可能与内分泌有关。另外，病人有苯丙氨酸及酪氨酸的代谢障碍，结缔组织中糖代谢的磷酸化过程不正常，均说明与体内的代谢障碍及内分泌异常有关。

5. 潮湿寒冷

在天津医院统计的318例强直性脊柱炎患者中，无明显诱因和因着凉发病者最多占32.9%，受潮者占14.7%，居发病原因之第二位，说明潮湿寒冷是本病的重要诱因。

6. 其他

有人认为创伤、甲状腺疾病、局部化脓感染、肺结核、铅中毒、上呼吸道感染、淋病、过敏、变态反应等亦被疑为发病因素，尚有待进一步证实。

二、病理生理

强直性脊柱炎的基本病理为关节滑膜部位原发性、慢性、血管翳破坏性炎症，韧带附着端病（滑膜增殖肥厚、肉芽组织增生）属其继发性修复性病变。本病病理改变与类风湿关节炎最大的不同是关节和关节旁组织、韧带、椎间盘和环状纤维组织有明显钙化趋势，周围关节一般不发生侵蚀性和畸形改变。

1. 关节内病理变化

强直性脊柱炎关节处的病理变化在早期与类风湿关节炎相似，呈非特异性滑膜炎。二者都以增殖性肉芽组织为特点的滑膜炎开始。此时镜检可见滑膜增厚、绒毛形成、浆细胞和淋巴细胞浸润，这些炎细胞多聚集在小血管周围呈巢状。滑膜被覆细胞增生，纤维素渗出及沉着，但炎症细胞浸润程度较轻，结缔组织也仅呈轻度反应性增生。免疫组织化学检查可见强直性脊柱炎滑膜炎浆细胞浸润以IgG型和IgA型为主，与类风湿关节炎以IgM型为主有所不同。滑液方面，强直性脊柱炎滑液中多核白细胞数较类风湿关节炎滑液低，而淋巴细胞数较类风湿关节炎滑液高。典型强直性脊柱炎滑膜可见单核-巨噬细胞（CPM，即吞噬了变性多核白细胞的巨噬细胞），而类风湿细胞（ragocyte）少见。

强直性脊柱炎的晚期病变则与类风湿关节炎截然不同。在强直性脊柱炎，关节破坏较轻，因而很少发生骨质吸收或脱位，但关节囊、肌腱、韧带的骨附着点炎症或称肌腱端病变是强直性脊柱炎的主要病理特点。其病理过程为以关节囊、肌腱、韧带的骨附着点为中心的慢性炎症。初期以淋巴细胞、浆细胞浸润为主，伴少数多核细胞。炎症过程引起附着点的侵蚀，附近骨髓炎症、水肿，乃至造成血细胞消失，进而肉芽组织形成。肉芽组织既破坏松骨质，又向韧带、肌腱或关节囊内蔓延。在组织修复过程中，骨质生成过多过盛，新生骨组织不但填补松质骨缺损处，还向附近的韧带、肌腱或关节囊内延伸，形成韧带骨赘（syndesmopyte）。在纵轴骨的小关节可导致关节囊骨化。脊椎骨则见椎间盘纤维环的外周纤维细胞增生及化生为软骨。邻近脊椎相连处的椎间盘软骨增生以后骨化，最后导致相邻脊椎的外周呈骨性连合。骨赘形成并纵向延伸，在两个相邻的椎体间连接形成骨桥。椎间盘纤维环与骨连接处的骨化使椎体变方，脊柱外观如竹节状，称竹节脊柱（bamboo vertebrae）。关节邻近的骨膜也呈反应性骨质增生，可延伸及干骺端，致皮质骨表面不光滑。这可解释 X 线所见邻近关节骨性相连。骨质表面呈硬化及腐蚀状，炎症可扩延至相邻的前纵韧带。当并发椎间假关节时，切除椎间病灶和相邻的椎体终板，其病理表现为椎间盘和椎体终板组织坏死与纤维组织和血管组织同时存在，这是创伤后组织自行修复的表现。这种附着点病可见于软骨关节或双合关节，尤其活动性较差的关节，出骶髂关节、脊椎关节突关节、柄胸关节、肋骨软骨连结、肱骨大结节和内（外）上髁、髂嵴和髂骨前后棘、股骨粗隆、胫骨粗隆、收肌结节、股骨和胫骨内（外）髁、腓骨头、足跖筋膜和足跟跟腱附着点、颈胸腰椎棘突以及坐骨结节等部位附着点的炎症，均可引起临床症状。附着点炎症情况常作为判断病情活动性的重要临床指标。

晚期患者，尚可见椎骨有局灶性破坏区（称 Anderson 缺损）。椎间盘相连处椎体中心部的缺损区，在镜下为部分椎间盘软骨突入骨质内（软骨疝或称 Schmorl 软骨结节），考虑为患者的骨质疏松、软骨下骨质的炎症浸润。患者应力方向的改变，可反复损伤椎间盘与椎骨相接面，从而促使部分椎间盘组织突入椎体内。有时表现为椎体外围部缺损，其发生与老年性脊椎后凸（驼背）的机制相似，即由于椎体骨质疏松，支持力不足，致相邻椎骨前部塌陷。骨质疏松严重者可引起椎骨骨折，尤其在颈椎部，可合并脊神经受压症状，甚至死亡。强直性脊柱炎临床多有颈椎受累表现，占 20% ~50%。近年亦有报道合并寰枢椎脱位者，其中病情较重和病程较长者（通常从发病至颈椎受累要经过 10 年时间），可因病变颈椎的肌腱、韧带附着点长期慢性炎症，使局部肌肉、韧带、关节囊水肿和松弛及局部骨质脱钙而引起寰枢横韧带松动、寰枢关节稳定性下降，加之颅底寰椎和枢椎之小关节面近于水平状，当颈部活动用力过猛或受外力影响时，可致局部撕脱，引起寰枢椎脱位，造成脊髓受压，严重时可致瘫痪，甚至死亡。

2. 关节外病理变化

强直性脊柱炎除累及关节外，尚可侵犯全身多个系统，其关节外表现如虹膜炎、心、肺、肾、前列腺、神经和肌肉受累等。对它们的深入研究不但使我们对 AS 的了解更加全面，而且有助于对复杂多变的临床现象的理解。

（1）眼部病变

有 30% ~40% 的病人可有反复发作性的虹膜炎，而且病程越长越易发生，虹膜炎为非肉芽肿性前葡萄膜炎，一般为单侧性眼部病变，与脊柱炎的严重程度及疾病活动性有关，多见于有周围关节炎者或以前有尿路感染病史者，若不经治疗，可引起青光眼或失明，个别病人眼部症状可发生在关节症状之前。

(2) 心脏病变

约有30%的AS患者病变可累及心脏，但其中只有不到1/3出现临床症状，多见于有周围关节及全身表现者。可表现为主动脉炎、主动脉瓣纤维化、主动脉瓣关闭不全、二尖瓣脱垂、二尖瓣关闭不全、心脏扩大、房室传导阻滞、束支传导阻滞、心肌病和心包炎等。其中以主动脉瓣关闭不全和传导阻滞较为多见。炎症和瘢痕可导致瓣膜环扩张和瓣叶收缩、钙化，造成主动脉瓣闭锁不全。主动脉瓣关闭不全和二尖瓣关闭不全均可使心室负荷增加，如有心肌病变，可导致左心室肥厚扩张，有的病例可发生左心衰竭和全心衰竭。主动脉病变如累及冠状动脉，可发生心绞痛。炎症或纤维组织增殖累及传导系统引起不同部位、不同程度的传导阻滞或阿斯综合征发作。

(3) 肺部病变

肺部受累的主要表现：①胸廓硬变。②肺上部囊性纤维化。最常见为上叶肺纤维化胸膜增厚，出现斑片状肺炎圆细胞和成纤维细胞浸润。也可见肺泡间纤维化伴玻璃样变。肺囊性纤维化多见于病程15年以上病例，据报道阳性率为1.3%~10%。受累部位均限于双上肺，一般认为可能与肋胸、肋椎关节等处病变导致通气不良，而膈肌代偿不良难以影响到上肺有关，也有认为上肺为克雷伯菌易感染部位所致。有文献对一组AS伴肺间质病的尸检和手术标本进行HRCT病理对照观察指出：①小叶间质增厚病理所见：肺泡间隔、小叶肺动脉和细支气管周围结缔组织骨质增生，形成放射状结构，这些结构与肺血管小叶间隔及胸膜相连，使其毛糙，形成界面征。②小叶间隔增厚是因为间质增生和淋巴管扩张，边缘毛糙是因为小叶内间质纤维化，边缘模糊是因为邻近的肺泡内有浸润病变及机化、结节及串珠状改变，是因为肉芽肿形成。③胸膜下线：是因为胸膜下的细支气管周围间质增生或肺不张。④磨玻璃影：为肺泡间隔水肿、细胞浸润、间质增生，肺泡内水肿和细胞浸润。胸廓硬变多见于病程较长病例，症状见于发病数年以至于十余年以后，主要为胸痛，多累及上胸，以胸锁关节、肋胸关节、柄胸联合及胸骨上移多见。

(4) 泌尿系统改变

肾脏病变比较多见，主要是淀粉样变性，在大约8%的病例可见淀粉样变性。出现蛋白尿，伴血沉快、C-反应蛋白增快。肾淀粉样浸润可使病人丧命。个别患者有IgA肾病，60%的强直性脊柱炎血尿患者血样中可测出IgA及IgA循环免疫复合物，IgA肾病患者中IgA及IgA免疫复合物升高与糖蛋白受体和特异性IgGFc受体（Fcα受体或CD89）有关。在这些患者中，CD89表达减少，受体处于饱和状态，IgA及其免疫复合物降解减少，从而导致其升高，部分患者还可出现慢性前列腺炎。

(5) 神经系统病变

根据文献报道，与强直性脊柱炎并存的神经系统疾病有多发性硬化症、癫痫、肝豆状核变性、帕金森病等。这些情况是属于两病并存，抑或其病因、发病机制有一定关联，尚待研究。自1961年Brouie等首次报道强直性脊柱炎合并马尾综合征，至今世界累积已超过60例以上报道。其原因主要是因为强直性脊柱炎可合并蛛网膜炎，继而形成憩室样囊肿并不断增大，引起椎管扩大，椎体后部或/和椎弓、椎板骨质压迫性缺损，也压迫脊髓和马尾神经。病变出现于腰段脊柱，表现为马尾综合征或腰骶神经受损症状。另外，也可能与蛛网膜炎引起神经脱髓鞘、缺血而发生萎缩有关。

强直性脊柱炎可引起脊髓和周围神经受压而产生相应症状。压迫性脊髓病主要见于脊椎的半脱位或破坏性病变、滑膜炎或慢性纤维组织的增生等，可见于脊髓的任何水平，常为硬膜外或硬膜内病变，偶有硬膜下或蛛网膜病变。另外，强直性脊柱炎还可引起周围神经症状，如四肢末端麻木、感觉迟钝、烧灼感等，其发生机制一般认为是多因素的，包括脱髓鞘病变、血供不良、早期蛛网膜炎，以及骨突关节和邻近组织炎症。多发性肌腱附着病、肌肉僵硬和骨损伤等。

(6) 肌肉病变

强直性脊柱炎患者肌肉组织学研究表明，所有病例都有不同的改变，如肌肉组织异常肥大、菱角状萎缩和细胞粒中心性迁移以及Ⅰ、Ⅱ型肌纤维萎缩等。也有人认为强直性脊柱炎引起肌肉损害机制可能与脊神经根炎而使脊柱旁肌肉受累，是一种非特异性，所有肌肉均可受累。

(7) 血液系统病变

强直性脊柱炎关节外表现中，合并血液系统病变的报道很少见。有个例报道显示强直性脊柱炎合并阵发性睡眠性血红蛋白尿（PNH），该例患者同时存在此两种疾患的特征。PNH为一种后天获得性造血干细胞病，其成熟红细胞大多数存在细胞膜病变，易被补体破坏导致血管内溶血。强直性脊柱炎有家族遗传倾向，病因尚未明了。PNH发病与遗传无关，为红细胞膜表面缺乏某种蛋白，是一种分子缺乏病。强直性脊柱炎与PNH均多见于青年男性，病因尚待探讨。目前国外有学者研究发现血液系统疾患与自身免疫疾病都存在骨髓造血干细胞的异常。

(8) 与强直性脊柱炎并存的其他系统疾病

强直性脊柱炎与干燥综合征（SS）二者可共存，国内外报道并不多。国内有文献报道5例确诊为强直性脊柱炎合并SS患者兼具强直性脊柱炎与SS典型临床特征：炎性腰痛、骶髂关节炎与口干和/或眼干。HLA-B_{27}阳性3例，类风湿因子阳性2例。强直性脊柱炎和SS之间的关系机制尚不清，目前有两种见解。Gusis等认为强直性脊柱炎出现SS，症状轻微，二者共存可能是偶然的。而Brandt等认为是强直性脊柱炎患者出现特异性免疫炎症过程累及涎腺所致，似乎可推论SS可被相关疾病强直性脊柱炎所引起，ANA阴性是强直性脊柱炎出现SS的一个危险因素。

亦有报道关于系统性红斑狼疮（SLE）和强直性脊柱炎并存的观点。二者的发病机制均与遗传和免疫等因素有关，两者在某些条件下可以并存，其发病机制可能与HLA基因的联合存在有关，或是单纯的骶髂关节炎，作用狼疮滑膜炎的一种表现。

三、临床诊断

1. 症状

本病以隐渐发病者居多，占80%左右，早期可有全身不适、厌食、低热、乏力，甚至消瘦、贫血等症状，但一般症状较轻，常常被忽视。少数病例可有长期低热和关节痛，酷似风湿热的表现，此类病例多属年龄较轻者，且常伴有明显体重减轻。有的强直性脊柱炎病例症状可发生在外伤、劳累、休克和感染之后，值得注意。本病的临床表现主要由骨骼系统症状和非骨骼系统症状两个方面。一般来说，以中轴关节症状为主者全身症状较轻，而外周关节受累比较严重者，其全身症状也比较突出。

(1) 骨骼系统表现

①腰骶部疼痛

腰骶部不适或疼痛是本病最常见的早期症状，发生于90%以上的患者。起病隐匿，常为隐痛，初期难以确切定位，有的病人症状较轻，仅仅感到腰部僵硬、肌肉酸痛或椎旁压痛，遇寒冷或潮湿时症状加重，这类患者容易与"风湿病"和腰背肌纤维织炎相混淆。起初疼痛可为单侧或间隙性，以后逐渐进展为双侧或持续性，疼痛也渐向上移行至腰部，并感到局部僵硬，夜间疼痛可能会影响睡眠，严重时可使病人在睡眠中痛醒，常需半夜起床稍加活动才能缓解症状，继续入睡，此为病情活动的指征之一。腰痛严重时病人腰部活动困难，需尽量避免腰部弯曲旋转而使疼痛加重。本病腰痛休息不能缓解，活动反而能使症状改善，此为炎症性腰痛与机械性腰痛的鉴别要点之一。

骶髂关节常常是强直性脊柱炎开始起病的部位，最多见于20～30岁的青年男性，有下腰部疼痛，间歇性加重和逐步向上蔓延的趋势。患者常有下腰酸痛不适、沉重感或僵硬，时轻时重，常有翻身困难，需要用手从两侧髂部固定协助翻转，有的患者两侧臀部及大腿酸痛，坐久后站起来不方便，行走时不敢迈大步和受颠簸，一般全身症状较轻，可有低热、乏力和血沉稍微加快。

部分患者一开始就表现为腰痛，并向下肢放射，而不是典型的腰骶部疼痛并伴随僵硬，常被误诊为腰椎间盘突出症或"坐骨神经痛"，但本病较少放射至膝关节以下。

②腰背部僵硬

这也是常见的早期表现之一，腰背部发僵，以晨起时尤为剧烈，但轻微活动或用热水淋浴后可以减轻疼痛，有时从沉睡中痛醒。个别病例可能没有背部疼痛症状，或症状较轻微；另一些患者可能仅表现为腰背部僵硬感，短暂肌肉痛或肌肉、肌腱部位压痛点，这些症状在湿冷的环境中容易加重，被误诊为纤维织炎。

③中轴关节

表现为颈椎、胸椎、腰椎和肋椎关节不同程度的受累。早期活动受限、腰背部疼痛、晨僵、腰椎各个方向活动均受限制和胸廓活动度减少是强直性脊柱炎的典型症状，尤其在病情活动期间常有夜间痛，可影响睡眠，严重者可入睡后痛醒，需下床活动待疼痛缓解后才能再度入睡。随着病情进展，整个脊柱可自下而上发生强直：先是腰曲消失，进而胸椎后凸而成驼背畸形，随后颈椎活动受限，此时病人体态为头前俯。严重者，病人面向下，只能看地面，而不能向前看，胸部变平，腹部突出，呼吸靠膈肌运动，最后脊柱完全强直，此时病人改变姿势时自我平衡非常困难，易发生外伤、颈椎骨折或截瘫等，而外伤很可能是此阶段疼痛突然加重的重要因素。临床上本病完全强直者少有，80%病例能胜任一般工作，生活自理。

④肌腱附着点病变

表现为脊肋关节、脊柱棘突、肩胛骨边缘、髂骨翼、髂嵴、股骨大转子、坐骨结节、股骨粗隆、足跟等多处骨组织的压痛，是本病特征性的早期临床症状之一。当病变累及到肋椎关节、胸肋关节、横突关节等胸椎部关节时，病人可出现胸痛，并在咳嗽、喷嚏时加重，有些患者不敢深呼吸扩展胸廓，有时被误诊为"胸膜炎"。偶尔可刺激肋间神经而引起肋间神经痛，左侧症状易被误诊为"心绞痛""心包炎"。颈椎发僵、疼痛和棘突压痛，通常在起病数年后才产生，但部分患者早期就可出现这些症状。

⑤外周关节症状

约有1/2的患者在强直性脊柱炎的进展过程中，出现肩、髋等外周关节病变，其中以髋、膝、踝关节改变多见，髋关节改变作为强直性脊柱炎的首发症状并非罕见，尤其好发于儿童性强直性脊柱炎患者，常双侧同时受累。英国强直性脊柱炎协会对1500名病人的调查结果，发现发病年龄越轻，髋关节受累发生率越高，预后越差。髋关节发病率国外报道在17%～36%，国内达60%左右。除髋、膝关节外，其他外周关节在原发性强直性脊柱炎中较少受累，约10%患者可出现颞下颌关节疼痛、张口受限。强直性脊柱炎患者的肩关节与髋关节受累相似，单侧受累多出现关节破坏，双侧受累及，关节强直而不破坏，肩锁关节可发生强直。

⑥强直性脊柱炎患者的脊柱、脊髓损伤

患者的脊柱僵硬，骨质疏松，有时轻微外伤，常因四肢不灵活及反应迟钝而增加外力强度造成骨折，以颈椎，特别是C_5～C_6、C_6～C_7最为多见，常呈横行性骨折，导致这种骨折的外伤有时非常轻微，患者常意识不到。对于进展期强直性脊柱炎，轻微外伤后出现颈、背疼痛，有时伴有脊髓的损伤，其中以前脊髓综合征最为多见，占50%以上。全瘫发病率较高，且易伴有较严重的硬膜外出血而增加死亡率。由于颈椎前屈畸形影响拍摄X线片时体位的摆放，因此X线检查时常难以准确判断，必要时可行CT、MRI检查。骨折碎片还可能损伤血管，由于肋椎关节融合，胸式呼吸受限，常合并呼吸道感染，因此这些病人死亡率较高，预后较差。

强直性脊柱炎的外周关节受累，较少表现为持续性和破坏性，此为区别于类风湿关节炎的特点之一。

(2) 非骨骼系统表现

强直性脊柱炎作为一种全身性、慢性、炎症性疾病，除了累及脊柱、外周关节和肌腱、韧带附着点外，还可累及其他器官。

①急性前色素膜炎（acute anterior uveitis，AAU）或虹膜炎

有人认为本病是强直性脊柱炎的一部分，有人则认为本病是和强直性脊柱炎以及HLA-B_{27}相关的独立疾病。西方报道强直性脊柱炎急性前色素膜炎发生率为30%；国内报道比西方低，为3%～15%。急性前色素膜炎常常先于强直性脊柱炎发病，男性好发，且多急性发作，单侧起病，症状有刺痛、流泪、畏光等，每次发作4～8周，一半以上患者HLA-B_{27}阳性。有资料表明超过25%的急性前色素膜炎患者合并有脊柱关节病，因此，对AAU病人应想到有强直性脊柱炎的可能。急性前色素膜炎与强直性脊柱炎的严重程度无关，AAU发作通常为自限性，需要局部激素治疗，一般对视力影响不大，预后良好。

②心血管表现

心血管受累虽然少见，但也是强直性脊柱炎的一类重要表现，多见于病程较长、病情较严重的病例，以及全身症状和外周关节受累比较突出者。包括上行性动脉炎、主动脉瓣关闭不全、二尖瓣脱垂以及关闭不全、心脏扩大、传导障碍、扩张性心肌病和心包炎等。有人认为强直性脊柱炎心血管受累同HLA-B_{27}密切相关，男性远多于女性，欧美国家发生率高于我国及日本。心血管系统受累常常无临床症状，但也有少数患者作为突出症状。强直性脊柱炎患者心血管受累以主动脉与心脏传导系统受累较多见，其发生率随病程增长而增加，有时也可以先于强直性脊柱炎的X线改变或临床表现之前。国外报道病程15年者发生率为3.5%，病程30年者发生率达10%。国内郭巨灵报道315例，有心脏病者9.9%，其中瓣膜疾患为3.6%。某些患者可因完全性心脏

传导阻滞而出现阿－斯综合征，需植入起搏器治疗。

③肺部表现

强直性脊柱炎的肺部病变较为少见，一般认为多发生在20年以上病程的患者，是本病后期常见的关节外表现，早期临床可无明显症状，渐有咳嗽、气短、偶尔咯血，后期胸部活动受限，部分病人出现肺炎、纤维化、囊性变，以至空洞形成，肺功能进一步受损，晚期继发感染，引起咯血等症状。胸部X线片上表现为弥漫性、斑片状阴影，相似于肺炎、结核的表现，对病灶产物染色、培养，均未见结核病证据。晚期常合并感染而使病情复杂加重，是本病死亡的重要原因。

④神经、肌肉表现

神经、肌肉系统症状常见于强直性脊柱炎的晚期，多伴有严重骨质疏松，因此容易发生骨折，尤其以颈椎，特别是第5~7颈椎损伤多见。此类病人的死亡率可达56%，是最可怕的并发症。自发性寰、枢关节向前方半脱位是本病公认的并发症，发生率为2%，主要见于晚期病人，有周围关节炎者更常见，表现为枕部疼痛，伴有或不伴有脊髓压迫。马尾综合征在强直性脊柱炎中较少见，但晚期病人可以出现明显症状，包括逐渐起病的尿、便失禁，骶部疼痛和感觉丧失（鞍区感觉异常），阳痿和偶发的踝反射消失。骨骼肌受累尚缺乏令人信服的证据，虽然在部分患者可观察到肌肉超微结构改变和肌酸激酶升高，明显的肌肉变细在部分进展期患者是由于废用性萎缩引起的。

⑤肾脏表现

强直性脊柱炎的肾脏损害较少见，主要为IgA肾病和肾淀粉样变，多认为IgA肾病与炎症性肠病有关，而淀粉样变一般为继发性。肾脏损害多见于病情高度活动和伴有外周关节病者。Ball（1971）在一组尸检病例中发现，16%的强直性脊柱炎患者和8%的类风湿关节炎病人有肾淀粉样变性，而对照组仅0.5%有此种改变。

2. 体征

（1）脊柱僵硬及姿势改变：早期多检出腰椎生理前凸减小或消失，及腰椎后伸受限。晚期可见到腰前凸反向变为后倒凸，脊柱各方向活动均受到限制。若髋关节在内收、外展位强直，可见到脊侧弯。等病人整个脊柱发展成纤维性或骨性强直时，脊柱呈板状固定，严重者呈驼背畸形，使得病人站立时，头只能向下看，而不能向前看，更不能向上看。

（2）胸廓呼吸运动减少：一般认为，胸部的周径扩张度少于3cm者为阳性，表示其扩张度受限，严重时甚至可以消失。

（3）骶髂关节的检查法：挤压或旋转骶髂关节而引起疼痛，是早期骶髂关节炎可靠的体征。检查骶髂关节一般可使用以下四种方法：

①骨盆分离法：双手压患者髂骨前嵴处向后、向外压迫，使骶髂关节张开。

②骨盆挤压法：于患者髂骨嵴处，用力向中线挤压髂骨，从而使骶髂关节受到挤压。

③骶骨下压法：病人俯卧，检查者用双手压迫骶骨向前。

④床边试验法（Gaenslen）：患者仰卧床上，患侧腿放于台外，检查时一手放于患腿股骨下端，另一手放在对侧髂骨嵴上，双手同时用力下压，使患侧髋关节过伸，牵动髂骨旋转而引起骶髂部疼痛。

（4）周围受累关节的体征：早期可见受累关节肿胀、积液、局部皮肤发热，类似于类风湿关节炎的体征。晚期可见各种屈曲挛缩畸形。髋关节靠近骶髂关节，其易双侧受累，严重者呈屈曲挛缩强直畸形。膝关节受累后畸形改变较少，常可见站立时呈"二"形姿势。

（5）附丽性病变的检查：由于肌腱、韧带骨附着点炎症，早期可发现坐骨结节、大转子、脊柱骨突、肋软骨、肋胸关节，以及髂嵴、跟腱、胫骨前粗隆和耻骨联合等部位压痛，注意此类体征发生率不高，且可见于疾病各期，主要提示病情活动。

3. 影像学检查

（1）X线平片检查

①骶髂关节的改变：本病几乎100%累及骶髂关节。骶髂关节炎的病变程度，往往反映脊柱、髋关节、坐骨、耻骨联合病变的程度，并与之成正比。因此骶髂关节是诊断强直性脊柱炎放射学检查的重要部位。临床上一般采用骨盆正位相检查。正常的骶髂关节几乎可以排除本病的诊断。骶髂关节的X线片改变一般比脊柱的改变出现得更早，也更易识别。但其X线征象较临床症状晚几月或几年才出现阳性征象。韧带骨化最早也需在发病3年之后。临床上将其分为早、中、晚三期。

早期强直性脊柱炎，X线表现为关节边缘模糊不清并有稍致密关节间隙，少数人可有轻度狭窄或增宽，骨质轻度脱钙，常发生在关节下2/3处。

中期骶髂关节炎，病变侵犯全关节，关节面侵蚀破坏，间隙狭窄、增生囊变，呈刷状或锯齿状，弥漫性脱钙。髂骨侧骨致密带增宽，并可有部分强直。

晚期关节间隙消失，有粗糙条状骨小梁交错通过关节间隙，而产生骨强直。软骨下硬化带亦消失，明显脱钙，骨密度降低。

②脊柱的改变：一般认为脊柱病变常由下段开始，逐渐向上扩展，最终累及全部脊柱，即所谓上行性病变。少数先由颈椎或胸椎开始，然后向下累及脊柱其余部分，即下行性病变。还有的病变开始于骶髂关节和颈椎，而胸、腰椎正常，即所谓跳跃性病变。临床上，脊柱改变常常开始于胸腰段，病变的发展，逐渐向上、下扩展，最终成为弥漫性改变，并与骶髂关节炎严重程度正相关。

a. 椎间盘和纤维环的改变：多数椎间盘保持正常，纤维环骨化是本病特点之一，常见于晚期病例。

常先发生于胸腰段。最后整个脊柱的纤维环都可发生骨化。这时的脊柱外观上和竹子一样，故称竹节样脊柱。此种病人可占全部病例数的25%。其发病至少有10年左右。

b. 椎体炎及方椎：椎体前上、下缘骨质侵蚀、消失，加上前纵韧带后方骨质新生，因而使椎体前缘的正常凹陷消失，变为平直，故椎体在侧位X线片上呈方形，有的甚至向前方凸出，故称为方椎。

c. 骨质疏松：早期病变可有轻度骨质疏松，随着病情发展，骨质疏松愈来愈明显，是废用的结果，其预后也是比较差的。

d. 骨突关节炎：除累及上下关节突外，也累及肋胸关节、肋椎关节等。本病变多先见于腰椎，再逐渐上升到胸椎、颈椎，关节面侵蚀、毛糙及软骨下硬化，关节间隙稍狭窄，最后形成骨性强直。

e. 韧带骨化：韧带骨化，除前纵韧带外，还常累及后纵韧带、黄韧带、棘上韧带、棘间韧带和肋椎韧带等，它们相继骨化。其中以黄韧带、棘间韧带和纤维环的骨化最为常见，前纵韧带和棘上韧带骨化比较少见，后纵韧带骨化最为少见。

f. 脊柱畸形的产生：受累脊柱先发生生理弧度的改变，如平腰、圆背和颈椎生理前凸减少。日后逐渐发生驼背畸形，发生侧弯畸形者较少。驼背畸形多发生在胸腰段（$T_9 \sim L_3$），少数见于上胸段（$T_{4\sim 7}$）。

g. 椎体破坏和脱位：整个脊柱骨性强直后，其弹性消失。活动时脊柱的下胸段，因重复经受强大的应力作用，而逐渐发生疲劳骨折。在骨折早期的X线片上可见与脊柱结构类似的破坏，日后出现不规则的骨痂，如X线拍照可见已经骨化的椎弓也有不规则的骨折线通过。个别晚期病人，可发生与类风湿关节炎类似的寰枢椎半脱位。

③髋、膝关节的改变：髋关节受累常为双侧。早期可见骨质疏松，关节囊膨隆和闭孔缩小。中期可见关节间隙狭窄、关节边缘囊性改变或髋臼外缘和股骨头边缘骨质增生（韧带骨赘）。晚期可见髋臼内陷或关节呈骨性强直。

膝关节受累多为双侧性。早期见软组织肿胀及骨质疏松，中期见关节间隙狭窄，晚期可发生骨性强直。多强直在屈曲位。

④肌腱附着点的改变：常为双侧性。坐骨结节和大转子病变常在拍照骶髂或髋关节时偶然发现。肌腱附着处骨质不光滑，有不规则的腐蚀和新生骨，骨的外形呈绒毛状。跟骨结节病变常发生在跟骨结节的跖侧，相当于跖腱膜的附着处。可见巨大韧带骨赘，骨质致密和不规则腐蚀。

（2）骶髂关节CT检查：CT对强直性脊柱炎骶髂关节的诊断价值尚有不同意见。有人认为CT对本病的敏感性未能确定，富有经验的放射科医师，可不需CT检查便可诊断早期强直性脊柱炎骶髂关节炎。另有人认为CT比X线平片更清楚地显示骶髂关节间隙，提供更多信息，更易分级。具体优点有：①能清楚显示关节间隙，便于测量，判断关节间隙内有无增宽、狭窄，或部分强直等。②提高软骨下侵蚀破坏、囊变和骨质中断的检出率，有利于早期诊断和确诊。③方便随访对比，有利于评价。由于CT费用较高，仅适于临床高度怀疑，而X线平片未发现阳性征象者，以及常规X线片不能确诊者。为了便于随访比较、诊断和疗效评价，有条件者应行CT检查。

4. 实验室检查

本病实验室检查多无特异性，对诊断帮助不大，主要用于病情活动性估计和疗效判定。

血常规检查可有轻度白细胞升高、贫血和血小板增多，但一般不超过20%。急性期80%左右的病人血沉增快，也有20%血沉检查正常者，但血清C反应蛋白常升高，因此C反应蛋白在强直性脊柱炎病情活动性估计和疗效判定方面有较大意义。研究表明，90%以上的病人，其组织相容抗原HLA-B_{27}为阳性，对诊断有一定的参考价值；另一方面，正常人群中4%~5%左右HLA-B_{27}阳性，因此单凭HLA-B_{27}阳性不能作为诊断的依据。

组织免疫化学表现：强直性脊柱炎滑膜浆细胞浸润以IgG、IgA型为主，而类风湿关节炎则以IgM型为主。

强直性脊柱炎的诊断标准

对于晚期的已呈脊柱强直或竹节状脊柱的典型强直性脊柱炎的诊断往往比较容易，但在早期往往诊断比较困难，能及时得到确诊者不多。强直性脊柱炎的诊断，国际上虽有不同的强直性脊柱炎的分类或诊断标准可供使用，但至今为止，仍然没有一个令人满意的诊断标准。目前临床上应用较为广泛的有：1961年罗马标准、1966年纽约标准和1984年改良纽约标准。

1. 罗马标准

(1) 临床指标

①下腰疼痛和僵硬，休息不能减轻，时间超过3个月。

②胸部疼痛和僵硬。

③下腰活动受限。

④胸廓运动受限。

⑤有虹膜睫状体炎病史或后遗症。

(2) X线指标

双侧骶髂关节典型改变（应排除双侧骨性关节炎）。

(3) 明确强直性脊柱炎

①双侧骶髂关节炎3~4级，加至少1项临床指标。

②至少4项临床指标。

2. 纽约标准

(1) 临床指标

①腰椎前屈、后伸、侧弯三个方向活动受限。

②腰背疼痛病史或者目前有腰背疼痛症状。

③第4肋间隙胸廓活动度小于2.5cm。

(2) X线骶髂关节炎分级

0级：正常。

1级：可疑改变。

2级：轻度骶髂关节炎，可见局限性侵蚀、硬化，但关节间隙没有改变。

3级：明显异常，为中度骶髂关节炎，伴有以下1项或1项以上改变：侵蚀、硬化、关节间隙增宽或狭窄或部分强直。

4级：严重异常，骶髂关节完全融合。

(3) 肯定强直性脊柱炎

①双侧3~4级骶髂关节炎，加至少1项临床指标。

②单侧3~4级或双侧2级骶髂关节炎，加上临床指标第1项或第2项加第3项。

(4) 可疑强直性脊柱炎

双侧3~4级骶髂关节炎不伴有临床指标。

3. 改良纽约标准

(1) 临床表现

①腰痛、僵硬在3个月以上，活动后症状改善，休息无改善。

②腰椎屈曲、侧弯活动受限。

③胸廓活动度低于相应年龄、性别的正常人群。

(2) 放射学标准

双侧骶髂关节炎大于或等于2级或单侧骶髂关节炎3~4级。

(3) 肯定强直性脊柱炎

符合放射学标准和1项以上临床诊断标准。

（4）可能强直性脊柱炎

①符合3项临床标准。

②符合放射学标准而不具备临床标准（应除外其他原因所致的骶髂关节炎）。

四、鉴别诊断

1. 与其他骶髂关节的炎症鉴别

（1）骶髂关节结核：病人常有结核接触史或患病史，或同时患有肺或其他处结核病。绝大多数（98%）为单侧性，而且女性病人居多。X线片关节一侧骨质破坏较多，常可见死骨。关节破坏严重者可发生半脱位。如有脓肿或窦道鉴别就更容易。

（2）骶髂关节化脓性关节炎：常见于女性病人，因女性盆腔感染机会较多，初起时局部疼痛较著、发热、白细胞增多，以后炎症可转为慢性。X线片早期示关节间隙增宽，晚期关节边缘腐蚀、致密、硬化或发生骨强直。病变常为单侧性。腰椎和胸廓活动正常。

（3）致密性骨炎：多见于青壮年女性，产后发病更多，常为双侧性。症状比较轻微，血沉一般不快。X线片上髂骨一侧明显致密，致密带上宽下窄，三角形或新月形，边界清楚，其凹侧面向关节。关节间隙尚好，不累及骶骨，腰椎活动正常。

2. 与其他脊柱炎症鉴别

（1）脊柱结核：病人常有结核病病史或接触史，或同时患有肺或其他结核病。脊柱活动受限仅见于受累局部，驼背多呈角形。X线片上椎体及椎间盘破坏明显，常见死骨及脓肿阴影。

（2）脊柱化脓性骨髓炎：发病多急，体温升高迅速，白细胞增多，局部疼痛明显，椎旁肌肉痉挛，脊柱活动明显受限。身体他处常可查见化脓感染病灶。早期血培养多为阳性。X线见椎体和椎间盘破坏，常见死骨和脓肿阴影，晚期骨致密度增加。

（3）布氏杆菌性脊柱炎：本病多见于牧区，有接触牛羊史。主要症状为间歇性发热、出汗、关节疼痛、腰痛和背肌紧张，但不影响饮食，病人也不消瘦。X线片可见椎体广泛增生、椎间隙狭窄、韧带骨化。确诊须靠血清冷凝集试验、补体结合反应或皮内试验。

（4）伤寒性脊柱炎：多发生在伤寒后期或伤寒病痊愈后数月至数年。据统计，伤寒病后继发骨髓炎的不足1%，继发脊柱炎的更少，占0.2%~0.3%。本病为亚急性炎症，腰痛剧烈，背肌紧张，白细胞减少。X线早期见椎体破坏及椎间隙狭窄，晚期骨桥形成。伤寒病史，血清反应及白细胞减少可能帮助诊断。

3. 与类风湿关节炎的鉴别

强直性脊柱炎和类风湿关节炎关系密切，以往被认为"类风湿关节炎·中枢型"。典型病例同类风湿关节炎鉴别不难，但以外周关节炎为主要表现的强直性脊柱炎易被误诊为类风湿关节炎，尤其是妇女、儿童强直性脊柱炎的早期及不典型病例。须仔细鉴别。

（1）类风湿关节炎呈世界分布，而本病随种族而异，有明显的家族史。

（2）类风湿关节炎可见于各年龄组，高峰在30~50岁，而本病多于10~20岁发病，高峰在20~30岁。

（3）类风湿关节炎女性远多于男性，而本病则以青壮年男性多见。

（4）类风湿关节炎常为多关节炎，受侵关节呈对称性，大小关节皆可受累，上肢关节较下肢多见。本病为寡关节炎，大关节受侵多于小关节。

（5）类风湿关节炎很少有骶髂关节炎，而本病几乎全部皆有之。

（6）类风湿关节炎一般只影响颈椎，而本病可影响全脊柱，一般由腰椎上行发展。

（7）类风湿关节炎一般不引起临床上可查出的心脏瓣膜病，而本病则可引起主动脉关闭不全。

（8）类风湿关节炎类风湿因子多阳性，而本病多为阴性。

（9）类风湿关节炎多为 HLA-DR_4 阳性，而 HLA-B_{27} 阳性率同普通人群。本病 HLA-B_{27} 高发。

（10）类风湿关节炎病理表现主要为炎性滑膜炎，本病主要为肌腱韧带附着点处的病变。

（11）两病的治疗对药物的反应也不大一样。

两者的以上区别在临床上可资鉴别。

4. 与其他脊柱疾病鉴别

（1）腰椎间盘突出症：病人多为青壮年男性，多急性发病，腰痛伴下肢抽痛，活动加重疼痛，脊柱腰段局部症状明显，下肢沿坐骨神经疼痛，化验室检查血沉、C 反应蛋白均正常。有部分早期强直性脊柱炎病例伴有椎间盘膨出，对非甾体抗炎药反应良好，为强直性脊柱炎早期表现之一。

（2）青年性驼背：好发于男性青年，常有过早负重的历史。驼背也为圆弧性，以胸腰段为主，颈腰椎的生理前凸因代偿而增加。侧位 X 片见胸腰段多数椎体呈前窄后宽的楔形改变。受累椎体的前后径增长。成年后椎体前缘可见多数唇样骨赘增生。骶髂关节正常，血沉正常。

（3）骨性关节炎和特发性弥漫性骨增生症：本病发生多在 40 岁以后，男女无明显差异，驼背不明显，脊柱活动轻度受限。好发于颈椎、腰椎。X 线示骶髂关节正常或仅下缘有骨赘增生。脊柱可见多数椎间隙狭窄，多数骨赘增生，但为横向发展，与纤维环的韧带骨赘（沿纤维环的方向发展）不同，病人血沉不快。

特发性弥漫性骨增生症，也称 Forestier 病。病因不明，多见于 50 岁以上的中、老年人。其脊柱前侧韧带钙化，X 线表现十分类似于竹节样变。但患者极少发生腰背痛、晨僵和活动受限等症状。骶髂关节、脊柱骨突和椎间隙正常，血沉不增快，与 HLA-B_{27} 无相关，可与强直性脊柱炎相鉴别。

（4）脊柱骨肿瘤：临床上以风湿病症状为主诉的肿瘤并不罕见。髂骨和腰骶椎原发，转移瘤有时可误诊为早期强直性脊柱炎。但其晨僵、腰腿痛症状与活动和休息的关系不明显，对非甾体抗炎药反应差。身体一般情况常进行性下降，贫血、血沉升高等进行性加重，经放射学检查，不难鉴别。

5. 合并脊柱炎和骶髂关节炎的其他疾病：在牛皮癣、溃疡性结肠炎、Reiter 病，及 Cron 病的病人中，都有一部分病人发生脊柱炎或骶髂关节炎。这种脊柱或骶髂关节炎与强直性脊柱炎很相似。在这些病人中 HLA-B_{27} 抗原也多为阳性。与强直性脊柱炎的鉴别在于各原发疾病的检出。

（1）Reiter 病

Reiter 病（RS）好发于青年男性，以无菌性尿道炎、结膜炎和关节炎三联征为基本特征，还可以伴有皮肤黏膜等损害。RS 典型的关节炎出现在尿道炎或腹泻等感染后

2~6周，特点是多发性、非对称性，以膝、踝关节多见，90%的RS患者可出现非特异性泌尿生殖的炎症。表现为尿频、尿痛、排尿困难、尿道分泌黏液或脓性分泌物。女性可出现阴道炎、宫颈炎等。结膜炎在本病常见，多在2~4周内自行缓解。少数病例可出现角膜炎、巩膜炎、虹膜睫状体炎等。25%患者出现皮损，最常见的是足底和手掌等部位出现脓疱疹，进而形成溢脓性皮肤角化症。唇、颊、咽、消化道黏膜等部位可出现无痛性浅表溃疡。

RS患者实验室检查可见外周白细胞增高，血沉加快，C-反应蛋白阳性，HLA-B_{27} 50%~70%阳性。类风湿因子、抗核抗体均为阴性。

患者X线检查早期往往正常，病程长的可见骶髂关节和脊柱韧带骨赘形成。

（2）牛皮癣性关节炎

该病在临床上并不太少见，据统计，有2.6%~4%的牛皮癣病人伴有关节炎。其特点是患者兼有牛皮癣与关节炎。多数先出现皮肤病变，也可能两种病变同时发生，先发生关节炎者较少。在整个病程中，二者可同时加重或减轻。

本病也可以发生脊柱炎和骶髂关节炎，但脊柱炎一般发生较晚、较轻，椎旁组织钙化少，韧带骨赘以边缘型为主（纤维环外纤维组织钙化），在相邻两椎体间形成部分性骨桥与强直性脊柱炎的竹节样脊柱不同；骶髂关节炎一般为单侧或双侧，非对称性髋关节病变少见，无普遍性骨质疏松。本病常反复发作，时好时坏。发作时可出现关节的游走性疼痛、功能障碍，并可和皮肤病变的恶性程度同步。另外，本病的皮肤银屑病损害可供鉴别。

（3）肠病性关节病

溃疡性结肠炎、局限性肠炎或肠源性脂肪代谢障碍（Whipple病）都可以发生脊柱炎，且肠病性关节病的受累关节和X线改变与强直性脊柱炎相似而不易区别，因此需要寻找肠道症状和体征，以资鉴别。溃疡性结肠炎的结肠黏膜溃疡、水肿及血性腹泻；局限性肠炎的腹痛、营养障碍及瘘管形成；Whipple病的脂肪泻、急剧消瘦等，都有助于原发性疾病的诊断。肠病性关节病HLA-B_{27}阳性率较低，Crohn病病人肠灌注液中IgG增高，而强直性脊柱炎病人的肠灌注液中IgG基本正常。

6. 强直性脊柱炎合并张力骨折

此类型的脊柱损伤虽属罕见，但很容易误诊为脊柱的其他疾病。较轻型的损伤预后良好，较重型的特别是合并椎体脱位，或是椎体骨折后假关节形成，以及出现早发或晚发脊髓损伤都是极危险的。因此强直性脊柱炎患者一旦发生脊柱张力性损伤时，需要做全面的放射学检查，以便早期诊断、早期治疗。强直性脊柱炎的病理解剖特点是脊柱关节，前、后纵韧带骨化，椎间盘钙化，以及椎体骨质疏松。如此广泛的病理改变，使脊柱生物力学方面发生了显著的变化，骨质疏松，严重减少椎体抗压能力，背伸轴心向后偏移，椎间盘前、后纵韧带，关节突关节囊具有的弹性逐渐消失，临床上表现为椎体不完整的形状、横断骨折及椎间盘前裂隙。这些改变不仅是由于骨质疏松的原因，也是因椎间盘和关节突关节代偿不足所致，当椎体或椎间盘发生过伸位横断骨折以后，经常呈现分离，这是由于僵硬的脊柱阻碍其复位而渐渐形成假关节。另外，强直性脊柱炎过伸位损伤而造成的此类骨折就像一根长管状骨一样，容易在抗力最小的部位发生骨折。

7. 强直性脊柱炎的特殊类型
（1）幼年强直性脊柱炎

幼年强直性脊柱炎（juvenile ankylosing spondylitis，JAS）是指 16 岁以前发病的强直性脊柱炎，以骶髂关节和脊柱等关节的慢性炎症为特征，临床表现为腰背部疼痛和僵直，约半数患者四肢关节也可受累，常常与幼年类风湿关节炎相混淆。国际风湿病学联盟的新分类标准中定名为与附着点炎症相关的关节炎（enthesitis related arthritis，ERA）。

①流行病学

本病在我国尚未见到确切的发病率的报道。根据国外资料，强直性脊柱炎的发病率为 1%，其中 8.6% 的患者在儿童时期起病。因此，可以推测幼年强直性脊柱炎的发病率为 0.01%~0.08%。国外报道幼年强直性脊柱炎的患病率为 33/10 万。男性多发，男女之比为 7：1~12：1。北京儿童医院总结 1978~1991 年确诊为本病的 33 例患儿中，男女之比为 7.2：1。本病的发病与 HLA-B_{27} 有显著的相关性，国外报道其阳性率为 90%。北京儿童医院报道 33 例中有 29 例阳性，提示本病的发病与遗传有关。

②临床特点

四肢关节炎常为首发症状，但以下肢大关节如髋、膝、踝关节受累为多见，表现为肿、痛和活动受限。外周关节病变表现为单关节炎、寡关节炎或肌腱、韧带末端病，可持续或反复发作数月以至数年。

骶髂关节病变可于起病时发生，但多数于起病数月至数年后才出现，典型症状为下腰部疼痛，初为间歇性，数月或数年后转为持续性，疼痛可放射至臀部，甚至大腿。直接按压骶髂关节时有压痛，在儿童常常只有骶髂关节炎的 X 线改变，而无症状和体征。

随着病情发展，腰椎受累时可致腰部活动受限，向前弯腰时腰部平直，测定腰前屈活动度的方法为 Schober 试验。其方法为髂后上棘连线的中点与垂直向上 10cm 处作一连线，测定腰部前屈时两点之间的距离，正常人前屈时此两点间距离可以延长至 15cm 以上（即增加 5cm 以上），严重的患者只增加 1~2cm。严重者病变可波及胸椎和颈椎，使整个脊柱呈强直状态，当胸椎受累时，胸廓活动度减小，胸廓扩展受限（胸廓扩展<2.5cm）。

5%~10% 病例发病时伴有发热、乏力、食欲低下、消瘦和发育障碍等全身症状。非肉芽肿性虹膜炎发病率，国外较高，为 14%~27%，国内报道较少。大部分虹膜炎发生于病程 10 年内，一般无后遗症，双腿均可累及，但很少同时发生，有人报道 38% 出现肾淀粉样变，见于严重外周关节炎和血沉持续增高者。IgA 肾病较少见，HLA-B_{27} 多为阳性，类风湿因子、抗核抗体一般为阴性。

③辅助检查

a. 常见的轻度贫血，血沉（ESR）增快，类风湿因子阴性，血清人类白细胞抗原 HLA-B_{27} 阳性。

b. 骶髂关节 X 线改变

骶髂关节炎的 X 线征象为本病的早期表现。最初表现为骶髂关节边缘模糊，骨质破坏，以后出现骶髂关节两侧硬化、关节腔狭窄，严重者骨质融合，关节腔消失。

c. 脊柱 X 线改变

早期仅表现为骨质疏松，以后出现骨质破坏，后期椎间盘间隙钙化、骨化，将相邻的椎体连接成竹节样改变。

④诊断

实际上诊断多为回顾性的，这是因为大多数病人往往发病多年后才出现典型的强直性脊柱炎的表现。根据国外资料，幼年强直性脊柱炎的诊断依据为：有X线检查证实的单侧或双侧骶髂关节炎，并分别附加下列条件中至少2~3项者。

a. 病人发病率年龄多在8岁以上。

b. 男性占绝大多数。

c. 周围关节几乎必定受累，并常作为第一症状出现，关节炎起初虽有少关节非对称性及多关节对称性之分，但均以下肢关节居多，尤其是膝、髋及踝关节。

d. 髋关节受累者多数出现破坏性病变，为本病致残的主要原因，其他关节受累则预后良好。

e. 足跟痛及肌腱端炎是本病的主要特征之一，尤其在少年发病多见。

f. 腰骶部疼痛及骶髂关节炎是本病的主要表现，通常在发病后几个月至几年出现。

g. HLA-B_{27}阳性率可达90%，对诊断本病有意义。

h. 类风湿因子和抗核抗体阴性有利于诊断。

i. 有脊柱关节炎的家族史。

⑤鉴别诊断

a. 儿童强直性脊柱炎与儿童类风湿关节炎鉴别

本病早期临床表现常符合儿童类风湿关节炎诊断标准，但前者多有阳性家族史，HLA-B_{27}阳性，关节炎以下肢关节为主，手小关节较少累及。细查双侧骶髂关节，常可见阳性结果。肌腱、韧带附着点为两者最好的鉴别，尤以足、膝关节周围等处累及更有意义。如3~5年后出现中轴关节表现，诊断一般不难。

b. 儿童强直性脊柱炎和成人强直性脊柱炎的区别

儿童强直性脊柱炎包括足跟在内的外周关节受累较多见，而成人强直性脊柱炎包括颈、胸椎在内的椎体方形变，以及骨赘和骨桥形成等中轴关节受累多见；儿童强直性脊柱炎持续或反复发作的髋、膝、踝和趾间关节炎的表现较成人多见，需要行髋关节置换术者比成人多；另外儿童强直性脊柱炎发热、贫血、白细胞增多也比成人多见。

除此之外，还应与脊髓肿瘤、腰椎感染、椎间盘病变、脊椎骨软骨病（Scheuermann disease）、幼年变形骨软骨炎（legg-perthes disease）及先天性髋关节疼痛相鉴别。另外，溃疡性结肠炎、局限性小肠炎、银屑病和赖特综合征可合并脊柱炎，其表现与强直性脊柱炎相似，但是上述各种疾病除了具有脊柱炎表现外，还具有自身的临床特点可以用于鉴别。

（2）女性强直性脊柱炎

强直性脊柱炎长期以来一直被认为是主要见于男性的疾病。一般认为男女比例为7:1~12:1，其原因可能为各家诊断标准不同而导致的差异。有人则认为男女比例并无差异，只不过女性因症状较轻，不易被确诊罢了。但各种资料表明，本病仍为男性多发。

职业、妊娠对本病无太大影响，而性激素的影响也不肯定。同男性强直性脊柱炎相比较，一般认为女性发病时期比男性晚3~6年。女性外周关节炎，尤其是膝关节受累的发生率高于男性，女性患者以腕、肘、骶髂关节及胸肋骨疼痛多见，男性患者则以腰椎、颈椎及髋关节疼痛多见，且致残率较高。女性病人耻骨联合受累比男性多见，而男性椎间骨桥形成或脊柱竹节样变远高于女性患者。不难看出女性强直性脊柱炎患者局部的病情不如男性严重。

强直性脊柱炎发生在女性常被延迟诊断或误诊，骶髂关节炎在两性发病率相等，只是重症患者以男性比较多见，女性患者病情较轻，更容易发生外周关节受累，但是髋关节较少发病，有时被误诊为类风湿关节炎。国外调查表明，大多数女性病人的病程不受妊娠的影响，对新生儿亦无危害。

（3）HLA-B_{27}阴性的强直性脊柱炎

尽管HLA-B_{27}阴性和HLA-B_{27}阳性强直性脊柱炎的基本临床征象是一致的，但其表现仍存在不少差别。一般HLA-B_{27}阴性病例发病年龄较大，急性前色素膜炎（AAU）还不如HLA-B_{27}阳性者多见，而伴有牛皮癣、溃疡性结肠炎和克罗恩病者较多见。另一方面，HLA-B_{27}阴性者病情较阳性者轻，也极少见家族聚集性，血清IgG、IgA、IgM及γ-球蛋白水平亦较低。

第三节　辨病与辨证

强直性脊柱炎在临床诊断与治疗上应将西医学的辨病和中医学的辨证相结合，做到明确诊断、明确辨证。有利于选钩、选穴、定位、选手法，准确钩活对症治疗。

一、辨病

按照强直性脊柱炎的定义准确地辨认其病，为之强直性脊柱炎的辨病。首先符合强直性脊柱炎的病史、症状、体征、影像学检查，其次是排除其他病即鉴别诊断，为准确治疗打下基础。

二、辨证

1. 病因病机辨证

本病其本在肾，肾为先天之本，主骨生髓，督脉贯脊属肾，总督一身之阳。若肾气充足则督脉盛，骨骼坚强，邪不可侵；反之，先天禀赋不足或后天失调养，导致肾虚督空，外邪乘虚而入，直中伏脊之脉，气血凝滞，筋骨不利，拘萎不通，渐致"尻以代踵，脊以代头"（《素问·痹论》）之状，病位在肝、肾、督脉和足太阳经。肾虚督空为本病内在基础，感受外邪、内外合邪是本病的外在条件。总之，其病因病机应从以下几个方面来认识。

（1）先天禀赋不足

《灵枢·决气》说："两神相搏，合而成形，常先身生，是谓精。""生之来，谓之精。"肾之精气，是天癸、肾气化生的物质基础，肾之先天精气不足，后天之精气必因之虚衰。《素问·评热病论》说："邪之所凑，其气必虚。"本病的发病与西医强调该病与遗传因素有关相一致。临床上在强直性脊柱炎的患者中有40%左右的人有家族史。

（2）肾亏督虚

或因先天禀赋不足，或因后天失养，肾不藏精，精血亏虚，肾阳不足，邪气杂至，督脉夹脊而行，贯背属肾，总督一身之阳气，为阳气之海。《素问·骨空论》说："督脉者……贯脊属肾，夹脊抵腰中……督脉为病，脊强反折。"督脉空疏，则必失于温煦化生之能，脊柱失于护卫温养，寒凝滞涩，活动不利，强直疼痛。肾精之虚，则骨髓生化的失源，不能荣养骨骼，则易生本病。

（3）痰浊瘀血

肾虚督空，阳气不足，水液代谢失常，气血失于正常运行，而致体内痰浊内生，瘀血停留。张景岳说："至虚之处，便是留邪之所。"痰、瘀、湿、浊着于督脉，随于经络，流注脊柱，充塞关节，深入骨骱骨髓，由浅入深，从轻到重，经至脊柱强直转侧不能。《类证治裁》说："久痹，必有湿痰，败血，瘀滞经络。"即是此意。

（4）外感邪气

风、寒、暑、湿、燥、火六淫外感，通常是引发痹证的主要因素。邪气先侵入外表卫分，继而进入经络、血脉、筋骨出现肿痛、僵硬，久而不愈内舍脏腑，先为四肢，后累及脊柱。本病多位于足少阳经所过之处。太阳穴上，寒水主之，风寒湿气袭人，与太阳寒水同气相求，寒凝经脉，故病头痛、目似脱、颈如拔、脊背痛、腰似折、髀不可屈等。临床上有一部分病人与感受受寒湿有关。

（5）腰部外伤

腰部外伤，致瘀血内停，恶血不去，再有喜怒不节，饮食不适，寒湿无度等诱因，相交结于筋骨，不通则痛，致肾督之脉亏虚，至虚之外易留邪，邪气流注，胶结不去，督脉为之闭阻，终至肾督瘀而成骨痹，背以代头，尻以代足，龟背乃成。

本病是以正虚为主，其他证候大多以此为根本，即使有风、寒、湿之症，也多为血虚生风，阳虚生寒，脾虚生湿形成，与一般风湿痹证不尽相同，辨证及治疗时应予注意。

2.脏腑辨证

脏腑辨证是通过判断疾病所在的脏腑部位、病因、病性等，为临床治疗提供依据的辨证归类方法。脏腑和人体组织有着对应关系，脏腑病变可影响到周围组织，周围组织的病变亦可影响到脏腑。如《素问·宣明五气》指出："五藏所主，心主脉，肺主皮，肝主筋，脾主肉，肾主骨。"说明了脏腑和人体各组织的关系。《素问·刺要论》指出："皮伤则内动脉""肉伤则内动脾""筋伤则内动肝""骨伤则内动肾。"说明了各组织损伤与脊柱、筋骨损伤的相互影响。以下讨论与强直性脊柱炎关系密切的脏腑辨证。

（1）心脏辨证

①心气虚，心阳虚

以心悸、气短、舌淡苔白、脉弱或脉结代为基本症状。心气虚则兼自汗、倦怠乏力、面色无华、喜出长气。心阳虚则兼见形寒肢冷。心气虚通常是心阳虚的先导。心阳根于肾阳，故心阳虚亦根于肾阳虚。肾阳虚是本病的内因，心阳根于肾阳，命门火衰则心肾不交，其表现见于兼证。本病除了脊柱的病变外还可见到心脏炎症病变，其与心气虚、心阳虚的表现是相符的。由于心气虚或心阳虚，气血推动无力，脊柱及相关组织得不到气血应有的濡润，出现腰背不适、疼痛、腰腿酸软等表现。

②痰火内扰和痰迷心窍

以心悸、癫狂、不寐、昏迷，伴心烦、口渴、面赤、气粗、脉滑数等痰火症状，或伴喉中痰鸣、苔厚白腻等痰湿症状为基本症状。强直性脊柱炎可引起脊髓和周围神经受压而产生相应症状，易引发痰迷心窍的症状，而出现癫痫、肝豆状核变性、帕金森病等。治疗上都应治痰为先，再治疗局部。治痰宜清心、豁痰、泻火。

③心血瘀阻

以心悸不宁、胸前刺痛或闷痛、有时牵引脊背、舌质紫暗、脉细涩或结代为基本症状。在本病累及胸椎时，会出现心血瘀阻的表现，此时应注意分清是心脏本身病变还是脊柱的病变引起的。临床约有10%的强直性脊柱炎患者因病变累及心脏而出现临床症状，表现为主动脉炎、主动脉瓣纤维化、主动脉瓣关闭不全、二尖瓣脱垂、二尖瓣关闭不全、心脏扩大、房室传导阻滞、束支传导阻滞、心肌病和心包炎等，而出现上述症状。

(2) 肝病辨证

①肝虚不足

以眩晕、眼目干涩、视物模糊、肢体麻木、筋脉拘急、唇色淡白、面色萎黄、失眠多梦、舌质淡白、脉沉细为基本症状。《诸病源候论·背偻候》曰："肝主筋而藏血，血为阴，气为阳，阳气精则养神，柔则养筋，阴阳和同则气血调适，共相容也，邪不能伤。若虚则受风，风寒搏于背膂至之筋，冷则挛急，故令背偻。"说明了肝阴血不足是导致本病的机制。

②寒滞肝脉

以少腹胀痛、睾丸胀坠或阴囊收缩、舌润滑，苔白，脉象沉弦或沉为主要症状。此外，或见形态虚怯、挛缩。本病因肾督阳虚，寒邪深侵，肾受邪则肾失濡泽，肝失所养则筋骨失养。脊背腰胯之阳气失于布化，阴精失于荣养。寒则凝滞而致腰胯疼痛。有人认为盆腔感染与本病有一定的关系，故有临床表现时可辨为寒滞肝脉。

(3) 脾病辨证

①寒湿困脾

以脘腹胀满、恶心欲吐、头身困重、大便不实或泻泄、舌苔白腻、脉濡数为主要症状。本病常有腰胯疼痛，若出现腰脊肢体困重、乏力伴上述证候者，应辨为寒湿困脾。

②湿热内蕴

以脘腹痞胀、不思饮食、身重体困、面目身黄、皮肤发痒、小便色赤不利、脉濡数、苔黄而腻等为主要症状。颈肩、腰腿，或腰骶部疼痛的患者，只要以腰脊酸痛、肢体重着就诊，伴上述症状即可辨为湿热内蕴。

(4) 肺病辨证

肺部受累的主要表现：①胸廓病变：主要为胸痛，多累及上胸，以胸锁关节、肋胸关节、柄胸联合及胸骨上移多见。②肺上部囊性纤维化，肺泡间隔水肿、细胞浸润，间质增生，肺泡内水肿和细胞浸润。主要为胸憋、胸闷、气短，或有咳痰等。

①肺气虚

以咳而短气、痰液清稀、倦怠懒言、声音低怯、畏风自汗、舌淡、苔薄白、脉虚弱，或常以感冒为主要症状。本病关节外表现中亦常见肺部症状，如以腰脊隐痛、强直酸痛不适伴上述症状，可辨为肺气虚弱。

②痰湿阻肺

咳嗽气喘、喉中痰鸣、痰黏稠、胸胁支满、倚息不得卧、苔腻色黄、脉滑。患者腰背酸困强痛、全身困重伴有上述症状时，应辨为痰湿阻肺。

（5）肾病辨证

《诸病源候论·腰痛不得俯仰候》说："肾主腰脚，而在三阳、十二经、八脉有贯肾络于腰脊者，劳损于肾，动伤经络，有为风冷所侵，血气搏击，故腰痛也。阳病者，不能俯；阴病者，不能仰；阴阳俱受邪气者，故全腰痛，不能俯仰。"《医学入门》曰："腰痛新久总肾虚。"《医学衷中参西录》曰："凡人之腰痛，皆脊梁处作痛，此实督脉主之……肾虚者，其督脉必虚，是以腰疼。"说明肾虚与本病的发生密切相关。

①肾阳虚

面色淡白，形寒肢冷，腰膝酸软，头晕耳鸣，尿频，舌淡苔白，脉沉细无力。当患者出现腰脊僵板，腰胯疼痛，俯仰受限，喜暖畏寒伴上述症状时，应辨为肾阳虚证。若出现高位截瘫合并尿路感染时，特别是肾功能不全时，患者常有尿少肢冷、身肿、舌淡胖有齿痕、苔白滑、脉沉等阳虚水泛表现。

②肾阴虚

以眩晕耳鸣、腰膝酸软、少寐健忘、五心烦热、午后潮热、视力减退、遗精、舌红苔少、脉细数为主要症状。肾阴虚与肾阳虚是矛盾的两个方面，在脊柱病的发生发展过程中，有单纯的肾阴虚和肾阳虚，也有阴阳错杂的现象。"阳虚生内寒，阴虚生内热"，患者或表现为上热下寒，或表现为下热上寒的现象。临床上，上热下寒多，下热上寒者少。当本病合并脊髓或胸髓交感神经症状时，辨证时注意辨别。

③阴阳两虚

强直性脊柱炎晚期，阴阳俱损，阴虚则热，阳虚则寒，故临床可见寒热交错之证。寒则四肢不温，口润不渴，或见下肢浮肿，阳痿早泄，舌苔薄白，脉沉细弱；热则手足心热，口干舌燥，耳鸣耳聋，心烦失眠，低热盗汗，梦多遗精，尿赤便秘，舌红，少苔或无苔，脉象沉细数等。上述二证交错出现，但强直性脊柱炎的基本见证不变，如腰骶痛，或脊背、颈背疼痛，或伴有膝关节、足跟隐隐作痛，胀痛或空痛，或灼痛、刺痛，或游走痛、晨僵、活动受限，可伴有膝软无力、喜卧怠动、四肢不温、手足心热、尿频便溏、自汗、盗汗、遗精阳痿，舌淡、苔薄白，脉沉细。

3. 疼痛辨证

疼痛的临床表现错综复杂，为了便于临床辨证，审知病因，勘清病位、昭名病性，对疼痛辨证应注意分清各种疼痛的原因、部位和表现特点。

疼痛的原因多端，结合强直性脊柱炎的临床实际，从病因角度将本病疼痛分为外感六淫疼痛、内伤七情饮食劳逸疼痛、痰饮疼痛、瘀血疼痛等。

从中医临床角度对本病进行疼痛辨证时，应主要从以下三方面进行。

（1）根据疼痛部位辨证

①颈项痛

若项痛连头，伴见恶寒发热，多为外感风寒，太阳经气郁滞。若项痛引肩背及腰部，为邪伤肾脏。若项背沉、头空痛，多为气血精髓亏虚，不能上荣头颈而引起。在头颈部运动中出现疼痛，一般为单侧疼痛，向背部放射，颈部活动加剧，咳嗽则加剧；若颈痛伴有上肢症状，多与手三阴、三阳经有关，在西医学则认为与颈椎病变引起颈髓、神经根受压损伤有关。

②腰背痛

腰背部疼痛，可上连颈项。若背部疼痛部位固定，睡后加重，活动减轻，则为瘀血阻络；背痛前引心胸为素来胸背阳气不振、寒邪乘虚客于足太阳之脉，气血闭阻所致；若背部疼痛、胸闷胀满、嗳气叹息，多为肝气郁滞；若腰脊空痛，不可俯仰，多由精气亏虚，督脉受损；背痛主要与督脉、足太阳膀胱经有关；若伴胸痛、呼吸动度减弱，则与本病变牵涉到胸部或心肺等脏器有关。

③腰骶痛

腰为肾之府，腰痛与肾的关系最为密切。如肾经不足，或肾阴肾阳虚损，不能滋养温煦腰之骨筋而有腰痛，伴眩晕耳鸣、腰膝酸软无力。此外，风寒湿邪侵袭督脉或足太阳膀胱经，或痰瘀阻络皆可引起腰痛。临床进行辨证时应根据其伴发症状、体征及详细追问病史而辨为不同的证型，以确定其腰痛的病因、病性及病位。若腰部热痛，或突发绞痛者，属湿热腰痛。腰部胀痛，连及腹胁，走窜不定，属气滞腰痛。腰部刺痛，部位固定，属瘀血腰痛。腰部酸痛，连及背部，日久不愈，属肾虚腰痛。但临床辨证时，还应注意与腹部内脏引起的腰痛相鉴别。

④四肢痛

本病除主要累及脊柱和骶髂关节外，尚可侵犯及四肢周围关节，如肩、髋、膝、踝等关节肌腱附着点处疼痛，多见于风寒湿邪或风湿热邪三气合袭而成，患者处于急骤发病状态。若四肢关节肌肉疼痛、重着，多为风寒湿痹；若四肢关节红肿热痛，可涉及一个或多个关节，乃热邪挟湿之热痹；肢体关节刺痛，部位不移，夜间加剧，关节肿大变形，屈伸不利，此为瘀血、痰湿阻滞之故；若四肢冷痛，则为脾肾阳虚。临床应注意分型论治。

(2) 根据疼痛性质辨证

疼痛的性质往往反映疾病的性质，不同的疼痛有着不同的病因病机。

①冷痛

即痛处有寒冷感，多为寒邪凝滞、阳气虚衰所致。本病以肾阳虚为本，若寒湿下注则见腰腹部冷痛；若冷痛见于四肢，多为痛痹，或为脾肾阳衰、阴寒内盛。

②灼痛

即痛处有灼热感，喜凉恶热。灼痛多为郁热内蕴、痰热内阻、火邪窜络或阴虚阳亢等所致，多见于胸胁、背部疼痛。

③刺痛

刺痛乃瘀血阻滞、湿热蕴积等所致。项背胸腰部刺痛，痛处固定不移是本病瘀血疼痛的特点之一。

④胀痛

胀痛多为肝郁气滞，肝阳上亢，感受风热及痰湿内停所致。本病病程较久，迁延难愈，患者往往情志不畅，肝气郁滞，可见胸胁胀满疼痛；气机郁滞或湿热下注时可见腰部胀痛；肝郁日久化火，肝阳上亢，可见眼珠胀痛。

⑤酸痛

酸痛即疼痛时有酸楚不适感。酸痛多由湿着肌表、气血不足或瘀滞及精气亏损所致，多见于脊柱躯干及四肢疼痛，酸痛发于全身，为湿着肌表；见于四肢，乃风湿留着，或气血虚弱；见于背部，为气血瘀滞；见于腰部，为寒湿下注，或为肾经亏损。

⑥重痛

重痛即疼痛有沉重或重着感，多由湿邪困阻，滞于经脉，损伤阳气，阻遏气机所致。本病重痛多见于腰背部，痛如系重物，多为肾阳不足、寒湿困阻。也可见于四肢，乃少阴虚衰、水气不化、浸淫肢体所致。

⑦绵痛

即疼痛不甚，却绵绵不休。绵痛多见于阳气虚衰。绵绵作痛说明是虚证。若头痛绵绵，为中气虚弱；腰痛绵绵乃肾气虚衰，其府失充。

⑧隐痛

即疼痛隐隐而作，或时隐时现。隐痛多主虚，常因阴血亏损，或阳气不足，使经脉失养所致，它与绵痛不同。二者虽都是疼痛不甚，但绵痛多是持续不断，绵绵不休；而隐痛多是时断时续，时隐时现。从发病机制上讲，绵痛多见于阳气虚衰，而隐痛多见于阴血亏损。

在本病，颈腰背部隐痛则乃阴血不足、风寒湿邪痹阻之轻证。头部隐痛，为阴血亏虚；胸部隐痛，为心气虚弱；胁肋部隐痛，为肝阴不足。

⑨牵引痛

即一处疼痛向他处牵引。牵引痛多与经脉相连，或与邻近部位有关。若头痛牵连项背，为风寒中于足太阳经；胸痛连及两胁者，多为结胸证；胁痛下引少腹、阴器者，为寒凝肝脉；腰痛牵连背部，为寒湿侵犯太阳经，或肾精亏损。连脊疼痛，则为寒湿侵犯少阴经。

⑩放射痛

即一处疼痛放射到另一处，它不同于牵引痛。牵引痛往往是由一处直接牵引到另一处，有时可牵引到较远的部位。而放射痛是有一处疼痛向外扩散，多放射到邻近组织。二者相比较，放射痛程度较重。本病以脊柱椎体及周围组织病变为主要特点，椎体的病变常易影响到脊髓、周围神经、椎间盘或骶髂关节。疼痛放射到坐骨神经时，常常引起下肢单侧或双侧的放射痛。胸椎和肋椎关节病变可刺激肋间神经引起肋间神经痛，若发生在左侧易误诊为心绞痛，当注意鉴别。

（3）辨疼痛时间

包括辨疼痛发生或加重时间和疼痛持续的时间。临床中有些疼痛的发生有特定的时间规律，这些特定的时间和规律性有助于明确疾病的病位、病性及程度。

①疼痛发生或加重时间

a. 特定日痛

某些疼痛总是发于某些特殊日子的前后，形成一种规律性的疼痛。如寒湿腰痛，每逢阴雨天发作或加重；湿热腰痛，则每遇闷热雨天发作或加重。本病在初发时常有下腰、臀、髋部疼痛，腰僵，遇阴雨天或劳累加重。

b. 特定时痛

有些疼痛固定于每天的某个时辰发作或加重，本病多见于午后及夜间疼痛加重，每日午后（未时，13～15点）疼痛，乃阴虚所致；每日夜晚（酉时以后）疼痛加重，多为瘀血阻络、寒邪凝滞；若胁痛、腰痛入夜加重，乃瘀血阻滞，经络不畅所致；若四肢关节红肿痛剧，入夜尤甚者，此为化火伤津之热痹。

②疼痛持续时间

疼痛持续时间长，甚至经久不愈者，有实证，也有虚证。本病内伤多于外感。多因瘀血阻络、气血阴阳亏虚所致。若因于外邪而发病者，则疼痛持续时间较短，其痛多剧烈，属实证，多见于发病早期阶段。本病以正虚为本，邪实为标，虚实夹杂，故其疼痛持续时间较长者属虚证，持续时间较短者属实证。

此外，还可辨疼痛的诱因、疼痛的兼证，这些皆有利于临床进一步做出明确诊断，以助于分型论治。

4. 分型辨证

（1）痹证型（潮湿寒冷）：风寒湿邪气侵入外表、卫分、经络、血脉、筋骨，致使脊柱经络痹阻，气血运行不畅而出现脊柱隐痛不适，僵硬，难以定位，重则脊柱活动受限，功能障碍，驼背畸形，固定姿势后加重，晨僵，稍活动后减轻，与天气变化有关，遇冷加重，遇热缓解。舌淡、苔薄白，脉弦数。

（2）先天亏损型（遗传）：肝肾阴亏，因遗传因素，先天禀赋不足，或因后天失养，肾不藏精，精血亏虚，则骨髓生化的失源，不能荣养骨骼，出现脊背或腰骶部酸痛，腰膝乏力，劳累更甚，重则脊柱向各个方向活动受限，功能障碍，驼背畸形。偏阳虚者手足不温，四肢发凉，少气懒言，或有阳痿、早泄，妇女带下清稀，舌质淡，脉沉细。偏阴虚者，咽干口渴，面色潮红，倦怠乏力，心烦失眠，多梦或有遗精，妇女带下色黄味臭，舌红少苔，脉弦细数。

（3）痰浊瘀阻型（感染）：身受瘟疫邪气的侵袭，使脊背关节经络阻滞，瘀血停留，久则阳气不足，水液代谢失常，气血失于正常运行，而致体内痰浊内生，瘀滞经络。出现脊背或腰骶疼痛，痛有定处，固定不移，缠绵难愈，重则脊柱活动受限，功能障碍，驼背畸形。舌淡白、苔厚腻，脉弦濡。

（4）余邪未尽型（不稳定期）：瘀血内阻，营卫不和，外邪入侵致瘀。或外伤瘀血内停，不能及时消散或排除体外，阻滞经脉，气血运行不畅，经络痹阻，骨节壅滞则屈伸不利、僵直弯曲，痛有定处，固定不移，病情迁延日久，遇冷加重，遇热缓解，皮肤肌肉酸痛（体温偏高），发汗解表后减轻。重则脊柱向各个方向活动受限，功能障碍，驼背畸形。舌淡红、苔薄黄，脉弦浮。

（5）瘀阻脊背型（稳定期）：患强直性脊柱炎经各种治疗症状有所缓解，但痰浊瘀阻于脊背或脊背的某一部位，形成弯腰驼背，或局部功能不到位，或跌仆闪挫或暴力外伤所致的瘀血内停，恶血不去，再有喜怒不节，饮食不适，寒湿无度等诱因，相交结于筋骨，经络不通，不通则痛，出现脊背或腰骶部疼痛固定不移，日轻夜重的瘀血现象，重则脊柱向各个方向活动受限，功能障碍，驼背畸形。舌紫暗、苔腻，脉涩。

（6）气血双亏型（晚期）：病程日久，气血双亏，肝肾阴亏，阴阳失调，痰浊瘀阻，正不胜邪，面色憔悴，少气懒言，小便清长，大便溏薄，瘫痪在床，驼背畸形，干瘦如柴，不欲饮食，舌淡胖、苔薄白，脉虚无力而数。

5. 分期辨证

根据其病因病机，一般分三期。

（1）早期

本病早期以邪实为主，症状表现类似于痹证的早期，患者为先天禀赋不足或后天失于调养，正气不足，易感受风、寒、湿邪致病。

①风寒湿痹

人体先天禀赋不足，正气不能内守，风寒湿邪合而为病，邪有轻重不同。风性善行而数变，所致脊背痛发病迅速，疼痛游走不定，活动僵硬，脊背板滞；寒为阴邪，易伤阳气，收引作痛，临床见腰脊冷痛，痛剧，畏寒喜暖，遇阴湿加重；湿性重浊腻滞，易阻滞气机，见脊背疼痛如裹，肌肤麻木不仁，病程徐长，缠绵难愈，头困重，口腻不渴，腹胀便溏，舌淡红或淡白，苔白腻或薄白，脉沉紧或濡细。

②热痹

风寒湿邪郁而化火，或阴虚之体，热毒直袭其身。火性上炎，易耗伤阴精，生风动血，其病来势急，发病快，脊背部疼痛灼热，喜凉恶热，目赤口苦，牙龈肿痛，咽干口渴，喜冷饮，舌红苔黄，或舌红少苔，脉数洪大。或身体素健，突然出现腰骶疼痛，或上窜胸颈，或下趋大腿足跟，活动受限，甚则生活不能自理，可见郁怒烦躁，口干舌燥，便干溲赤，或有恶寒发热，或有低热，舌质薄白或薄黄，脉象弦数。

（2）中期

此期肾虚邪侵，多虚实夹杂。

①阳虚寒湿

风寒湿邪伤人总以肾阳虚弱为根本，或先天肾精不足，或后天脾虚失养，或劳损重伤，阳气偏虚，卫阳不能固守腠理，致风寒湿邪侵入，客于经脉，脊柱瘀血胶着难去而发病。故可见腰背、膝冷痛，活动受限关节不利，喜热，口不渴，舌薄白，脉紧。

②阳虚血瘀

机体阳气虚弱，寒湿之邪客于肾经督脉，正气不足无力鼓邪外出，日久成瘀，瘀血阻滞经络使气机不利，气血不荣筋脉而发病，反复发作，呈恶性循环。故可见腰部隐隐作痛，喜按喜揉，腰腿无力，遇寒加重，反复发作。

③阴虚湿热

阳虚日久，阴阳俱虚；或湿邪郁久化热，煎熬肾中阴液，损伤肾水。肾水一亏，则相火失制，虚火内生。可见五心烦热，失眠盗汗，腰背部灼热疼痛，咽干而不欲饮水，舌红少苔，或苔白腻，脉濡数。

④余热伤阴

经治疗后，或因失治，邪气已去七八，余热内伏，久病伤阴，督脉、筋骨、肌肉失养所致之证。故可见项背腰微有拘急隐痛，腰酸腿软，或下肢隐痛，口干，烦躁，夜热低热（体温37.5℃左右），舌质红、苔薄白或无苔，脉细数。

（3）晚期

此期病痛日久不愈，关节僵硬变形，筋脉拘急，肝肾亏虚，气血不足，正虚邪恋，缠绵难愈。此期骨质增生和骨质疏松症状突出。①骨质增生：指骨关节边缘或骨突出部出现的骨组织增多现象。"肾主骨生髓""肝主筋，束骨，利关节"。肝肾不足则直接影响骨的生长和代谢，或外邪直接侵袭，导致韧带附着点炎性反应，使脊柱内外稳定结构失衡，椎体受周围肌肉、韧带和肌腱的牵拉，受到刺激的骨组织出现增生现象，形成骨赘，在相邻的椎体连接成骨桥，使脊柱外观呈竹节状。②骨质疏松痿软：指骨组织萎缩变软，不能适应人体运动需要的现象。骨质疏松痿软与骨质增生是病理变化的两个方面，类同筋弛与筋脉拘急。骨质痿软归咎于肝肾的病变。《素问·痿论》指出："痹久亦能成痿。"《灵枢·本神》曰："恐惧而不解则伤精，精伤则骨酸痿厥。"《金匮要略·中风历节病脉证治》指出："咸则伤骨，骨伤则痿。"临床辨证，应明确造成骨质痿软的原因和病变脏腑，以利治疗。

①气血亏虚

气血虚少，正虚邪恋，易至外邪入侵。患病日久难愈，筋骨失养，腰背部强痛不已,时轻时重,面黄少华,心悸,乏力,自汗,纳差,舌淡无苔,脉濡弱、细微。

②肾阳亏虚

病久阳气不足,表卫不固外邪易侵,邪气外罹,气血失荣,而关节屈伸不利,僵硬变形,腰膝酸软无力,甚则弯腰驼背。病多损及肝肾,见肝肾亏虚之象,则形寒肢冷,关节疼痛,自汗恶寒,为肾阳虚寒、外感寒气之象,舌淡苔白,脉沉弱。

③肾阴亏虚,督脉瘀滞

肾阴亏虚,督脉瘀滞,精血不足,筋骨失养,则关节变形,腰背部疼痛日久不愈,骶髂隐痛,下肢及足跟痛,活动受限,晨僵,筋脉拘急牵引,多运动时疼痛加重;若肾阴不足,虚热内生,则低热、多梦、乏力,腰膝酸软无力,日轻夜重,口干心烦,为肝肾经血不足之象,阴亏阳亢而头晕耳鸣,盗汗面赤,舌红少苔,脉沉细数,或弦数。

④阴阳两虚,督脉瘀滞

强直性脊柱炎晚期,阴阳俱损,阴虚则热,阳虚则寒,故临床可见寒热交错之证。寒则四肢不温,口润不渴,或见下肢浮肿,阳痿早泄,舌苔薄白,脉沉细弱;热则手足心热,口干舌燥,耳鸣耳聋,心烦失眠,低热盗汗,梦多遗精,尿赤便秘,舌红,少苔或无苔,脉象沉细数等。上述二证交错出现,但强直性脊柱炎的基本见证不变,如腰骶痛,或脊背、颈背疼痛,或伴有膝关节、足跟隐隐作痛、胀痛或空痛,或灼痛、刺痛,或游走痛,晨僵,活动受限,可伴有膝软无力,喜卧怠动,四肢不温,手足心热,尿频便溏,自汗、盗汗,遗精阳痿,舌淡、苔薄白,脉沉细。

第四节 中医分型钩活术治疗

钩活术治疗强直性脊柱炎,利用中医理论将其分为痹证型、先天亏损型、痰浊瘀阻型、余邪未尽型、瘀阻脊背型、气血双亏型共6型,根据中医分型的证候特点选用相应的穴位,运用钩活术的各种手法进行综合治疗。

强直性脊柱炎是钩活术的适应证,要排除绝对禁忌证和相对禁忌证,同时进行相关的各种检查,检查的结果符合强直性脊柱炎的诊断,未发现其他疾病引起的相关症状,综合辨证分析后确定所选穴位点。因强直性脊柱炎多侵犯中轴关节,根据累及中轴关节的部位不同,选穴时要按照新夹脊穴颈、胸、腰、骶部分别选穴钩治。累及髋、膝关节的钩治方法在四肢关节病中介绍,在此不再赘述。

1. 强直性脊柱炎病位在颈

①选穴原则

根据影像学检查强直性脊柱炎的结果,颈部病位选穴,并结合临床症状,二者相符,确定病位,准确选取穴位。取穴基本公式(所取穴位的定位主治见附录6)如下:

局部取穴

颈椎选穴组合

第一组颈穴(双穴)

颈1穴+颈2穴=C_1穴+C_2穴,颈2穴+颈3穴=C_2穴+C_3穴

颈3穴+颈4穴=C_3穴+C_4穴,颈4穴+颈5穴=C_4穴+C_5穴

颈5穴+颈6穴=C_5穴+C_6穴,颈6穴+颈7穴=C_6穴+C_7穴

第一组颈撇穴（双穴）

颈1′穴+颈2′穴=C_1'穴+C_2'穴，颈2′穴+颈3′穴=C_2'穴+C_3'穴

颈3′穴+颈4′穴=C_3'穴+C_4'穴，颈4′穴+颈5′穴=C_4'穴+C_5'穴

颈5′穴+颈6′穴=C_5'穴+C_6'穴，颈6′穴+颈7′穴=C_6'穴+C_7'穴

第二组颈穴（三穴）

颈1穴+颈2穴+颈3穴=C_1穴+C_2穴+C_3穴，颈2穴+颈3穴+颈4穴=C_2穴+C_3穴+C_4穴

颈3穴+颈4穴+颈5穴=C_3穴+C_4穴+C_5穴，颈4穴+颈5穴+颈6穴=C_4穴+C_5穴+C_6穴

第二组颈撇穴（三穴）

颈1′穴+颈2′穴+颈3′穴=C_1'穴+C_2'穴+C_3'穴

颈2′穴+颈3′穴+颈4′穴=C_2'穴+C_3'穴+C_4'穴

颈3′穴+颈4′穴+颈5′穴=C_3'穴+C_4'穴+C_5'穴

颈4′穴+颈5′穴+颈6′穴=C_4'穴+C_5'穴+C_6'穴

根据病情的需要可选双穴组合或三穴组合。

以上穴位点根据具体辨证采用平补平泻（通补兼施）、以泻法为主、以补法为主。

注："巨颈胸"代表巨类颈胸型钩鍉针；下面出现的"中内板3.5双或单，补或平、泻"代表中类内板3.5cm型钩鍉针双取穴或单取穴，补法或泻法、平补平泻；"微内刃2.5双或单，补或平、泻"代表微类内刃2.5cm型钩鍉针双取穴或单取穴，补法或泻法、平补平泻。"微内板1.2"代表微类内板1.2型钩鍉针，依此类推。

②选穴注意事项

根据影像和临床表现综合辨证选取相应穴位组合为主穴，根据临床症状缓解情况，综合分析，酌情做第二次钩活术。二次钩活术应选取对应的撇穴组合为主穴，依次类推。但主穴只选一个组合。一般不取C_5穴+C_6穴、C_6穴+C_7穴、C_5穴+C_2穴、C_6穴+C_3穴、C_7穴+C_4穴、C_8穴+C_5穴、C_5'穴+C_6'穴、C_6'穴+C_7'穴、C_5'穴+C_2'穴、C_6'穴+C_3'穴、C_7'穴+C_4'穴、C_8'穴+C_5'穴。因为，这些组合掌握难度大，风险大，发病率低。

配穴1～3个为宜，也可以不选。

2. 强直性脊柱炎病位在胸

①选穴原则

根据影像学检查强直性脊柱炎的结果，胸椎病位选穴，并结合临床症状，二者相符，确定病位，准确选取穴位。取穴基本公式（所取穴位的定位主治见附录6）如下：

局部取穴

胸椎选穴组合

第一组胸穴（双穴）

胸1穴+胸2穴=T_1穴+T_2穴，胸2穴+胸3穴=T_2穴+T_3穴

胸3穴+胸4穴=T_3穴+T_4穴，胸4穴+胸5穴=T_4穴+T_5穴

胸5穴+胸6穴=T_5穴+T_6穴，胸6穴+胸7穴=T_6穴+T_7穴

胸7穴+胸8穴=T_7穴+T_8穴，胸8穴+胸9穴=T_8穴+T_9穴

胸9穴+胸10穴=T_9穴+T_{10}穴，胸10穴+胸11穴=T_{10}穴+T_{11}穴

胸11穴 + 胸12穴 = T_{11}穴 + T_{12}穴

平补平泻

第一组胸撤穴（双穴）

胸1′穴 + 胸2′穴 = $T_1′$穴 + $T_2′$穴，胸2′穴 + 胸3′穴 = $T_2′$穴 + $T_3′$穴

胸3′穴 + 胸4′穴 = $T_3′$穴 + $T_4′$穴，胸4′穴 + 胸5′穴 = $T_4′$穴 + $T_5′$穴

胸5′穴 + 胸6′穴 = $T_5′$穴 + $T_6′$穴，胸6′穴 + 胸7′穴 = $T_6′$穴 + $T_7′$穴

胸7′穴 + 胸8′穴 = $T_7′$穴 + $T_8′$穴，胸8′穴 + 胸9′穴 = $T_8′$穴 + $T_9′$穴

胸9′穴 + 胸10′穴 = $T_9′$穴 + $T_{10}′$穴，胸10′穴 + 胸11′穴 = $T_{10}′$穴 + $T_{11}′$穴

胸11′穴 + 胸12′穴 = $T_{11}′$穴 + $T_{12}′$穴

平补平泻

第二组胸穴（三穴）

胸1穴 + 胸2穴 + 胸3穴 = T_1穴 + T_2穴 + T_3穴

胸2穴 + 胸3穴 + 胸4穴 = T_2穴 + T_3穴 + T_4穴

胸3穴 + 胸4穴 + 胸5穴 = T_3穴 + T_4穴 + T_5穴

胸4穴 + 胸5穴 + 胸6穴 = T_4穴 + T_5穴 + T_6穴

胸5穴 + 胸6穴 + 胸7穴 = T_5穴 + T_6穴 + T_7穴

胸6穴 + 胸7穴 + 胸8穴 = T_6穴 + T_7穴 + T_8穴

胸7穴 + 胸8穴 + 胸9穴 = T_7穴 + T_8穴 + T_9穴

胸8穴 + 胸9穴 + 胸10穴 = T_8穴 + T_9穴 + T_{10}穴

胸9穴 + 胸10穴 + 胸11穴 = T_9穴 + T_{10}穴 + T_{11}穴

胸10穴 + 胸11穴 + 胸12穴 = T_{10}穴 + T_{11}穴 + T_{12}穴

第二组胸撤穴（三穴）

胸1′穴 + 胸2′穴 + 胸3′穴 = $T_1′$穴 + $T_2′$穴 + $T_3′$穴

胸2′穴 + 胸3′穴 + 胸4′穴 = $T_2′$穴 + $T_3′$穴 + $T_4′$穴

胸3′穴 + 胸4′穴 + 胸5′穴 = $T_3′$穴 + $T_4′$穴 + $T_5′$穴

胸4′穴 + 胸5′穴 + 胸6′穴 = $T_4′$穴 + $T_5′$穴 + $T_6′$穴

胸5′穴 + 胸6′穴 + 胸7′穴 = $T_5′$穴 + $T_6′$穴 + $T_7′$穴

胸6′穴 + 胸7′穴 + 胸8′穴 = $T_6′$穴 + $T_7′$穴 + $T_8′$穴

胸7′穴 + 胸8′穴 + 胸9′穴 = $T_7′$穴 + $T_8′$穴 + $T_9′$穴

胸8′穴 + 胸9′穴 + 胸10′穴 = $T_8′$穴 + $T_9′$穴 + $T_{10}′$穴

胸9′穴 + 胸10′穴 + 胸11′穴 = $T_9′$穴 + $T_{10}′$穴 + $T_{11}′$穴

胸10′穴 + 胸11′穴 + 胸12′穴 = $T_{10}′$穴 + $T_{11}′$穴 + $T_{12}′$穴

根据病情的需要可选双穴组合或三穴组合。

以上穴位点利用巨颈胸型钩锃针。

注："巨颈胸"代表巨类颈胸型钩锃针；下面出现的"中内板3.5双或单，补或平、泻"代表中类内板3.5cm型钩锃针双取穴或单取穴，补法或泻法、平补平泻；"微内刃2.5双或单，补或平、泻"代表微类内刃2.5cm型钩锃针双取穴或单取穴，补法或泻法、平补平泻。"微内板1.2"代表微类内板1.2型钩锃针，依此类推。

②选穴注意事项

根据影像和临床表现综合辨证选取相应穴位组合为主穴，根据临床症状缓解情况，

综合分析，酌情做第二次钩活术，二次钩活术应选取对应的撒穴组合为主穴，依次类推。但主穴只选一个组合。一般不取 T_3 穴 $+ T_{12}$ 穴、T_{10} 穴 $+ T_7$ 穴、T_{11} 穴 $+ T_8$ 穴、T_{12} 穴 $+ T_9$ 穴、T_9' 穴 $+ T_{10}'$ 穴、T_3' 穴 $+ T_{12}'$ 穴、T_{10}' 穴 $+ T_7'$ 穴、T_{11}' 穴 $+ T_8'$ 穴、T_{12}' 穴 $+ T_9'$ 穴。因为，这些组合掌握难度大，风险大，发病率低。

配穴 1~3 个为宜，也可以不选。

3. 强直性脊柱炎病位在腰

①选穴原则

根据影像学检查强直性脊柱炎的结果，腰椎病位选穴，并结合临床症状，二者相符，确定病位，准确选取穴位。取穴基本公式（所取穴位的定位主治见附录6）如下：

腰椎选穴组合

第一组腰穴（双穴）

腰 1 穴 + 腰 2 穴（巨腰型） = L_1 穴 + L_2 穴

腰 2 穴 + 腰 3 穴（巨腰型） = L_2 穴 + L_3 穴

腰 3 穴 + 腰 4 穴（巨腰型） = L_3 穴 + L_4 穴

腰 4 穴 + 腰 5 穴（巨腰型） = L_4 穴 + L_5 穴

腰 5 穴 + 胸 1 穴（巨腰型） = L_5 穴 + T_1 穴

第一组腰撒穴（双穴）

腰 1'穴 + 腰 2'穴（巨腰型） = L_1' 穴 + L_2' 穴

腰 2'穴 + 腰 3'穴（巨腰型） = L_2' 穴 + L_3' 穴

腰 3'穴 + 腰 4'穴（巨腰型） = L_3' 穴 + L_4' 穴

腰 4'穴 + 腰 5'穴（巨腰型） = L_4' 穴 + L_5' 穴

腰 5'穴 + 胸 1'穴（巨腰型） = L_5' 穴 + T_1' 穴

第二组腰穴（三穴）

腰 1 穴 + 腰 2 穴 + 腰 3 穴（巨腰型） = L_1 穴 + L_2 穴 + L_3 穴

腰 2 穴 + 腰 3 穴 + 腰 4 穴（巨腰型） = L_2 穴 + L_3 穴 + L_4 穴

腰 3 穴 + 腰 4 穴 + 腰 5 穴（巨腰型） = L_3 穴 + L_4 穴 + L_5 穴

第二组腰撒穴（三穴）

腰 1'穴 + 腰 2'穴 + 腰 3'穴（巨腰型） = L_1' 穴 + L_2' 穴 + L_3' 穴

腰 2'穴 + 腰 3'穴 + 腰 4'穴（巨腰型） = L_2' 穴 + L_3' 穴 + L_4' 穴

腰 3'穴 + 腰 4'穴 + 腰 5'穴（巨腰型） = L_3' 穴 + L_4' 穴 + L_5' 穴

根据病情的需要可选双穴组合或三穴组合。

以上穴位点根据具体辨证采用平补平泻（通补兼施）、以泻法为主、以补法为主。

注：a."巨腰型"代表巨类腰型钩鍉针；下面出现的"中内板3.5双或单，补或平、泻"代表中类内板 3.5cm 型钩鍉针双取穴或单取穴，补法或泻法、平补平泻；"微内刃2.5双或单，补或平、泻"代表微类内刃 2.5cm 型钩鍉针双取穴或单取穴，补法或泻法、平补平泻。"微内板1.2"代表微类内板 1.2cm 型钩鍉针，依此类推。

b. 由于脊柱的变形在取穴定位时必须使用坐标定位法定位。

c. 使用巨类腰型钩鍉针，在必要情况下也可以考虑使用肛门型巨类钩鍉针，因肛门型巨类钩鍉针属巨类内刃，本身就为补法而设计。中微类内板和内刃也可辨证使用。利用中微类内板和内刃型钩鍉针在局部新夹脊穴透刺。

d. 强直性脊柱炎有虚实之分，根据具体情况，采用平补平泻，或用补法而使用内刃钩鍉针，或用泻法使用内板钩鍉针。

②选穴注意事项

根据影像和临床表现综合辨证选取相应穴位组合，根据临床症状缓解情况，综合分析，酌情做第二次钩活术，二次钩活术应选取对应的撤穴组合。在特殊情况下，二、三次钩活术也可选择十二正经腧穴或阿是穴。

根据临床情况，如需辅以配穴，选1~3穴为宜，也可不选。

4. 强直性脊柱炎病位在骶髂关节

①选穴原则

根据影像学检查强直性脊柱炎的结果，骶髂关节病位选穴，并结合临床症状，二者相符，确定病位，准确选取穴位。取穴基本公式（所取穴位的定位主治见附录6）如下：

骶椎选穴组合

第一组骶穴（双穴）

骶1穴+骶2穴（巨腰型）＝S_1穴+S_2穴

骶2穴+骶3穴（巨腰型）＝S_2穴+S_3穴

骶3穴+骶4穴（巨腰型）＝S_3穴+S_4穴

第二组骶穴（三穴）

骶1穴+骶2穴+骶3穴（巨腰型）＝S_1穴+S_2穴+S_3穴

骶2穴+骶3穴+骶4穴（巨腰型）＝S_2穴+S_3穴+S_4穴

根据病情的需要可选双穴组合或三穴组合。

以上穴位点根据具体辨证采用平补平泻（通补兼施）、以泻法为主、以补法为主。

注：a."巨腰型"代表巨类腰型钩鍉针；下面出现的"中内板3.5双或单，补或平、泻"代表中类内板3.5cm型钩鍉针双取穴或单取穴，补法或泻法、平补平泻；"微内刃2.5双或单，补或平、泻"代表微类内刃2.5cm型钩鍉针双取穴或单取穴，补法或泻法、平补平泻。"微内板1.2"代表微类内板1.2cm型钩鍉针，依此类推。

b. 使用巨类腰型钩鍉针，在必要情况下也可以考虑使用肛门型巨类钩鍉针，因肛门型巨类钩鍉针属巨类内刃，本身就为补法而设计。中微类内板和内刃也可辨证使用。

c. 强直性脊柱炎有虚实之分，根据具体情况，采用平补平泻，或用补法而使用内刃钩鍉针，或用泻法使用内板钩鍉针。

②选穴注意事项

根据影像和临床表现综合辨证选取相应穴位组合，根据临床症状缓解情况，综合分析，酌情做第二次钩活术，二次钩活术应交替选取对应的两组穴位组合。在特殊情况下，二、三次钩活术也可选择十二正经腧穴或阿是穴。

根据临床情况，如需辅以配穴，选1~3穴为宜，也可不选。

5. 强直性脊柱炎的手法特点

以上局部选穴钩治的深度要求达到病灶的深度，但不能损伤正常组织，手法轻柔，患者局部产生酸、麻、重、胀、松、快的感觉，或医者感到钩头部位有紧、困、阻力时，即达到了应钩治的深度。通过钩治钩头部位的紧、困、阻力基本消失，钩治的目的已经达到，可退针。根据具体病症的辨证，采用单软和透刺的钩治方法，同时注意补法和泻法的使用。

总之，强直性脊柱炎的钩活术手法是"单透"为主，兼予补泻法。

一、痹证型强直性脊柱炎

定义：符合强直性脊柱炎的诊断又符合中医痹证的诊断。通过中医病因病机辨证，隶属中医的痹证：是指风寒湿邪气侵入外表、卫分、经络、血脉、筋骨，致使项背腰部经络痹阻，气血运行不畅而出现颈背或腰骶隐痛不适，僵硬，难以定位，重则脊柱活动受限，功能障碍，驼背畸形，固定姿势后加重，晨僵，稍活动后减轻，与天气变化有关，遇冷加重，遇热缓解。通过现代医学综合判断符合强直性脊柱炎所引起的诊断，二者都存在为痹证型强直性脊柱炎。

1. 诊断

（1）症状：本病以隐渐发病者居多，占80%左右，早期腰背隐痛或不适，难以定位，可有全身不适、厌食、低热、乏力，甚至消瘦、贫血等症状，但一般症状较轻，常常被忽视。典型表现为腰背痛、晨僵、腰椎各方向活动受限和胸廓活动度减少，病情活动期常有夜间痛醒，下床活动后再入睡，随着病情进展整个脊柱可自下而上发生强直，颈椎活动受限，驼背畸形，一部分病人也可伴有关节外表现。

（2）舌脉：舌淡、苔薄白或薄黄，脉弦数。

（3）体征：脊柱僵硬，腰椎生理曲度减小或平腰，脊柱各方向活动受限，侧弯，驼背畸形，胸廓活动度减少，挤压或旋转骶髂关节引起疼痛，也可有肌腱、韧带骨附着点压痛。

（4）影像学检查：

X线平片检查

①骶髂关节的改变：本病几乎100%累及骶髂关节。骶髂关节炎的病变程度，往往反映脊柱、髋关节、坐骨、耻骨联合病变的程度，并与之成正比。因此骶髂关节是诊断强直性脊柱炎放射学检查的重要部位。临床上一般采用骨盆正位相检查。

早期强直性脊柱炎，X线表现为关节边缘模糊不清及稍致密关节间隙，少数人可有轻度狭窄或增宽，骨质轻度脱钙，常发生在关节下2/3处。

②脊柱的改变：一般认为脊柱病变常由下段开始，逐渐向上扩展，最终累及全部脊柱，即所谓上行性病变。少数先由颈椎或胸椎开始，然后向下累及脊柱其余部分，即下行性病变，还有的病变开始于骶髂关节和颈椎，而胸、腰椎正常，即所谓跳跃性病变。临床上，脊柱改变，常常开始于胸腰段，病变的发展，逐渐向上、下扩展，最终称为弥漫性改变，并与骶髂关节炎严重程度正相关。

常先发生于胸腰段的纤维环骨化、方椎、骨质疏松、骨突关节炎、韧带骨化、脊柱畸形、椎体破坏和脱位。

骶髂关节CT检查

能清楚显示关节间隙，便于测量，判断关节间隙内有无增宽、狭窄，或部分强直等。

（5）排除其他病：综合判断排除其他原因引起的以上症状。

符合以上5条并排除其他疾病即可确诊为痹证型强直性脊柱炎。

包括现代医学的强直性脊柱炎。

诊断要点：在影像学和化验室检查结果的指导下，一般病史较长，早期腰背隐痛或不适，难以定位，可有全身不适、厌食、低热、乏力，甚至消瘦、贫血等症状，典型表现为腰背痛、晨僵、腰椎各方向活动受限和胸廓活动度减少，病情活动期常有夜间痛醒，下床活动后再入睡，随着病情进展整个脊柱可自下而上发生强直，驼背畸形，挤压或旋转骶髂关节引起疼痛。

2. 钩活术选穴与治疗

痹证型强直性脊柱炎的选穴，要根据影像学检查的结果，进行病位选穴；隶属于风寒湿邪气侵入外表、卫分、经络、血脉、筋骨，致使腰背部经络痹阻，气血运行不畅而出现颈背或腰骶隐痛不适，僵硬，难以定位，重则脊柱活动受限，功能障碍，驼背畸形。要进行循经选穴，局部症状明显者要进行局部选穴，可选用新夹脊穴的双穴或三穴组合，以三穴组合为主。选用巨类钩鍉针为主，单软透穴法。

取穴基本公式

主穴：局部取穴

根据强直性脊柱炎部位的不同而选择相应的三穴组合新夹脊穴。（巨颈胸型或腰型钩鍉针，中类微类内板或内刃钩鍉针）

配穴：根据风寒湿痹阻滞脊柱经络之不同，循经取穴或局部取穴。

曲池（微内板3.5）

三阴交（微内板3.5）

足三里（微内板4.5）

配穴选1~3个为宜，也可不选。

以上配穴根据具体情况，取双侧穴或单侧穴，单侧取患侧穴位点。

以上全部配穴采用平补平泻法。

方义提要：轻度痹证型强直性脊柱炎，局部取穴；中重度痹证型强直性脊柱炎同时局部取穴和循经取穴。局部取穴，以脊柱新夹脊穴为所取穴位点，三穴组合为主。循经取穴主要根据病所在的经络循行部位选穴，旨在疏通经络气血，调和营卫，调节全身免疫功能，使风寒湿邪无所依附而痹痛遂解。并针对痹证的性质，随症配以不同腧穴，运用各种不同的治疗。

3. 病案举例

（1）[寒湿痹阻　颈部疼痛]

南某某，男，38岁，石家庄无极人，农民。

初诊：2011年2月10日。

主诉：颈部僵硬、疼痛1年。

现病史：强直性脊柱炎10年。10年前腰骶部疼痛且逐渐加重，5年后腰骶部疼痛消失，现脊柱僵硬，活动受限，颈部疼痛为著1年，伴晨僵，活动后减轻，遇冷加重，与天气变化有关。二便尚可。曾口服"柳氮磺吡啶、甲氨蝶呤"等药物治疗效果不佳。于2011年2月10日来我院就诊。

既往史：既往强直性脊柱炎。

家族史：有家族遗传史。

分析：患者，男性，38岁，强直性脊柱炎病史多年，此症状与天气变化有关，遇冷加重，遇热减轻，晨僵明显，颈部活动明显受限，各种功能不到位，符合风湿痹证的发病过程。

查体：腰背僵直畸形，脊柱各方向活动受限，枕—墙距3cm，胸廓活动度小于3cm，Schober试验（+），骶髂关节压痛，心肺腹未见异常，血压120/80mmHg。舌淡、苔薄白，脉弦浮。

辅助检查：血、尿常规，心电图，血糖检查无异常。ESR正常，C反应蛋白升高，$HLA-B_{27}$（+）。

影像学检查：X线（5-1）（5-2）（5-3）（5-4）。

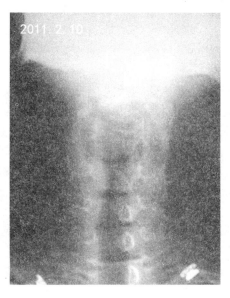

图5-1　X线正位片

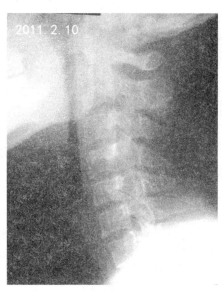

图5-2　X线侧位片

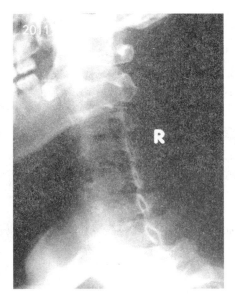

图5-3　X线右斜位片

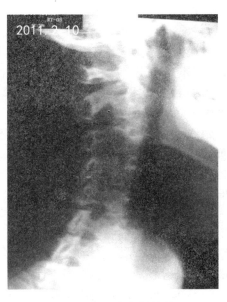

图5-4　X线左斜位片

X线表现：颈椎序列欠佳，棘突左偏，$C_{4\sim 6}$钩椎关节间隙模糊、变窄。生理前突减小，诸椎体前下缘局限性硬化。诸椎间隙未见明显变窄。左右两侧$C_{3,4}$椎间孔均见轻度变小。椎小关节可见双边双凸征，$C_{3\sim 6}$椎体缘唇样变。项后软组织内未见异常密度影。

印象：强直性脊柱炎

诊断：痹证型强直性脊柱炎（中医）
　　　强直性脊柱炎（西医）

治则：祛风除湿，活血通络。

治法：钩活术疗法。

选穴：主穴：C_1穴 + C_2穴 + C_3穴（巨类颈胸型钩鍉针）
　　　配穴：双曲池（微内板3.5）平补平泻

常规钩活：透穴选用3.5微内板钩鍉针，利用轻度单软钩活法，三穴组合纵横透穴，局部配穴采用平补平泻法，常规九步钩活逐一完成。保健枕保健。

10分钟钩活术，患者自述颈部僵硬好转，活动较治疗前灵活，颈部疼痛减轻。

二诊：2011年2月20日，患者自述颈部疼痛减轻，僵硬稍好转。愿做第二次钩活术治疗。

选穴：主穴：C_1'穴 + C_2'穴 + C_3'穴（巨类颈胸型钩鍉针）
　　　配穴：双足三里（微内板4.5）平补平泻

常规钩活：透穴选用3.5微内板钩鍉针，利用轻度单软钩活法，三穴组合纵横透穴，局部配穴采用平补平泻法，常规九步钩活逐一完成。

10分钟钩活术，患者自述颈部疼痛进一步好转，颈部活动较轻松，嘱患者口服中药（补肾、祛风、除湿）15天后复诊。

三诊：2011年3月7日，患者自述颈痛及僵硬好转，晨僵较治疗前有改善，愿做第三次钩活术治疗。

选穴：主穴：C_1穴 + T_{12}穴（中类内板钩鍉针）
　　　配穴：双三阴交（微内板3.5）平补平泻

常规钩活：透穴选用3.5微内板钩鍉针，利用中度单软钩活法，双穴组合纵横透穴，局部配穴采用平补平泻法，常规九步钩活逐一完成。

10分钟钩活术，患者自述颈部疼痛明显好转，颈部活动较轻松，嘱患者继续口服上方中药（补肾、祛风、除湿）15天后复诊。

四诊：2011年3月22日，患者自述颈痛及颈部僵硬明显好转，晨僵较治疗前明显改善，嘱患者继续口服上方中药15天善后。

随访：2012年3月22日电话随访，上述症状无反复。天气变化时有不适，但过时依旧，嘱其避风寒，慎劳作，注意保养。

【按语】此病例系强直性脊柱炎，病史多年，风寒湿侵袭经络，气血不畅，颈部经络不通所致，颈部筋脉受阻，经络不通，不通则僵，不通则痛，遇冷加重，遇热减轻。采用新夹脊C_1穴 + C_2穴 + C_3穴单软透穴，辅配肩井、曲池、足三里穴平补平泻，直达病灶，筋脉畅通。单透是强直性脊柱炎总的手法，重则三穴组合中单透，轻则三穴组合轻单透，症状基本缓解，双穴组合中单透。故三次症状较治疗前明显好转。此患者在今后的日常生活中需避风寒，慎劳作，脱离原工作环境，强体质，防止反复。

(2) [风湿痹阻　背部疼痛]

鲁某某，男，34岁，石家庄市人，会计。

初诊：2011 年 4 月 7 日。

主诉：背部疼痛、僵硬、活动受限 5 年。

现病史：强直性脊柱炎 5 年。现背部疼痛、僵硬，活动受限，痛无定处，夜间及固定姿势后加重，重则夜晚痛醒，活动后重新入睡，时有髋部及髂嵴处疼痛，晨僵，活动后减轻，热敷后减轻，遇冷加重，与天气变化有关。二便尚可。经口服"消炎痛、甲氨蝶呤"，针灸、热疗疼痛能缓解，过时依旧，于 2011 年 4 月 7 日来我院就诊。

既往史：既往强直性脊柱炎。

家族史：有家族遗传史。

分析：患者，男性，34 岁，强直性脊柱炎病史，长期风寒环境工作和劳累，经络阻塞，此症状与天气变化有关，遇冷加重，遇热减轻，晨僵明显，符合风湿痹证的发病过程。

查体：平腰，腰椎各方向活动受限，枕—墙距 5cm，胸廓活动度 3cm，Schober 试验（+），骶髂关节压痛，心肺腹未见异常，血压 120/80mmHg。舌淡、苔薄腻，脉弦滑。

辅助检查：血、尿常规，心电图，血糖检查无异常。ASO（-），RF（-），ESR 增快，C 反应蛋白升高，HLA-B_{27}（+）。

影像学检查：X 线（5-5）（5-6）。

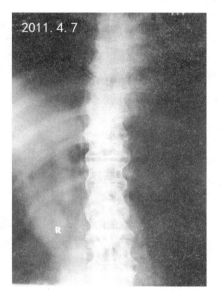

图 5-5　X 线正位片

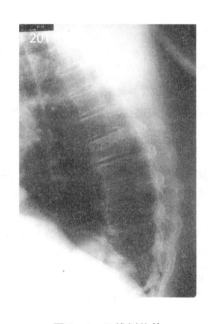

图 5-6　X 线侧位片

X 线表现：胸椎序列尚整齐，脊柱呈竹节样改变，中下段棘突呈线样改变。生理后凸过曲，$T_{11、12}$ 椎体楔形变，各椎间隙未见明显变窄，$T_{7\sim8、9\sim10、11\sim12}$ 椎间隙前方可见前纵韧带骨化影。椎旁软组织未见异常影。

印象：强直性脊柱炎

诊断：痹证型强直性脊柱炎（中医）

　　　强直性脊柱炎（西医）

治则：祛风除湿，活血通络。
治法：钩活术疗法。
选穴：主穴：T_5穴+T_6穴+T_7穴（巨类颈胸型钩鍉针）
　　　配穴：双曲池（微内板3.5）平补平泻
常规钩活：透穴选用3.5微内板钩鍉针，利用浅单软钩活法，三穴组合纵横透穴，局部配穴采用平补平泻法，常规九步钩活逐一完成。
10分钟钩活术，患者自述背部僵硬稍好转，活动较轻松。
二诊：2011年4月17日，患者自述背部疼痛减轻，僵硬稍好转。愿做第二次钩活术治疗。
选穴：主穴：T_5'穴+T_6'穴+T_7'穴（巨类颈胸型钩鍉针）
　　　配穴：双足三里（微内板4.5）平补平泻
常规钩活：透穴选用3.5微内板钩鍉针，利用利用浅单软钩活法，三穴组合纵横透穴，局部配穴采用平补平泻法，常规九步钩活逐一完成。
10分钟钩活术，患者自述背部疼痛进一步好转，背部活动较轻松，嘱患者口服中药（补肾、祛风、除湿）15天后复诊。
三诊：2011年5月2日，患者自述腰痛及僵硬好转，晨僵较治疗前有改善，愿做第三次钩活术治疗。
选穴：主穴：T_8穴+T_9穴（中类内板型钩鍉针）
　　　配穴：双三阴交（微内板3.5）平补平泻
常规钩活：透穴选用3.5微内板钩鍉针，利用利用浅单软钩活法，双穴组合纵横透穴，局部配穴采用平补平泻法，常规九步钩活逐一完成。
10分钟钩活术，患者自述背部疼痛明显好转，背部活动较轻松，嘱患者继续口服上方中药15天后复诊。
四诊：2011年5月17日，患者自述腰痛及僵硬明显好转，晨僵较治疗前明显改善，嘱患者继续口服上方中药15天善后。
随访：2012年5月17日电话随访，上述症状无反复。天气变化时有不适，但过时依旧，嘱其避风寒，慎劳作，注意保养。
【按语】此病例系强直性脊柱炎病史，风寒湿侵袭经络，气血不畅，经络不通所致，背部筋脉受阻，经络不通，不通则僵，不通则痛，遇冷加重，遇热减轻。采用新夹脊T_5穴+T_6穴+T_7穴浅单软透穴，辅配曲池、三阴交、足三里穴平补平泻，直达病灶，筋脉畅通。单透是强直性脊柱炎总的手法，浅单软是胸椎的固有手法，症状较重时三穴组合浅单软单透，症状较轻时双穴组合浅单软单透。故三次症状较治疗前明显好转。此患者在今后的日常生活中需避风寒，慎劳作，脱离原工作环境，强体质，防止反复。

(3) ［寒湿痹阻　腰背疼痛］
车某某，男，25岁，石家庄新乐人，无业。
初诊：2011年2月10日。
主诉：腰部疼痛、僵硬3年。
现病史：腰痛8年。8年前确诊为强直性脊柱炎，夜间及固定姿势后加重，重则夜晚痛醒，活动后重新入睡，时有髋部疼痛，晨僵，活动后减轻，热敷后减轻，遇冷加重，与天气变化有关。二便尚可。曾口服"消炎痛"疼痛能缓解，过时依旧，锤击敲打后也可暂时缓解，于2011年2月10日来我院就诊。

既往史：既往有类风湿关节炎病史，强直性脊柱炎确诊8年。

家族史：无家族遗传史。

分析：患者，男性，35岁，既往有类风湿关节炎病史，强直性脊柱炎病史8年，长期风寒环境工作和劳累，腰部疼痛僵硬，活动受限，此症状与天气变化有关，遇冷加重，遇热减轻，晨僵明显，符合风湿痹证的发病过程。

查体：平腰，腰椎各方向活动受限，枕—墙距5cm，胸廓活动度4cm，Schober试验（+），骶髂关节压痛，心肺腹未见异常，血压120/80mmHg。舌淡、苔薄白，脉沉迟。

辅助检查：血、尿常规，心电图，血糖检查无异常。ASO（-），RF（-），ESR正常，C反应蛋白升高，HLA-B_{27}（+）。

影像学检查：X线（5-7）（5-8）。

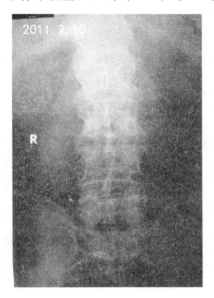 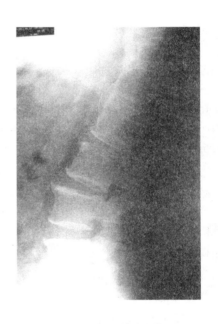

图5-7　X线正位片　　　　　　　图5-8　X线侧位片

X线表现：腰椎序列尚整齐，T_{12}~$L_{1,2}$脊柱呈竹节样改变。生理前凸存在，各椎间隙未见明显变窄，L_5椎体髓核压迹后移加深，$L_{1~5}$椎体缘唇样骨质增生。椎前可见腹主动脉管状钙化影。双侧骶髂关节骨性融合。

印象：强直性脊柱炎

诊断：痹证型强直性脊柱炎（中医）
　　　强直性脊柱炎（西医）

治则：祛风除湿，活血通络。

治法：钩活术疗法。

选穴：主穴：L_1穴+L_2穴+L_3穴（巨类腰型钩鍉针）
　　　配穴：双足三里（微内板4.5）平补平泻

常规钩活：透穴选用 3.5 微内板钩鍉针，利用中度单软钩活法，三穴组合纵横透穴，局部配穴采用平补平泻法，常规九步钩活逐一完成。

10 分钟钩活术，患者自述腰部僵硬稍好转，活动较轻松。

二诊：2011 年 4 月 21 日，患者自述腰部疼痛减轻，僵硬稍好转。愿做第二次钩活术治疗。

选穴：主穴：L_1' 穴 + L_2' 穴 + L_3' 穴（巨类腰型钩鍉针）
　　　配穴：双三阴交（微内板 3.5）平补平泻

常规钩活：透穴选用 3.5 微内板钩鍉针，利用中度单软钩活法，三穴组合纵横透穴，局部配穴采用平补平泻法，常规九步钩活逐一完成。

10 分钟钩活术，患者自述腰部疼痛进一步好转，腰部活动较轻松，嘱患者口服中药（补肾、祛风、除湿）15 天后复诊。

三诊：2011 年 5 月 6 日，患者自述腰痛及僵硬好转，晨僵较治疗前有改善，愿做第三次钩活术治疗。

选穴：主穴：L_4 穴 + L_5 穴（巨类颈胸型钩鍉针）
　　　配穴：无

常规钩活：透穴选用 3.5 微内板钩鍉针，利用轻度单软钩活法，双穴组合纵横透穴，常规九步钩活逐一完成。

10 分钟钩活术，患者自述腰部疼痛明显好转，腰部活动较轻松，嘱患者继续口服上方中药（补肾、祛风、除湿）15 天后复诊。

四诊：2011 年 3 月 19 日，患者自述腰痛及僵硬明显好转，晨僵较治疗前明显改善，嘱患者继续口服上方中药 15 天善后。

随访：2012 年 3 月 19 日电话随访，上述症状无反复。天气变化时有不适，但过时依旧，嘱其避风寒，慎劳作，注意保养。

【按语】此病例系强直性脊柱炎病史多年，风寒湿侵袭经络，气血不畅，腰部经络不通所致，腰部筋脉受阻，经络不通，不通则僵，不通则痛，遇冷加重，遇热减轻。采用新夹脊 L_1 穴 + L_2 穴 + L_3 穴单软透穴，辅配三阴交、足三里穴平补平泻，直达病灶，筋脉畅通。单透是强直性脊柱炎总的手法，重则三穴组合中度单透，轻则双穴组合轻度单透。故三次症状较治疗前明显好转。此患者在今后的日常生活中需避风寒，慎劳作，脱离原工作环境，强体质，防止反复。

（4）[寒湿痹阻　骶髂疼痛]

杨某某，男，20 岁，石家庄赵县人，学生。

初诊：2011 年 1 月 5 日。

主诉：骶髂处疼痛 2 年，加重 10 天。

现病史：确诊为强直性脊柱炎 2 年，骶髂关节处隐痛不适 2 年，固定姿势和休息后加重，活动后减轻，遇冷加重，遇热减轻，晨僵，与天气变化有关。近日因气温骤降，上述症状加重 10 天，于 2011 年 1 月 5 日来我院就诊。

既往史：2 年前确诊为强直性脊柱炎。

家族史：有家族遗传史。

分析：患者，男性，20 岁，风寒环境，经络阻塞，气机不得宣通。父亲强直性脊柱炎病史，骶髂关节部位又是强直性脊柱炎易侵犯部位，此症状与天气变化有关，遇冷加重，遇热减轻，晨僵明显，符合风湿痹证的发病过程。

查体：骶髂关节压痛，骨盆挤压试验（+），斜扳试验（+），双侧髂嵴处压痛，枕—墙距0cm，胸廓活动度8cm，Schober试验（−），心肺腹未见异常，血压120/80mmHg。舌淡、苔薄白，脉弦浮。

辅助检查：血、尿常规，心电图，血糖检查无异常。ASO（−），RF（−），ESR增快，C反应蛋白升高，HLA-B_{27}（+）。

影像学检查：X线（5-9）。

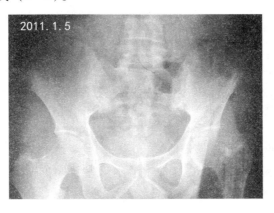

图5-9　X线正位片

X线表现：双骶髂关节面见不规则的骨质破坏，硬化，皮质白线不清，关节间隙稍变窄，左坐骨可见局限性硬化及囊变。双髋关节间隙无变窄。诸骨质疏松。

印象：强直性脊柱炎

诊断：痹证型强直性脊柱炎（中医）
　　　强直性脊柱炎（西医）

治则：祛风除湿，活血通络。

治法：钩活术疗法。

选穴：主穴：S_4穴＋S_3穴（巨类腰型钩鍉针）
　　　配穴：双曲池（微内板3.5）平补平泻

常规钩活：透穴选用3.5微内板钩鍉针，利用重度单软钩活法，双穴组合纵横透穴，局部配穴采用平补平泻法，常规九步钩活逐一完成。

10分钟钩活术，患者自述骶髂关节处疼痛稍好转。

二诊：2011年1月15日，患者自述骶髂关节处疼痛减轻，僵硬稍好转。晨僵较治疗前有改善，愿做第二次钩活术治疗。

选穴：主穴：S_2穴＋S_1穴（巨类腰型钩鍉针）
　　　配穴：双足三里（微内板4.5）平补平泻

常规钩活：透穴选用3.5微内板钩鍉针，利用重度单软钩活法，双穴组合纵横透穴，局部配穴采用平补平泻法，常规九步钩活逐一完成。

10分钟钩活术，患者自述骶髂关节处疼痛进一步好转，活动较轻松，嘱患者口服中药（补肾、祛风、除湿）15天后复诊。

三诊：2011年1月30日，患者自述骶髂关节处疼痛及僵硬好转，晨僵明显好转，愿做第三次钩活术治疗。

选穴：主穴：L_1穴+S_4穴（巨类腰型钩鍉针）
配穴：双三阴交（微内板3.5）平补平泻

常规钩活：透穴选用3.5微内板钩鍉针，利用轻度单软钩活法，双穴组合纵横透穴，局部配穴采用平补平泻法，常规九步钩活逐一完成。

10分钟钩活术，患者自述骶髂关节处疼痛明显好转，活动较轻松，嘱患者继续口服上方中药15天后复诊。

四诊：2011年2月14日，患者自述骶髂关节处疼痛及僵硬明显好转，晨僵较治疗前明显改善，嘱患者继续口服上方中药15天善后。

随访：2012年2月14日电话随访，上述症状无反复。天气变化时偶有不适，嘱其避风寒，慎劳作，注意保养。

【按语】此病例系强直性脊柱炎，风寒湿侵袭经络，气血不畅，经络不通所致，腰骶部筋脉受阻，经络不通，不通则僵，不通则痛，遇冷加重，遇热减轻。采用新夹脊S_4穴+S_3穴单软透穴，辅配曲池、三阴交、足三里穴平补平泻，直达病灶，筋脉畅通。单透是强直性脊柱炎的固有手法，重则重单软透穴，轻则轻单软透穴。故三次症状较治疗前明显好转。此患者在今后的日常生活中需避风寒，慎劳作，脱离原工作环境，强体质，防止反复。

5. 其他疗法

药物、中药外用、推拿、针灸、熏蒸、小针刀疗法、封闭。

附方：

蠲痹汤（《医学心悟》）加减

羌活15g，独活15g，桂枝15g，秦艽15g，当归15g，川芎15g，甘草9g，海风藤12g，桑枝12g，乳香3g，没药3g，黄芪15g。

二、先天亏损型强直性脊柱炎

定义：符合强直性脊柱炎的诊断又符合中医肝肾亏虚的诊断。通过中医病因病机辨证，隶属中医的肝肾亏虚：肝肾阴亏，因遗传因素，先天禀赋不足，或因后天失养，肾不藏精，精血亏虚，则骨髓生化的失源，不能荣养骨骼，出现腰背或腰骶部强直疼痛，活动不利，夜晚痛醒，下床活动后减轻，晨僵，重则脊柱向各个方向活动受限，功能障碍，驼背畸形。通过现代医学综合判断符合强直性脊柱炎所引起的诊断，二者都存在为肝肾阴亏型强直性脊柱炎。

1. 诊断

（1）症状：有遗传家族史，早期腰背隐痛或不适，难以定位，可有全身不适、厌食、低热、乏力，甚至消瘦、贫血等症状，但一般症状较轻，常常被忽视。典型表现为腰背痛、晨僵、腰椎各方向活动受限和胸廓活动度减少，病情活动期常有夜间痛醒，下床活动后再入睡，随着病情进展整个脊柱可自下而上发生强直，颈椎活动受限，驼背畸形，一部分病人也可伴有关节外表现。

（2）舌脉：舌淡红、苔厚腻，脉濡滑。

（3）体征：脊柱僵硬，腰椎生理曲度减小或平腰，脊柱各方向活动受限，侧弯、驼背畸形，胸廓活动度减少，挤压或旋转骶髂关节引起疼痛，也可有肌腱、韧带骨附着点压痛。

(4) 影像学检查：

X 线平片检查

①骶髂关节的改变：本病几乎 100% 累及骶髂关节。骶髂关节炎的病变程度，往往反映脊柱、髋关节、坐骨、耻骨联合病变的程度，并与之成正比。因此骶髂关节是诊断强直性脊柱炎放射学检查的重要部位。临床上一般采用骨盆正位像检查。正常的骶髂关节几乎可以排除本病的诊断。骶髂关节的 X 线改变一般比脊柱的改变出现得更早，也更易识别。但其 X 线征象较临床症状晚几月或几年才出现阳性征象。韧带骨化最早也需在发病 3 年之后。临床上将其分为早、中、晚三期。

中期骶髂关节炎，病变侵犯全关节，关节面侵蚀破坏、间隙狭窄、增生囊变，呈刷状或锯齿状。弥漫性脱钙。髂骨侧骨致密带增宽，并可有部分强直。

晚期关节间隙消失，有粗糙条状骨小梁交错通过关节间隙，而产生骨强直。软骨下硬化带亦消失，明显脱钙，骨密度降低。

②脊柱的改变：一般认为脊柱病变常由下段开始，逐渐向上扩展，最终累及全部脊柱，即所谓上行性病变。少数先由颈椎或胸椎开始，然后向下累及脊柱其余部分，即下行性病变。还有的病变开始于骶髂关节和颈椎，而胸、腰椎正常，即所谓跳跃性病变。临床上，脊柱改变，常常开始于胸腰段，病变的发展，逐渐向上、下扩展，最终称为弥漫性改变，并与骶髂关节炎严重程度正相关。

a. 椎间盘和纤维环的改变：多数椎间盘保持正常，纤维环骨化是本病特点之一，常见于晚期病例。

常先发生于胸腰段。最后整个脊柱的纤维环都可发生骨化。这时的脊柱外观上和竹子一样，故称竹节样脊柱。此种病人可占全部病例数的 25%。其发生至少有 10 年左右。

b. 椎体炎及方椎：椎体前上、下缘骨质侵蚀、消失，加上前纵韧带后方骨质新生，因而使椎体前缘的正常凹陷消失，变为平直，故椎体在侧位 X 线片上呈方形，有的甚至向前方凸出，故称为方椎。

c. 骨质疏松：早期病变可有轻度骨质疏松，随着病情发展，骨质疏松愈来愈明显，是废用的结果，其预后也比较差。

d. 骨突关节炎：除累及上下关节突外，也累及肋胸关节、肋椎关节等。本病变多先见于腰椎，再逐渐上升到胸椎、颈，关节面侵蚀、毛糙及软骨下硬化，关节间隙稍狭窄，最后形成骨性强直。

e. 韧带骨化：韧带骨化，除前纵韧带外，还常累及后纵韧带、黄韧带、棘上韧带、棘间韧带和肋椎韧带等，相继骨化。其中以黄韧带、棘间韧带和纤维环的骨化最为常见，前纵韧带和棘上韧带骨化比较少见，后纵韧带骨化最为少见。

f. 脊柱畸形的产生：受累脊柱先发生生理弧度的改变，如平腰、圆背和颈椎生理前凸减少。日后逐渐发生驼背畸形，发生侧弯畸形者较少。驼背畸形多发生在胸腰段（$T_9 \sim L_3$），少数见于上胸段（$T_{4 \sim 7}$）。

g. 椎体破坏和脱位：整个脊柱骨性强直后，其弹性消失。活动时脊柱的下胸段，因重复经受强大的应力作用，而逐渐发生疲劳骨折。在骨折早期的 X 线片上可见与脊柱结构类似的破坏，日后出现不规则的骨痂，如 X 线拍照可见已经骨化的椎弓也有不规则的骨折线通过。个别晚期病人，可发生与类风湿关节炎类似的寰枢椎半脱位。

③肌腱附着点的改变：常为双侧性。坐骨结节和大转子病变常在拍照骶髂或髋关节时偶然发现。肌腱附着处骨质不光滑，有不规则的腐蚀和新生骨，骨的外形呈绒毛状。跟骨结节病变常发生在跟骨结节的跖侧，相当于跖腱膜的附着处，可见巨大韧带骨赘，骨质致密和不规则腐蚀。

骶髂关节 CT 检查

CT 对强直性脊柱炎骶髂关节的诊断价值尚有不同意见。有人认为 CT 对本病的敏感性未能确定，富有经验的放射科医师，可不需 CT 检查便可诊断早期强直性脊柱炎骶髂关节炎。另有人认为 CT 比 X 线平片更清楚地显示骶髂关节间隙，提供更多信息，更易分级。具体优点有：①能清楚显示关节间隙，便于测量，判断关节间隙内有无增宽、狭窄，或部分强直等。②提高软骨下侵蚀破坏、囊变和骨质破坏的检出率，有利于早期诊断和早期治疗。③方便随访对比，有利评价。

（5）排除其他病：综合判断排除其他原因引起的以上症状。

符合以上 5 条并排除其他疾病即可确诊为先天亏损型强直性脊柱炎。

包括现代医学的强直性脊柱炎。

诊断要点：在影像学和化验室检查结果下，有遗传家族史，病史较长，早期腰背隐痛或不适，难以定位，可有全身不适、厌食、低热、乏力，甚至消瘦、贫血等症状，典型表现腰背痛、晨僵、腰椎各方向活动受限和胸廓活动度减少，病情活动期常有夜间痛醒，下床活动后再入睡，随着病情进展整个脊柱可自下而上发生强直、驼背畸形，挤压或旋转骶髂关节引起疼痛。

2. 鉴别诊断

（1）与其他骶髂关节的炎症鉴别

①骶髂关节结核：病人常有结核接触史或患病史，或同时患有肺或其他处结核病。绝大多数（98%）为单侧性，而且女性病人居多。X 线片关节一侧骨质破坏较多，常可见死骨。关节破坏严重者可发生半脱位。如有脓肿或窦道鉴别就更容易。

②骶髂关节化脓性关节炎：常见于女性病人，因女性盆腔感染机会较多，初起时局部疼痛较著、发热、白细胞增多，以后炎症可转为慢性。X 线片早期示关节间隙增宽，晚期关节边缘腐蚀、致密、硬化或发生骨强直。病变常为单侧性。腰椎和胸廓活动正常。

③致密性骨炎：多见于青壮年女性，产后发病更多，常为双侧性。症状比较轻微，血沉一般不快。X 线片上髂骨一侧明显致密，致密带上宽下窄，三角形或新月形，边界清楚，其凹侧面向关节。关节间隙尚好，不累及骶骨，腰椎活动正常。

（2）与其他脊柱炎症鉴别

①脊柱结核：病人常有结核病病史或接触史，或同时患有肺或其他结核病。脊柱活动受限仅见于受累局部，驼背多呈角形。X 线片上椎体及椎间盘破坏明显，常见死骨及脓肿阴影。

②脊柱化脓性骨髓炎：发病多急，体温升高迅速，白细胞增多，局部疼痛明显，椎旁肌肉痉挛，脊柱活动明显受限。身体他处常可查见化脓感染病灶。早期血培养多为阳性。X 线见椎体和椎间盘破坏，常见死骨和脓肿阴影，晚期骨致密度增加。

③布氏杆菌性脊柱炎：本病多见于牧区，有接触牛羊史。主要症状为间歇性发热、出汗、关节疼痛、腰痛和背肌紧张。但不影响饮食，病人也不消瘦。X 线片可见椎体

广泛增生、椎间隙狭窄、韧带骨化。确诊须靠血清冷凝集试验、补体结合反应或皮内试验。

④伤寒性脊柱炎：多发生在伤寒后期或伤寒病痊愈后数月至数年。据统计，伤寒病后继发骨髓炎的不足1%，继发脊柱炎的更少，占0.2%~0.3%。本病为亚急性炎症，腰痛剧烈，背肌紧张，白细胞减少。X线早期见椎体破坏及椎间隙狭窄，晚期骨桥形成。伤寒病史，血清反应及白细胞减少可能帮助诊断。

(3) 与类风湿关节炎的鉴别

强直性脊柱炎和类风湿关节炎关系密切。以往被认为"类风湿关节炎·中枢型"。典型病例同类风湿关节炎鉴别不难，但以外周关节炎为主要表现的强直性脊柱炎易被误诊为类风湿关节炎，尤其是妇女、儿童强直性脊柱炎的早期及不典型病例。须仔细鉴别。

①类风湿关节炎呈世界分布，而本病随种族而异，有明显的家族史。

②类风湿关节炎可见于各年龄组，高峰在30~50岁，而本病多于10~20岁发病，高峰在20~30岁。

③类风湿关节炎女性远多于男性，而本病则以青壮年男性多见。

④类风湿关节炎常为多关节炎，受侵关节呈对称性，大小关节皆可受累，上肢关节较下肢多见。本病为寡关节炎，大关节受侵多于小关节。

⑤类风湿关节炎很少有骶髂关节炎，而本病几乎全部皆有之。

⑥类风湿关节炎一般只影响颈椎，而本病可影响全脊柱，由腰椎上行发展。

⑦类风湿关节炎一般不引起临床上可查出的心脏瓣膜病，而本病则可引起主动脉关闭不全。

⑧类风湿关节炎类风湿因子多阳性，而本病多为阴性。

⑨类风湿关节炎多为HLA-DR4阳性，而HLA-B_{27}阳性率同普通人群。本病HLA-B_{27}高发。

⑩类风湿关节炎病理表现主要为炎性滑膜炎，本病主要为肌腱韧带附着点处的病变。

⑪两病的治疗对药物的反应也不大一样。

两者的以上区别在临床上可以鉴别。

(4) 与其他脊柱疾病鉴别

①腰椎间盘突出症：病人多为青壮年男性，多急性发病症状，腰痛伴下肢抽痛，活动加重疼痛，脊柱腰段局部症状明显，下肢沿坐骨神经疼痛，化验室检查血沉、C反应蛋白均正常。有部分早期强直性脊柱炎病例伴有椎间盘膨出，对非甾体抗炎药反应良好，为强直性脊柱炎早期表现之一。

②青年性驼背：好发于男性青年，常有过早负重的历史。驼背也为圆弧性，以胸腰段为主，颈腰椎的生理前凸因代偿而增加。侧位X线片见胸腰段多数椎体呈前窄后宽的楔形改变。受累椎体的前后径增长。成年后椎体前缘可见多数唇样骨赘增生。骶髂关节正常，血沉正常。

③骨性关节炎和特发性弥漫性骨增生症：本病发生多在40岁以后，男女无明显差异，驼背不明显，脊柱活动轻度受限。好发于颈椎、腰椎。X线示骶髂关节正常或仅下缘有骨赘增生。脊柱可见多数椎间隙狭窄，多数骨赘增生，但为横向发展，与纤维

环的韧带骨赘（沿纤维环的方向发展）不同，病人血沉不快。

特发性弥漫性骨增生症，也称 Forestier 病。病因不明，多见于 50 岁以上的中、老年人。其脊柱前侧韧带钙化，X 线表现十分类似于竹节样变。但患者及少发生腰背痛、晨僵和活动受限等症状。骶髂关节、脊柱骨突和椎间隙正常，血沉不增快，与 HLA – B_{27} 无相关，可与强直性脊柱炎相鉴别。

④脊柱骨肿瘤：临床上以风湿病症状为主诉的肿瘤并不罕见。髂骨和腰骶椎原发，转移瘤有时可误诊为早期强直性脊柱炎。但其晨僵、腰腿痛症状与活动和休息的关系不明显，对非甾体抗炎药反应差。身体一般情况常进行性下降，贫血、血沉升高等进行性加重，经放射学检查，不难鉴别。

（5）合并脊柱炎和骶髂关节炎的其他疾病：在牛皮癣、溃疡性结肠炎、Reiter 病，及 Cron 病的病人中，都有一部分病人发生脊柱炎或骶髂关节炎，这种脊柱或骶髂关节炎与强直性脊柱炎很相似。在这些病人中 HLA – B_{27} 抗原也多为阳性。与强直性脊柱炎的鉴别在于各原发疾病的检出。

（6）除与以上疾病鉴别外，还应与痹证型（潮湿寒冷）、先天亏损型（遗传）、痰浊瘀阻型（感染）、余邪未尽型（不稳定期）、瘀阻脊背型（稳定期）、气血双亏型（晚期）强直性脊柱炎相鉴别，有利于指导钩活术治疗。

3. 钩活术选穴与治疗

肝肾阴亏型强直性脊柱炎的选穴，要根据影像学检查的结果，进行病位选穴；隶属于先天禀赋不足，后天失养，肾不藏精，精血亏虚，则骨髓生化的失源，不能荣养骨骼，出现腰背或腰骶部酸痛，腰膝乏力，劳累更甚，重则脊柱向各个方向活动受限，功能障碍，驼背畸形。要进行循经选穴，局部症状明显者要进行局部选穴，可选用新夹脊穴的双穴或三穴组合，以三组三穴组合为主。选用中类内板或内刃钩鍉针为主，单软透穴法。

取穴基本公式

主穴：局部取穴

根据强直性脊柱炎部位的不同而选择相应的三穴组合新夹脊穴。（中类内板或内刃钩鍉针钩鍉针）

配穴：根据气血失养脊柱经络之不同，循经取穴或局部取穴。

曲池（微内刃 3.5）

三阴交（微内刃 3.5）

阳陵泉（微内刃 4.5）

阴陵泉（微内刃 4.5）

足三里（微内刃 4.5）

配穴选 1~3 个为宜，也可不选。

以上配穴根据具体情况，取双侧穴或单侧穴。单侧取患侧穴位点，平补平泻法。

以上全部配穴以平补平泻法为主。

方义提要：轻度肝肾亏虚型强直性脊柱炎，局部取穴；中重度肝肾亏虚型强直性脊柱炎同时局部取穴和循经取穴。局部取穴，以脊柱新夹脊穴为所取穴位点，三穴组合为主。循经取穴主要根据病所在的经络循行部位选穴，旨在补益肝肾，强筋壮骨，调节全身免疫功能。补法为主，并针对肝肾亏虚的性质，随症配以不同腧穴，运用各种不同的治疗。

4. 病案举例

(1) [气血亏虚　颈部疼痛]

安某某，女，36岁，邯郸人，个体。

初诊：2011年1月19日。

主诉：腰背部活动受限15年，颈痛僵硬2年。

现病史：强直性脊柱炎15年，腰背部僵硬，活动受限。近2年颈部疼痛僵硬，时轻时重，夜晚加重，影响睡眠，晨僵，活动后稍好转，乏力，纳差，便溏，曾在某大医院住院治疗2个月未见好转，于2011年1月19日来我院就诊。

既往史：强直性脊柱炎确诊15年。

家族史：有家族遗传史。

分析：患者，女性，36岁，强直性脊柱炎确诊15年。父亲强直性脊柱炎，有家族遗传史，颈部疼痛僵硬，时轻时重，夜晚加重，影响睡眠，晨僵，活动后稍好转，乏力，纳差，便溏等都属于强直性脊柱炎的症状，家族遗传史是此病的主要原因，属先天遗传，肝肾亏虚。

查体：颈部僵硬，活动受限，各种功能不到位，局部软组织压痛，轻度弯腰驼背，骶髂关节压痛，骨盆挤压试验（-），骨盆分离试验（-），斜扳试验（-），枕—墙距7cm，胸廓活动度2cm，Schober试验（+），心肺腹未见异常，血压120/70mmHg。舌淡、无苔，脉濡弱。

辅助检查：血、尿常规，心电图，血糖检查无异常。体温正常，ASO（-），RF（-），ESR正常，C反应蛋白升高，HLA-B_{27}（+）。

影像学检查：X线（5-10）（5-11）（5-12）（5-13）。

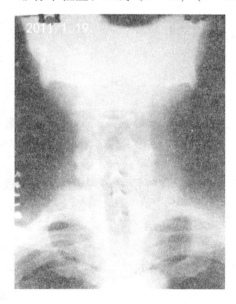

图5-10　X线正位片

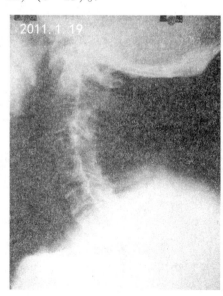

图5-11　X线侧位片

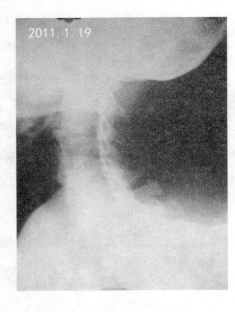
图 5-12　X 线右斜位片

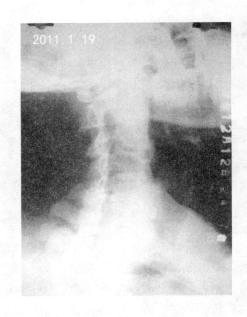
图 5-13　X 线左斜位片

X 线表现：颈椎序列欠佳，生理前凸存在。$C_{2\sim3、4\sim5、6\sim7}$ 椎间隙变窄，椎小关节骨性融合，椎体前方可见前纵韧带骨化影，活动受限。左右两侧椎间孔狭窄变小，$C_{3、5}$ 椎体缘唇样变。项后软组织内未见异常密度影。

印象：强直性脊柱炎

诊断：肝肾阴亏型强直性脊柱炎（中医）

　　　强直性脊柱炎（西医）

治则：调补气血，通络止痛。

治法：钩活术疗法。

选穴：主穴：C_1 穴 + C_2 穴 + C_3 穴（巨类颈胸型钩鍉针）

　　　配穴：双曲池（微内刃 3.5）以补法为主

常规钩活：透穴选用 3.5 微内板钩鍉针，利月中度单软透穴，局部配穴以平补平泻法为主，常规九步钩活逐一完成。

10 分钟钩活术，患者自述颈部疼痛稍好转。

二诊：2011 年 1 月 29 日，患者自述颈部疼痛减轻，僵硬稍好转。晨僵较治疗前有改善，愿做第二次钩活术治疗。

选穴：主穴：C_1' 穴 + C_2' 穴 + C_3' 穴（巨类颈胸型钩鍉针）

　　　配穴：双足三里（微内刃 4.5）以补法为主

常规钩活：透穴选用 3.5 微内板钩鍉针，利用中度单软透穴。局部配穴以平补平泻法为主，常规九步钩活逐一完成。

10 分钟钩活术，患者自述颈部疼痛进一步好转，活动较轻松，嘱患者口服中药（调补气血、通络止痛）15 天后复诊。

三诊：2011 年 2 月 13 日，患者自述颈部疼痛及僵硬好转，晨僵明显好转，愿做第三次钩活术治疗。

选穴：主穴：C_1 穴 + T_{12} 穴（巨类颈胸型钩鍉针）
配穴：双三阴交（微内刃3.5）以补法为主
常规钩活：透穴选用3.5微内板钩鍉针，利用轻度单软透穴。局部配穴以平补平泻法为主，常规九步钩活逐一完成。

10分钟钩活术，患者自述颈部疼痛明显好转，活动较轻松，嘱患者继续口服上方中药15天后复诊。

四诊：2011年2月28日，患者自述颈部疼痛及僵硬明显好转，晨僵较治疗前明显改善，嘱患者继续口服上方中药15天善后。

随访：2012年2月28日电话随访，上述症状无反复。

【按语】此病例系强直性脊柱炎病史多年，家族遗传所引发，日久难愈，气血亏虚，正虚邪恋，筋骨失养，而疼痛不已，采用新夹脊C_1穴+C_2穴+C_3穴，辅配曲池、三阴交、足三里穴以补法为主，益气活血，通络止痛，直达病灶。单软透穴是强直性脊柱炎总的手法，前两次采用三穴组合单透手法，补肾活血，祛湿活络，第三次采用双穴组合轻单透手法，调理气血肝肾。故三次症状较治疗前明显好转。

（2）[阴阳两虚　背部疼痛]

梁某某，男，28岁，邢台人，个体。

初诊：2011年8月2日。

主诉：背部疼痛、僵硬、活动受限8年。

现病史：强直性脊柱炎8年。腰骶部僵硬不适，活动受限，脊背疼痛，僵硬不适，晨僵，活动后减轻，昼轻夜重，饮食差，尿频便溏，不规律口服萘普生，针灸、按摩等治疗效果不佳，于2011年8月2日来我院就诊。

既往史：强直性脊柱炎确诊8年。

家族史：有家族遗传史。

分析：患者，男性，28岁，强直性脊柱炎确诊8年，祖父和叔父都确诊为强直性脊柱炎，有家族遗传史，腰骶部僵硬不适，活动受限，脊背疼痛，僵硬不适，晨僵，活动后减轻，昼轻夜重等都是强直性脊柱炎的表现，家族遗传史是此病的主要原因，属先天遗传，肝肾亏虚。

查体：弯腰驼背，腰椎各方向活动受限，枕—墙距3cm，胸廓活动度3cm，Schober试验（+），斜扳试验（+），骨盆挤压试验（-），心肺腹未见异常，血压120/70mmHg。舌淡、苔薄白，脉沉细。

辅助检查：血、尿常规，心电图，血糖检查无异常。体温正常，ASO（-），RF（-），ESR正常，C反应蛋白升高，$HLA-B_{27}$（+）。

影像学检查：X线（5-14）（5-15）。

X线表现：胸椎序列欠佳，棘突呈线样高密度影。生理后凸过曲。椎间隙变窄，椎体呈方形改变，前纵韧带呈连续性骨化。椎旁软组织未见异常。

印象：胸椎强直性脊柱炎

诊断：肝肾阴亏型强直性脊柱炎（中医）
　　　强直性脊柱炎（西医）

治则：通调督脉，舒筋活络。

治法：钩活术疗法。

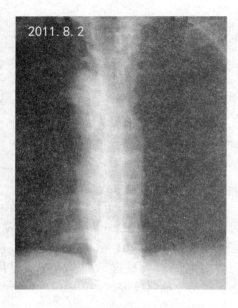
图5-14 X线正位片

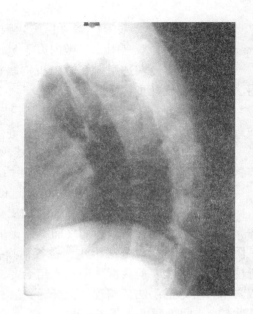
图5-15 X线侧位片

选穴：主穴：T_4穴+T_5穴+T_6穴（巨类颈胸型钩锃针）

配穴：双曲池（微内刃3.5）以补法为主

常规钩活：透穴选用3.5微内板钩锃针，利用浅单软手法，纵横透穴，平补平泻。局部配穴以补法为主，常规九步钩活逐一完成。

10分钟钩活术，患者自述背部疼痛稍好转，活动较轻松。

二诊：2011年8月12日，患者自述背部疼痛减轻，僵硬稍好转，晨僵较治疗前有改善，愿做第二次钩活术治疗。

选穴：主穴：T_4'穴+T_5'穴+T_6'穴（巨类颈胸型钩锃针）

配穴：双足三里（微内刃4.5）以补法为主

常规钩活：透穴选用3.5微内板钩锃针，利用浅单软手法，纵横透穴，平补平泻。局部配穴以补法为主，常规九步钩活逐一完成。

10分钟钩活术，患者自述背部疼痛进一步好转，背部活动较轻松，嘱患者口服中药15天后复诊。

三诊：2011年8月27日，患者自述背痛及僵硬明显好转，晨僵较治疗明显改善，愿做第三次钩活术治疗。

选穴：主穴：T_7穴+T_8穴（巨类颈胸型钩锃针）

配穴：双三阴交（微内刃3.5）以补法为主

常规钩活：透穴选用3.5微内板钩锃针，利用浅单软手法，纵横透穴，平补平泻。局部配穴以补法为主，常规九步钩活逐一完成。

10分钟钩活术，患者自述背部疼痛基本消失，背部活动较轻松，嘱患者继续口服上方中药15天后复诊。

四诊：2011年9月11日，患者自述颈痛及僵硬基本消失，晨僵较治疗前明显改善，嘱患者继续口服上方中药15天善后。

随访：2012年9月11日电话随访，上述症状无反复。

【按语】此病例系遗传性强直性脊柱炎病史多年，肝肾阴亏，气血不足，不能荣养背部经络而致背部疼痛，采用新夹脊 T_4 穴 + T_5 穴 + T_6 穴，辅配曲池、三阴交、足三里穴以补法为主，直达病灶，筋脉畅通。浅单软是胸椎的固有手法，单透是强直性脊柱炎总的手法，采用三穴组合浅单软透穴手法，补肾活血，祛湿活络，第三次采用双穴组合浅单软透穴手法，调理气血肝肾。故三次症状较治疗前明显好转。

（3）[肝肾阴亏　腰部疼痛]

权某某，男，30岁，石家庄栾城人，农民。

初诊：2011年4月10日。

主诉：腰背痛10年，加重1年。

现病史：强直性脊柱炎10年，加重1年。平日腰背隐痛不适，双髋痛，双膝痛，痛无定处，晨僵，活动后减轻，夜间痛醒，影响睡眠，活动后重新入睡，时有头晕耳鸣，食欲差，二便尚可。曾不规律地口服"消炎痛、柳氮磺吡啶"等药物治疗，疼痛无明显缓解，于2011年4月10日来我院就诊。

既往史：强直性脊柱炎确诊10年。

家族史：有家族遗传史。

分析：患者，男性，30岁，强直性脊柱炎确诊10年。父亲和叔父都确诊为强直性脊柱炎，有家族遗传史。腰背隐痛不适，双髋痛，双膝痛，痛无定处，晨僵，活动后减轻，夜间痛醒，影响睡眠，活动后重新入睡等都属于强直性脊柱炎的表现。家族遗传史是此病的主要原因，属先天遗传，肝肾亏虚。

查体：平腰，腰椎各方向活动受限，枕—墙距5cm，胸廓活动度3cm，Schober 试验（+），骶髂关节压痛，斜扳试验（+），心肺腹未见异常，血压120/80mmHg。舌淡红、苔薄白，脉沉细。

辅助检查：血、尿常规，心电图，血糖检查无异常。体温正常，ASO（-），RF（-），ESR 正常，C 反应蛋白升高，HLA-B_{27}（+）。

影像学检查：X 线（5-16）（5-17）。

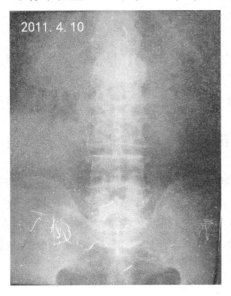 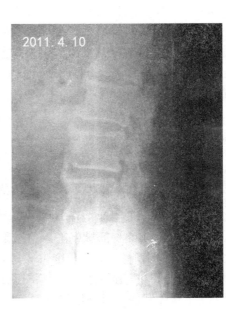

图 5-16　X 线正位片　　　　　　　图 5-17　X 线侧位片

X线表现：腰椎序列尚整齐，生理曲度存在，L_5、S_1椎间隙变窄，L_{1-5}椎体缘唇样变，前纵韧带连续型骨化，L_2以上脊柱呈竹节样改变。椎旁软组织未见异常。双侧骶髂关节骨性融合。

印象：强直性脊柱炎
诊断：肝肾阴亏型强直性脊柱炎（中医）
　　　强直性脊柱炎（西医）
治则：补肾壮腰，活血通络。
治法：钩活术疗法。
选穴：主穴：L_1穴+L_2穴+L_3穴（巨类腰型钩鍉针）
　　　配穴：双阳陵泉（微内刃4.5）以补法为主
常规钩活：透穴选用3.5微内板钩鍉针，利用重度单软透穴，平补平泻法。局部配穴以补法为主，常规九步钩活逐一完成。
10分钟钩活术，患者自述腰部疼痛稍好转，活动较轻松。
二诊：2011年4月20日，患者自述腰部疼痛减轻，僵硬稍好转。愿做第二次钩活术治疗。
选穴：主穴：L_1'穴+L_2'穴+L_3'穴（巨类腰型钩鍉针）
　　　配穴：双足三里（微内刃4.5）以补法为主
常规钩活：透穴选用3.5微内板钩鍉针，利用中度单软透穴，平补平泻法。局部配穴以补法为主，常规九步钩活逐一完成。
10分钟钩活术，患者自述腰部疼痛明显好转，腰部活动较轻松，嘱患者口服中药（补肝肾、益精血、强壮筋骨）15天后复诊。
三诊：2011年5月5日，患者自述腰痛及僵硬好转，晨僵较治疗前有改善，愿做第三次钩活术治疗。
选穴：主穴：L_4穴+L_5穴（巨类腰型钩鍉针）
　　　配穴：双三阴交（微内刃4.5）以补法为主
常规钩活：透穴选用3.5微内板钩鍉针，利用轻度单软透穴，平补平泻法。局部配穴以补法为主，常规九步钩活逐一完成。
10分钟钩活术，患者自述腰部疼痛基本消失，腰部活动较轻松，嘱患者继续口服上方中药15天后复诊。
四诊：2011年5月20日，患者自述腰痛及僵硬基本消失，晨僵较治疗前明显改善，嘱患者继续口服上方中药15天善后。
随访：2012年5月20日电话随访，上述症状无反复。劳累后稍有不适，嘱其避风寒，慎劳作，注意保养。

【按语】此病例系遗传性强直性脊柱炎，肝肾亏损，气血不足，筋脉失去气血濡养所致的腰部疼痛，采用新夹脊L_1穴+L_2穴+L_3穴，辅配足三里、三阴交、阳陵泉穴以补法为主，直达病灶，筋脉畅通。单透是强直性脊柱炎总的手法，根据病情轻重程度，三次钩活分别采用重、中、轻度单软透穴，前两次三穴组合，第三次双穴组合，全面调理肾阴和肾阳，气血通畅，肝肾得以补养。故三次症状较治疗前明显好转。

（4）[肾虚邪侵　骶髂疼痛]
金某某，男，19岁，石家庄人，学生。

初诊：2011年4月6日。

主诉：骶髂疼痛2年。

现病史：骶髂隐痛不适，夜晚加重，固定姿势后加重，晨僵，活动后减轻，时有足跟疼痛，饮食、二便尚可。曾按风湿病治疗效果不佳。于2011年4月6日来我院就诊。

既往史：强直性脊柱炎确诊2年。

家族史：有家族遗传史。

分析：患者，男性，19岁，强直性脊柱炎确诊2年。母亲和姨妈都确诊为强直性脊柱炎，有家族遗传史。骶髂部隐痛不适，夜晚加重，固定姿势后加重，晨僵，活动后减轻，时有足跟疼痛等都属于强直性脊柱炎的表现，一般情况在疾病初期首先侵犯骶髂关节。家族遗传史是此病的主要原因，属先天遗传，肝肾亏虚。

查体：骶髂关节压痛，斜扳试验（+），骨盆挤压试验（+），枕—墙距0cm，胸廓活动度7cm，Schober试验（-），心肺腹未见异常，血压120/80mmHg。舌质红、苔薄白，脉细。

辅助检查：血、尿常规，心电图，血糖检查无异常。体温36.5℃，ESR增快，C反应蛋白升高，HLA-B_{27}（+）。

影像学检查：X线（5-18）（5-19）（5-20）。

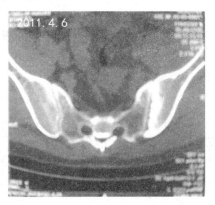

图5-18　骶髂CT

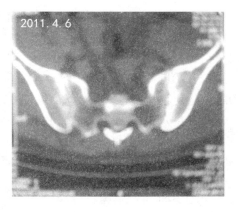

图5-19　骶髂CT

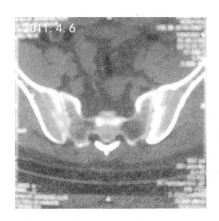

图5-20　骶髂CT

CT 表现：双侧骶髂关节间隙模糊，髂骨关节面可见多发虫蚀样破坏，伴有硬化，周围软组织未见明显肿胀。

印象：强直性脊柱炎

诊断：肝肾阴亏型强直性脊柱炎（中医）

强直性脊柱炎（西医）

治则：滋补肝肾，疏络通髂。

治法：钩活术疗法。

选穴：主穴：S_4 穴 + S_3 穴（巨类腰型钩鍉针）

配穴：双阳陵泉（微内刃4.5）以补法为主

常规钩活：透穴选用3.5微内板钩鍉针，利用重度单软透穴，平补平泻法。局部配穴以补法为主，常规九步钩活逐一完成。

10分钟钩活术，患者自述骶髂僵硬好转，活动较治疗前灵活。

二诊：2011年4月16日，患者自述骶髂疼痛减轻，僵硬稍好转。体温正常，愿做第二次钩活术治疗。

选穴：主穴：S_2 穴 + S_1 穴（巨类腰型钩鍉针）

配穴：双足三里（微内刃4.5）以补法为主

常规钩活：透穴选用3.5微内板钩鍉针，利用中度单软透穴，平补平泻法。局部配穴以补法为主，常规九步钩活逐一完成。

10分钟钩活术，患者自述骶髂疼痛进一步好转，腰部活动较轻松，嘱患者口服中药（补肝肾、益精血、强筋壮骨）15天后复诊。

三诊：2011年5月1日，患者自述骶髂疼痛及僵硬好转，晨僵较治疗前有改善，愿做第三次钩活术治疗。

选穴：主穴：L_5 穴 + S_4 穴（巨类腰型钩鍉针）

配穴：双阴陵泉（微内刃4.5）以补法为主

常规钩活：透穴选用3.5微内板钩鍉针，利用轻度单软透穴，平补平泻法。局部配穴以补法为主，常规九步钩活逐一完成。

10分钟钩活术，患者自述腰骶疼痛明显好转，活动较轻松，嘱患者继续口服上方中药15天后复诊。

四诊：2011年5月16日，患者自述骶髂痛及僵硬明显好转，晨僵较治疗前明显改善，嘱患者继续口服上方中药15天善后。

随访：2012年5月16日电话随访，上述症状无反复。劳累后骶髂稍有疼痛不适，嘱其避风寒，慎劳作，注意保养。

【按语】此病例系遗传性强直性脊柱炎，肝肾阴亏，气血不足，筋脉失去气血濡养所致的骶髂疼痛，采用新夹脊 S_1 穴 + S_2 穴 + S_3 穴 + S_4 穴，辅配阳陵泉、阴陵泉、足三里穴以补法为主，直达病灶，补肝肾，益精血，强筋壮骨，活血通络。单透是强直性脊柱炎总的手法，根据病情轻重程度，三次钩活在相邻穴位点采用双穴重、中、轻度单软透穴，全面调理肾阴和肾阳，气血通畅，肝肾得以补养。故三次症状较治疗前明显好转。

5. 其他疗法

药物、中药外用、推拿、针灸、熏蒸、小针刀疗法、封闭。

附方：

（1）肾阳亏虚型

真武汤（《伤寒论》）加味

附子 10g，生姜 10g，淫羊藿 20g，巴戟天 10g，茯苓 12g，白术 12g，当归 12g，杜仲 12g，续断 12g，鹿角胶 12g，鸡血藤 20g，桑寄生 20g，北黄芪 30g，白芍 9g，甘草 9g。

（2）肾阴亏虚，督脉瘀滞型

左归丸（《景岳全书》）加减

鹿角胶 10g，龟板胶 15g，菟丝子 10g，大熟地 24g，大生地 24g，山药 12g，山萸肉 12g，枸杞子 10g，川续断 15g，白芍 10g，骨碎补 15g，净地龙 10g。

（3）阴阳两虚，督脉瘀滞型

益肾通督汤（《中医治疗强直性脊柱炎》）

鹿角胶 10g，龟板胶 10g，狗骨胶 10g，仙灵脾 10g，大熟地 20g，枸杞子 10g，山萸肉 10g，女贞子 10g，当归 10g，白芍 10g，炒白芥子 10g，水蛭 10g，蜈蚣 2 条，细辛 5g，降香 6g，桂枝 10g，川乌 6g。

三、痰浊瘀血型强直性脊柱炎

定义：符合强直性脊柱炎的诊断又符合中医痰浊瘀血的诊断。通过中医病因病机辨证，隶属中医的痰浊瘀血：身受瘟疫邪气的侵袭，使脊背关节经络阻滞，瘀血停留，久则阳气不足，水液代谢失常，气血失于正常运行，而致体内痰浊内生，瘀滞经络，出现腰背或腰骶疼痛，痛有定处，固定不移，缠绵难愈，重则脊柱活动受限，功能障碍，驼背畸形。通过现代医学综合判断符合强直性脊柱炎所引起的诊断，二者都存在为痰浊瘀血型强直性脊柱炎。

1. 诊断

（1）症状：身受瘟疫邪气的侵袭，使脊背关节经络阻滞，瘀血停留，久则阳气不足，水液代谢失常，气血失于正常运行，而致体内痰浊内生，瘀滞经络，隐渐发病者居多，早期腰背隐痛或不适，难以定位，可有全身不适，但一般症状较轻，常常被忽视。典型表现腰背或腰骶疼痛，痛有定处，固定不移，缠绵难愈，腰椎各方向活动受限和胸廓活动度减少，病情活动期常有夜间痛醒，下床活动后再入睡，随着病情进展整个脊柱可自下而上发生强直，颈椎活动受限，驼背畸形，一部分病人也可伴有关节外表现。

（2）舌脉：舌淡红、苔薄黄，脉弦滑。

（3）体征：脊柱僵硬，腰椎生理曲度减小或平腰，脊柱各方向活动受限，侧弯，驼背畸形，胸廓活动度减少，挤压或旋转骶髂关节引起疼痛，也可有肌腱、韧带骨附着点压痛。

（4）影像学检查：

X 线平片检查

①骶髂关节的改变：骶髂关节炎的病变，往往反映脊柱、髋关节、坐骨、耻骨联合病变的程度，并与之成正比。因此骶髂关节是诊断强直性脊柱炎放射学检查的重要部位。但其 X 线征象较临床症状晚几月或几年才出现阳性征象。韧带骨化最早也需在发病 3 年之后。临床上将其分为早、中、晚三期。

中期骶髂关节炎，病变侵犯全关节，关节面侵蚀破坏、椎间隙狭窄、增生囊变，呈刷状或锯齿状。弥漫性脱钙。髂骨侧骨致密带增宽，并可有部分强直。

②脊柱的椎间盘纤维环钙化、方椎、骨质疏松、骨突关节炎、韧带骨化、脊柱畸形、椎体破坏和脱位，整个脊柱骨性强直后，其弹性消失。活动时脊柱的下胸段，因重复经受强大的应力作用，而逐渐发生疲劳骨折。在骨折早期的X线片上可见与脊柱结构类似的破坏，日后出现不规则的骨痂，如X线拍照可见已经骨化的椎弓也有不规则的骨折线通过。个别晚期病人，可发生与类风湿关节炎类似的寰枢椎半脱位。

③髋、膝关节的改变：髋关节受累常为双侧。早期可见骨质疏松、关节囊膨隆和闭孔缩小。中期可见关节间隙狭窄、关节边缘囊性改变或髋臼外缘和股骨头边缘骨质增生（韧带骨赘）。晚期可见髋臼内陷或关节呈骨性强直。

膝关节受累多为双侧性。早期见软组织肿胀及骨质疏松，中期见关节间隙狭窄，晚期可发生骨质强直。多强直在屈曲位。

④肌腱附着点的改变：常为双侧性。坐骨结节和大转子病变常在拍照骶髂或髋关节时偶然发现。肌腱附着处骨质不光滑，有不规则的腐蚀和新生骨，骨的外形呈绒毛状。跟骨结节病变常发生在跟骨结节的跖侧，相当于跖腱膜的附着处。可见巨大韧带骨赘，骨质致密和不规则腐蚀。

骶髂关节CT检查

具体优点有：①能清楚显示关节间隙，便于测量，判断关节间隙内有无增宽、狭窄，或部分强直等。②提高软骨下侵蚀破坏、囊变和骨质破坏的检出率，有利于早期诊断和早期治疗。③方便随访对比，有利于评价。

（5）排除其他病：综合判断排除其他原因引起的以上症状。

符合以上5条并排除其他疾病即可确诊为痰浊瘀血型强直性脊柱炎。

包括现代医学的强直性脊柱炎。

诊断要点：在影像学和化验室检查结果下，身受瘟疫邪气或其他邪气的侵袭，使脊背关节经络阻滞，瘀血停留，久则阳气不足，水液代谢失常，病史较长，早期腰背隐痛或不适，难以定位，可有全身不适，典型表现为腰背或腰骶疼痛，痛有定处，固定不移，缠绵难愈，腰椎各方向活动受限和胸廓活动度减少，病情活动期常有夜间痛醒，下床活动后再入睡，随着病情进展整个脊柱可自下而上发生强直，驼背畸形，挤压或旋转骶髂关节引起疼痛。

2. 钩活术选穴与治疗

痰浊瘀血型强直性脊柱炎的选穴，要根据影像学检查的结果，进行病位选穴；隶属于肾虚督空，阳气不足，水液代谢失常，气血失于正常运行，而致体内痰浊内生，瘀血停留，瘀滞经络。出现腰背或腰骶疼痛，痛有定处，固定不移，缠绵难愈，重则脊柱向各个方向活动受限，功能障碍，驼背畸形。要进行循经选穴，局部症状明显者要进行局部选穴，可选用新夹脊穴的双穴或三穴组合，以三组三穴组合为主。选用巨类钩鍉针为主，单软透穴法。

取穴基本公式

主穴：局部取穴

根据强直性脊柱炎部位的不同而选择相应的三穴组合新夹脊穴。（巨颈胸型或腰型钩鍉针，中类微类内板或内刃钩鍉针）

配穴：根据痰浊瘀血阻滞脊柱经络之不同，循经取穴或局部取穴。
　　三阴交（微内板3.5）
　　阳陵泉（微内板4.5）
　　阴陵泉（微内板4.5）
　　足三里（微内板4.5）
配穴选1~3个为宜，也可不选。
以上配穴根据具体情况，取双侧穴或单侧穴，单侧取患侧穴位点。
以上全部配穴以平补平泻法。
方义提要：轻度痰浊瘀血型强直性脊柱炎，局部取穴；中重度痰浊瘀血型强直性脊柱炎同时局部取穴和循经取穴。局部取穴，以脊柱新夹脊穴为所取穴位点，三穴组合为主。循经取穴主要根据病所在的经络循行部位选穴，旨在滋阴益肾，补肾壮阳，活血通络，调节全身免疫功能，泻法为主，并针对痰浊瘀血的性质，随症配以不同腧穴，运用各种不同的治疗。

3. 病案举例
（1）[痰浊瘀血　颈部疼痛]
朱某某，女，30岁，甘肃白银市人，个体。
初诊：2011年1月19日。
主诉：腰背部活动受限10年，颈痛1年。
现病史：反复发作性虹膜睫状体炎3年，之后确诊为强直性脊柱炎13年，逐渐出现腰背部僵硬，活动受限。近2年颈部疼痛，时轻时重，夜晚加重，影响睡眠，晨僵，活动后稍好转，乏力，纳差，便溏，近期未行任何治疗，于2011年1月19日来我院就诊。
既往史：强直性脊柱炎13年。
家族史：无家族遗传史。
分析：患者，女性，36岁，反复发作的虹膜睫状体炎3年，之后确诊为强直性脊柱炎13年，逐渐出现腰背部僵硬，活动受限，近2年颈部疼痛，时轻时重，夜晚加重，影响睡眠，晨僵，活动后稍好转都属于强直性脊柱炎的表现，痰浊瘀血是其病因病机。
查体：弯腰驼背，骶髂关节压痛，骨盆挤压试验（-），骨盆分离试验（-），斜扳试验（-），枕—墙距2cm，胸廓活动度3cm，Schober试验（+），心肺腹未见异常，血压120/70mmHg。舌淡、无苔，脉濡弱。
辅助检查：血、尿常规，心电图，血糖检查无异常。体温正常，ASO（-），RF（-），ESR增快，C反应蛋白升高，HLA-B_{27}（-）。
影像学检查：X线（5-21）（5-22）。
X线表现：颈椎序列尚可，生理前凸存在。椎小关节骨性融合，椎体前方可见前纵韧带骨化影，活动受限。项后软组织内未见异常密度影。
印象：强直性脊柱炎
诊断：痰浊瘀血型强直性脊柱炎（中医）
　　　强直性脊柱炎（西医）
治则：祛湿化浊，活血通络。
治法：钩活术疗法。

选穴：主穴：C_1穴 + C_2穴 + C_3穴（巨类颈胸型钩鍉针）
　　　配穴：双肩贞穴（微内刃3.5）以补法为主

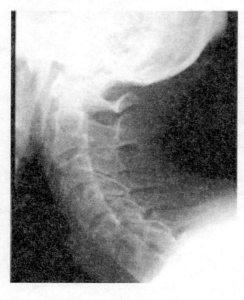

图 5-21　X 线正位片　　　　　　图 5-22　X 线侧位片

常规钩活：透穴选用 3.5 微内板钩鍉针，利用中度单软透穴，平补平泻法。局部配穴以补法为主，常规九步钩活逐一完成。

10 分钟钩活术，患者自述颈部疼痛稍好转。

二诊：2011 年 1 月 29 日，患者自述颈部疼痛减轻，僵硬稍好转。晨僵较治疗前有改善，愿做第二次钩活术治疗。

选穴：主穴：C_1'穴 + C_2'穴 + C_3'穴（巨类颈胸型钩鍉针）
　　　配穴：双上巨虚穴（微内刃4.5）以补法为主

常规钩活：透穴选用 3.5 微内板钩鍉针，利用中度单软透穴，平补平泻法。局部配穴以补法为主，常规九步钩活逐一完成。

10 分钟钩活术，患者自述颈部疼痛进一步好转，活动较轻松，嘱患者口服中药（调补气血、通络止痛）15 天后复诊。

三诊：2011 年 2 月 13 日，患者自述颈部疼痛及僵硬好转，晨僵明显好转，愿做第三次钩活术治疗。

选穴：主穴：C_1穴 + T_{12}穴（巨类颈胸型钩鍉针）
　　　配穴：双三阴交（微内刃3.5）以补法为主

常规钩活：透穴选用 3.5 微内板钩鍉针，利用中度单软透穴，平补平泻法。局部配穴以补法为主，常规九步钩活逐一完成。

10 分钟钩活术，患者自述颈部疼痛明显好转，活动较轻松，嘱患者继续口服上方中药 15 天后复诊。

四诊：2011 年 2 月 28 日，患者自述颈部疼痛及僵硬明显好转，晨僵较治疗前明显改善，嘱患者继续口服上方中药 15 天善后。

随访：2012 年 2 月 28 日电话随访，上述症状无反复。

【按语】此病例系强直性脊柱炎病史多年，日久难愈，正虚邪恋，痰浊瘀阻，而疼痛不已，采用新夹脊 C_1 穴 + C_2 穴 + C_3 穴，辅配肩贞、三阴交、上巨虚穴以补法为主，益气活血，通络止痛，直达病灶。单透是强直性脊柱炎总的手法，根据病情轻重的不同，前两次采用三穴组合中度单透手法，补肾活血，祛湿活络，第三次采用双穴组合中度单透手法，活血祛痰，调理气血肝肾，三次钩活全部采用中度单透，旨在祛痰浊、活瘀血、通经络。故三次症状较治疗前明显好转。

（2）[痰浊瘀血　背部疼痛]

齐某某，男，34 岁，黑龙江齐齐哈尔人，个体。

初诊：2011 年 5 月 4 日。

主诉：背部僵硬不适 9 年，背痛 2 年。

现病史：强直性脊柱炎 9 年，9 年前因流感高热进行全面检查，某省级医院确诊为强直性脊柱炎。平素腰部僵硬不适，活动受限，双髋偶有疼痛，近 2 年背痛，痛无定处，夜间痛醒，影响睡眠，活动后重新入睡，晨僵，活动后减轻，遇冷加重，每遇天气寒冷、潮湿环境、流感而发病，食欲差，二便尚可。现因背痛加重影响正常生活，于 2011 年 5 月 4 日来我院就诊。

既往史：强直性脊柱炎病史 9 年。

家族史：无家族遗传史。

分析：患者，男性，34 岁，强直性脊柱炎病史，平素腰部僵硬不适，活动受限，双髋偶有疼痛，近 2 年背痛，痛无定处，夜间痛醒，影响睡眠，活动后重新入睡，晨僵，活动后减轻，遇冷加重，每遇天气寒冷、潮湿环境、流感而发病等都属于强直性脊柱炎的表现。9 年前因流感高热进行全面检查，确诊为强直性脊柱炎，是因为感染病毒（痰浊瘀血）所造成。

查体：平腰，腰椎各方向活动受限，枕—墙距 5cm，胸廓活动度 4cm，Schober 试验（+），骶髂关节压痛，斜扳试验（+），心肺腹未见异常，血压 110/70mmHg。舌淡、苔薄白，脉沉细数。

辅助检查：血、尿常规，心电图，血糖检查无异常。体温正常，ASO（-），RF（-），ESR 正常血沉增快，C 反应蛋白正常，$HLA-B_{27}$（+）。

影像学检查：X 线（5-23）（5-24）。

X 线表现：胸椎序列欠佳，中段胸椎轻度右偏，生理后突存在，各椎间隙未见明显变窄，椎体缘可见骨桥形成，椎体呈"竹节"状。椎旁软组织未见异常影。

印象：强直性脊柱炎

诊断：痰浊瘀血型强直性脊柱炎（中医）
　　　强直性脊柱炎（西医）

治则：活血化浊，舒筋通络。

治法：钩活术疗法。

选穴：主穴：T_3 穴 + T_4 穴 + T_5 穴（巨类颈胸型钩锃针）
　　　配穴：双阳陵泉（微内板 4.5）平补平泻

常规钩活：透穴选用 3.5 微内板钩锃针，利用浅单软透穴，平补平泻法。局部配穴以平补平泻法，常规九步钩活逐一完成。

10 分钟钩活术，患者自述背部疼痛稍好转，活动较轻松。

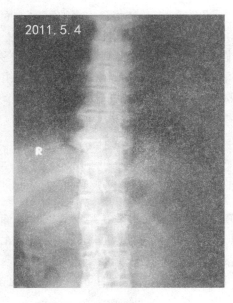
图 5-23 X 线正位片

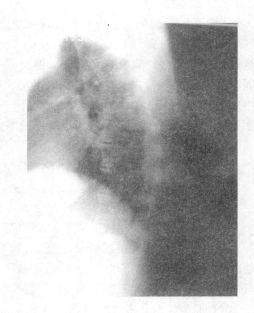
图 5-24 X 线侧位片

二诊：2011年5月14日，患者自述背部疼痛减轻，僵硬稍好转。愿做第二次钩活术治疗。

选穴：主穴：T_3'穴 + T_4'穴 + T_5'穴（巨类颈胸型钩锃针）

配穴：双足三里（微内板4.5）平补平泻

常规钩活：透穴选用3.5微内板钩锃针，利用浅单软透穴，平补平泻法。局部配穴以平补平泻法，常规九步钩活逐一完成。

10分钟钩活术，患者自述背部疼痛明显好转，背部活动较轻松，嘱患者口服中药（补肾壮阳、活血通络）15天后复诊。

三诊：2011年5月29日，患者自述背痛及僵硬好转，晨僵较治疗前有改善，愿做第三次钩活术治疗。

选穴：主穴：T_6穴 + T_7穴（巨类颈胸型钩锃针）

配穴：双天枢（微内板4.5）平补平泻

常规钩活：透穴选月3.5微内板钩锃针，利用浅单软透穴，平补平泻法。局部配穴以平补平泻法，常规九步钩活逐一完成。

10分钟钩活术，患者自述背部疼痛基本消失，背部活动较轻松，嘱患者继续口服上方中药15天后复诊。

四诊：2011年6月13日，患者自述背痛及僵硬基本消失，晨僵较治疗前明显改善，嘱患者继续口服上方中药15天善后。

随访：2012年6月13日电话随访，上述症状无反复。劳累、受凉后稍有不适，嘱其避风寒，慎劳作，注意保养。

【按语】此病例系感染病毒引发强直性脊柱炎，机体阳气虚弱，寒湿之邪客于肾经督脉，正气不足，无力鼓邪外出，日久成瘀，瘀血阻滞经络，气机不力，气血不荣筋脉而发病，恶性循环，采用新夹脊T_3穴 + T_4穴 + T_5穴，辅配足三里、天枢、阳陵泉穴平补平泻，直达病灶，活血通络。浅单软是胸椎的固有手法，单软是强直性脊柱炎总的手法，根据病情的轻重程度的不同，前两次采用三穴组合中度单透手法，补肾活血，祛湿活络，第三次采用双穴组合中度单透手法，活血祛痰，调理气血肝肾，三次钩活全部采用浅单软透穴，旨在祛痰浊、活瘀血、通经络。故三次症状较治疗前明显好转。此患者在今后的日常生活中需避风寒，慎劳作，强体质，防止反复。

（3）[痰浊瘀血　腰部疼痛]

袁某某，男，22岁，辽宁凤城市，学生。

初诊：2011年2月3日。

主诉：腰痛僵硬3年。

现病史：3年前因露宿入寝，腰部受凉，曾按风湿治疗无效，后来确诊为强直性脊柱炎。腰部隐痛不适，冷凉，夜晚加重，固定姿势后加重，晨僵，活动后减轻，时有双髋、足跟疼痛，纳差，小便尚可，便溏。病史3年，曾按腰肌劳损治疗效果不佳。于2011年2月3日来我院就诊。

既往史：既往体健。

家族史：无家族遗传史。

分析：患者，男性，22岁，3年前因露宿入寝，腰部受凉，曾按风湿治疗无效，后来确诊为强直性脊柱炎。既往体健，无家族遗传史，腰部受邪（感染），不能祛邪外出，形成痰浊瘀血。腰部隐痛不适，冷凉，夜晚加重，固定姿势后加重，晨僵，活动后减轻，时有双髋、足跟疼痛等都属于强直性脊柱炎的表现。

查体：形体消瘦，腰部僵硬，活动受限，棘间隙轻压痛，骶髂关节压痛，斜扳试验（+），骨盆挤压试验（+），枕—墙距0cm，胸廓活动度7cm，Schober试验（-），心肺腹未见异常，血压100/70mmHg。舌薄白，脉紧。

辅助检查：血、尿常规，心电图，血糖检查无异常。体温正常，ESR增快，C反应蛋白升高，HLA-B_{27}（+）。

影像学检查：X线（5-25）（5-26）。

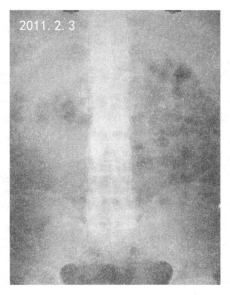
图5-25　X线正位片

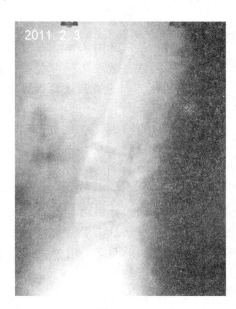
图5-26　X线侧位片

X线表现：腰椎序列尚整齐，$T_{12} \sim L_{1\sim3}$脊柱呈竹节样改变，棘突呈线样高密度影。生理前凸存在。各椎间隙未见变窄，椎体呈方形改变，L_2以上前纵韧带呈连续性骨化。椎旁软组织未见异常。双侧骶髂关节骨性融合。

印象：强直性脊柱炎

诊断：痰浊瘀血型强直性脊柱炎（中医）
　　　强直性脊柱炎（西医）

治则：温肾强督，散寒通络。

治法：钩活术疗法。

选穴：主穴：L_1穴 + L_2穴 + L_3穴（巨类腰型钩锃针）
　　　配穴：双阳陵泉（微内板4.5）平补平泻

常规钩活：透穴选用3.5微内板钩锃针，利用中度单软透穴，平补平泻法。局部配穴以平补平泻法，常规九步钩活逐一完成。

10分钟钩活术，患者自述腰痛僵硬好转，活动较治疗前灵活。

二诊：2011年2月13日，患者自述腰疼痛减轻，僵硬稍好转，愿做第二次钩活术治疗。

选穴：主穴：L_1'穴 + L_2'穴 + L_3'穴（巨类腰型钩锃针）
　　　配穴：双足三里（微内刃4.5）平补平泻

常规钩活：透穴选用3.5微内板钩锃针，利用中度单软透穴，平补平泻法。局部配穴以平补平泻法，常规九步钩活逐一完成。

10分钟钩活术，患者自述腰痛进一步好转，腰部活动较轻松，嘱患者口服中药（温肾强督、散寒通络）15天后复诊。

三诊：2011年2月28日，患者自述腰部疼痛及僵硬好转，晨僵较治疗前有改善，愿做第三次钩活术治疗。

选穴：主穴：L_4穴 + L_5穴（巨类腰型钩锃针）
　　　配穴：双太乙（微内板3.5）平补平泻

常规钩活：透穴选用3.5微内板钩锃针，利用中度单软透穴，平补平泻法。局部配穴以平补平泻法，常规九步钩活逐一完成。

10分钟钩活术，患者自述腰部疼痛明显好转，活动较轻松，嘱患者继续口服上方中药15天后复诊。

四诊：2011年3月14日，患者自述腰痛及僵硬明显好转，晨僵较治疗前明显改善，嘱患者继续口服上方中药15天善后。

随访：2012年3月14日电话随访，上述症状无反复。

【按语】此例强直性脊柱炎的病人系外邪侵袭，卫阳不能固守腠理，寒湿之邪客于腰部，形成痰湿瘀血，采用新夹脊L_1穴 + L_2穴 + L_3穴，辅配阳陵泉、足三里、太乙等穴平补平泻，直达病灶，温肾强督，散寒通络。单透是强直性脊柱炎总的手法，根据病情轻重的不同，前两次采用三穴组合中度单透手法，补肾活血，祛湿活络，第三次采用双穴组合中度单透手法，活血祛痰，调理气血肝肾，三次钩活全部采用中度单透，旨在祛痰浊、活瘀血、通经络。故三次症状较治疗前明显好转。

（4）[痰湿瘀血　骶髂疼痛]

万某某，男，18岁，重庆市人，学生。

初诊：2011年1月2日。

主诉：骶髂疼痛2年。

现病史：2年前急性扁桃体炎高热39℃，全身疼痛，骶髂部疼痛不能翻身，抗生素综合治疗后，体温降至正常，全身疼痛消失，而骶髂部疼痛、僵硬未能完全消失，经X线检查确诊为强直性脊柱炎。时有膝痛和足跟痛，疼痛缠绵，痛不定处，夜晚加重，晨僵，活动后减轻，针灸、按摩、口服药物（布洛芬、白芍总苷）等治疗效果不佳，于2011年1月2日来我院就诊。

既往史：既往体健。

家族史：无家族遗传史。

分析：患者，男性，18岁，既往体健，无家族遗传史，2年前急性扁桃体炎高热39℃，全身疼痛，骶髂部疼痛不能翻身，抗生素综合治疗后，体温降至正常，全身疼痛消失，而骶髂部疼痛、僵硬未能完全消失，经X线检查确诊为强直性脊柱炎。属细菌感染（邪气）而引发痰浊瘀血。痰浊瘀血是强直性脊柱炎的病因病机，骶髂部疼痛、僵硬，时有膝痛和足跟痛，疼痛缠绵，痛不定处，夜晚加重，晨僵，活动后减轻等都属于强直性脊柱炎的表现。

查体：骶髂关节压痛，斜扳试验（+），骨盆挤压试验（+），骨盆分离试验（+），枕—墙距0cm，胸廓活动度8cm，Schober试验（-），心肺腹未见异常，血压110/70mmHg。舌淡红、少苔，脉濡滑。

辅助检查：血、尿常规，心电图，血糖检查无异常。体温正常，ASO（-），RF（-），ESR增高，C反应蛋白升高，HLA-B_{27}（+）。

影像学检查：X线（5-27）（5-28）。

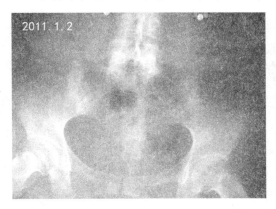
图5-27 X线正位片

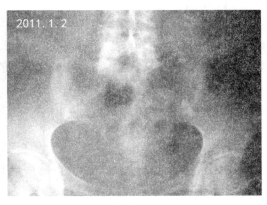
图5-28 X线侧位片

X线表现：腰椎序列尚整齐，生理前凸减小。各椎间隙未见变窄，关节面模糊。$L_{1\sim5}$椎体竹节样改变。$L_{1\sim3}$左侧椎旁软组织骨化。双侧骶髂关节骨性融合，密度增高。

印象：符合强直性脊柱表现

诊断：痰浊瘀血型强直性脊柱炎（中医）
　　　强直性脊柱炎（西医）

治则：活血化瘀，通络祛浊。

治法：钩活术疗法。

选穴：主穴：S_4 穴 + S_3 穴（巨类腰型钩鍉针）
　　　　配穴：双太乙（微内板3.5）平补平泻

常规钩活：透穴选用3.5微内板钩鍉针，利用中度单软透穴，平补平泻法。局部配穴采用平补平泻法，常规九步钩活逐一完成。

10分钟钩活术，患者自述骶髂疼痛稍好转，活动较轻松。

二诊：2011年1月12日，患者自述骶髂疼痛减轻，僵硬稍好转。晨僵较治疗前有改善，愿做第二次钩活术治疗。

选穴：主穴：S_2 穴 + S_1 穴（巨类腰型钩鍉针）
　　　　配穴：双足三里（微内板4.5）平补平泻

常规钩活：透穴选用3.5微内板钩鍉针，利用中度单软透穴，平补平泻法。局部配穴采用平补平泻法，常规九步钩活逐一完成。

10分钟钩活术，患者自述骶髂疼痛进一步好转，活动较轻松，嘱患者口服中药（滋阴益肾、通络蠲痹）15天后复诊。

三诊：2011年1月27日，患者自述骶髂痛及僵硬明显好转，晨僵较治疗明显改善，愿做第三次钩活术治疗。

选穴：主穴：L_1 穴 + S_4 穴（巨类腰型钩鍉针）
　　　　配穴：双三阴交（微内板3.5）平补平泻

常规钩活：透穴选用3.5微内板钩鍉针，利用中度单软透穴，平补平泻法。局部配穴采用平补平泻法，常规九步钩活逐一完成。

10分钟钩活术，患者自述骶髂疼痛基本消失，活动较轻松，嘱患者继续口服上方中药15天后复诊。

四诊：2011年2月11日，患者自述骶髂痛及僵硬基本消失，膝痛及足跟痛基本消失，晨僵较治疗前明显改善，嘱患者继续口服上方中药15天善后。

随访：2012年2月11日电话随访，上述症状无反复。劳累后稍有不适，嘱其避风寒，慎劳作，合理膳食，注意保养。

【按语】此病例强直性脊柱炎系细菌感染而引发，邪热之气侵犯人体，痰浊瘀血形成，客于骶髂，采用新夹脊 S_1 穴 + S_2 穴 + S_3 穴 + S_4 穴两两组合，辅配太乙、三阴交、足三里穴平补平泻，直达病灶，通络祛浊。单透是强直性脊柱炎总的手法，三次钩活全部采用中度单透，旨在祛痰浊、活瘀血、通经络。故三次症状较治疗前明显好转。

4. 其他疗法

药物、中药外用、推拿、针灸、熏蒸、小针刀疗法、封闭。

附方：

血府逐瘀汤（《医林改错》）加减

柴胡9g，枳壳6g，桃仁6g，红花6g，当归9g，赤芍9g，川芎9g，葛根15g，牛膝9g，炙甘草6g，羌活9g，桂枝6g。

四、余邪未尽型（不稳定期）强直性脊柱炎

定义：符合强直性脊柱炎的诊断又符合中医余邪未尽的诊断。通过中医病因病机辨证，隶属中医的瘀血内阻，营卫不和，外邪入侵致瘀。或外伤瘀血内停，不能及时消散或排出体外，阻滞经脉，气血运行不畅，经络痹阻，骨节壅滞则屈伸不利、僵直

弯曲。痛有定处，固定不移，病情迁延日久，遇冷加重，遇热缓解，皮肤肌肉酸痛，发汗解表后减轻。重则脊柱向各个方向活动受限，功能障碍，驼背畸形。通过现代医学综合判断符合强直性脊柱炎所引起的诊断，二者都存在为余邪未尽型强直性脊柱炎。钩活术治疗时的条件，病人体温应控制在37.5℃以下，其他化验指标都在正常范围之内。

1. 诊断

（1）症状：有强直性脊柱炎病史，早期腰背隐痛或不适，可有全身不适、低热、乏力，甚至消瘦等症状，典型表现为腰背或腰骶疼痛，痛有定处，固定不移，病情迁延日久，遇冷加重，遇热缓解，皮肤肌肉酸痛，发汗解表后减轻。腰椎各方向活动受限和胸廓活动度减少，随着病情进展整个脊柱可自下而上发生强直，颈椎活动受限，驼背畸形。体温常有波动，全身症状与体温波动有关。

（2）舌脉：舌淡红、苔薄黄，脉弦紧。

（3）体征：脊柱僵硬，腰椎生理曲度减小或平腰，脊柱各方向活动受限，侧弯，驼背畸形，胸廓活动度减少，挤压或旋转骶髂关节引起疼痛，也可有肌腱、韧带骨附着点压痛。

（4）影像学检查：

X线平片检查

①骶髂关节的改变：骶髂关节的X线改变一般比脊柱的改变出现得更早，也更易识别。但其X线征象较临床症状晚几月或几年才出现阳性征象。韧带骨化最早也需在发病3年之后。临床上将其分为早、中、晚三期。

晚期关节间隙消失，有粗糙条状骨小梁交错通过关节间隙，而产生骨强直。软骨下硬化带亦消失，明显脱钙，骨密度降低。

②脊柱钙化粘连性改变。

骶髂关节CT检查

CT对强直性脊柱炎骶髂关节的诊断价值尚有不同意见。但方便随访对比，有利于评价。

（5）排除其他病：综合判断排除其他原因引起的以上症状。

符合以上5条并排除其他疾病即可确诊为余邪未尽型强直性脊柱炎。

包括现代医学的强直性脊柱炎。

诊断要点：在影像学和化验室检查结果的指导下，身受瘟疫邪气或其他邪气的侵袭，使脊背关节经络阻滞，瘀血停留，久则阳气不足，水液代谢失常，一般病史较长，早期腰背隐痛或不适，可有全身不适，甚至消瘦、贫血等症状，典型表现为腰背或腰骶疼痛，痛有定处，固定不移，病情迁延日久，遇冷加重，遇热缓解，皮肤肌肉酸痛，发汗解表后减轻。体温波动，全身症状也随之波动，随着病情进展整个脊柱可自下而上发生强直，驼背畸形，挤压或旋转骶髂关节引起疼痛。

2. 钩活术选穴与治疗

余邪未尽型强直性脊柱炎的选穴，要根据影像学检查的结果，进行病位选穴；隶属于外邪入侵致瘀。或外伤瘀血内停，不能及时消散或排除体外，阻滞经脉，气血运行不畅，经络痹阻，骨节壅滞则屈伸不利、僵直弯曲。痛有定处，固定不移，病情迁延日久，遇冷加重，遇热缓解，皮肤肌肉酸痛，发汗解表后减轻。重则脊柱向各个方向活动受限，功能障碍，驼背畸形。要进行循经选穴，局部症状明显者要进行局部选穴，可选用新夹脊穴的双穴或三穴组合，以三组三穴组合为主。选用巨类钩鍉针为主，单软透穴法。

取穴基本公式

主穴：局部取穴

根据强直性脊柱炎部位的不同而选择相应的新夹脊穴。（巨颈胸型或腰型钩鍉针，中类微类内板或内刃钩鍉针）

配穴：根据瘀血内阻、营卫不和阻滞脊柱经络之不同，循经取穴或局部取穴。

曲池（微内板3.5）

阳陵泉（微内板4.5）

配穴选1~3个为宜，也可不选。

以上配穴根据具体情况，取双侧穴或单侧穴，单侧取患侧穴位点。

以上全部配穴以泻法为主，或平补平泻。

方义提要：轻度瘀血内阻、营卫不和型强直性脊柱炎，局部取穴；中重度瘀血内阻、营卫不和型强直性脊柱炎同时局部取穴和循经取穴。局部取穴，以脊柱新夹脊穴为所取穴位点，三穴组合为主。循经取穴主要根据病所在的经络循行部位选穴，旨在活血通络，调和营卫，调节全身免疫功能，平补平泻法，并针对外邪的性质，随症配以不同腧穴，运用各种不同的治疗。

3. 病案举例

（1）［余邪未尽　颈部疼痛］

米某某，男，36岁，石市赵县人，个体。

初诊：2012年1月10日。

主诉：颈部僵硬疼痛2个月。

现病史：强直性脊柱炎9年。伴背部僵硬不适，遇冷加重，遇热缓解。近1年颈部疼痛，体温常有波动，体温超过36.9℃，颈部疼痛明显加重，全身肌肉酸痛，时轻时重，体温低于36.6℃，颈部疼痛减轻，全身肌肉酸痛消失，夜晚加重，影响睡眠，晨僵，活动后稍好转，乏力，纳差，便干，曾按风湿病口服中药治疗效果欠佳，于2012年1月10日来我院求治。

既往史：确诊为强直性脊柱炎9年。

家族史：无家族遗传史。

分析：患者，男性，36岁，确诊为强直性脊柱炎9年，有家族遗传史。体温波动，疼痛明显，症状加重，属营卫不和，余邪未尽。颈部疼痛，全身肌肉酸痛，夜晚加重，影响睡眠，晨僵，活动后稍好转等都属于强直性脊柱炎的表现。

查体：颈部僵硬，活动受限，各种功能不到位，棘间椎旁压痛。骨盆挤压试验（+），骨盆分离试验（+），斜扳试验（-），枕—墙距10cm，胸廓活动度4cm，Schober试验（-），心肺腹未见异常，血压120/80mmHg。舌淡、苔薄黄，脉濡滑。

辅助检查：血、尿常规，心电图，血糖检查无异常。体温36.9℃，ASO（-），RF（-），ESR增快，C反应蛋白升高，HLA-B_{27}（+）。

影像学检查：X线（5-29）（5-30）。

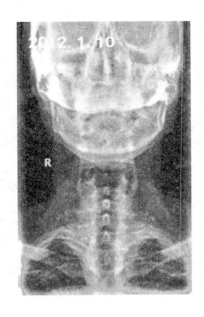
图 5-29　X 线正位片

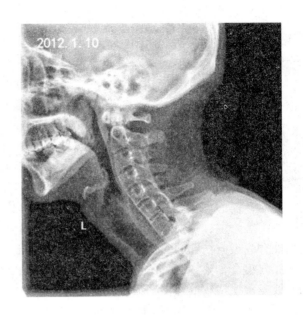
图 5-30　X 线侧位片

X 线表现：颈椎序列尚可，生理前凸变小。椎小关节骨性融合，椎体前方可见前纵韧带骨化影，活动受限。项后软组织内未见异常密度影。

印象：强直性脊柱炎

诊断：余邪未尽型强直性脊柱炎（中医）

　　　强直性脊柱炎（西医）

治则：活血祛瘀，调和营卫。

治法：钩活术疗法。

选穴：主穴：C_1 穴 + C_2 穴 + C_3 穴（巨类颈胸型钩鍉针）

　　　配穴：双曲池（微内板3.5）以泻法为主

常规钩活：透穴选用 3.5 微内板钩鍉针，利用轻度单软透穴，以泻法为主。局部配穴以泻法为主，常规九步钩活逐一完成。

10 分钟钩活术，患者自述颈部疼痛稍好转。

二诊：2011 年 1 月 20 日，患者自述颈部疼痛减轻，僵硬稍好转。晨僵较治疗前有改善，体温 36.6℃，愿做第二次钩活术治疗。

选穴：主穴：C_1'穴 + C_2'穴 + C_3'穴（巨类颈胸型钩鍉针）

　　　配穴：双足三里（微内板4.5）以泻法为主

常规钩活：透穴选用 3.5 微内板钩鍉针，利用轻度单软透穴，以泻法为主。局部配穴以泻法为主，常规九步钩活逐一完成。

10 分钟钩活术，患者自述颈部疼痛进一步好转，活动较轻松，嘱患者口服中药（活血祛瘀、通络止痛）15 天后复诊。

三诊：2011 年 1 月 30 日，患者自述颈部疼痛及僵硬好转，晨僵明显好转，体温 36.6℃，愿做第三次钩活术治疗。

选穴：主穴：C_1 穴 + T_{12}穴（巨类颈胸型钩鍉针）

配穴：双三阴交（微内板 3.5）以泻法为主

常规钩活：透穴选用 3.5 微内板钩锃针，利用轻度单软透穴，以泻法为主。局部配穴以泻法为主，常规九步钩活逐一完成。

10 分钟钩活术，患者自述颈部疼痛明显好转，活动较轻松，嘱患者继续口服上方中药 15 天后复诊。

四诊：2011 年 2 月 15 日，患者自述颈部疼痛及僵硬明显好转，晨僵较治疗前明显改善，体温 36.5℃，嘱患者继续口服上方中药 15 天善后。

随访：2013 年 2 月 15 日电话随访，上述症状无反复，体温 36.5℃。

【按语】此病例系强直性脊柱炎病史多年，日久难愈，气血亏虚，正虚邪恋，筋骨失养，而疼痛不已，采用新夹脊 C_1 穴 + C_2 穴 + C_3 穴，辅配曲池、三阴交、足三里穴以泻法为主，疏通宣泄，调和营卫。单透是强直性脊柱炎总的手法，余邪未尽型强直性脊柱炎需祛邪和营，三次钩活全部采用轻度单软透穴手法，前两次症状较重，选用三穴组合，第三次采用双穴组合，综合以上手法旨在活血化瘀、调理气血、解表祛邪，故三次症状较治疗前明显好转。

（2）［余邪未尽　背部疼痛］

刘某某，男，28 岁，河北张家口人，个体。

初诊：2011 年 11 月 16 日。

主诉：背痛僵硬 6 个月。

现病史：3 年前确诊为强直性脊柱炎，出现腰部僵硬不适，活动不利，时轻时重，病情与天气变化有关，遇冷加重，遇热缓解，近 6 个月背痛，固定不移，夜间痛醒，影响睡眠，活动后重新入睡，体温常有波动，体温超过 37.0℃，背部疼痛明显加重，全身肌肉酸痛，有发热恶寒的表现，时轻时重，体温低于 36.6℃，背部疼痛减轻，全身肌肉酸痛消失，全身乏力，食欲差，二便尚可。于 2011 年 11 月 16 日来我院就诊。

既往史：强直性脊柱炎确诊 3 年。

家族史：无家族遗传史。

分析：患者，男性，28 岁，强直性脊柱炎确诊 3 年，无家族遗传史。体温波动，疼痛明显，症状加重，属营卫不和，余邪未尽。背部疼痛，全身肌肉酸痛，夜晚加重，影响睡眠，晨僵，活动后稍好转等都属于强直性脊柱炎的表现。

查体：背部高凸轻度畸形，胸廓活动度 4cm，平腰，枕—墙距 3cm，Schober 试验（+），骶髂关节压痛，斜扳试验（+），心肺腹未见异常，血压 110/70mmHg。舌淡、苔薄黄，脉沉数。

辅助检查：血、尿常规，心电图，血糖检查无异常。体温 37.0℃，ASO（−），RF（−），ESR 正常血沉增快，C 反应蛋白正常，HLA－B_{27}（+）。

影像学检查：X 线（5−31）（5−32）。

X 线表现：胸椎序列欠佳，棘突左偏，生理后凸减小，椎体缘可见唇样骨赘形成。各椎间隙均见变窄，关节面硬化、模糊，诸椎体两侧骨桥形成，椎旁软组织未见异常影。

印象：胸椎退行性变

诊断：余邪未尽型强直性脊柱炎（中医）

　　　强直性脊柱炎（西医）

治则：活血祛瘀，调和营卫。

治法：钩活术疗法。

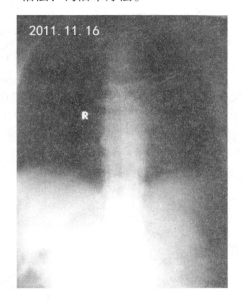

图5-31　X线正位片

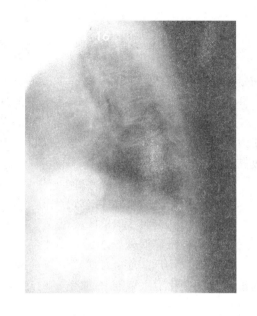

图5-32　X线侧位片

选穴：主穴：T_4穴 + T_5穴 + T_6穴（巨类颈胸型钩鍉针）

配穴：双阳陵泉（微内板4.5）平补平泻法

常规钩活：透穴选用3.5微内板钩鍉针，利用浅单软透穴，以泻法为主。局部配穴采用平补平泻法，常规九步钩活逐一完成。

10分钟钩活术，患者自述背部疼痛稍好转，活动较轻松。

二诊：2011年11月26日，患者自述背部疼痛减轻，僵硬稍好转，体温36.8℃。愿做第二次钩活术治疗。

选穴：主穴：T_4'穴 + T_5'穴 + T_6'穴（巨类颈胸型钩鍉针）

配穴：双足三里（微内板4.5）平补平泻法

常规钩活：透穴选用3.5微内板钩鍉针，利用浅单软透穴，以泻法为主。局部配穴采用平补平泻法，常规九步钩活逐一完成。

10分钟钩活术，患者自述背部疼痛明显好转，背部活动较轻松，嘱患者口服中药（活血通络、调卫营和）15天后复诊。

三诊：2011年12月11日，患者自述背痛及僵硬好转，晨僵较治疗前有改善，体温36.7℃，愿做第三次钩活术治疗。

选穴：主穴：T_7穴 + T_8穴（巨类颈胸型钩鍉针）

配穴：双天枢（微内板4.5）平补平泻法

常规钩活：透穴选用3.5微内板钩鍉针，利用浅单软透穴，以泻法为主。局部配穴采用平补平泻法，常规九步钩活逐一完成。

10分钟钩活术，患者自述背部疼痛基本消失，背部活动较轻松，嘱患者继续口服上方中药15天后复诊。

四诊：2011年12月27日，患者自述背痛及僵硬基本消失，晨僵较治疗前明显改善，体温36.6℃，嘱患者继续口服上方中药15天善后。

随访：2012年12月27日电话随访，上述症状无反复，体温36.6℃。

【按语】此病例系强直性脊柱炎病史多年，机体阳气虚弱，寒湿之邪客于肾经督脉，正气不足，无力鼓邪外出，日久成瘀，瘀血阻滞经络，气机不力，气血不荣筋脉而发病，恶性循环，采用新夹脊 T_4 穴 + T_5 穴 + T_6 穴，辅配足三里、天枢、阳陵泉穴以平补平泻法为主，疏通宣泄，调和营卫。浅单软是胸椎的固有手法，单透是强直性脊柱炎总的手法，三次钩活全部采用胸椎固有浅单软透穴手法，前两次症状较重，选用三穴组合，第三次采用双穴组合，综合以上手法旨在活血化瘀、调理气血、解表祛邪，故三次症状较治疗前明显好转。

(3) [余邪未尽　腰部疼痛]

韩某某，男，32岁，吉林通化市，无业。

初诊：2011年4月18日。

主诉：腰骶痛僵硬5年，加重1年。

现病史：5年前确诊为强直性脊柱炎，出现腰部僵硬不适，活动不利，时轻时重，病情与天气变化有关，遇冷加重，遇热缓解，皮肤肌肉酸痛，汗出后减轻。近1年腰痛僵硬逐渐加重，夜间痛醒，影响睡眠，活动后重新入睡，体温常有波动，体温超过37℃，全身肌肉酸痛，有发热恶寒的表现，体温低于36.5℃，腰部疼痛减轻，全身肌肉酸痛消失，食欲差，二便尚可。偶有双髋、足跟疼痛，曾在吉林通化某医院治疗效果不佳。于2011年4月18日来我院求治。

既往史：确诊为强直性脊柱炎5年。

家族史：有家族遗传史。

分析：患者，男性，32岁，确诊为强直性脊柱炎5年，有家族遗传史。体温波动，疼痛明显，症状加重，属营卫不和，余邪未尽。腰部疼痛，全身肌肉酸痛，夜晚加重，影响睡眠，晨僵，活动后稍好转等都属于强直性脊柱炎的表现。

查体：腰部僵硬，活动度明显受限，腰椎棘间椎旁轻压痛，板状腰。形体消瘦，骶髂关节压痛，斜扳试验（+），骨盆挤压试验（+），枕—墙距7cm，胸廓活动度5cm，Schober试验（-），心肺腹未见异常，血压120/70mmHg。舌淡红、苔薄黄，脉紧。

辅助检查：血、尿常规，心电图，血糖检查无异常。体温37.1℃，ESR增快，C反应蛋白升高，$HLA-B_{27}$（+）。

影像学检查：X线（5-33）。

X线表现：腰椎正位片，腰椎椎小关节模糊不清，骶髂关节侵蚀融合，并有钙化，符合强直性脊柱炎的影像。

印象：强直性脊柱炎

诊断：余邪未尽型强直性脊柱炎（中医）

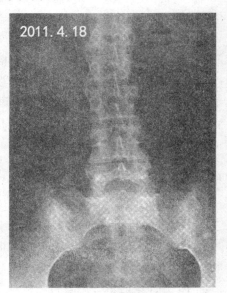

图5-33　X线正位片

强直性脊柱炎（西医）

治则：活血通络，调和营卫。

治法：钩活术疗法。

选穴：主穴：L_1穴+L_2穴+L_3穴（巨类腰型钩鍉针）

配穴：双阳陵泉（微内板4.5）平补平泻

常规钩活：透穴选用3.5微内板钩鍉针，利用中度单软透穴，平补平泻法。局部配穴采用平补平泻法，常规九步钩活逐一完成。

10分钟钩活术，患者自述腰痛僵硬好转，活动较治疗前灵活。

二诊：2011年4月28日，患者自述腰疼痛减轻，僵硬稍好转，体温36.7℃，愿做第二次钩活术治疗。

选穴：主穴：L_1'穴+L_2'穴+L_3'穴（巨类腰型钩鍉针）

配穴：双足三里（微内刃4.5）平补平泻

常规钩活：透穴选用3.5微内板钩鍉针，利用中度单软透穴，平补平泻法。局部配穴采用平补平泻法，常规九步钩活逐一完成。

10分钟钩活术，患者自述腰痛进一步好转，腰部活动较轻松，嘱患者口服中药（活血通络、调和营卫）15天后复诊。

三诊：2011年5月8日，患者自述腰部疼痛及僵硬好转，晨僵较治疗前有改善，体温36.7℃，愿做第三次钩活术治疗。

选穴：主穴：L_4穴+L_5穴（巨类腰型钩鍉针）

配穴：双太乙（微内板3.5）平补平泻

常规钩活：透穴选用3.5微内板钩鍉针，利用中度单软透穴，平补平泻法。局部配穴采用平补平泻法，常规九步钩活逐一完成。

10分钟钩活术，患者自述腰部疼痛明显好转，活动较轻松，嘱患者继续口服上方中药15天后复诊。

四诊：2011年5月23日，患者自述腰痛及僵硬明显好转，晨僵较治疗前明显改善，体温36.5℃，嘱患者继续口服上方中药15天善后。

随访：2012年5月30日电话随访，上述症状无反复，体温36.5℃。

【按语】此例强直性脊柱炎的病人系卫阳不能固守腠理，致使风寒湿邪乘虚而侵袭，寒湿之邪客于肾脉，余邪未尽，痰浊瘀血，采用新夹脊L_1穴+L_2穴+L_3穴，辅配阳陵泉、足三里、太乙等穴平补平泻，疏通宣泄，调和营卫。单透是强直性脊柱炎总的手法，三次钩活全部采用中度单软透穴手法，前两次症状较重，选用三穴组合，第三次采用双穴组合，综合以上手法旨在活血化瘀、调理气血、解表祛邪，故三次症状较治疗前明显好转。

(4)[余邪未尽 骶髂疼痛]

黄某某，男，25岁，河南周口人，个体。

初诊：2011年12月2日。

主诉：骶髂疼痛5年，加重1年。

现病史：5年前因长期潮湿环境工作，而患风湿痹痛，发热恶寒，综合检查，确诊为强直性脊柱炎。继而骶髂部疼痛、僵硬，固定不移，夜晚加重，晨僵，活动后减轻，时有膝痛和足跟痛。近1年骶髂部疼痛加重，影响睡眠，活动后重新入睡，体温常有波动，体温超过37.0℃，骶髂部疼痛明显加重，全身肌肉酸痛，有发热恶寒的表现，时轻时重，体温低于36.6℃，骶髂部疼痛减轻，全身肌肉酸痛消失，食欲差，大便干燥，针灸、按摩、口服药物（炎痛喜康）等治疗效果不佳，于2011年12月2日来我院就诊。

既往史：有潮湿环境工作史，确诊强直性脊柱炎5年。

家族史：无家族遗传史。

分析：患者，男性，25岁，有潮湿环境工作史，确诊强直性脊柱炎5年，无家族遗传史。体温波动疼痛明显，症状加重，属营卫不和，余邪未尽。骶髂部疼痛，全身肌肉酸痛，夜晚加重，影响睡眠，晨僵，活动后稍好转等都属于强直性脊柱炎的表现。

查体：骶髂关节压痛，斜扳试验（+），骨盆挤压试验（+），骨盆分离试验（+），枕—墙距0cm，胸廓活动度6cm，Schober试验（-），心肺腹未见异常，血压120/70mmHg。舌红，苔薄黄，脉濡数。

辅助检查：血、尿常规，心电图，血糖检查无异常。体温37.1℃，ASO（-），RF（-），ESR增高，C反应蛋白升高，HLA－B_{27}（+）。

影像学检查：X线（5-34）(5-35)。

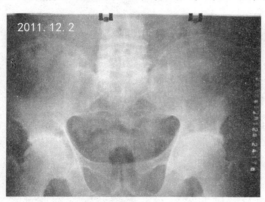

图5-34　X线正位片

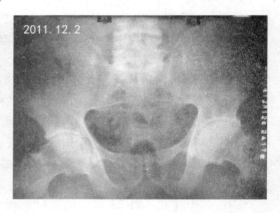

图5-35　X线侧位片

X线表现：双髋关节间隙变窄，关节面毛糙，髋臼关节面下可见囊样密度减低区，以右侧为著。双侧骶髂关节骨性融合。周围软组织未见异常。

印象：双髋关节改变符合强直性脊柱炎改变

诊断：余邪未尽型强直性脊柱炎（中医）

强直性脊柱炎（西医）

治则：活血通络，调和营卫。

治法：钩活术疗法。

选穴：主穴：S_4穴+S_3穴（巨类腰型钩鍉针）

配穴：双太乙（微内板3.5）以泻法为主

常规钩活：透穴选用3.5微内板钩鍉针，利用轻度单软透穴，平补平泻法。局部配以泻法为主，常规九步钩活逐一完成。

10分钟钩活术，患者自述骶髂疼痛稍好转，活动较轻松。

二诊：2011年12月12日，患者自述骶髂疼痛减轻，僵硬稍好转。晨僵较治疗前有改善，体温37.0℃，愿做第二次钩活术治疗。

选穴：主穴：S_2穴+S_1穴（巨类腰型钩鍉针）

配穴：双足三里（微内板4.5）以泻法为主

常规钩活：透穴选用3.5微内板钩鍉针，利用轻度单软透穴，平补平泻法。局部配穴以泻法为主，常规九步钩活逐一完成。

10分钟钩活术，患者自述骶髂疼痛进一步好转，活动较轻松，嘱患者口服中药（活血通络、调和营卫）15天后复诊。

三诊：2011年12月27日，患者自述骶髂痛及僵硬明显好转，晨僵较治疗明显改善，体温36.8℃，愿做第三次钩活术治疗。

选穴：主穴：L_1穴+S_4穴（巨类腰型钩鍉针）

配穴：双三阴交（微内板3.5）以泻法为主

常规钩活：透穴选用3.5微内板钩鍉针，利用轻度单软透穴，平补平泻法。局部配穴以泻法为主，常规九步钩活逐一完成。

10分钟钩活术，患者自述骶髂疼痛基本消失，活动较轻松，嘱患者继续口服上方中药15天后复诊。

四诊：2012年1月11日，患者自述骶髂痛及僵硬基本消失，膝痛及足跟痛基本消失，晨僵较治疗前明显改善，体温36.6℃，嘱患者继续口服上方中药15天善后。

随访：2013年1月15日电话随访，上述症状无反复，体温36.6℃。

【按语】此病例为强直性脊柱炎，寒湿侵入所致，采用新夹脊S_1穴+S_2穴+S_3穴+S_4穴两两组合，辅配太乙、三阴交、足三里穴以泻法为主，疏通宣泄，调和营卫。单透是强直性脊柱炎总的手法，余邪未尽型强直性脊柱炎需要调和营卫、理气活血，三次钩活全部采用轻度单软透穴手法，选用双穴组合，综合以上手法旨在活血化瘀、调理气血、解表祛邪，故三次症状较治疗前明显好转。

4. 其他疗法

药物、中药外用、推拿、针灸、熏蒸、小针刀疗法、封闭。

附方：

防风汤（《宣明论方》）加减

防风9g，葛根15g，麻黄3g，桂枝10g，秦艽9g，当归9g，杏仁9g，黄芩6g，川芎9g，羌活9g，威灵仙15g，生姜3片，甘草6g，大枣3枚。

五、瘀阻脊背型强直性脊柱炎

定义：符合强直性脊柱炎的诊断又符合中医瘀阻脊背的诊断。强直性脊柱炎经各种治疗症状有所缓解，但瘀浊瘀阻于脊背或脊背的某一部位，形成弯腰驼背，或局部功能不到位，或跌仆闪挫或暴力外伤所致的瘀血内停，恶血不去，再有喜怒不节，饮食不适，寒湿无度等诱因，相交结于筋骨，经络不通，不通则痛，出现腰背或腰骶部疼痛固定不移，日轻夜重的瘀血现象，重则脊柱向各个方向活动受限，功能障碍，驼背畸形。通过现代医学综合判断符合强直性脊柱炎所引起的诊断，二者都存在为瘀阻脊背型强直性脊柱炎。

1. 诊断

（1）症状：早期腰背隐痛或不适，全身症状明显，病情稳定后，症状较轻，常常被忽视。典型表现出现腰背或腰骶部疼痛，痛有定处，日轻夜重。腰椎各方向活动受限和胸廓活动度减少，病情活动期常有夜间痛醒，下床活动后再入睡，随着病情进展整个脊柱可自下而上发生强直，驼背畸形，一般情况脊柱的某个部位受限明显，如颈段、胸段或腰段，一部分病人也可伴有关节外表现。

（2）舌脉：舌紫暗、苔腻，脉涩。

（3）体征：脊柱僵硬，腰椎生理曲度减小或平腰，脊柱各方向活动受限，侧弯，驼背畸形，胸廓活动度减少，挤压或旋转骶髂关节引起疼痛，也可有肌腱、韧带骨附着点压痛。

（4）影像学检查：

X线平片检查

①骶髂关节的改变：本病几乎100%累及骶髂关节。

中期骶髂关节炎，病变侵犯全关节，关节面侵蚀破坏、椎间隙狭窄、增生囊变，呈刷状或锯齿状。弥漫性脱钙。髂骨侧骨致密带增宽，并可有部分强直。

晚期关节间隙消失，有粗糙条状骨小梁交错通过关节间隙，而产生骨强直。软骨下硬化带亦消失，明显脱钙，骨密度降低。

②脊柱钙化粘连改变。

（5）排除其他病：综合判断排除其他原因引起的以上症状。

符合以上5条并排除其他疾病即可确诊为痰阻脊背型强直性脊柱炎。

包括现代医学的强直性脊柱炎。

诊断要点：在影像学检查结果下，一般病史较长，早期腰背隐痛或不适，可有全身不适、厌食、低热、乏力，甚至消瘦、贫血等症状，典型表现为腰背痛、腰椎各方向活动受限和胸廓活动度减少，病情活动期常有夜间痛醒，下床活动后再入睡，随着病情进展整个脊柱可自下而上发生强直，驼背畸形，挤压或旋转骶髂关节引起疼痛，痰阻脊背型强直性脊柱炎阻颈颈僵、阻背背僵、阻腰腰僵、阻骶骶僵。

2. 钩活术选穴与治疗

痰阻脊背型强直性脊柱炎的选穴，要根据影像学检查的结果，进行病位选穴；隶属于跌仆闪挫或暴力外伤所致的瘀血内停，恶血不去，再有喜怒不节，饮食不适，寒湿无度等诱因，相交结于筋骨，经络不通，致使腰背部经络痹阻，气血运行不畅而出现腰背或腰骶部疼痛，痛有定处，日轻夜重。重则脊柱活动受限，功能障碍，驼背畸形。要进行循经选穴，局部症状明显者要进行局部选穴，可选用新夹脊穴的双穴或三穴组合，以三组三穴组合为主。选用巨类钩锃针为主，单软透穴法。

取穴基本公式

主穴：局部取穴

根据强直性脊柱炎部位的不同而选择相应的三穴组合新夹脊穴。（巨颈胸型或腰型钩锃针，中类微类内板或内刃钩锃针）

配穴：根据瘀血阻滞脊柱经络之不同，循经取穴或局部取穴。

曲池（微内板3.5）

三阴交（微内板3.5）

阳陵泉（微内板4.5）

足三里（微内板4.5）

配穴选 1~3 个为宜，也可不选。

以上配穴根据具体情况，取双侧穴或单侧穴，单侧取患侧穴位点。

以上全部配穴以泻法为主。

方义提要：轻度瘀阻脊背型强直性脊柱炎，局部取穴；中重度瘀阻脊背型强直性脊柱炎同时局部取穴和循经取穴。局部取穴，以脊柱新夹脊穴为所取穴位点，三穴组合为主。循经取穴主要根据病所在的经络循行部位选穴，旨在活血化瘀、疏通经络，调节全身免疫功能，以泻法为主，并针对外伤瘀血的性质，随症配以不同腧穴，运用各种不同的治疗。

3. 病案举例

（1）[瘀阻脊背　颈部疼痛]

何某某，男，35 岁，山西人，维修工。

初诊：2011 年 7 月 7 日。

主诉：颈部疼痛、僵硬、活动受限 15 天。

现病史：强直性脊柱炎 15 年。平素症状稳定，15 天前因饮食不节，恶心呕吐，腹泻，经输液治疗后基本痊愈，现颈部疼痛、夜晚加重，起床活动后减轻，二便尚可，体温正常。于 2011 年 7 月 7 日来我院就诊。

既往史：强直性脊柱炎 15 年。

家族史：有家族遗传史。

分析：患者，男性，35 岁，强直性脊柱炎 15 年，有家族遗传史。饮食不节，颈部疼痛，活动受限，属于瘀阻脊背（颈椎）。

查体：颈部活动受限、僵硬，后肌群轻度压痛。轻度弯腰驼背，腰椎各方向活动基本正常，枕—墙距 10cm，胸廓活动度 3cm，Schober 试验（+），斜扳试验（+），骨盆挤压试验（+），心肺腹未见异常，血压 120/80mmHg。舌紫暗、苔腻，脉涩。

辅助检查：血、尿常规，心电图，血糖检查无异常。ASO（-），RF（-），ESR 正常，C 反应蛋白升高，HLA－B_{27}（+）。

影像学检查：X 线（5－36）。

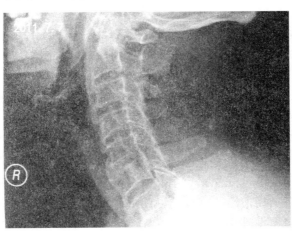

图 5－36　X 线侧位片

X线表现：颈椎序列尚可，生理前凸存在。椎小关节骨性融合，椎体前方可见前纵韧带骨化影，活动受限。项后软组织内可见点状骨化影。

印象：强直性脊柱炎

诊断：瘀阻脊背型强直性脊柱炎（中医）
　　　强直性脊柱炎（西医）

治则：活血化瘀，疏通经络。

治法：钩活术疗法。

选穴：主穴：C_1穴＋C_2穴＋C_3穴（巨类颈胸型钩鍉针）
　　　配穴：双曲池（微内板3.5）以泻法为主

常规钩活：透穴选用3.5微内板钩鍉针，利用重度单软透穴，以泻法为主。局部配穴以泻法为主，常规九步钩活逐一完成。保健枕保健。

10分钟钩活术，患者自述颈部疼痛稍好转，活动较轻松。

二诊：2011年7月17日，患者自述颈部疼痛减轻，僵硬稍好转。晨僵较治疗前有改善，愿做第二次钩活术治疗。

选穴：主穴：C_1'穴＋C_2'穴＋C_3'穴（巨类颈胸型钩鍉针）
　　　配穴：双足三里（微内板4.5）以泻法为主

常规钩活：透穴选用3.5微内板钩鍉针，利用中度单软透穴，以泻法为主。局部配穴以泻法为主，常规九步钩活逐一完成。

10分钟钩活术，患者自述颈部疼痛进一步好转，背部活动较轻松，嘱患者口服中药15天后复诊。

三诊：2011年8月2日，患者自述颈痛及僵硬明显好转，晨僵较治疗明显改善，愿做第三次钩活术治疗。

选穴：主穴：C_1穴＋T_{12}穴（巨类颈胸型钩鍉针）
　　　配穴：双三阴交（微内板3.5）以泻法为主

常规钩活：透穴选用3.5微内板钩鍉针，利用轻度单软透穴，以泻法为主。局部配穴以泻法为主，常规九步钩活逐一完成。

10分钟钩活术，患者自述颈部疼痛基本消失，颈部活动较轻松，嘱患者继续口服上方中药15天后复诊。

四诊：2011年8月17日，患者自述颈痛及僵硬基本消失，晨僵较治疗前明显改善，嘱患者继续口服上方中药15天善后。

随访：2012年8月17日电话随访，上述症状无反复。劳累后稍有不适，嘱其避风寒，慎劳作，合理膳食，注意保养。

【按语】此病例系强直性脊柱炎病史多年，饮食不当，侵袭颈部经络，气血不畅，经络不通所致，颈部筋脉受阻，经络不通，不通则痛，采用新夹脊C_1穴＋C_2穴＋C_3穴，辅配曲池、三阴交、足三里穴以泻法为主，直达病灶，筋脉畅通。单透是强直性脊柱炎总的手法，根据病情的轻重程度，前两次采用三穴组合重、中度单透手法，第三次采用双穴组合轻度单透手法，活血祛瘀，通络止痛，故三次症状较治疗前明显好转。

（2）［瘀阻脊背　背部疼痛］

周某某，女，28岁，石家庄赵县人，干部。

初诊：2011年3月9日。

主诉：背痛4年，加重2个月。

现病史：强直性脊柱炎4年。平日腰背隐痛不适，晨僵，活动后减轻，2个月前因婆媳吵架后背痛扯及两胁，夜间加重，影响睡眠，食欲差，二便尚可。曾经针灸、按摩、口服药物（开胸顺气丸）等治疗疼痛无明显缓解，于2011年3月9日来我院就诊。

既往史：强直性脊柱炎病史确诊4年。

家族史：有家族遗传史。

分析：患者，女性，28岁，强直性脊柱炎病史确诊4年，有家族遗传史。于口舌之争背痛加重，扯及两胁，经络阻塞，气机不得宣通，属瘀阻脊背（胸椎）。

查体：平腰，腰椎各方向活动受限，枕—墙距7cm，胸廓活动度3cm，Schober试验（+），骶髂关节压痛，心肺腹未见异常，血压120/80mmHg。舌紫暗、苔腻，脉涩。

辅助检查：血、尿常规，心电图，血糖检查无异常。体温正常，ASO（-），RF（-），ESR正常，C反应蛋白升高，HLA-B_{27}（+）。

影像学检查：X线（5-37）（5-38）。

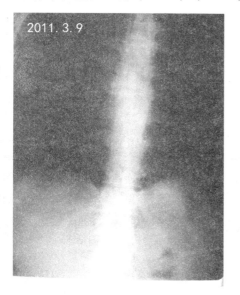

图5-37 X线正位片

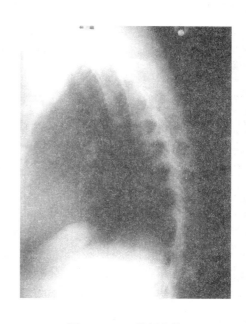

图5-38 X线侧位片

X线表现：胸椎序列尚整齐，生理曲度加大。各椎体前间隙变窄。椎体边缘骨质未见明显异常。胸椎椎体呈竹节样改变。椎旁软组织未见异常影。

印象：胸椎符合强直性脊柱炎

诊断：瘀阻脊背型强直性脊柱炎（中医）
　　　强直性脊柱炎（西医）

治则：化痰消瘀，理气通络。

治法：钩活术疗法。

选穴：主穴：T_5穴＋T_6穴＋T_7穴（巨类颈胸型钩锃针）

配穴：双曲池（微内板3.5）以泻法为主

常规钩活：透穴选用3.5微内板钩锃针，利用浅单软透穴手法，以泻法为主。局部配穴以泻法为主，常规九步钩活逐一完成。

10分钟钩活术，患者自述背部疼痛稍好转，活动较轻松。

二诊：2011年3月19日，患者自述背部疼痛减轻，僵硬稍好转。愿做第二次钩活术治疗。

选穴：主穴：T_5'穴＋T_6'穴＋T_7'穴（巨类颈胸型钩锃针）

配穴：双阳陵泉（微内板4.5）以泻法为主

常规钩活：透穴选用3.5微内板钩锃针，利用浅单软透穴手法，以泻法为主。局部配穴以泻法为主，常规九步钩活逐一完成。

10分钟钩活术，患者自述背部疼痛明显好转，腰背部活动较轻松，嘱患者口服中药（化痰消瘀、蠲痹通络）15天后复诊。

三诊：2011年4月3日，患者自述背痛及僵硬好转，晨僵较治疗前有改善，愿做第三次钩活术治疗。

选穴：主穴：T_8穴＋T_9穴（巨类颈胸型钩锃针）

配穴：双三阴交（微内板3.5）以泻法为主

常规钩活：透穴选用3.5微内板钩锃针，利用浅单软透穴手法，以泻法为主。局部配穴以泻法为主，常规九步钩活逐一完成。

10分钟钩活术，患者自述背部疼痛基本消失，背部活动较轻松，嘱患者继续口服上方中药15天后复诊。

四诊：2011年4月18日，患者自述背痛及僵硬基本消失，晨僵较治疗前明显改善，嘱患者继续口服上方中药15天善后。

随访：2012年4月18日电话随访，上述症状无反复。劳累后稍有不适，嘱其避风寒，慎劳作，喜怒有常，注意保养。

【按语】此病例系强直性脊柱炎病史多年，恼怒气结侵袭经络，气血不畅，背部经络不通所致，背部筋脉受阻，经络不通，不通则痛，牵及两胁，采用新夹脊T_5穴＋T_6穴＋T_7穴，辅配曲池、阳陵泉、三阴交，以泻法为主，直达病灶，筋脉畅通。浅单软是胸椎的固有手法，单透是强直性脊柱炎总的手法，根据病情的轻重程度，前两次采用三穴组合浅度单透手法，第三次采用双穴组合浅度单透手法，活血祛瘀，通络止痛，收到了良好的临床效果。

(3)［瘀阻脊背　腰部疼痛］

姜某某，男，31岁，石家庄元氏人，司机。

初诊：2011年6月7日。

主诉：腰痛8年，加重20天。

现病史：强直性脊柱炎8年。腰部隐痛不适，活动受限，夜晚加重，固定姿势后加重，活动后减轻，20天前因交通事故腰部挫伤而腰痛加重，饮食、二便尚可。曾口服"吲哚美辛、三七伤"等药物治疗效果不佳。于2011年6月7日来我院就诊。

既往史：强直性脊柱炎确诊8年。

家族史：有家族遗传史。

分析：患者，男性，31岁，强直性脊柱炎8年，有遗传家族史。因挫伤腰部，瘀血阻滞腰部经络，腰部经络痹阻，气机不得畅通，属瘀阻脊背（腰椎）。

查体：平腰，腰椎各方向活动受限，枕—墙距10cm，胸廓活动度5cm，Schober试验（+），骶髂关节压痛，斜扳试验（+），心肺腹未见异常，血压120/80mmHg。舌淡红、苔腻，脉涩。

辅助检查：血、尿常规，心电图，血糖检查无异常。体温正常，ESR正常，C反应蛋白升高，HLA-B_{27}（+）。

影像学检查：X线（5-39）。

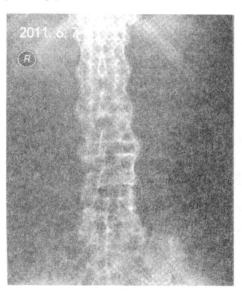

图5-39 X线正位片

X线表现：腰椎体两侧韧带骨化，呈竹节椎样改变，符合强直性脊柱炎的影像。

印象：强直性脊柱炎

诊断：瘀阻脊背型强直性脊柱炎（中医）

　　　强直性脊柱炎（西医）

治则：活血化瘀，疏通经络。

治法：钩活术疗法。

选穴：主穴：L_1穴+L_2穴+L_3穴（巨类腰型钩鍉针）

　　　配穴：双阳陵泉（微内板3.5）以泻法为主

常规钩活：透穴选用3.5微内板钩鍉针，利用重度单软透穴，以泻法为主。局部配穴以泻法为主，常规九步钩活逐一完成。

10分钟钩活术，患者自述腰部僵硬好转，活动较治疗前灵活。

二诊：2011年6月17日，患者自述腰部疼痛减轻，僵硬稍好转。愿做第二次钩活术治疗。

选穴：主穴：L_1'穴+L_2'穴+L_3'穴（巨类腰型钩鍉针）

　　　配穴：双足三里（微内板4.5）以泻法为主

常规钩活：透穴选用3.5微内板钩鍉针，利用中度单软透穴，以泻法为主。局部配穴以泻法为主，常规九步钩活逐一完成。

10分钟钩活术，患者自述腰部疼痛进一步好转，腰部活动较轻松，嘱患者口服中药（活血化瘀、疏通经络）15天后复诊。

三诊：2011年7月2日，患者自述腰痛及僵硬好转，晨僵较治疗前有改善，愿做第三次钩活术治疗。

选穴：主穴：L_4穴+L_5穴（巨类腰型钩锃针）
配穴：双曲池（微内板3.5）以泻法为主

常规钩活：透穴选用3.5微内板钩锃针，利用轻度单软透穴，以泻法为主。局部配穴以泻法为主，常规九步钩活逐一完成。

10分钟钩活术，患者自述腰部疼痛明显好转，腰部活动较轻松，嘱患者继续口服上方中药15天后复诊。

四诊：2011年7月17日，患者自述腰痛及腰部僵硬明显好转，晨僵较治疗前明显改善，嘱患者继续口服上方中药15天善后。

随访：2012年7月17日电话随访，上述症状无反复。劳累后腰部稍有疼痛不适，嘱其避风寒，慎劳作，注意保养。

【按语】此病例系强直性脊柱炎病史多年，外伤瘀血阻滞腰部经络，气血不畅，腰部经络不通所致，腰部筋脉受阻，经络不通，不通则僵，不通则痛。采用新夹脊L_1穴+L_2穴+L_3穴，辅配阳陵泉、曲池、足三里穴以泻法为主，直达病灶，筋脉畅通。单透是强直性脊柱炎总的手法，根据临床症状轻重程度的不同，采用三穴组合重、中度单透手法，补肾活血，祛湿活络，第三次采用双穴组合轻度单透手法，活血祛瘀，调理气血肝肾，旨在祛痰浊、活瘀血、通经络。故三次症状较治疗前明显好转。

(4) [瘀阻脊背　骶髂疼痛]

未某某，男，24岁，石家庄正定人，个体。

初诊：2011年1月13日。

主诉：腰骶部疼痛2年，加重1个月。

现病史：2年前确诊为强直性脊柱炎，继而腰骶部隐痛不适，时有膝痛，固定姿势和休息后加重，活动后减轻，晨僵，活动后减轻，一个月前因骑摩托车跌倒后腰骶部疼痛加重，影响睡眠，夜晚痛醒，活动后再入睡。饮食二便尚可，口服"三七伤、布洛芬"等药物，并贴膏药、按摩等治疗效果欠佳。于2011年1月13日来我院就诊。

既往史：强直性脊柱炎确诊2年。

家族史：有家族遗传史。

分析：患者，男性，24岁，强直性脊柱炎确诊2年，有家族遗传史。外伤后骶髂关节疼痛加重，属瘀阻脊背（骶髂）。

查体：骶髂关节压痛，骨盆挤压试验（+），骨盆分离试验（+），斜扳试验（+），枕—墙距0cm，胸廓活动度7cm，Schober试验（-），心肺腹未见异常，血压120/80mmHg。舌淡、苔薄白，脉弦。

辅助检查：血、尿常规，心电图，血糖检查无异常。体温正常，ASO（-），RF（-），ESR增快，C反应蛋白升高，HLA-B_{27}（+）。

影像学检查：X线（5-40）（5-41）。

CT表现：双侧骶髂关节间隙可，髂骨关节面可见多发虫蚀样破坏，伴有硬化，周

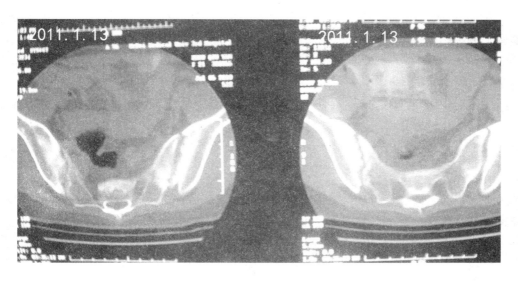

图 5-40 骶髂 CT　　　　图 5-41 骶髂 CT

围软组织未见明显肿胀。

印象：双侧骶髂关节 CT 平扫所见符合强直性脊柱炎

诊断：瘀阻脊背型强直性脊柱炎（中医）

　　　强直性脊柱炎（西医）

治则：活血化瘀，疏通经络。

治法：钩活术疗法。

选穴：主穴：S_4 穴 + S_3 穴（巨类腰型钩鍉针）

　　　配穴：双阳陵泉（微内板4.5）以泻法为主

常规钩活：透穴选用 3.5 微内板钩鍉针，利用重度单软透穴，以泻法为主。局部配穴以泻法为主，常规九步钩活逐一完成。

10 分钟钩活术，患者自述腰骶部疼痛稍好转。

二诊：2011 年 1 月 23 日，患者自述腰骶部疼痛减轻，僵硬稍好转。晨僵较治疗前有改善，愿做第二次钩活术治疗。

选穴：主穴：S_2 穴 + S_1 穴（巨类腰型钩鍉针）

　　　配穴：双足三里（微内板4.5）以泻法为主

常规钩活：透穴选用 3.5 微内板钩鍉针，利用中度单软透穴，以泻法为主。局部配穴以泻法为主，常规九步钩活逐一完成。

10 分钟钩活术，患者自述腰骶部疼痛进一步好转，活动较轻松，嘱患者口服中药（活血化瘀、疏通经络）15 天后复诊。

三诊：2011 年 2 月 7 日，患者自述腰骶部疼痛及僵硬好转，晨僵明显好转，愿做第三次钩活术治疗。

选穴：主穴：L_5 穴 + S_4 穴（巨类腰型钩鍉针）

　　　配穴：双三阴交（微内板3.5）以泻法为主

常规钩活：透穴选用 3.5 微内板钩鍉针，利用轻度单软透穴，以泻法为主。局部配穴以泻法为主，常规九步钩活逐一完成。

10分钟钩活术，患者自述腰骶部疼痛明显好转，腰骶部活动较轻松，嘱患者继续口服上方中药15天后复诊。

四诊：2011年2月22日，患者自述腰骶部疼痛及僵硬明显好转，晨僵较治疗前明显改善，嘱患者继续口服上方中药15天善后。

随访：2012年2月22日电话随访，上述症状无反复。劳累后偶有不适，嘱其避风寒，慎劳作，注意保养。

【按语】此病例系强直性脊柱炎，外伤瘀血侵袭经络，气血不畅，经络不通所致，腰骶部筋脉受阻，经络不通，不通则僵，不通则痛，采用新夹脊 S_1 穴 + S_2 穴 + S_3 穴 + S_4 穴两两组合，辅配阳陵泉、三阴交、足三里穴以泻法为主，直达病灶，筋脉畅通。单透是强直性脊柱炎总的手法，根据临床症状轻重的不同，三次钩活分别采用重、中、轻度单软透穴，旨在活血、理气、止痛。故三次症状较治疗前明显好转。

4. 其他疗法

药物、中药外用、推拿、针灸、熏蒸、小针刀疗法、封闭。

附方：

独活寄生汤（《备急千金药方》）加减

羌活9g，川芎15g，独活15g，寄生20g，杜仲20g，桃仁15g，红花15g，当归15g，葛根15g，威灵仙20g，秦艽15g，甘草6g。

六、气血双亏型（晚期）强直性脊柱炎

定义：符合强直性脊柱炎的诊断又符合中医气血双亏，瘀血痰阻，肝肾亏损，阴阳失衡的诊断。外邪入侵致瘀。或外伤瘀血内停，不能及时消散或排出体外，阻滞经脉，气血运行不畅，经络痹阻，骨节壅滞则屈伸不利、僵直弯曲。痛有定处，固定不移，病情迁延日久，脊柱向各个方向活动受限，功能严重障碍，正不胜邪，面色憔悴，少气懒言，小便清长，大便溏薄，瘫痪在床，驼背畸形，干瘦如柴，不欲饮食，舌淡胖、苔薄白，脉虚无力而数。通过现代医学综合判断符合强直性脊柱炎所引起的瘫痪的诊断，二者都存在为气血双亏型强直性脊柱炎。

1. 诊断

（1）症状：早期症状轻微，渐进性加重，逐渐形成瘫痪。腰背隐痛或不适，病程日久，气血双亏，肝肾阴亏，阴阳失调，痰浊瘀阻，可有全身不适、厌食、低热、乏力，甚至消瘦、贫血等症状，生活逐渐不能自理，驼背畸形，瘫痪在床。

（2）舌脉：舌淡胖、苔薄白或无苔，脉虚弱无力而数。

（3）体征：侧弯，驼背畸形，胸廓活动度减少，只能左侧卧位或右侧卧位。

（4）影像学检查：

X线平片检查

骶髂关节完全融合，脊柱呈明显竹节样变，骨盆变形。

骶髂关节CT检查

关节间隙内狭窄，或部分强直，软骨下侵蚀破坏、囊变。

（5）排除其他病：综合判断排除其他原因引起的以上症状。

符合以上5条并排除其他疾病即可确诊为气血双亏型强直性脊柱炎。

包括现代医学的晚期强直性脊柱炎。

诊断要点：根据病程病史和影像学检查的结果可明确诊断。

2. 钩活术选穴与治疗

气血双亏型强直性脊柱炎的选穴，要根据影像学检查的结果和临床症状合理选穴，因病情复杂，全身瘫痪，综合分析选用双穴组合或三穴组合，只能选颈、胸、腰段的三分之一，手法轻微单透，以补法为主，针具以中微类内刃为主。

取穴基本公式

主穴：局部取穴

根据强直性脊柱炎部位的不同而选择相应的三穴组合新夹脊穴组合。（中微内刃钩鍉针）

配穴：循经取穴或局部取穴。

曲池（微内板 3.5）

三阴交（微内板 3.5）

阳陵泉（微内板 4.5）

阴陵泉（微内板 4.5）

足三里（微内板 4.5）

太乙（微内板 3.5）

天枢（微内板 3.5）

配穴选 1~3 个为宜，也可不选。

以上配穴根据具体情况，取双侧穴或单侧穴，单侧取患侧穴位点，以补法为主。

方义提要：气血双亏型强直性脊柱炎，局部取穴为主，以脊柱新夹脊穴为所取穴位点。循经取穴主要根据病所在的经络循行部位选穴，旨在调理气血、滋阴益肾、补肾壮阳、活血通络、调节全身免疫功能。

3. 病案举例

（1）[气血肝肾俱虚　瘫痪在床]

粘某某，男，36 岁，石市灵寿人，农民。

初诊：2013 年 3 月 10 日。

主诉：瘫痪在床 1 年。

现病史：脊背僵硬活动受限，15 岁确诊为强直性脊柱炎，间断性治疗数年，逐渐加重。近 1 年发展迅速，瘫痪在床，乏力，纳差，便干，消瘦，体重只有 40 公斤，各种方法治疗效果不佳。于 2013 年 3 月 10 日家人抱着来我院就诊。

既往史：强直性脊柱炎 15 年。

家族史：有家族遗传史。

分析：患者，男性，36 岁，有家族遗传史。符合强直性脊柱炎发病过程。

查体：被迫左侧卧位或右侧卧位，查体欠合作，驼背畸形，脊柱不能自主活动，骶髂关节压痛，骨盆挤压试验（+），骨盆分离试验（+），心肺腹未见异常，血压 120/80mmHg。舌淡胖、苔薄白或无苔，脉虚弱无力而数。

辅助检查：血、尿常规，心电图，血糖检查无异常。体温正常，ASO（-），RF（-），ESR 正常，C 反应蛋白升高，HLA-B_{27}（+）。

影像学检查：X 线（5-42）（5-43）（5-44）（5-45）（5-46）（5-47）（5-48）（5-49）（5-50）。

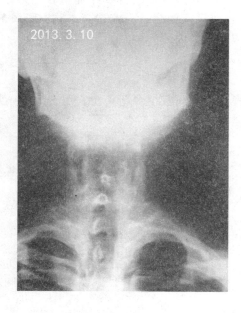

图 5-42 X 线正位片

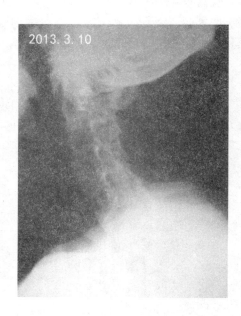

图 5-43 X 线侧位片

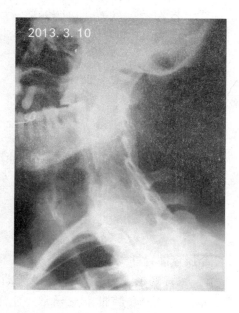

图 5-44 X 线右斜位片

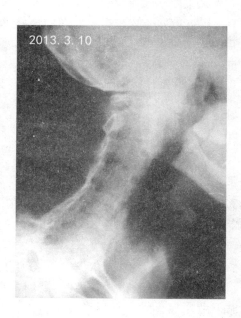

图 5-45 X 线左斜位片

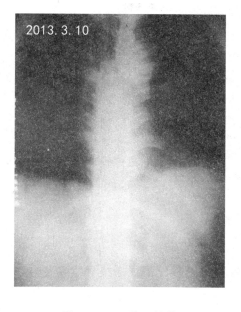

图 5-46 X 线正位片

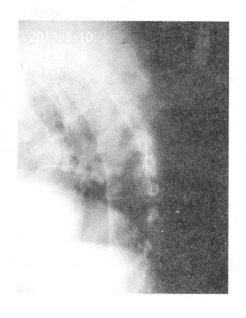

图 5-47 X 线侧位片

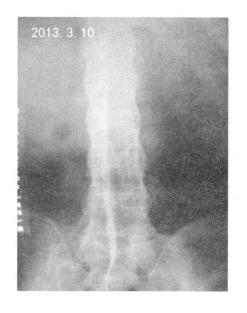

图 5-48 X 线正位片

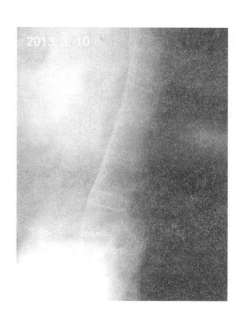

图 5-49 X 线侧位片

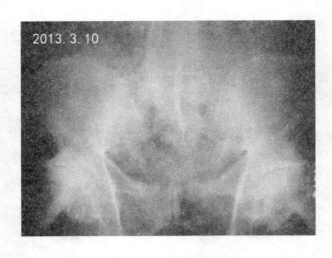

图5-50　X线骶髂正位片

X线表现：颈椎序列欠佳，$C_{5、6}$棘突左偏。生理前凸减小。各椎间隙及椎小关节骨性融合，脊柱僵直。左右两侧椎间孔狭窄变小。项后软组织内未见异常密度影。胸、腰椎脊柱呈竹节样改变，胸椎生理曲度过曲。各椎间隙未见变窄，前纵韧带钙化，椎体呈方形改变。棘突呈线样改变，密度增高，椎旁软组织未见异常影。双髋关节间隙稍变窄，股骨头变扁变形，股骨头内密度增高，关节面毛糙欠规则，组成关节各骨缘均可见骨质增生。双侧骶髂关节骨性强直，局部密度增高，周围软组织未见异常。

印象：1. 强直性脊柱炎
　　　2. 双侧股骨头缺血性坏死

诊断：气血双亏型强直性脊柱炎（中医）
　　　晚期强直性脊柱炎（西医）

治则：滋阴益气，调和营卫。

治法：钩活术疗法。

选穴：主穴：C_1穴 + C_2穴 + C_3穴（中内刃钩鍉针）
　　　配穴：双足三里（微内刃3.5）以补法为主

常规钩活：透穴选用3.5微内板钩鍉针，利用单软透穴，平补平泻法。局部配穴以补法为主，常规九步钩活逐一完成。

10分钟钩活术，患者自述颈部活动稍好转。加之中药调理。

二诊：2013年3月20日，患者自述颈部活动稍灵活，僵硬稍好转。全身状态无明显变化，愿做第二次钩活术治疗。

选穴：主穴：T_3穴 + T_4穴 + T_5穴（微内刃钩鍉针）
　　　配穴：双足三里（微内刃4.5）以补法为主

常规钩活：透穴选用3.5微内板钩鍉针，利用浅单软透穴，平补平泻法。局部配穴以补法为主，常规九步钩活逐一完成。

10分钟钩活术，患者自述背部活动稍好转，呼吸较轻松，嘱患者口服中药15天后复诊。

三诊：2013年4月5日，患者自述颈背部僵硬好转，晨僵，愿做第三次钩活术治疗。

选穴：主穴：L_1穴 + L_2穴 + L_3穴（中内刃钩鍉针）
配穴：双三阴交（微内刃3.5）以补法为主

常规钩活：透穴选用3.5微内板钩鍉针，利用单软透穴，平补平泻法。局部配穴以补法为主，常规九步钩活逐一完成。

10分钟钩活术，患者自述腰部活动较轻松，嘱患者继续口服上方中药20天后复诊。

四诊：2013年4月25日，患者自述脊柱活动明显改善，愿做第2个疗程钩活术治疗。

分别于2013年4月25日、5月10日、5月25日进行了第2个疗程的钩活术治疗。选穴分别是C_1'穴 + C_2'穴 + C_3'穴、T_3'穴 + T_4'穴 + T_5'穴、L_1'穴 + L_2'穴 + L_3'穴，全部采用微类内刃钩鍉针，单软透穴。

结果：在2013年6月10日复诊，已能自行拄双拐行走。继续口服中药调理。

随访：2014年2月25日电话随访，上述症状无反复。嘱患者继续口服上方中药善后，嘱其避风寒，慎劳作，注意保养。

【按语】此病例系晚期强直性脊柱炎瘫痪，病情迁延日久，功能严重障碍，正不胜邪，面色憔悴，少气懒言，小便清长，大便溏薄，瘫痪在床，驼背畸形，干瘦如柴，不欲饮食。病情复杂，需要慢慢调理，分别采用新夹脊的颈、背、腰部的三穴组合，利用中微内刃钩鍉针单软透穴（胸椎浅单软），辅配三阴交、足三里穴以补法为主，益气养阴，调理气血，两个疗程6次治疗病情大有改观。

4. 其他疗法

药物、中药外用、推拿、针灸、熏蒸、小针刀疗法、封闭。

附方：

肾着汤（《金匮要略》）化裁

云茯苓24g，生白术24g，薏苡仁24g，桂枝9g，北苍术15g，杜仲12g，桑寄生15g，宣木瓜15g，当归9g，海桐皮12g，防风9g，羌活9g。

第五节 康复与预防

强直性脊柱炎是原因不明的全身自身免疫性疾病，是一种侵犯中轴关节的慢性炎症，属于中医"骨痹""肾痹""龟背""历节风""大偻"等范畴。"骨痹不已，复感于邪，内舍于肾，肾痹者，尻以代踵，脊以代头。"现代医学认为强直性脊柱炎与遗传因素有直接关系，属遗传性疾病，在遗传方面的预防是非常重要的。关于强直性脊柱炎的康复疗法有很多，包括心理疗法、练功疗法、泉浴疗法、磁疗法、舞蹈疗法、泳疗法等。

一、康复

（一）心理康复疗法

中医学认为，情志致病，直接影响五脏六腑的功能，造成气机失调。所谓痛者不通，通则不痛。除药物治疗外，应用心理疗法及其他治疗方法，调节五脏六腑，通达气机，可以反馈性地影响情志，调节心理。如疏肝理气、条达气血，皆属相关性的治疗方法。尤其是对疼痛的治疗，更应以综合治疗为主，将心理治疗与其他疗法有机结合起来，使病人树立治疗和康复的信心，提高疗效，是非常重要的。尽管中医学没有"医学心理学"这一名称，但有关心理健康、疾病、心理治疗在医学临床中的应用，则始终贯穿于中医学的理论和临床实践中。如对"七情"和"五志"的论述，治疗上提出"善医者医其心也"的思想。

西医学临床研究结果显示，强直性脊柱炎患者精神质分高，情绪稳定性差，内倾个性者多。AS病人大多承受着较大的心理压力（89%）。这一方面与AS病人本身的致残率高、残障程度严重有关，但病人的个性特点，对生活事件产生强烈的情绪反应，难以适应病后生存状态，也可能是一个很重要的原因。调查结果提示，AS病人普遍存在着焦虑抑郁情绪（90.6%）。由于该病多发于青壮年男性，他们的家庭负担普遍较重，而疾病引起的功能障碍，不仅使他们无能为力，还给家人带来了麻烦和痛苦。未婚青年病人则影响其寻找配偶，成家立业。加之，病后社会角色发生了很大的改变，这些社会因素的冲击及疾病本身的折磨，使病人产生了负性情绪。

值得一提的是：家庭条件好，社会地位较高，事业顺利的AS病人，尽管残疾程度较重，但没有或很少产生焦虑抑郁情绪，由此更证明，加强对病人的心理辅导，减少和避免精神刺激，发挥社会支持系统的作用，对AS的发展转归有着重要的意义。

西医学模式转变为生物-生理-社会医学模式后，现代康复护理模式也开始相应地转变，以"人"为中心的整体康复护理观念，对心理护理提出了更高层次的要求。如何使千差万别的病人获得治疗和康复所需的最佳身心状态，成为护理工作的难点与重点。

治疗中应遵循以下原则：建立医患信赖关系，认真听取病人倾诉，了解引起病人不良情绪的多种因素，帮助病人尽快解决各种困难，提高心理免疫能力，学会情绪的自我调控，重视说服解释工作，使病人对病情有一个较清楚的概念，正确对待疾病；培养乐观进取的精神，减轻焦虑、抑郁等情绪反应，从而使病人积极配合治疗，实行自我康复；采用行为医学和生物反馈技术，改善病人心理状态，改善其生理功能，达到治疗疾病的目的。

1. 心理疏导

从临床中不难看出，强直性脊柱炎以强壮的青年发病占多数，而这些人又面临着求学、求职、求婚以及养家糊口等问题，他们对自己身体康复有一种迫切愿望，而疾病所呈现的慢性进行性的过程与其愿望相矛盾，因而产生了焦虑、失望、抑郁、烦躁等诸多心理，有的还会产生轻生念头。面对这些，应采取对不同病人用不同的心理疏导的方式。首先对其产生的心理障碍进行分析，用我们的知识，以动之以情、晓之以理的方式感化病人，同时充分调动家庭、社会的力量，共同关心、理解、体谅、支持病人，让其与康复效果比较好的病人进行交流，从他们的身上得到一点启发，从而能正视现实，积极主动地配合治疗和功能锻炼。事实证明，心理康复的优劣，直接影响病人的功能康复。

2. 改变环境

让病人及其家属要重视居住的环境。环境不仅能影响病人的心理，恶劣的环境本身也是致病的因素，所以要注意改善阴暗潮湿的环境。要加强营养，生活起居要有规律，这样可增强机体的抗病能力。对从事重体力劳动者要调整职业，避免重体力劳动。

总之，要解除一切能够使病情加重的因素，最大限度地为病人创造一个有利于康复的环境。

3. 激发病人的积极进取精神，满足其自我实现需要

自我实现需要是人类基本需要中最高的一种。患者由于长期处于疾病状态，不能像正常人那样去读书、学习、工作，心理上有很大的失落感，而他自己又有非常大的实现自我价值的欲望，我们就鼓励他积极地做一些自己力所能及的工作，对其学习工作过程中遇到的疑难问题及各种困难尽可能帮助，充分发挥他们的特长，鼓励他们做出成绩，满足其自我实现感。

4. 安排患者生活多样化，满足其归属与爱的需要

大多数 AS 患者性格孤僻，有自我封闭心理，社会退缩倾向明显，尤其是一些年龄较轻的学生，由于长时间住院，与家人、同学分离，给患者心理造成严重不良影响，这些心理问题不及时解决，是不利于疾病康复的。所以我们在不违反医院制度的情况下，应尽可能安排其生活多样化，允许病人看电视、听广播，开展一些竞赛，比如象棋、跳棋比赛等。尽可能使其与父母、同学、朋友多联系，为患者营造一个充满温馨友爱的环境，使其走出自我封闭状态。

（二）练功康复疗法和功能锻炼

1. 练功疗法

练功疗法起源于古代"导引"中的具有医疗意义的运动方法。主要通过肢体的运动来防治脊柱疾患，促进功能康复。临床证明，通过练功可推动脊柱部位气血的流通和加速祛瘀生新的过程，改善血液循环，使脊柱得到营养，防止肌肉萎缩、关节僵硬、骨质疏松，有利于功能康复。目前练功疗法已在脊柱病中被普遍应用，取得了很好的疗效。古人几千年来总结了许多行之有效的锻炼方法，如八段锦、易筋经、五禽戏、太极拳等，广为流传，经久不衰。

2. 康复功能锻炼

除了有规律、有具体套路的练功外，强直性脊柱炎病人的日常康复护理与功能锻炼也非常重要。

（1）指导 AS 患者可能出现的康复问题及相关因素宣教

最常出现的康复问题是疼痛、晨僵、脊柱活动受限、脊柱畸形、曲度消失，要求病人对这些问题有所了解，并向病人介绍出现这些问题的相关因素及治疗、护理与预防措施。

（2）颈椎活动

头颈部可做向前、后、左、右转动，以及头旋转活动，以保持颈椎的正常活动度。

（3）维持胸廓的运动度

可经常做一些深呼吸、扩胸运动、挺胸、双手向上做爬墙活动。面对墙站立，膝伸直双足与肩对墙角而站，双目平视。患者头部尽量向后向上，双手平肩支撑两面墙上，行深呼吸，坚持 1 分钟，放松后重复做 5 次。

（4）保持脊柱的灵活性和正常的生理曲度

躯体常做伸腰、弯腰、头仰的运动，如床上伸展：仰卧位，双臂上伸过头，向手指脚趾方向伸展后放松，再伸展放松，反复做几次。弓背运动：趴跪如猫状，低头，弓背直至完全拉伸，再放松后塌背仰头抬臀，尽量拉伸，如次反复几次。转体活动：

坐位双臂平举，双目视臂向右，向左转体，反复几次。转颈活动：坐位挺胸，头向右、左转，目视同侧肩部，尽量向后看，反复几次。或低头、仰头、颈向前屈，每个动作10次。

（5）维持肢体的运动功能

如下蹲屈膝、屈髋、左右摆动双髋双腿、抬腿、慢跑、游泳等。其中，游泳为最好的锻炼方法，是一种很好的全身运动。

（6）晨僵的锻炼

有晨僵时，应先在床上缓慢活动双髋双腿，转动颈部、双肩，再活动脊柱。这些方法简便灵活，随时随地都可进行。

3. 注意事项

（1）功能锻炼的基本原则是循序渐进，根据病情而定，以锻炼后疼痛持续不超过2小时为宜。勿过度疲劳，防止意外，每天定期做全身和局部相结合的活动，护士应勤指导、勤协助、勤督促。

（2）在患者疼痛能耐受且不加重症状的前提下进行，锻炼时，护理人员应现场给予监督指导，各项活动要根据功能障碍程度进行，20~60分钟/次，先以小范围开始，逐渐加大运动量，切忌突然做最大范围的运动，以免发生意外。

（3）鼓励患者动静结合，坚持持之以恒的锻炼，增强体质，运动康复。特别注意四肢小关节、胸廓、腰肌和臀部的锻炼，减少强直的发生。

（4）疼痛的处理：除功能锻炼、纠正不良的生活习惯外，应用非甾体抗炎药物治疗，可迅速地改变临床症状。

（5）嘱患者慎起居，避寒湿，忌烟酒，卧平板床，节制房事。

（6）每天坚持练功1~2次。

4. 其他练功疗法

（1）水中医疗体操

让病人在水疗中做屈髋、外展、内收活动。病人在做10~15分钟水疗后，腰背部发僵疼痛得到缓解，此时活动病人痛苦减少、躯体下沉，病人能感受到运动的成效，增强战胜疾病的信心。躯体的沉浮，水对躯体的冲击，也使躯体起到被动按摩的作用。因此，水中的扩胸运动能起到事半功倍的效果。扩胸运动随时可以进行，但在水疗中进行，其意义更大，随着病人吸气、屏气，胸廓扩大，在水的浮力作用下躯体上浮，当慢慢地呼出气体后胸廓变小，浮力的作用减弱，躯体下降。如此往复，综合了水疗和病人的自我能动性的双重作用，效果更佳。

（2）防止脊柱后凸畸形的方法

①练功疗法：预防脊柱后凸畸形，卧硬板床，不用枕头，可以仰卧位或俯卧位。保持上脊部伸展位，脊柱保持直线，预防驼背。根据体力情况先进行立体体操训练，3次/天，往返3~6次，体深前屈带反振（3次）；向后伸展，身体向右深屈，向左深屈，向右旋转，向左旋转。对驼背的训练，目的是使脊柱伸直而增强骨盆倾斜，同时增加腰椎前弯，减轻胸椎后弯。利用体重的伸展使驼背姿势矫正：背向肋下，两脚并立站在肋下前半步，臀部靠近肋下，两手向上举稍弯曲；伸展两上肢，扩胸、伸直两上肢，臀部离开肋下向前，稍停一会儿以后复原，反复3次；脊向肋下悬垂，将脊椎的凸部贴到软靠垫，两下肢交替屈伸，缓慢地进行8次，上肢肌软弱者中间可休息数

次；在肋部和墙壁之间，夹一个医疗球，扩胸以脊柱凸出部为中心来施加压迫。以上训练均要结合起来进行。增强脊肌的肌力，除脊肌之外，还要强化颈肌和肩胛肌的训练（即柔软松弛体操）：深呼吸，不要紧张，头向左右转动。耸肩，头向左右运动，头倒向左右侧；坐位，两前臂在头后扣合，伸展胸大肌。两手放在肩部后两肘靠拢伸展胸大肌；跪着，上肢向前方滑动，使胸部挺起；取俯卧位，使两侧肩胛骨贴紧。各动作缓慢反复2~3次，反复时按相反顺序进行。

②综合康复治疗对强直性脊柱炎患者脊柱后凸畸形的矫正作用：病人均采用软组织松解术，关节功能矫正训练，心理干预及药物治疗。并依据病情及发作缓解期的不同，选择康复治疗因子的剂量和强度。

a. 密集型热银质针软组织松解术：（银针）施术前详细询问病史及必要查体，掌握适应证，以病变软组织压痛点分布规律为依据指导进针数量及针刺的广度和深度，多者在一病变区可达100针左右，并做标记，常规消毒皮肤，局麻下选择长度合适的无菌银质针，对准深层病变方向行垂直或斜刺进针，直达肌膜附着的骨面，引起强烈针感为止。针毕留针时在每一根银针的末端套上一个长2.0~2.5cm艾球，点燃烧尽后将针拔出。针刺部位适用于颈项部，肩胛骨冈上、下窝，胸椎，腰部，臀部，髋部，大腿根部，耻骨联合，一般为一次治疗即可，对不同病变部位可同时进行治疗，在同一病变区需做2~3次治疗，间隔时间为6~8天。

b. 关节功能矫正训练：包括体位训练，脊柱畸形矫正体操，关节功能体操。要求睡硬板床，定期仰卧位，低枕或不垫枕头，座位宜用直背硬椅，不宜长时间采用同一体位，衣着宽松。早期AS穿高跟硬底鞋，晚期AS穿软底平跟鞋。训练时间每次至少30分钟，早、晚各1次，每日晨起坚持3分钟深呼吸及扩胸运动，训练时间、强度依据病情灵活掌握，采用循序渐进的原则。

c. 心理干预治疗：在治疗过程中及时了解、把握患者的心理状态，不失时机地对患者进行心理疏导，给予同情、理解、安慰，以消除悲观情绪，帮助患者树立信心，并向患者介绍本病的特点、康复知识、治疗目的，使病人对AS有科学的认识。

5. 舞蹈疗法

舞蹈疗法是传统娱乐康复法中的一种文娱活动方式。通过有计划、有组织地让康复对象参加具有治疗意义的舞蹈活动，达到调和形神，促进机体功能和精神情志康复的目的。康复学用来治疗疾病的舞蹈，不追求形态美与技巧性的舞蹈姿势。其治疗作用主要通过两条途径来实现：一是观看优美的舞蹈表演，开拓心志，陶冶情操，调节情志，给人以美的感受；二是参与舞蹈活动，无论是集体舞还是个人舞，都能使人心情舒畅、气血调和、筋骨活动、关节利落，达到治疗康复之效。

（三）自然康复疗法

1982年，日内瓦自然医学国际会议上提出了自然疗法的宗旨：平衡人体，促进机体自我防卫和自我调节机制，借此帮助病人而不是取代病人的机体功能，不是旨在取消病人的痛苦症状，而是重在改善病人的健康状况。当病人与大自然融为一体时，大自然也慷慨地给予健康的回报。到大自然中做体疗，再佐以药物治疗，患者必当收取事半功倍之效，强直性脊柱炎必会早日康复。

1. 热砂疗法

以天然河砂或沙漠中的砂粒，促进身心健康的治疗方法称为热砂疗法。砂者，小石也，与泥泞有区别，其功用也各不相同，如《本草纲目·河砂》说："风湿顽痹不仁，筋骨挛缩，冷风瘫痪，血脉断绝。六月取河砂，烈日暴令极热，伏坐其中，冷即易之。取热彻透汗，随病用药。"

（1）康复机制

砂石之处，天地之收引也。天然热砂，与人气相通，患者吸收自然砂石之热气，则促进气血流通，"气血流通"亦即补。可益其残存之不足。烈日极热之砂石，更具有温经通络之功，主治脊柱寒湿痹痛等证。另外，砂石的来源不同，治疗各异。河砂具有日光疗法、空气疗法、热疗及局部按摩疗法的综合功效；西北砂地的砂石兼有磁疗的作用；人工热砂只有温热和局部按摩作用。

（2）康复方法

①夏季烈日暴晒使河砂灼热后，在河滩上掘坑或用特制的砂疗床，裸露肌肤或患部，坐或卧于砂中，冷即换之，以取热彻透汗为度，埋砂1~2小时不等，然后温水冲洗，20天为1个疗程。

②西北漠地砂疗法

以西北沙漠中的优质砂粒，将患者裸露全身或半身，用薄层砂覆盖，或者采用砂坑疗法，厚度、温度适当，头部用伞遮盖，时而揭开伞接受日晒，并吃西瓜、水果和饮料以抗酷暑，每次砂疗时间1~2小时，视患者体质不同而定。每日1~3次，10天为1个疗程。

③热泉砂疗法

在特定的温泉砂坑中进行，温度以40~50℃为宜，砂子宜粗细均匀，身着短裤，或坐或卧，埋于砂中，每次半小时，每日1次，20天为1个疗程，体质佳者，可做3~4个疗程。

④注意事项

a. 肝阳上亢、阴虚火旺者慎用。

b. 高血压、冠心病患者忌用。

c. 热证忌用。

2. 泉浴疗法

泉水浴疗法是利用具有医疗作用的天然泉水，促进人体疾病的痊愈和身心健康的一种治疗方法。由于泉水中含有一定量的矿物质，或含有某种气体，因而能从不同角度对人体产生作用，达到医疗保健的作用。

（1）康复机制

泉水性味甘平，多有补养之功。盖水为万化之源，土为万物之母，饮资于水，食之于土，水去则营竭，人体脏腑气机的出入赖水以濡润，气血津液赖水以滋润，则营卫和，阴阳调。泉水对患者身心健康有重要意义，第一是泉水本身性味特效所决定的。泉水气味甘平，人饮之者，瘤疾皆除；外浴泉水，气味辛热，水温适宜，能愈百病。第二是泉水所含矿物质不同，对机体影响有异，且泉质性从地变，质与物迁，如"泉虽温而不离其母气，惟下者朱砂者气最正，可愈风湿之疾也"。说明矿质不同，疗效各殊。第三是泉水的温度、水压、浮力等自然物理因子刺激人体，鼓动阳气，温通经络，活畅气血、化瘀舒筋，怡神畅志，故能促进疾病的痊愈和身心的康复。矿泉种类很多，譬如单纯泉水、氡泉、碳酸泉、硫化氢泉、碳酸氢纳、碳酸氢钙泉、硫酸钠泉、硫酸钙泉、铁泉等。

（2）康复方法

泉浴法

a. 浸浴法：泉浴疗法，主要是指温泉浴，广义而论则可包括其他矿泉浴。中医学认为，温泉水味辛而有微毒，外浴可以温通经络，活血化瘀，舒筋强骨，祛风除湿，除痹止痛，因此是一种很好的疗法。将患者全身、半身或局部浸泡在矿泉水中的治疗方法，适用于风湿痹痛、关节畸形、肢残肌萎、腰肌劳损等常见疾病。

沐浴时要求患者安静地仰卧浸泡于浴盆或浴池里，水面不要超过乳头水平，若水面高过颈部，则会影响呼吸及心脏功能。全身浸浴常配合以下两种操作方法：浴中训练：凡肢体关节活动不利者，利用水的浮力，患者体重减轻十分之九，易于肢体活动，是实施肢体活动自我训练的好方法。浴中按摩：浴中自我按摩可由患者健肢施术，医疗按摩需专备的按摩浴池，按摩手法要比常规手法轻，时间不宜过长。有活血通络、流畅筋肉之功，长于消除皮肤瘢痕疙瘩等。

半身浴可因水温、按摩等不同而有兴奋、强壮和镇静作用。

局部浸浴：将患者或躯体的一定部位，在矿泉水中浸浴。包括：盆浴：臀部、腰部都浸在矿泉水中，对下腹部组织器官及骨盆血液循环有很大作用，温水坐浴还有镇静、改善睡眠作用，热水坐浴还可起到缓解痉挛、消除疼痛，促进炎症吸收消散的作用。足浴：双足浸在热矿水中，此法能诱导调整血液循环，缓解高血压。治疗时水面要浸过关节，太浅则达不到治疗目的。手浴：将手置于矿泉水中，浸泡至手臂，有调节胸部器官血液循环的作用。

b. 其他浴法：如淋浴、喷浴（加压的淋射）等。

（3）注意事项

适时沐浴：空腹时与饱食后均不宜沐浴。

3. 磁场疗法

用磁石所产生的磁场作用于人体特定部位或穴位，以促进身体健康的康复方法称为磁疗法。《名医别录》谓"磁疗水"能"养肾脏，强骨气，益精，除烦……小儿惊痫，炼水饮之"。外敷如《神农本草经》云"磁石味辛寒，主周痹，风湿，肢节疼痛，不可持物，洒洒酸痛"者。多以外用治疗方法为主。

（1）作用机制

中医学认为天然磁石入心、肝、肾三经。由天然磁石产生的磁场作用于人体的生物磁场，可以调节人体经络、气血的功能活动，促进脏腑的阴阳平衡，达到通经络、益气活血的治疗康复目的。西医学认为磁疗具有消炎、消肿、止痛、镇静、促进血液循环的功效，适应证多，效果好，方法简便，安全可靠，无不良反应，适用于各种人群。

（2）应用

①敷磁法

将天然磁粉或磁片，用粘膏或胶纸固定在特定的经络穴位或特定部位形成恒定磁场的疗法（如用钕铁硼磁片，表面磁场强度 0.12T，贴敷于强直的脊柱椎体之上），与低频交变磁场疗法（磁场强度 0.1～0.2T，将磁头直接置于脊柱之上，缓慢移动，每次治疗 20 分钟），可收到止痛、消炎、缩短晨僵时间的疗效。

②耳磁法

耳与人体五脏六腑、经络有密切的关联，耳穴疗法广泛应用于治疗各种疾病，耳磁法是在耳穴上用磁治疗的一种方法。将小块磁铁或小量磁粉，用医用胶布贴于耳部相应穴位上，所选穴要精而少，每次只贴一耳，5~7天更换另一耳，具有消炎、止痛的作用。使用于治疗强直性脊柱炎髋关节疼痛、肌肉痉挛，对脊柱关节周围韧带的硬化、骨化具有良好的缓解作用，并对关节外病变如心、肺、肾及中枢神经系统病症有治疗、缓解作用。

③电磁器按摩疗法

自制电动按摩器（50周/秒）的圆形平面触头上分别挖孔，嵌入5片钐钴永磁片（每片1500高斯）。甲器为同名极N极，乙器为同名S极，对置时可以相互吸引。再把低频脉冲电流（DMY–1型低频脉冲电疗机）的两级分别用导线连接在2个电磁按摩器的触头上，用2层纱布包，蘸水浸湿以导电。根据不同的病种和病情给以不同的波形并调节其频率和电流，具有按摩、磁疗、电脉冲的综合效应。每次10~15分钟，每日或隔日1次，10~15次为1个疗程，休息1周后再行第2疗程。

（3）注意事项

①不宜选用心脏区临近穴位作刺激点。

②孕妇或严重心脏病患者慎用。

③若治疗中出现胸闷、憋气、心慌、呕吐等症状，应停止使用。

④时间不宜过长，磁场强度应适中。

4. 泳疗法

泳疗法是按照康复治疗方案，利用水自身的机械刺激作用，即水的浮力作用、水的静压力作用、水的液体微粒运动对机体的摩擦作用、温热作用，促进患者机体康复的一种方法。游泳时手脚不停地运动，所有的肌肉群和内脏器官都参与有节奏的运动，可使脊柱充分伸展，肌肉对称发达，使躯体全面匀称协调地发展，同时游泳使人的皮肤脱氧胆固醇在紫外线照射下转变为维生素D，从而促进钙磷吸收，有利于骨骼的钙化，适宜于颈椎退行性病变、脊柱病中软组织劳伤、强直性脊柱炎等病的康复治疗。

5. 海水浴

海水是一种含各种化学成分（氯化钠、氯化钙、硫酸钙、硫酸镁、碘盐、溴盐等）的矿泉水，还含有氡、镭等微量元素，浴疗中各种矿物质刺激皮肤，引起皮肤血管扩张，改善血液循环及组织间营养，促进新陈代谢，激活机体防御功能，有增强体质、提高机体免疫力、祛病延年的作用。海水浴有两种方法，一是直接到大海中沐浴或游泳，浴前应先活动，然后用干毛巾摩擦身体数遍。沐浴时间依体质而定，循序渐进，逐渐增加；另一种浴法为碧海水浴，即取海水放入盆中煮热到一定温度进行沐浴。

（四）纠正不良的姿势与体位

纠正不良的姿势与体位，改变不利于本病康复的习惯。让病人不要坐软的蓬松的躺椅和斜面后仰椅，坐结实的硬背椅，姿势端正，不能久坐，不能较长时间保持一种姿势，睡硬板床。用低枕，纠正病人睡沙发床、垫高枕的习惯。病人看书、写字、读报要使书报与视线保持平行高度，避免颈椎久仰、久俯。以上的目的是为了保持脊柱的生理弯曲度，防止不良的姿势体位加快加重脊柱的畸形。

二、预防

（一）未病先防

未病先防，也称无病防病，是指人体在没有发病之前，采取各种积极有效的预防措施，来预防疾病的发生和发展。西医学也认为，社会、自然、环境与人是一个和谐统一的整体，任何一个方面出现问题，或不协调，都会对人体产生一定的负面影响而出现疾病。在现代社会中，人们更注重对疾病的提前预防，疾病以防为主。

1. 预防原则

（1）注重形体锻炼：《黄帝内经》有"动作以避寒"的论述，锻炼能使血脉流通、关节疏利、气机调畅。具体方法有打太极拳、做扩胸运动、唱歌（增加肺活量）、温泉游泳等。锻炼应遵循动作缓慢、持之以恒的原则。形体，包括人体的脏腑经络、皮肉筋骨等组织。它内舍精、气、神，维持人体的生命活动，外御邪气的入侵，是预防疾病的重要屏障。形体的锻炼活动不仅可以促进气血流通，使人体筋骨强健，肌肉结实，脏腑功能旺盛，增强体质，还能以动济静，调节人体的精神情志活动，促进人体的身心健康。但形体锻炼要求运动量适中，做到"形劳而不倦"，并要循序渐进，持之以恒，方能达到养生防病的目的。

（2）注意姿势体位：人体的姿势和体位与脊柱的活动密切相关，长期的不良姿势和体位，容易引起肌力失衡，破坏脊柱的内在力学平衡，甚至导致脊柱的结构性改变，从而引起各种脊柱病，因此，保持正确的坐、卧、行、走姿势和体位，对预防脊柱病具有重要意义。

（3）调摄日常生活：养生是《黄帝内经》的重要内容。《素问·上古天真论》指出："上古之人，其知道者，法于阴阳，和于术数，食饮有节，起居有常，不妄作劳，故能形与神俱，而尽终其天年，度百岁乃去。"可见养生的重要原则是要做到"食饮有节，起居有常，不妄作劳"。日常生活的调摄，主要包括精神调摄、饮食调养、起居调理三个方面。精神情志活动的异常，虽不是脊柱病发病的直接原因，但长期的过激或突然剧烈的情志刺激，超过了人体的调节适应范围，往往会成为脊柱病重要的间接病因，并常常使病情随情绪波动异常。故注重精神调摄，常使精神情志安静愉快（即静神），是预防疾病的基本原则之一。

饮食是生命活动的基本需要，调理得当，不仅维持正常的生命活动，提高机体的抗病能力，还可以对某些疾病起到治疗作用。饮食不节或调理不当，则可诱发某些脊柱病。因此，饮食的合理调摄，适时有节亦是预防脊柱病的重要环节。饮食以具有温阳散寒、壮筋强骨功用的食品为佳，如鹿肉、狗肉、驴肉、鳝鱼等。中医有"以脏补脏"之说，故可食动脉肾脏、骨头汤等以补肾壮骨。对兼有脾虚者，可加服山药粥、莲子粥。忌食生冷及辛辣食品。

有规律的生活和工作，有利于身心健康。根据"天人相应""形神合一"的整体观念，居处适宜，起居有常，节欲保精，自然有度，顺时摄养，慎防劳伤，是预防强直性脊柱炎的重要内容。

（4）防止病邪侵害：慎防外邪是预防养生学的一项重要原则。有报道指出，HLA-B_{27}阴性的强直性脊柱炎患者，生殖泌尿道感染和肠道感染是引起本病的重要因素，认为强直性脊柱炎可能通过分子模拟作用机制而发病，细菌感染是该病的触发因子。因此,"虚邪贼风,避之有时",做好日常劳动保护等均为预防强直性脊柱炎发生发展的措施之一。

2. 预防方法

(1) 纠正不良的姿势与体位,改变不利于本病康复的习惯,叫病人不要坐软的、蓬松的躺椅和斜面后仰椅,而坐结实的硬背椅,姿势端正,不能久坐,不能较长时间保持一种姿势,睡硬板床,用低枕,纠正病人睡沙发床、垫高枕的习惯。病人看书、写字、读报要使书报与视线保持平行高度,避免颈椎久仰、久俯。以上的目的是为了保持脊柱的生理弯曲度,防止不良的姿势体位,加快加重脊柱的畸形。

(2) 运动锻炼:功能锻炼的基本原则是循序渐进,根据病情而定,以锻炼后疼痛持续不超过2小时为宜。勿过度疲劳,防止意外,每天定期做全身和局部相结合的活动,护士应勤指导、勤协助、勤督促。维持胸廓的运动度,可经常做一些深呼吸、扩胸运动,挺胸、双手向上做爬墙活动。面对墙站立,膝伸直,双足与肩对墙角而站,双目平视。患者头部尽量向后向上,双手平肩支撑两面墙上,行深呼吸,坚持1分钟后放松,后重复做5~6次。保持脊柱的灵活性和正常的生理曲度。①伸腰、弯腰、头仰的运动:如床上伸展,仰卧位,双臂上伸过头,向手指、脚趾方向伸展后放松,再伸展放松,反复做几次。②弓背运动:趴跪如猫状,低头,弓背直至完全拉伸再放松后塌背仰头抬臀,尽量拉伸,如此反复几次。③转体活动:坐位双臂平举,双目视臂向右,向左转体,反复几次。④转颈活动:坐位挺胸,头向右、左转,目视同侧肩部,尽量向后看,反复几次,或低头、仰头、颈向前屈,每个动作10次。⑤维持肢体的运动功能,如下蹲屈膝、屈髋、左右摆动双髋双腿、抬腿、慢跑、游泳、太极拳等。其中,游泳为最好的锻炼方法,是一种很好的全身运动。⑥有晨僵时,应先在床上缓慢活动双髋双腿,转动颈部、双肩,再活动躯干,转身等运动至晨僵消失。

(3) 劳动保护:①劳逸结合,工作有计划、有步骤、张弛有度,避免过度紧张、劳累,以防积劳成疾。②不要强力举重或勉强搬运过重的物体,以免发生扭伤。③长期从事站位或坐位的人,应定时活动颈项及腰背部的肌肉、关节,以疏通经脉,防止肌肉关节过度疲劳而加重驼背和髋关节强直畸形。④定期进行身体检查,积极治疗。⑤讲究卫生,保持皮肤清洁。衣着得体,便于工作或运动。加强安全意识,防止意外发生。

(二) 既病防变

1. 早期诊断,早期治疗

本病起病缓慢,病程长,致残率较高,临床上缺乏有针对性的治疗措施。未病先防,固然是最理想的措施,但人生活在自然界中,各种因素相互作用,难免患病,所以既病以后,就应该采取各种积极有效的措施和办法,来防止疾病的进一步发展。早期诊断,早期治疗,截断疾病的传变,以安未受邪之地;若疾病有所转归,向好的方向发展,需注意病情的反复,以巩固已经取得的疗效。

强直性脊柱炎目前尚无根治方法,疗效观察也缺少客观、灵敏的实验室指标。治疗目的是减少残疾,提高患者生活质量。对于急性发作、进展期患者,必须采用综合手段、足量用药治疗;缓解期用药种类和剂量应减少;静止期可仅服少量非甾体抗炎药。文献主张应治疗至45~55岁。

2. 注重形体锻炼

注重形体锻炼：《黄帝内经》有"动作以避寒"的论述，锻炼能使血脉流通、关节疏利、气机调畅。通过锻炼恢复关节的活动功能。在强直性脊柱炎急性期症状缓解之后，便要早期有规律地做主动或被动的功能锻炼，以患者能耐受为度。合理的体育锻炼对 AS 患者十分重要。扩胸、深呼吸可以维持胸廓活动度，颈、腰椎活动有利于保持脊柱的灵活性，肢体活动可防止肌肉萎缩，减少骨质疏松的发生。

3. 调节饮食

对 AS 患者应提倡低糖饮食。研究发现，低糖饮食有助于临床症状的缓解和血清 IgA 水平的降低。其机制推测为 AS 的触发及活动与肠道中的细菌如克雷白菌、埃希杆菌等密切相关，而饮食中的糖是这些细菌生长和繁殖的必需营养成分。

（三）切断遗传

强直性脊柱炎属遗传性疾病，已为世界所公认，控制强直性脊柱炎的传播，从遗传方面着手显得非常重要。

1. 自己发现已患强直性脊柱炎而未婚

经过各方面诊断确诊为强直性脊柱炎的男性或女性，在配偶上绝对选择非强直性脊柱炎的配偶，结婚后性生活节制，增强体质，计划生育，生育的最佳时间是强直性脊柱炎在绝对静止期（全身僵硬基本消失，自感身体状态较好，体温、脉搏、血液指标等都在正常范围内）。尽量避免对下一代的传播。

2. 自己发现已患强直性脊柱炎而已婚有子

发现自己身患强直性脊柱炎，而已结婚生子，结婚生子前未确定强直性脊柱炎。积极观察子女有无强直性脊柱炎的迹象，如有异常迹象发现，应积极进行检查确诊治疗，防止病情恶化。在子女配偶方面绝对选择非强直性脊柱炎的配偶，同时在身体的最佳阶段怀孕生子。

3. 自己发现已患强直性脊柱炎而已有孙

发现自己身患强直性脊柱炎，而已有孙，有孙前未确定强直性脊柱炎，儿子也未有强直性脊柱炎的症状。此时积极观察孙辈有无强直性脊柱炎的迹象，如有异常迹象发现，应积极进行检查确诊治疗，防止病情恶化。在孙辈配偶方面绝对选择非强直性脊柱炎的配偶，同时叮嘱孙辈在身体的最佳阶段再怀孕生子。

总之，强直性脊柱炎的预防非常重要，应该是从身患强直性脊柱炎的第一天开始预防，有人说 60 岁以后进入稳定年龄，可不进行预防，这是错误的，因为强直性脊柱炎是一种慢性炎性疾病，损伤肝肾，使肝肾阴亏，精血不足，症状出现，所以，预防直到生命结束。另外，因属遗传疾病，注意子子孙孙的预防。

附录1

特殊配方索引

一、钩活防粘混合液

1. 痿证型腰骶椎病

配方：牛痘疫苗致炎兔皮提取物注射液（1×3ml）3ml + 500μg 维生素 B_{12} 注射液（1×1ml）0.5ml + 维生素 B_1 注射液（100mg×2ml）0.5ml = 钩活防粘混合液。

方法及注意事项：根据钩治穴位点的不同，每个针孔酌情使用钩活防粘活血混合液 0.8～0.9ml，此混合液的特点是加用了营养神经的维生素 B_1 注射液，深度为钩活治疗的深度。在无菌操作前提下，排出针管内的空气，进入相应的深度，抽无回血方可注药。注射的部位必须在钩治的穴位孔内，不能注射于周围组织。在操作过程中要注意三慢：慢进针、慢推药、慢退针，严防注射于其他部位，造成误伤。

使用范围：用于痿证型腰骶椎钩活后的主穴及撤穴和其他穴位点。

2. 除痿证型以外的腰骶椎病

配方：牛痘疫苗致炎兔皮提取物注射液（1×3ml）2ml + 500μg 维生素 B_{12} 注射液（1×1ml）0.5ml = 钩活防粘混合液。

方法及注意事项：根据钩治穴位点的不同，每个针孔酌情使用钩活防粘活血混合液 0.5～0.8ml，深度为钩活治疗的深度。在无菌操作前提下，排出针管内的空气，进入相应的深度，抽无回血方可注药。注射的部位必须在钩治的穴位孔内，不能注射于周围组织。在操作过程中要注意三慢：慢进针、慢推药、慢退针，严防注射于其他部位，造成误伤。

使用范围：用于除痿证型以外的腰骶椎病钩活后的主穴和撤穴及其他穴位点。

二、穴位营养活血通络混合液

钩活术治疗后局部针孔用药对局部的粘连起到了非常重要的作用，但是对经络支线的穴位作用不大，所以对经络支线穴位也可以辅助用药，帮助疾病的康复，用药规律如下。

1. 痹证型腰骶段疾病的经络支线穴位用药

配方：红花注射液（1×5ml）1ml + 国产复方风湿宁注射液（1×4ml）4ml + 2%利多卡因注射液（1×5ml）1ml = 局部穴位营养活血通络混合液。

方法及注意事项：根据注射穴位点的不同，每个穴位点酌情使用营养活血液 0.1～1.5ml。如下肢营养活血液的使用：承山 0.1ml 混合液、委中 0.1ml 混合液、殷门 1ml 混合液、承扶 2ml 混合液、环跳 3ml 混合液，但总量不超过 6ml。肌肉丰满处和肌肉薄弱处根据具体情况按此实例调整混合液的用量，以局部穴位能够吸收的剂量为用量原则。根据穴位点的不同，酌情考虑进针深度；在无菌操作前提下，排出针管内的空气，进入相应的深度，抽无回血方可注药。注射的部位必须在穴位孔内，在操作过程中要注意三慢：慢进针、慢推药、慢退针，严防注射于其他部位，造成误伤。注意各种药物的过敏现象。

使用范围：痹证型腰骶段疾病所涉及到的经络穴位点，包括新夹脊撇撤穴，十二正经可针刺的腧穴，奇经八脉可针刺的腧穴，可针刺的经外奇穴、阿是穴。

2. 痿证型腰骶段疾病的经络支线穴位用药

配方：牛痘疫苗致炎兔皮提取物注射液（1×3ml）3ml+500μg 维生素 B_{12} 注射液（1×1ml）0.5ml+维生素 B_1 注射液（100mg×2ml）1ml+2% 利多卡因注射液（1×5ml）1ml=局部穴位营养活血通络混合液，配方基本同痿证型局部针孔用药。但是局部针孔用药和经络支线穴位用药的总和：神经妥乐平不超过6ml（2支）、维生素 B_{12} 不超过500μg（1支），维生素 B_1 注射液不超过100mg（1支）。

方法及注意事项：参考痹证型腰骶段疾病的经络支线穴位用药。

使用范围：痿证型腰骶段疾病所涉及到的经络穴位点，包括新夹脊撇撤穴，十二正经可针刺的腧穴，奇经八脉可针刺的腧穴，可针刺的经外奇穴、阿是穴。

3. 局寒型腰骶段疾病的经络支线穴位用药

局寒型局部寒凉为主要症状，在正文中包含在痹证型范围内，由于症状的特殊性在药物配伍上也随之有特殊性，症状主要出现在下肢的小腿外侧（痿证型腰椎病出现较多）。

配方：庆大霉素注射液（4万×2ml）1ml+盐酸山莨菪碱注射液（5mg×1ml）0.5ml+2% 利多卡因注射液（1×5ml）1ml=局部穴位营养活血通络混合液。

方法及注意事项：此配方主要针对局部冷凉而设定，症状越重效果越明显。重点利用山莨菪碱的扩张血管作用，加强局部血液循环而祛除寒邪。根据穴位点的不同，酌情考虑进针深度。在无菌操作前提下，排出针管内的空气，进入相应的深度，抽无回血方可注药。注射的部位必须在穴位孔内，注射的剂量应根据局部穴位的组织结构而定，参考痹证型配方的使用剂量。在操作过程中要注意三慢：慢进针、慢推药、慢退针，严防注射于其他部位，造成误伤。注意各种药物的过敏反应。

使用范围：虚寒型腰骶段疾病所涉及到的经络穴位点，包括新夹脊撇撤穴，十二正经可针刺的腧穴，奇经八脉可针刺的腧穴，可针刺的经外奇穴、阿是穴，患侧足三里、上巨虚、下巨虚为常用穴位点。

附录 2

特殊检查索引

1. 颈脊神经检查

（1）臂丛神经刺激试验：臂丛神经刺激试验是有选择性地刺激臂丛神经的不同部位，如组成臂丛神经的神经根部位、椎间孔、斜角肌间隙和肋锁间隙等，并观察神经受刺激后的反应，借以判定臂丛神经何部位受到刺激的方法。

（2）臂丛神经牵拉试验：又称 Eaten 氏试验。检查时嘱患者颈部前屈，检查者一手放于头部患侧，一手握住患肢腕部，向下牵引，同时放于头部的手向对侧推，使神经根受到牵拉（图 1-1），若患肢出现疼痛、麻木，或原有症状加重为试验阳性，提示臂丛神经受到刺激。在牵拉同时使患肢内旋，称为 Eaten 加强试验，意义同前。

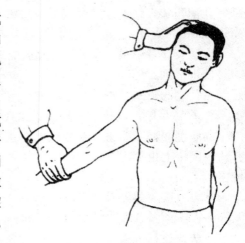

图 1-1 臂丛神经牵拉试验
（Eaten 氏试验）

（3）头部叩击试验：又称铁砧试验。患者端坐，检查者一手平置于患者头部，掌心向下，一手握拳叩击放于头顶部的手背（图 1-2）。若叩击时患者感到颈部不适、疼痛，或有臂丛神经刺激征为试验阳性，提示臂丛神经受到刺激，临床见于颈椎病和颈椎间盘突出。

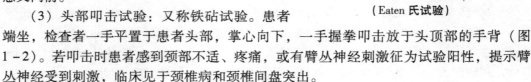

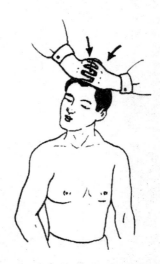

图 1-2 头部叩击试验　　　　　图 1-3 椎间孔挤压试验
　　（铁砧试验）　　　　　　　　　（Spurling 氏试验）

（4）椎间孔挤压试验：又称 Spurling 氏试验。患者坐位，头微向患侧弯曲，检查者立于患者后方，用手按住患者头顶一侧向下挤压（图1-3）。若挤压时患肢出现放射性疼痛为试验阳性，临床见于颈椎间盘突出症，臂丛神经在椎间孔受到刺激。

（5）压顶试验：又称 Jackson 试验。患者坐立，头位于中立位，检查者双手交叉，从患者头顶部垂直向下压，然后嘱患者头后伸，再顺颈椎纵轴向下按压。挤压时患肢出现放射性疼痛或原有症状加重为试验阳性。临床意义同上。

（6）抬头试验：患者慢慢地抬头（图1-4），至最大幅度，同时观察病人的局部和四肢反应，如果头部在抬高过程中由于抬头的压迫而局部和四肢症状加重者为阳性。

（7）低头试验：患者头部慢慢地低下，至最大幅度，同时观察病人的局部和四肢症状，如果头部在低下过程中由于低头的压迫而症状加重者为阳性（图1-5）。

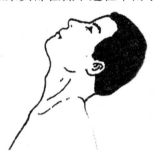 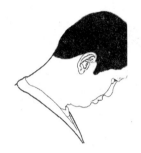

图1-4 抬头试验　　　　　　　　　图1-5 低头试验

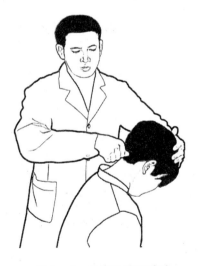 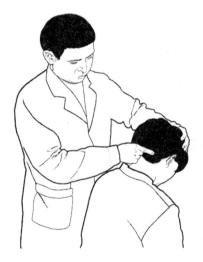

图1-6 风府穴按压试验　　　　　　图1-7 风池穴按压试验

2. 头颈部其他检查

（1）风府穴按压试验：取坐位，用医者的左手固定于前额（图1-6），右手的大拇指按揉风府穴，然后猛然松开，病人如果出现眼睛发亮，眼目清晰为之阳性，否则为之阴性。原理是用医者的大拇指按揉基底动脉的根部，马上松开后相对调理了小脑和大脑的后三分之一的供血，因眼睛是对供血最敏感的器官，所以眼目有清晰感，在脑供血不足的情况下，感觉比较灵敏，阳性反应，有基底动脉供血不足的可能，可作为钩治风府穴的依据。

(2) 风池穴按压试验：取坐位，用医者的左手固定于前额（图 1-7），右手的大拇指和食指按揉双风池穴，然后猛然松开，病人如果出现头脑清晰，或头痛缓解，或头脑较前舒适为之阳性，否则为之阴性。原理是通过医者的大拇指和食指对枕大、枕小神经根部的刺激来判断腧穴瘀滞所在，可作为钩治风池穴的依据。

(3) 椎动脉扭曲试验：又称旋转试验。患者头部略后仰，然后自主地向左右旋转，若出现头晕、恶心、呕吐、晕厥、猝倒等椎动脉供血不足的表现即为阳性。

3. 胸脊神经检查

(1) 胸椎前屈试验：病人站立位，使胸椎尽量前屈到最大程度，引起或加重背部疼痛，或引起两胁胀痛、放射痛，或胸腹不适等为阳性，否则为阴性（图 1-8）。

(2) 胸椎后伸试验：病人站立位，使胸椎尽量后伸到最大程度（图 1-9），引起或加重背部疼痛，或两胁胀痛、放射痛，或胸腹不适等为阳性，否则为阴性。

(3) 胸椎椎间孔挤压试验：病人站立位，嘱其向左或向右最大程度地侧屈，引起或加重背部疼痛，两胁痛、放射痛或腰腹部不适为阳性，否则为阴性（图 1-10）。

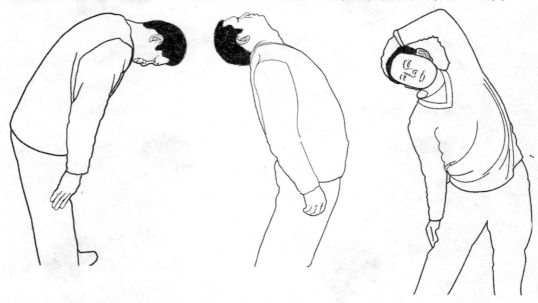

图 1-8 胸椎前屈试验　　　图 1-9 胸椎后伸试验　　　图 1-10 胸椎椎间孔挤压试验

4. 腰骶脊神经检查　脊神经检查是有选择性地刺激脊神经的不同节段，同时观察患者对刺激的反应，借以确定脊神经是否受到刺激和脊神经的某一节段受到刺激的诊断方法。

(1) 屈颈试验：又称 Hepu 氏试验、Soto-Hall 氏征。患者仰卧，检查者一手置于患者胸前，一手置于其枕后，然后徐徐用力使头部前屈（图 1-11）。若活动时患者出现腰痛、坐骨神经痛或臂丛神经痛为试验阳性，提示神经根有刺激现象，临床常见于腰椎间盘突出症和椎体压缩骨折。

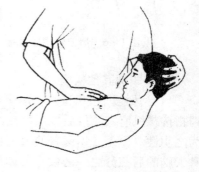

图 1-11 屈颈试验（Narraiger 征）

（2）仰卧挺腹试验：患者仰卧，两手置于腹部或身侧，嘱患者以枕部及两足为着力点，将腹部及骨盆用力和向上挺起（图1-12）。若活动中出现腰痛及下肢放射痛为试验阳性。挺腹试验阴性者可嘱其保持挺腹姿势，深吸气后停止呼吸，腹部用力鼓气，约30秒后出现下肢放射疼痛同样为试验阳性。挺腹屏气后不出现坐骨神经痛者，可嘱患者用力咳嗽，或检查者用两手压迫两侧颈静脉，观察其是否出现坐骨神经痛。以上操作一般依次进行。出现试验阳性后不再进行下一步试验。

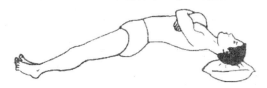

图1-12 仰卧挺腹试验

（3）直腿抬高试验：患者仰卧，两腿伸直，检查者一手放在膝上部，一手放在跟腱部，缓慢直腿抬高（图1-13）。正常时，两下肢抬高80°以上无疼痛感，若一侧下肢抬高幅度降低，同时下肢出现放射性疼痛为试验阳性，提示坐骨神经有刺激现象。试验时应注意排除腘绳肌和膝关节后关节囊张力增高的影响，并记录左右抬高的度数。与次类似的检查是Laseque征，其先屈膝屈髋90°，然后再逐步伸膝，出现坐骨神经痛者为阳性。

（4）直腿抬高背屈踝试验：又称Bragard附加试验、Sicads征、Cukaps试验等。在直腿抬高到出现坐骨神经痛时，将下肢稍放下一些，使疼痛消失，然后将患肢踝关节背屈（图1-14）。若踝背屈时出现坐骨神经痛为试验阳性，提示坐骨神经有刺激现象。本试验能排除腘绳肌和膝关节后侧关节囊张力升高对直腿抬高的影响。

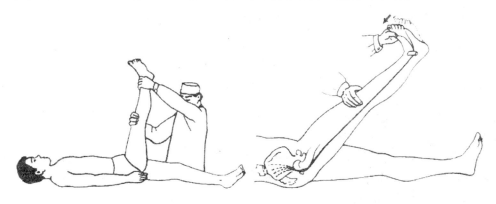

图1-13 直腿抬高试验　　　图1-14 直腿抬高加强试验
　　　　　　　　　　　　　　　　（Bragard附加试验）

（5）坐位伸膝试验：又名床边试验、弓弦试验。患者坐于床缘或高凳下，头及腰部保持正直，两小腿自然下垂，嘱患者将患肢膝关节逐渐伸直，活动中出现坐骨神经痛者阳性，提示坐骨神经有刺激。临床检查者可先手按压患肢腘窝，再被动伸直患膝，观察有无坐骨神经痛，有为阳性（图1-15）。

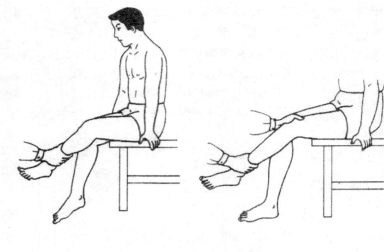

图 1-15 坐位伸膝试验

(6) 坐位压膝试验：又名别赫节列夫征。嘱患者双方膝伸直坐于床上，对不能伸直的膝，用手向下按压，按压时出现坐骨神经痛者为阳性，提示坐骨神经受到刺激（图 1-16）。

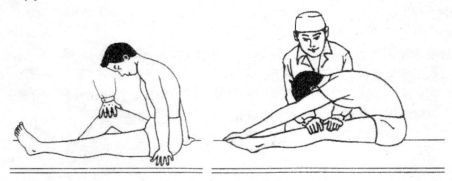

图 1-16 坐位压膝试验

(7) 健肢抬高试验：又名法捷斯坦试验。患者仰卧，做健肢直腿抬高试验，活动中患侧出现腰痛和坐骨神经痛者为阳性，提示腰椎间盘有较大突出。

(8) 林纳尔氏征：即 Lindner 征。患者坐位或半坐位，两腿伸直，使坐骨神经处于十分紧张状态，再嘱其主动屈颈或使其被动屈颈，活动过程中出现患肢疼痛者即为阳性，提示坐骨神经受到刺激。

(9) 胸腹部垫枕试验：患者俯卧，双上肢伸直置于身旁，全身放松。检查者在患者椎板间线上进行深压痛检查。确定压痛点后，将患者胸部用垫枕垫高约 30cm，使腰过伸，然后在痛点上加压，同时了解有无疼痛、放射痛；胸部垫高检查后将垫枕移到腹部，再进行同样检查。腹部垫枕后，患者腰过伸时（胸部垫枕）出现的症状消失或基本消失，提示病变位于椎管内；腹部垫枕后，原有症状有所减轻，提示病变位于椎管内和椎管外；腹部垫枕后，原有症状无改善，提示椎管内无病变。

(10) 股神经牵拉试验：又称 Wasserman 征。患者俯卧，检查者一手固定患者骨盆，一手握住患肢小腿下端，使膝关节伸直或屈曲，大腿强力后伸（图1-17）。若出现大腿前方放射性疼痛为试验阳性，提示有股神经（L_{2-4}）刺激现象。

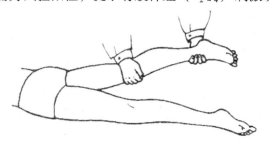

图1-17 股神经牵拉试验（Wasserman氏征）

（11）展髋试验：患者健侧卧位，双下肢伸直，检查者将患侧下肢抬起使髋关节外展，活动中出现大腿前侧疼痛为阳性，提示股神经受到刺激。

（12）屈膝试验：又称跟臀试验。患者俯卧位，双下肢伸直。检查者一手按于其骶髂关节部，一手握住患侧踝部，并将小腿向上提起，使足跟接近臀部（图1-18）。活动中出现腰部和大腿前侧放射性疼痛为试验阳性，提示股神经受到刺激，并可根据起始位置判断受损部位。

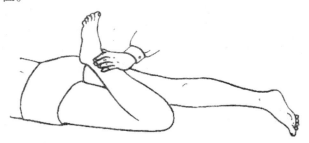

图1-18 屈膝试验（跟臀试验）

5.强直性脊柱炎相关的特殊检查

强直性脊柱炎的特殊性，所以针对强直性脊柱炎有其特殊的检查方式，早期诊断和鉴别诊断具有非常重要的意义，包括骶髂关节检查、附丽性病变的检查、中轴关节检查。

（1）骶髂关节检查

大多数的强直性脊柱炎的发病是从骶髂关节开始，逐渐沿脊柱向上发展，所以骶髂关节的检查对于强直性脊柱炎的早期诊断有重要的指导意义。

①骨盆挤压实验

患者仰卧位，检查者用双手挤压患者的两侧髂嵴（图1-19）；或患者侧卧，检查者挤压其上方的髂嵴（图1-20）；也可采取俯卧位，检查者向下压迫骶骨。挤压试验系采用外力挤压骨盆时，将力传导到骨盆环状体的各部，并促使骶髂关节分离，若有病损，患处则出现疼痛，即为骨盆挤压试验阳性，提示有骨盆骨折或骶髂关节病变。

②骨盆分离试验

患者仰卧位，检查者两手分别置于两侧髂前上棘部（图1-19），两手同时向外推

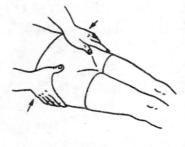
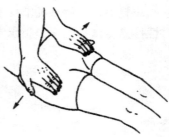

图1-19 骨盆挤压与分离试验（仰卧）

按髂骨翼，使之向两侧分开；或检查者两手交叉置于两侧髂前上棘部（图1-20），两手同时向外下方推按髂骨翼。若骶髂关节处出现疼痛则为阳性，提示骶髂关节病变。

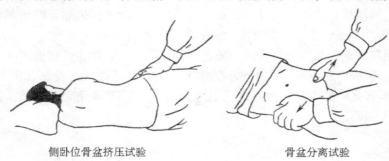

侧卧位骨盆挤压试验　　　　　　骨盆分离试验

图1-20 骨盆挤压与分离试验

③分腿试验

又称床边伸腿试验、骶髂关节扭转试验、Gaenslen试验，有以下两种检查方法：

a. 仰卧位法

患者卧于床边，将健侧髋、膝关节屈至腹壁，嘱患者双手抱膝以固定骨盆，让患侧下肢垂于床边，检查者一手推按健侧膝部协助髋、膝关节屈曲，另一手按压患侧大腿，使髋关节尽量后伸，若该侧骶髂关节出现疼痛，即为阳性，表示骶髂关节病变（图1-21）。

b. 侧卧位法

患者侧卧于床边，背对检查者。患者健侧在下，并将健侧髋、膝关节极度屈曲，嘱患者双手抱膝以固定骨盆，检查者一手持患腿踝部，使膝关节屈曲90°，做过伸髋关节动作；另一手推压骶部，即产生骶髂关节向后扭转的动作，若有疼痛即为阳性，提示骶髂关节有病变。

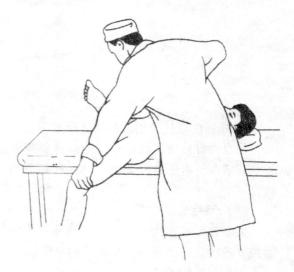

图1-21 床边试验

④骶髂关节分离试验

又称法伯-帕切克（Faber-Patrick）试验、Patrick 试验、"4"字试验。患者仰卧位，被检查一侧下肢膝关节屈曲，髋关节屈曲、外展、外旋，将足架在另一侧膝关节上，双下肢呈"4"字形；检查者一手置于屈曲的膝关节内侧，另一手置于对侧髂前上棘的前面，然后两手向下按压，如果被检查侧骶髂关节处出现疼痛，则此试验为阳性，说明骶髂关节有病变（图1-22）。

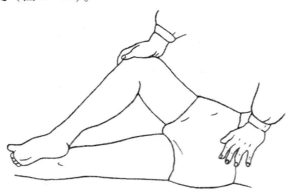

图1-22 "4"字试验（Patrick 试验）

⑤斜扳试验

有下面两种检查方式：

a. 斜扳试验Ⅰ式

患者侧卧位，下面的腿伸直，上面的腿屈曲，检查者一手将骨盆推向腹侧，另一手将肩部推向背侧，以旋转躯干，若发生疼痛，则病变可能位于骶髂关节或下腰部（图1-23）。

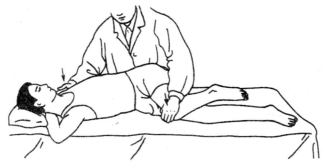

图1-23 斜扳试验

b. 斜扳试验Ⅱ式

当完成斜扳试验Ⅰ式后，嘱咐患者将双下肢充分屈曲，头部尽量前倾，使下颌抵于胸骨柄，再进行Ⅰ式法斜扳，此时因脊柱已完全屈曲而被锁滞，如再发生疼痛，则来自骶髂关节。

⑥单髋后伸试验

又称提腿试验、杨门（Yeomen）试验。患者俯卧位，两下肢并拢伸直，检查者一手握住患侧踝部或托住膝部，使髋关节过度后伸，另一手压住骶部，此时股四头肌紧张，髂骨发生前倾和旋转，如该侧骶髂关节出现疼痛，即为阳性，提示骶髂关节病变（图1-24）。

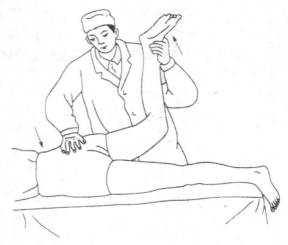

图1-24 单髋后伸试验

⑦叩筒柄试验

又称屈腿压缩试验。患者取仰卧位，先做健侧，检查者一手握小腿，并尽量屈曲髋、膝关节，另一手按压同侧肩部以固定躯干，然后将大腿尽量内收，使腰骶和骶髂关节发生旋转。用同法再做患侧，若骶髂关节出现疼痛，即为阳性，说明痛侧骶髂关节有病变。

⑧莱格（Laquerre）试验

又称盘腿试验。此试验与"4"字试验相似，力量加于髋关节，患者用力使检查侧膝关节屈曲，并外展、外旋髋关节，若引起骶髂关节或髋关节疼痛，即为阳性，表示骶髂关节或髋关节有病变。

⑨单腿跳跃试验

先做健侧，若腰部无病损，健侧持重单腿跳跃应无疼痛。后做患侧，若患侧单腿持重跳跃试验时，骶髂关节有疼痛或不能跳起者，即为阳性。在排除髋关节、膝关节、脊柱等病变影响后，多为骶髂关节病变。

⑩骨盆旋转试验

患者坐位，检查者面对患者，以两腿挟持患者两膝，以固定骨盆，再用两手扶持患者双肩，使躯干做左、右旋转活动，若某侧骶髂关节有疾患，则出现疼痛，即为阳性。

⑪海得曼（Haldeman）试验

又称索-霍（Soto-Hall）试验、骶髂封闭试验。患者俯卧位，注射1%利多卡因溶液2~4ml于每侧骶髂关节处，5~10分钟后观察，如为骶髂关节疾患，则阳性体征消失。

⑫拉瑞（Larry）试验

又称之为手撑试验、蹲坐试验。让患者坐在床边或板凳上，以两手撑起躯干，再突然放手坐下，若骶髂关节因震动而引起疼痛者，即为阳性，提示骶髂关节病变。

⑬吉利斯（Gillis）试验

患者俯卧位，检查者以手掌按其无痛一侧的骶髂关节，以固定骶骨，手指放在待查的骶髂关节上进行触摸，另一手持病侧下肢做过伸髋关节动作，若该侧有炎性病变，在过伸过程中，会感到疼痛加重、加剧，即为阳性。

⑭骶髂关节定位试验

患者仰卧，检查者右手抱住患者双膝下部，使髋关节屈曲至直角位，小腿自然地搁在检查者右臂上，检查者左手压住膝部，使骨盆紧贴检查台，令病人肌肉放松，以双大腿为杠杆，将骨盆向右和向左挤压（图 1-25）。若受挤压时疼痛较轻，而拉开时疼痛明显，则提示骶髂关节炎性改变。

⑮骶髂关节压迫试验

由于髂骨比较突出，又存在支持关节的韧带，因此骶髂关节一般触摸不到。但两侧髂后上棘连线相当于第 2 骶骨水平，通过骶髂关节中心，可以作为定位的参考。直接按压骶髂关节（图 1-26），若局部出现疼痛，提示该关节受累。

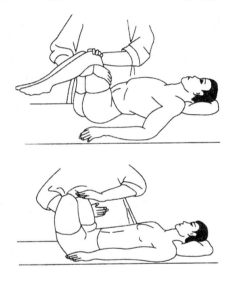

图 1-25　骶髂关节定位试验

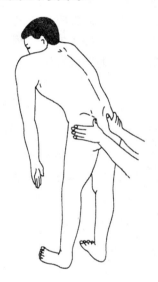

图 1-26　骶髂关节压迫试验

⑯骶髂关节推压试验

患者仰卧位，检查者双手置于患者髂嵴部，拇指置于髂前上棘处，手掌按髂结节，用力推压骨盆，若骶髂关节周围疼痛，提示该关节可能病变（图 1-27）。

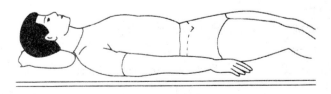

图 1-27　骶髂关节推压试验

⑰悬腿推膝试验

患者仰卧位，双腿悬空，一腿屈髋屈膝，一腿直髋屈膝。检查者一手扶上抬之腿的膝下部向肩方面推，另一手按另一腿膝关节上面向下压（图1-28），若骶髂关节病变，则出现疼痛。

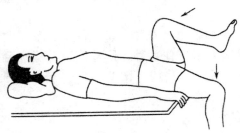

图1-28 悬腿推膝试验

（2）附丽性病变的检查

由于肌腱、韧带骨附着点炎症，早期还可发现坐骨结节、大转子、脊柱骨突、肋软骨、肋胸关节，以及髂嵴、跟腱、胫骨前粗隆和耻骨联合等部位压痛（图1-29）。值得注意的是此类体征发生率不高，且可见于疾病各期，主要提示病情活动。

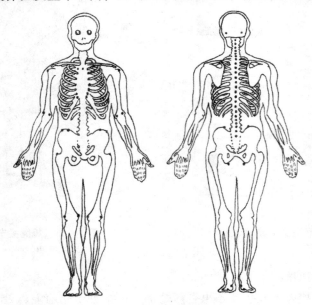

图1-29 附丽性病变检查部位

（3）中轴关节检查

表现为颈椎、胸椎、腰椎和肋椎关节不通程度的受累。

①颈椎（枕—墙距）

颈部受累可引起活动受限进行性加重，颈部被迫俯屈，通过患者靠墙测量其枕骨和墙之间的距离来评价。正常为0，如大于0则为异常（图1-30）。

②呼吸方式

肋椎关节和横突关节受累引起扩胸和呼吸受限，呼吸渐变成主要靠膈肌运动维持。但很少出现肺通气功能明显受限。正常女性以胸式呼吸为主，正常男性的呼吸方式为胸式呼吸和腹式呼吸相结合,晚期的强直性脊柱炎患者,由于胸肋关节固定,胸腔在呼吸时不能活动,因此只存在腹式呼吸。

③胸肋关节(胸廓活动度)

患者直立,测量第4肋水平(男性乳头水平,女性乳房下缘)深呼气和深吸气的胸围差,正常为6~9cm,许多患者小于2.5cm(图1-31)。

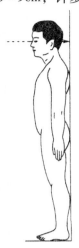
图1-30 枕—墙试验

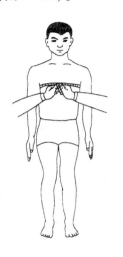
图1-31 胸廓活动度检查

④腰椎

疾病早期,体征可能很轻微,常易在伸展、过度侧弯或旋转时发现腰椎有某些程度的活动受限,单靠完全伸膝时以手指触地的能力不能用来评估脊柱的活动度,因为良好的髋关节功能可以代偿腰椎活动的明显受限,而Schober试验能较准确地反映腰椎前屈运动受限的程度,随着疾病的发展,腰椎前凸会逐渐丧失。

a. Schober试验

患者直立位在腰骶交界处作一标志,然后在此标志中线上10cm和其下5cm各作一标志,让患者最大限度

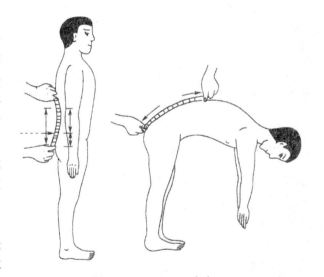
图1-32 Schober试验

向前弯腰(图1-32),正常时腰椎运动两点之间的距离至少增加5cm。

b. 改良Schober试验

在两髂后上棘连线的中点与其上10cm处的一点相连作一垂线,测量弯腰前屈时两点的延伸距离。正常人前屈时,此10cm距离可延伸至总长度为16~22cm,重型强直性脊柱炎患者只增加1~2cm,测量脊柱侧弯程度,可在腋中线平剑突处向下划一长20cm的直线,令病人脊柱向对侧弯曲,测量此线延伸后的长度,正常人总长度为25~32cm,强直性脊柱炎患者增加不到2~3cm。

附录3

四种疾病分型索引

一、脊柱陈旧性意外损伤

1. 痹证型

素体虚弱,肝肾亏虚,气血不足,腠理开泄,外伤后风寒湿邪乘虚侵入,阻滞局部筋脉气血,筋络不通所致的局部疼痛,活动受限或僵硬不适,有神经或脊髓损伤时,可伴有受累部位麻木,疼痛,四肢困重,损伤平面以下感觉障碍,大小便功能异常等表现,若损伤逐渐加重,会出现截瘫的症状日益加重等。遇冷加重,遇热缓解,与天气变化有关。

2. 痿证型

年迈体虚,或素体肝肾不足,或久劳伤筋,或跌仆损伤,或风寒湿邪侵入,或治疗不当,或久治不愈,使局部经络受阻,筋脉失养,导致局部僵硬不适,活动受限,四肢困重,损伤平面以下感觉障碍,大小便功能异常,肌萎甚至截瘫。舌淡苔白,脉虚弱。

3. 外伤瘀血型

跌仆损伤,或暴力外伤,或姿势不当,致使瘀血阻滞局部经络,经络不通,而导致的突发性或慢性且逐渐加重的局部疼痛,活动受限或僵硬不适,有神经或脊髓损伤时,可伴有受累部位麻木,疼痛如刺,痛有定处,日轻夜重,痛处拒按,四肢困重,损伤平面以下感觉障碍,大小便功能异常甚至截瘫。舌紫暗,或有瘀斑,脉弦紧或涩。

4. 肝肾亏虚型

年迈体弱,或久劳伤筋,或素体肝肾不足,或外伤日久不愈,损伤肝肾,筋脉失去气血濡养所致的局部酸痛,四肢困重、乏力,劳则更甚,卧则减轻。损伤平面以下感觉障碍,大小便功能异常,肌萎甚至截瘫。偏阳虚者面色无华,手足不温,四肢发凉,少气懒言,或有阳痿、早泄,妇女带下清稀,舌质淡,脉沉细。偏阴虚者,咽干口渴,面色潮红,倦怠乏力,心烦失眠,多梦或有遗精,妇女带下色黄味臭,舌红少苔,脉弦细数。

二、脊柱退变性损伤

1. 痹证型

素体虚弱,肝肾亏虚,气血不足,腠理开泄,风寒湿邪乘虚侵入,阻滞局部筋脉气血,筋络不通所致的局部疼痛,活动受限或僵硬不适,有神经或脊髓损伤时,可伴有受累部位麻木,疼痛,四肢困重,损伤平面以下感觉障碍,大小便功能异常等表现,若损伤逐渐加重,会出现截瘫的症状日益加重等。遇冷加重,遇热缓解,与天气变化有关。

2. 痿证型

年迈体虚,或素体肝肾不足,或久劳伤筋,或跌仆损伤,或风寒湿邪侵入,或治疗不当,或久治不愈,使局部经络受阻,筋脉失养,导致局部僵硬不适,活动受限,腰背部无力，四肢困重，损伤平面以下感觉障碍，大小便功能异常，肌萎甚至截瘫。舌淡苔白，脉虚弱。

3. 外伤瘀血型

跌仆损伤，或暴力外伤，或姿势不当，致使瘀血阻滞局部经络，经络不通，而导致的突发性或慢性且逐渐加重的局部疼痛，活动受限或僵硬不适，有神经或脊髓损伤时，可伴有受累部位麻木，疼痛如刺，痛有定处，日轻夜重，痛处拒按，四肢困重，损伤平面以下感觉障碍，大小便功能异常甚至截瘫。舌紫暗，或有瘀斑，脉弦紧或涩。

4. 肝肾亏虚型

年迈体弱，或久劳伤筋，或素体肝肾不足，或外伤日久不愈，损伤肝肾，筋脉失去气血濡养所致的局部酸痛，四肢困重、乏力，劳则更甚，卧则减轻。损伤平面以下感觉障碍，大小便功能异常，肌萎甚至截瘫。偏阳虚者面色不华，手足不温，四肢发凉，少气懒言，或有阳痿、早泄，妇女带下清稀，舌质淡，脉沉细。偏阴虚者，咽干口渴，面色潮红，倦怠乏力，心烦失眠，多梦或有遗精，妇女带下色黄味臭，舌红少苔，脉弦细数。

三、脊柱陈旧性医源损伤（手术失败综合征，FBSS）

1. 痹证型

手术损伤正气，气血不足，腠理开泄，加之围手术期或手术后护理不当，风寒湿邪乘虚侵入，阻滞局部筋脉气血，筋络不通，所致的局部疼痛，活动受限或僵硬不适，遇冷加重，遇热减轻的疼痛麻木和活动障碍。

2. 痿证型

手术伤筋动骨，手术量过大，使局部经络受阻，筋脉失养，导致局部僵硬不适，活动受限，四肢困重，损伤平面以下感觉障碍，大小便功能异常，肌萎甚至截瘫。舌淡苔白，脉虚弱等症状。

3. 外伤瘀血型

瘀血是手术的必然现象，瘀血必然气滞，气滞加重瘀血，加之脊柱手术中内植物及装置的错误使用、血肿、椎间盘炎、假性脊髓膜膨出、无菌性神经根炎、无菌性蛛网膜炎、棉织品瘤、椎管狭窄、假关节和其他并发症，致使瘀血阻滞局部经络，经络不通，而导致的突发性或慢性且逐渐加重的局部疼痛，活动受限或僵硬不适，有神经或脊髓损伤时，可伴有受累部位麻木，疼痛如刺，痛有定处，日轻夜重，痛处拒按，四肢困重，损伤平面以下感觉障碍，大小便功能异常甚至截瘫。舌紫暗，或有瘀斑，脉弦紧或涩。

4. 肝肾亏虚型

手术后伤筋动骨，必然损伤肝肾，阴阳俱亏，出现脊柱手术失败综合征中的硬膜外纤维化、假性脊髓膜膨出、无菌性神经根炎、无菌性蛛网膜炎、棉织品瘤、椎管狭窄，损伤肝肾，筋脉失去气血濡养所致的局部酸痛，四肢困重、乏力，劳则更甚，卧则减轻。损伤平面以下感觉障碍，大小便功能异常，肌萎甚至截瘫。偏阳虚者面色不华，手足不温，四肢发凉，少气懒言，或有阳痿、早泄，妇女带下清稀，舌质淡，脉沉细。偏阴虚者，咽干口渴，面色潮红，倦怠乏力，心烦失眠，多梦或有遗精，妇女带下色黄味臭，舌红少苔，脉弦细数。

5. 余邪未尽型

因为手术原因造成了感染，或感染后营养不当导致迟缓愈合，或造成手术并发椎间盘炎后，炎症消退，无菌性炎症遗留，或假性脊髓膜膨出、无菌性神经根炎、无菌性蛛网膜炎等。出现局部酸痛，四肢困重、乏力，劳则更甚，卧则减轻。手足不温，四肢发凉，麻木少气懒言，舌红少苔，脉弦细数。

四、脊柱炎性损伤（强直性脊柱炎）

1. 痹证型（潮湿寒冷）

风寒湿邪气侵入外表、卫分、经络、血脉、筋骨，致使脊柱经络痹阻，气血运行不畅而出现脊柱隐痛不适，僵硬，难以定位，重则脊柱活动受限，功能障碍，驼背畸形，固定姿势后加重，晨僵，稍活动后减轻，与天气变化有关，遇冷加重，遇热缓解。舌淡、苔薄白，脉弦数。

2. 先天亏损型（遗传）

肝肾阴亏，因遗传因素，先天禀赋不足，或因后天失养，肾不藏精，精血亏虚，则骨髓生化的失源，不能荣养骨骼，出现脊背或腰骶部酸痛，腰膝乏力，劳累更甚，重则脊柱向各个方向活动受限，功能障碍，驼背畸形。偏阳虚者手足不温，四肢发凉，少气懒言，或有阳痿、早泄，妇女带下清稀，舌质淡，脉沉细。偏阴虚者，咽干口渴，面色潮红，倦怠乏力，心烦失眠，多梦或有遗精，妇女带下色黄味臭，舌红少苔，脉弦细数。

3. 痰浊瘀阻型（感染）

身受瘟疫邪气的侵袭，使脊背关节经络阻滞，瘀血停留，久则阳气不足，水液代谢失常，气血失于正常运行，而致体内痰浊内生，瘀滞经络。出现脊背或腰骶疼痛，痛有定处，固定不移，缠绵难愈，重则脊柱活动受限，功能障碍，驼背畸形。舌淡白、苔厚腻，脉弦濡。

4. 余邪未尽型（不稳定期）

瘀血内阻，营卫不和，外邪入侵致瘀。或外伤瘀血内停，不能及时消散或排出外，阻滞经脉，气血运行不畅，经络痹阻，骨节壅滞则屈伸不利、僵直弯曲。痛有定处，固定不移，病情迁延日久，遇冷加重，遇热缓解，皮肤肌肉酸痛（体温偏高），发汗解表后减轻。重则脊柱向各个方向活动受限，功能障碍，驼背畸形。舌淡红、苔薄黄，脉弦浮。

5. 瘀阻脊背型（稳定期）

患强直性脊柱炎经各种治疗症状有所缓解，但痰浊瘀阻于脊背或脊背的某一部位，形成弯腰驼背，或局部功能不到位，或跌仆闪挫或暴力外伤所致的瘀血内停，恶血不去，再有喜怒不节，饮食不适，寒湿无度等诱因，相交结于筋骨，经络不通，不通则痛，出现脊背或腰骶部疼痛固定不移，日轻夜重的瘀血现象，重则脊柱向各个方向活动受限，功能障碍，驼背畸形。舌紫暗、苔腻，脉涩。

6. 瘫痪型（晚期）

病程日久，气血双亏，肝肾阴亏，阴阳失调，痰浊瘀阻，正不胜邪，面色憔悴，少气懒言，小便清长，大便溏薄，瘫痪在床，驼背畸形，干瘦如柴，不欲饮食，舌淡胖、苔薄白，脉虚无力而数。

附录4

分期索引

脊柱炎性损伤（强直性脊柱炎）

1. 早期

本病早期以邪实为主，症状表现类似于痹证的早期，患者为先天禀赋不足或后天失于调养，正气不足，易感受风、寒、湿邪致病。

（1）风寒湿痹

人体先天禀赋不足，正气不能内守，风寒湿邪合而为病，邪有轻重不同。风性善行而数变，所致脊背痛发病迅速，疼痛游走不定，活动僵硬，脊背板滞；寒为阴邪，易伤阳气，收引作痛，临床见腰脊冷痛，痛剧，畏寒喜暖，遇阴湿加重；湿性重浊腻滞易阻滞气机，见脊背疼痛如裹，肌肤麻木不仁，病程徐长，缠绵难愈，头困重，口腻不渴，腹胀便溏，舌淡红或淡白，苔白腻或薄白，脉沉紧或濡细。

（2）热痹

风寒湿邪郁而化火，或阴虚之体，热毒直袭其身，火性上炎，易耗伤阴精，生风动血，其病来势急、发病快，脊背部疼痛灼热，喜凉恶热，目赤口苦，牙龈肿痛，咽干口渴，喜冷饮，舌红苔黄，或舌红少苔，脉数洪大。或身体素健，突然出现腰骶疼痛，或上窜胸颈，或下趋大腿足跟，活动受限，甚则生活不能自理，可见郁怒烦躁，口干舌燥，便干溲赤，或有恶寒发热，或有低热，舌胎薄白或薄黄，脉象弦数。

2. 中期

此期肾虚邪侵，多虚实夹杂。

（1）阳虚寒湿

风寒湿邪伤人总以肾阳虚弱为根本，或先天肾精不足，或后天脾虚失养，或劳损重伤，阳气偏虚，卫阳不能固守腠理，致风寒湿邪侵入，客于经脉。脊柱瘀血胶着难去而发病。故可见腰背、膝冷痛，活动受限关节不利，喜热，口不渴，胎薄白，脉紧。

（2）阳虚血瘀

机体阳气虚弱，寒湿之邪客于肾经督脉，正气不足无力鼓邪外出，日久成瘀，瘀血阻滞经络使气机不利，气血不荣筋脉而发病，反复发作，呈恶性循环。故可见腰部隐隐作痛，喜按喜揉，腰腿无力，遇寒加重，反复发作。

（3）阴虚湿热

阳虚日久，阴阳俱虚；或湿邪郁久化热，煎熬肾中阴液，损伤肾水。肾水一亏，则相火失制，虚火内生。可见五心烦热，失眠盗汗，腰背部灼热疼痛，咽干而不欲饮水，舌红少苔，或苔白腻，脉濡数。

（4）余热伤阴

经治疗后，或因失治，邪气已去七八，余热内伏，久病伤阴，督脉、筋骨、肌肉失养所致之证。故可见项背腰微有拘急隐痛，腰酸腿软，或下肢隐痛，口干，烦躁，夜热低热（体温37.5℃左右），舌质红、苔薄白或无苔，脉细数。

3. 晚期

此期病痛日久不愈，关节僵硬变形，筋脉拘急，肝肾亏虚，气血不足，正虚邪恋，缠绵难愈。此期骨质增生和骨质疏松症状突出。①骨质增生：指骨关节边缘或骨突出部出现的骨组织增多现象。"肾主骨生髓""肝主筋，束骨，利关节"。肝肾不足则直接影响骨的生长和代谢，或外邪直接侵袭，导致韧带附着点炎性反应，使脊柱内外稳定结构失衡，椎体受周围肌肉、韧带和肌腱的牵拉，受到刺激的骨组织出现增生现象，形成骨赘，在相邻的椎体连接成骨桥，使脊柱外观呈竹节状。②骨质疏松痿软：指骨组织萎缩变软，不能适应人体运动需要的现象。骨质疏松痿软与骨质增生是病理变化的两个方面，类同筋弛与筋脉拘急。骨质痿软归咎于肝肾的病变。《素问·痿论》指出："痹久亦能成痿。"《灵枢·本神》曰："恐惧而不解则伤精，精伤则骨酸痿厥。"《金匮要略·中风历节病脉证治》指出："咸则伤骨，骨伤则痿。"临床辨证，应明确造成骨质痿软的原因和病变脏腑，以利治疗。

（1）气血亏虚

气血虚少，正虚邪恋，易至外邪入侵，患病日久难愈，筋骨失养，腰背部强痛不已，时轻时重，面黄少华，心悸，乏力，自汗，纳差，舌淡无苔，脉濡弱、细微。

（2）肾阳亏虚

病久阳气不足，表卫不固外邪易侵，邪气外羁，气血失荣，而关节屈伸不利，僵硬变形，腰膝酸软无力，甚则弯腰驼背。病多损及肝肾，见肝肾亏虚之象，则形寒肢冷，关节疼痛，自汗恶寒，为肾阳虚寒、外感寒气之象，舌淡苔白，脉沉弱。

（3）肾阴亏虚，督脉瘀滞

肾阴亏虚，督脉瘀滞，精血不足，筋骨失养，则关节变形，腰背部疼痛日久不愈，骶髂隐痛，下肢及足跟痛，活动受限，晨僵，筋脉拘急牵引，多运动时疼痛加重；若肾阴不足，虚热内生，则低热、多梦、乏力，腰膝酸软无力，日轻夜重，口干心烦，为肝肾经血不足之象，阴亏阳亢而头晕耳鸣，盗汗面赤，舌红少苔，脉沉细数，或弦数。

（4）阴阳两虚，督脉瘀滞

强直性脊柱炎晚期，阴阳俱损，阴虚则热，阳虚则寒，故临床可见寒热交错之证，寒则四肢不温，口润不渴，或见下肢浮肿，阳痿早泄，舌苔薄白，脉沉细弱；热则手足心热，口干舌燥，耳鸣耳聋，心烦失眠，低热盗汗，梦多遗精，尿赤便秘，舌红，少苔或无苔，脉象沉细数等。上述二证交错出现，但强直性脊柱炎的基本见证不变，如腰骶痛，或脊背、颈背疼痛，或伴有膝关节、足跟隐隐作痛、胀痛或空痛、或灼痛、刺痛，或游走痛，晨僵，活动受限，可伴有膝软无力，喜卧怠动，四肢不温，手足心热，尿频便溏，自汗、盗汗，遗精阳痿，舌淡，苔薄白，脉沉细。

附录5

病因病机综合分析索引

一、脊柱陈旧性意外损伤

1. 气滞瘀血

外伤本身就会产生瘀血现象，瘀血必然气滞，气滞加重瘀血，加之血肿、椎间盘炎、假性脊髓膜膨出、无菌性神经根炎、无菌性蛛网膜炎、继发椎管狭窄、假关节和其他并发症。临床会出现疼痛固定不移，或串痛、放射痛（气滞）、局部僵硬不适、活动受限等，舌淡有瘀斑、苔薄白、脉弦。

2. 肝肾亏虚

外伤后伤筋动骨，必然损伤肝肾，阴阳俱亏，出现外伤后的硬膜外纤维化、假性脊髓膜膨出、无菌性神经根炎、无菌性蛛网膜炎、继发椎管狭窄，临床腰酸背痛，挺腰无力，走路迟缓，功能受限，劳累后加重休息后减轻，不能负重，甚至抚掌行走，腰痛、腿痛、坐骨神经痛，或阴虚盗汗，或阳虚自汗，大便稀薄，小便清长无力，舌淡苔薄白，脉细无力。

3. 经络阻滞

术中或术后受风着凉，或外伤后感染，阻滞气血经络，腰酸腿痛，功能受限，或术后复发，遇冷加重，遇热减轻，二便尚可，舌淡、苔薄，脉弦浮。

4. 椎体失调（阴阳失调）

外伤的原因，破坏了椎体本身和椎体和椎体之间的稳定性，破坏了周围软组织的协调性，机体自身协调外伤后的不协调性而出现硬膜外纤维化、椎管狭窄、假关节形成等，但又出现了新的失衡情况。

二、脊柱退变性损伤

1. 外力和气血失常

外力打击作用于机体局部，但往往影响整个机体的气血功能。《正体类要·序》说："肢体损于外，则气血伤于内，营卫有所不贯，脏腑由之不和。"中医学历来重视整体与局部的关系，《伤科方》提出："夫跌打损伤者，皆由寒气停滞不能流行，或成板血，或血死作痛，或闷绝昏晕，不省人事，或寒热交作，或日夜轻重，变证多端，皆血气不调之故也。"并指出"医者如不审其来由，妄图药饵而枉死者多矣……"气血相互依存，相互依赖，互根互用而周流于全身而不息，成为一切脏腑功能及生理活动的物质基础，《素问·调经论》说："人之所有者，血与气耳。"气血失常必然影响机体活动，如《素问·调经论》说："气血不和，百病乃变化而生。"因此，伤科病患的发生，也是全身作用的结果，"跌仆闪挫，卒然身受，气血俱伤病也"。

2. 外感与年龄体质

外感邪气也可导致筋骨关节发生疾患，引起腰背痛及四肢疼痛及关节屈伸不利等。

此外，年龄不同，好发部位也不同，青壮年筋骨强健，老年人骨质脆弱，同样条件下，后者易发生损伤。外邪与人的体质对发病也有一定的影响，青壮年气血旺盛，肾精充实，筋骨坚强，老年人年老体衰气血虚弱，肝肾亏损，骨质疏松，由于外力或外感改变了局部的力量平衡，同样条件下，则后者容易发病。《素问·评热论》说："邪之所凑，其气必虚。"临床上多见于一些劳损引起的压缩性骨折、损伤等，即是如此。

3. 肾气虚损

《素问·脉要精微论》说："腰者，肾之府，转摇不能，肾将惫矣。"腰部疾患与肾气是否充沛密切相关。肾气盛，水可生木，肝肾俱旺，经脉强健，虽有外伤，为害亦不大，不会并发更多疾病。《疡医大全》论：凡伤损之症，最忌骨气虚惫，肾主骨，肾水足则肝气克溢，经脉强健，虽有伤损气血不亏，而溃敛以时，气路不致于上逆……。肾虚者易致腰部扭闪和劳损等而出现腰酸背痛、腰脊不能俯仰等证候。骨折伤必内动于肾，因肾生精髓，故骨折后如肾生养精髓不足，则无以养骨。因此，对骨折病人，尤其时间过久者，尤以重视肝肾的补养。

三、脊柱陈旧性医源损伤（手术失败综合征，FBSS）

1. 气滞瘀血

手术本身就会产生瘀血现象，瘀血必然气滞，气滞加重瘀血，加之脊柱手术中内植物及装置的错误使用、血肿、椎间盘炎、假性脊髓膜膨出、无菌性神经根炎、无菌性蛛网膜炎、棉织品瘤、椎管狭窄、假关节和其他并发症。临床会出现疼痛固定不移、或串痛、放射痛（气滞）、局部僵硬不适、活动受限等，舌淡有瘀斑、苔薄白，脉弦。

2. 肝肾亏虚

手术后伤筋动骨，必然损伤肝肾，阴阳俱亏，出现腰椎手术失败综合征中的硬膜外纤维化、假性脊髓膜膨出、无菌性神经根炎、无菌性蛛网膜炎、棉织品瘤、椎管狭窄，临床腰酸背痛，挺腰无力，走路迟缓，功能受限，劳累后加重休息后减轻，不能负重，甚至扶杖行走，腰痛、腿痛、坐骨神经痛，或阴虚盗汗，或阳虚自汗，大便稀薄，小便清长无力，舌淡苔薄白，脉细无力。

3. 经络阻滞

术中或术后受风着凉，阻滞气血经络，腰酸腿痛，功能受限，或术后复发，遇冷加重，遇热减轻，二便尚可，舌淡、苔薄，脉弦浮。

4. 余邪未清

手术中感染，特发性脊柱侧弯后路融合术后迟发性感染、脊柱术后感染的严重性及不合理治疗、无菌性神经根炎、无菌性蛛网膜炎等，处理不当，影响愈合，腰酸、腿软、无力、麻木、功能受限、劳累外感后加重。舌淡、苔薄黄，脉弦紧。

5. 椎体失调（阴阳失调）

手术的原因，破坏了椎体本身和椎体和椎体之间的稳定性，破坏了周围软组织的协调性，加之脊柱手术中内植物及装置的使用，植入物试图增加椎体的稳定性，可同时又增加了相互之间的不稳定性和不协调性，机体自身协调手术后的不协调性而出现硬膜外纤维化、椎管狭窄、假关节形成等，但又出现了新的失衡情况。

四、脊柱炎性损伤（强直性脊柱炎）

1. 外因

（1）寒邪

①寒为阴邪，易伤阳气

故《素问·阴阳应象大论》说："阴胜则阳病。"寒性凝滞，故寒邪侵犯人体往往会使经脉气血凝滞，出现各种疼痛症状；寒性收引，寒邪侵袭人体表现为气机收敛，腠理闭塞，经络筋脉收缩而挛急。

②寒为阴邪，最易伤肾入骨

肾主骨，肾虚督空，寒邪乘虚而入，内舍于骨发为"骨痹"。久居、作业阴寒之地，邪气过盛，易于痹阻经络，使气血不通而发"痹证"。肾阳不足，阳虚生内寒，外寒也会乘虚侵袭，留着督脉，内寒外寒相因为患，深伏于督脉，致气血凝滞，久之产生痰浊瘀血，积聚不散，脊骨失养，关节筋骨不得淖泽濡润，则屈伸不利，僵直弯曲而成尪痹。

③肾虚邪侵

肾阳虚，寒邪入侵，内外合邪，阳气不化，开阖不得，寒邪内盛，深侵肾督，肾受邪，则骨失淖泽，并且不能养肝，肝失养则血海不足，冲任失调，筋脉失养；寒则凝滞，精血不荣，督阳失布，气血不化。

（2）风寒湿邪侵袭

风为百病之长，风邪常为外邪致病的先导。《素问·骨空论》说："风者，百病之始也。"《素问·风论》说："风者，百病之长也。"

湿为阴邪，易阻滞气机，损伤阳气。叶天士《外感温热篇》有"湿胜则阳微"之说。湿性重浊，湿邪留滞经络关节，可见关节疼痛重着。湿性黏滞，胶着难解，故湿邪致病多反复发作，缠绵难愈。风寒湿三邪最易合而致病。

外邪致病正如《素问·痹论》所云："风、寒、湿三气杂至，合而为痹。"至虚之处，即容邪之所，风寒湿邪乘虚而入。

由于冒雨涉水，劳汗当风，久居湿冷等气候变化，冷热交错，风寒湿邪入注人体，留于经络，关节气血痹阻。

（3）湿热之邪浸淫

岁气湿热行令，或长夏之际，湿热交蒸或寒湿蕴积日久，郁而化热，湿热之邪浸淫经脉。强直性脊柱炎中期可由于风寒湿邪郁久化热，耗气伤阴，损伤脾胃肝肾，正虚邪恋，虚实相兼，寒热错杂。风寒湿邪久郁不解，生湿化热成毒，痹着腰部，阻滞气血运行，形成湿热毒瘀互结。隋孝忠认为风寒湿邪痹阻经络，伤于督脉，久之耗伤气血，邪气化热，热致肾气虚、精血亏、关节筋脉失于荣养。

（4）痰浊之邪

痰浊为有形的病理产物，一旦形成，既可阻滞气机，影响脏腑气机的升降；又可以流注经络，阻碍气血的运行。痰浊之邪若流注经络，易使经络阻滞，气血运行不畅，出现肢体麻木、屈伸不利等症状。痰浊致病广泛，故有"百病多由痰作祟"之说。痰浊之邪致病缠绵难愈。

许多学者认识到了痰浊之邪在强直性脊柱炎发病上的重要地位，认为患者体内气血津液运行失常，痰浊内生，流于经络，伏于督脉，则发龟背；流于骨节筋脉，阻滞气血流通而不通则痛。风寒湿热之邪日久聚而为痰，痰留百节，阻于经络，湿毒痰瘀互结，导致筋骨经络痹阻，气血运行不畅；外邪久滞不散，痰浊之邪未能及时温散，附注筋骨关节，流注于膜原、经络，伏于督脉，如与外邪互结，外搏肌筋，内侵骨髓，则使人肢体发麻，不得屈伸，气血津液凝滞，痰浊内阻，削伐正气，使肾督更加亏虚。

（5）瘀血阻络

《景岳全书·风痹》提到感受风邪可致血气闭郁，感受寒邪可致血气凝滞，感受热邪可致血气干涸，感受湿邪可使血气壅滞，均是指外邪入侵致瘀。外伤，诸如跌打损伤、闪挫扭伤、坠落等，损及腰背，瘀血内停，不能及时消散或排除体外，阻滞经脉，气血运行不畅，经络痹阻，骨节壅滞则屈伸不利、僵直弯曲而成本病。

2. 内因

（1）先天不足，肾虚为本

肾虚是强直性脊柱炎之根本。《素问·痹论》云："骨痹不已，复感于邪，内舍于肾。"又"骨痹不已，尻以代踵，脊以代头"。阐明了强直性脊柱炎是由于肝肾亏损，督脉失养，气血不足，筋骨瘀阻，经络痹阻所致。故后人有"凡腰痛悠悠戚戚，屡发不已者，肾之虚也"之说。由虚致损，虚中夹实，即本虚标实。盖肾精亏损，不能濡养督脉，不荣则痛，督脉空虚，风寒湿邪乘虚而入，壅阻经络久而变生痰瘀，深入精髓骨骱而不通则痛；因痰瘀阻滞，故出现肿痛、晨僵、活动功能受限等症。

大多数学者认为本病是由于先天禀赋不足、后天失养导致肾虚督空、筋脉失养，加之感受外邪而发病。《素问·长刺节论》云："痛在骨，骨重不可举，骨髓酸痛名曰骨痹。"《素问·逆调论》中说："肾者水也，而生骨，骨不生则髓不能满，骨寒甚至骨也……病名曰骨痹，是人当挛节也。"指出了本病的病位在骨、在肾。病因乃由先天禀赋不足，或病后体弱，肾气亏虚所致。"腰者肾之府，转摇不能，肾将惫矣。"肾主骨生髓，督脉行于背正中，总督一身之阳气，肾气不足，骨髓不充，督脉失养。因此，肾气先虚是致病之本。

肾主骨生髓，腰为肾之府。肾虚而生精不足，则髓不能满，故腰膝酸软，而不耐久劳。《素问·骨空论》指出：督脉"贯脊属肾""别绕臀"，其"循肩骨内，侠脊抵腰中，入循膂经肾"。可见脊柱、腰、髋均为督脉循行部位，而足跟后踵筋间又为肾经循行部位。肾虚精少而肾阳不足，不能充养督脉，阳虚生内寒，外寒也乘虚侵袭，留着督脉，内寒外寒相因为患，深伏于肾督，致气血凝滞，故腰脊、髋、骶疼痛，久之产生痰浊瘀血积聚不散，脊骨失养，关节筋骨不得淖泽濡润，则屈伸不利、僵直弯曲而成尪痹。

朱良春、王为兰等中医学者认为本病的本质是肾督亏虚。腰为肾之府，腰以下为尻，尻亦属肾；又脊柱乃一身之骨主，骨的生长发育又全赖骨髓的滋养，而骨髓乃肾中精气所化生，故肾中精气充足，骨髓充盈则骨骼发育正常，坚固有力；肾中精气不足，骨骼空虚则骨质疏松，酸软无力。督脉"循背而行于身后，为阳脉之总督""督之为病，脊强而厥"，故本病与肾督密切相关。由于先天禀赋不足或后天调摄失调，致肾督亏虚，则卫阳空疏；肝肾精亏，肾督阳虚，使筋挛骨弱而邪留不去，痰浊瘀血逐渐形成，壅滞督脉，邪正混淆，如油入面，胶着难解，终致脊柱疼痛、脊柱骨质疏松、脊柱强直、不能直立弯腰、无力支撑躯干，出现龟背畸形的虚实夹杂证候。

肾主藏精髓，脑为髓之海。《灵枢·海论》说：督脉"其输上在于其盖，下在风府"。张志聪言："盖，谓督脉之百会穴。"《素问·骨空论》又说：督脉"与太阳起于目内眦，上额交巅，上入络脑⋯⋯入循膂、下络肾"。肾精亏虚，髓海不足，脑失濡养则出现眩晕、记忆力差、失眠多梦。

肾藏精化生肾气而司二便，肾精虚肾气不足，不能助膀胱气化津液则小便失常，命火虚不能助脾土运化腐熟水谷，则大便失常。《素问·骨空论》亦说：督脉"此生病⋯⋯不能前后"。前后即指二便。督脉绕行于前后二阴间，此处经脉为邪所侵，气血不通则二便失常。

《灵枢·大惑论》指出："精之窠为眼，骨之精为瞳子⋯⋯上属于脑，后出于项中。"可见眼与肾精、脑、督脉有密切关系，肾精虚而肾水不足濡养瞳神晶莹之体，故也易生目疾。

肾为气之根，肾气衰弱，失其摄纳功能，既可影响津液输化，也能影响肺气之升降，气化失常则水气浸溢为患，上凌心肺则出现咳嗽、胸闷、气短、心悸症状。

《灵枢·脉度》指出："肾气通于耳，肾和则耳能闻五音矣。"耳为肾之外窍，肾精不足，肾气不能上承于耳则耳鸣失聪，经脉不利则疼痛。

焦树德教授以"大偻"命名本病。《素问·生气通天论》说："阳气者，精则养神，柔则养筋，开阖不得，寒气从之，乃生大偻⋯⋯"《素问·脉要精微论》说："背者胸中之府，背曲肩随，府将坏矣。腰者肾之府，转摇不能，肾将惫矣；膝者筋之府，屈伸不能，行则偻附，筋将惫矣。"《素问·至真要大论》曰："太阳在泉，寒复内舍，则腰尻痛，屈伸不利，股胫足膝中痛。"《诸病源候论·背偻》说："肝主筋而藏血，血为阴，气为阳，阳气精则养神，柔则养筋，阴阳和同则气血调适，共相荣养也，邪不能伤。若虚则受风，风寒搏于脊偻之筋，冷则挛急，故令背偻。"《中国医学大辞典》释云："'大偻'背俯也。"《医学衷中参西录·论腰疼治法》说："凡人之腰痛，皆脊梁处作痛，此实督脉主之⋯⋯肾虚者，其督脉必虚，是以腰疼。"

（2）肾虚督空，筋骨失养

人体的腰、骶、脊、胯、尻处与肝脉、肾脉、任脉、冲脉相互联系。《灵枢·经脉》云："肾足少阴之脉⋯⋯上股内后廉，贯脊属肾⋯⋯""肝，足厥阴之脉⋯⋯循股阴入毛中，过阴器抵小腹⋯⋯"又如《类经·九卷》说："故启玄子引古经云：'任脉循背谓之督，自少腹直上者谓之任脉。'由此言之，则是以背腹分阴阳而言任督，若三脉者，则名虽异而体则一耳，故曰任脉、冲脉、督脉一源而三歧也。"

肾主骨，主腰膝和二阴，为肝之母；肝主血海，脉络阴器，主筋，为肾之子；冲脉为五脏六腑之海，注少阴（肾）之大络；任脉与冲脉同起胞中，上循背里，为经络之海。李时珍曾说，任督乃人身子午。所以，此病与任脉也有关系，但主要是肾督二经之病。

中医学理论中除经络理论外，还有"经筋""经别"的理论，十二经筋、经别分别各有自己的循行部位及所主疾病。《灵枢·经筋》说："足少阴之筋，起于小指（趾）之下，并足太阴之筋，邪（斜）走内踝之下，结于踵，与太阳之筋合而上结于内辅之下，并太阴之筋而上循阴股，结于阴器，循脊内挟膂，上至项，结于枕骨，与足太阳之筋合。"又云："足太阳之筋起于足小趾上，结于踝，邪（斜）上结于膝，其下循足外侧，结于踵，上循跟，结于腘。其别者，结于腨外，上腘中内廉，与腘中并上结于臀，上挟脊上项。其支者，别入结于舌本。其直者，结于枕骨，上头下颜，结于鼻。其支者，入腋下，上出缺盆，上结于完骨。其支者，出缺盆，邪（斜）上出于頄。"

十二经筋对疾病各有所主。《灵枢·经筋》说：足少阴经筋"其病足下转筋，及所过而结者皆痛及转筋。病在此者主痫瘛及痉，在外者不能俯，在内者不能仰。故阳病者腰反折不能俯，阴病者不能仰"。足太阳经筋"其病小趾支，跟肿痛，腘挛，脊反折，项筋急，肩不举，腋支，缺盆中扭痛，不可左右摇"。《灵枢·经脉》中说："督脉之别，名曰长强，挟膂上项，散头上，下当肩胛左右，别走太阳，入贯膂。实则脊强，虚则头重，高摇之，挟脊之有过者，取之所别也。"

综上所述，强直性脊柱炎的病因，中医学认为多由于先天禀赋不足、后天失养导致肾虚督空，筋骨失养。正虚复感风、寒、湿等外邪，内外合邪，阳气不化，邪气内盛，影响筋骨的荣养淖泽而致脊柱伛偻。病久则化生痰、瘀、热、毒，致使虚实错杂，寒热相兼，缠绵难愈。

附录6

脊柱损伤及强直性脊柱炎所取穴位的定位和主治

1. **颈一穴**（C_1穴）（见新夹脊穴示意图）

【定位】第7颈椎棘突下，督脉旁开0.6寸，左右各一。

【解剖】斜方肌、菱形肌、上后锯肌、项韧带、头夹肌、颈夹肌，深层为骶棘肌、半棘肌、多裂肌和回旋肌；椎动脉、椎静脉；深层为第8颈神经后支外侧支（详见局部解剖）。

【主治】上肢痛、肩背痛、指痛、咳嗽、气喘、发热、头痛、项强、外感、鼻塞、流涕。

颈椎病（以臂丛神经受累为主）、颈段强直性脊柱炎等。

2. **颈二穴**（C_2穴）（见新夹脊穴示意图）

【定位】第6颈椎棘突下，督脉旁开0.6寸，左右各一。

【解剖】斜方肌、菱形肌、上后锯肌、项韧带、头夹肌、颈夹肌，深层为骶棘肌、半棘肌、多裂肌和回旋肌；椎动脉、椎静脉；深层为第7颈神经后支外侧支（详见局部解剖）。

【主治】上肢痛、肩背痛、指痛、头晕、头痛、恶心、呕吐、项强、咽部异物感、咳喘、心悸。

颈椎病（以臂丛神经、交感神经受累为主）、颈段强直性脊柱炎等。

3. **颈三穴**（C_3穴）（见新夹脊穴示意图）

【定位】第5颈椎棘突下，督脉旁开0.6寸，左右各一。

【解剖】斜方肌、项韧带、头夹肌、颈夹肌，深层为骶棘肌、半棘肌、多裂肌和回旋肌；椎动脉的横突部与该部椎静脉的丛环；深层为第6颈神经后支外侧支（详见局部解剖）。

【主治】臂痛、肩背痛、指痛、颈痛、颈僵、项强、头晕、头痛、失眠、健忘、不寐。

颈椎病（以臂丛神经、交感神经受累为主）、颈段强直性脊柱炎等。

4. **颈四穴**（C_4穴）（见新夹脊穴示意图）

【定位】第4颈椎棘突下，督脉旁开0.6寸，左右各一。

【解剖】斜方肌、项韧带、头夹肌、颈夹肌，深层为骶棘肌、半棘肌、多裂肌和回旋肌；椎动脉的横突部与该部椎静脉的丛环；深层为第5颈神经后支外侧支（详见局部解剖）。

【主治】项强、项痛、头晕、头痛、呕吐、鼻塞、流涕、胸闷、失眠。

颈椎病（以颈丛神经、交感神经受累为主）、颈段强直性脊柱炎等。

5. **颈五穴**（C_5穴）（见新夹脊穴示意图）

【定位】第3颈椎棘突下，督脉旁开0.6寸，左右各一。

【解剖】斜方肌、项韧带、头夹肌、颈夹肌，深层为骶棘肌、半棘肌、多裂肌和回旋肌；椎动脉的横突部与该部椎静脉的丛环；深层为第4颈神经后支外侧支（详见局部解剖）。

【主治】头项痛、项强、眩晕、耳鸣、目痛、鼻塞。
颈椎病（以颈丛神经受累为主）、颈段强直性脊柱炎等。

6. 颈六穴（C_6穴）（见新夹脊穴示意图）
【定位】第2颈椎棘突下，督脉旁开0.6寸，左右各一。
【解剖】斜方肌、项韧带、头夹肌、颈夹肌，深层为骶棘肌、半棘肌、多裂肌和回旋肌；椎动脉的横突部与该部椎静脉的丛环；深层为第3颈神经后支外侧支（详见局部解剖）。
【主治】颈痛、头项痛、项强、眩晕、耳鸣、目痛、鼻塞。
颈椎病（以颈丛神经受累为主）、颈段强直性脊柱炎等。

7. 颈七穴（C_7穴）（见新夹脊穴示意图）
【定位】第1颈椎后结节下，督脉旁开0.6寸，左右各一。
【解剖】斜方肌、项韧带、头夹肌、颈夹肌，深层为骶棘肌、半棘肌、多裂肌和回旋肌；椎动脉的横突部与该部椎静脉的丛环；深层为第2颈神经后支外侧支（详见局部解剖）。
【主治】头项痛、项强、眩晕、耳鸣、目痛、鼻塞、癫、狂、痫、热病。
颈椎病（以颈丛神经受累为主）、颈段强直性脊柱炎等。

8. 颈八穴（C_8穴）（见新夹脊穴示意图）
【定位】枕骨下缘，督脉旁开0.6寸，左右各一。
【解剖】斜方肌、项韧带、头夹肌，深层为骶棘肌、半棘肌、椎枕肌、椎动脉的环椎部，椎内静脉丛和来自颈深部小静脉；深层为第一颈神经后支外侧支（详见局部解剖）。
【主治】头晕、目眩、耳鸣、头疼、失眠、多梦、心悸、健忘、精神抑郁、胆怯、烦躁、热病、癫、狂、痫。
颈椎病（以椎动脉受累为主）、寰枢关节紊乱综合征等。

9. 颈一撇穴（C_1'穴）（见新夹脊穴示意图）
【定位】第1胸椎棘突上，督脉旁开0.6寸，左右各一。
【解剖】同颈一穴解剖位置
【主治】同颈一穴主治，用于颈一穴主治疾病的再治疗或巩固治疗。

10. 颈二撇穴（C_2'穴）（见新夹脊穴示意图）
【定位】第7颈椎棘突上，督脉旁开0.6寸，左右各一。
【解剖】同颈二穴解剖位置
【主治】同颈二穴主治，用于颈二穴主治疾病的再治疗或巩固治疗。

11. 颈三撇穴（C_3'穴）（见新夹脊穴示意图）
【定位】第6颈椎棘突上，督脉旁开0.6寸，左右各一。
【解剖】同颈三穴解剖位置
【主治】同颈三穴主治，用于颈三穴主治疾病的再治疗或巩固治疗。

12. 颈四撇穴（C_4'穴）（见新夹脊穴示意图）
【定位】第5颈椎棘突上，督脉旁开0.6寸，左右各一。
【解剖】同颈四穴解剖位置
【主治】同颈四穴主治，用于颈四穴主治疾病的再治疗或巩固治疗。

13. **颈五撇穴**（C_5'穴）（见新夹脊穴示意图）

【定位】第4颈椎棘突上，督脉旁开0.6寸，左右各一。

【解剖】同颈五穴解剖位置

【主治】同颈五穴主治，用于颈五穴主治疾病的再治疗或巩固治疗。

14. **颈六撇穴**（C_6'穴）（见新夹脊穴示意图）

【定位】第3颈椎棘突上，督脉旁开0.6寸，左右各一。

【解剖】同颈六穴解剖位置

【主治】同颈六穴主治，用于颈六穴主治疾病的再治疗或巩固治疗。

15. **颈七撇穴**（C_7'穴）（见新夹脊穴示意图）

【定位】第2颈椎棘突上，督脉旁开0.6寸，左右各一。

【解剖】同颈七穴解剖位置

【主治】同颈七穴主治，用于颈七穴主治疾病的再治疗或巩固治疗。

16. **颈八撇穴**（C_8'穴）（见新夹脊穴示意图）

【定位】第1颈椎后结节上，督脉旁开0.6寸，左右各一。

【解剖】同颈八穴解剖位置

【主治】同颈八穴主治，用于颈八穴主治疾病的再治疗或巩固治疗。

17. **颈一撇撇穴**（C_1''穴）（见新夹脊穴示意图）

【定位】在颈一穴和颈一撇穴之间，督脉旁开0.6寸，左右各一。

【解剖】同颈一穴解剖位置

【主治】同颈一穴主治，用于局部阻滞时使用的穴位点，颈一穴主治疾病的再治疗或巩固治疗。

18. **颈二撇撇穴**（C_2''穴）（见新夹脊穴示意图）

【定位】在颈二穴和颈二撇穴之间，督脉旁开0.6寸，左右各一。

【解剖】同颈二穴解剖位置

【主治】同颈二穴主治，用于局部阻滞时使用的穴位点，颈二穴主治疾病的再治疗或巩固治疗。

19. **颈三撇撇穴**（C_3''穴）（见新夹脊穴示意图）

【定位】在颈三穴和颈三撇穴之间，督脉旁开0.6寸，左右各一。

【解剖】同颈三穴解剖位置

【主治】同颈三穴主治，用于局部阻滞时使用的穴位点，颈三穴主治疾病的再治疗或巩固治疗。

20. **颈四撇撇穴**（C_4''穴）（见新夹脊穴示意图）

【定位】在颈四穴和颈四撇穴之间，督脉旁开0.6寸，左右各一。

【解剖】同颈四穴解剖位置

【主治】同颈四穴主治，用于局部阻滞时使用的穴位点，颈四穴主治疾病的再治疗或巩固治疗。

21. **颈五撇撇穴**（C_5''穴）（见新夹脊穴示意图）

【定位】在颈五穴和颈五撇穴之间，督脉旁开0.6寸，左右各一。

【解剖】同颈五穴解剖位置

【主治】同颈五穴主治，用于局部阻滞时使用的穴位点，颈五穴主治疾病的再治疗或巩固治疗。

22. **颈六撇撇穴**（C_6''穴）

【定位】在颈六穴和颈六撇穴之间，督脉旁开0.6寸，左右各一。

【解剖】同颈六穴解剖位置

【主治】同颈六穴主治，用于局部阻滞时使用的穴位点，颈六穴主治疾病的再治疗或巩固疗。

23. **颈七撇撇穴**（C_7''穴）（见新夹脊穴示意图）

【定位】在颈七穴和颈七撇穴之间，督脉旁开0.6寸，左右各一。

【解剖】同颈七穴解剖位置

【主治】同颈七穴主治，用于局部阻滞时使用的穴位点，颈七穴主治疾病的再治疗或巩固疗。

24. **颈八撇撇穴**（C_8''穴）（见新夹脊穴示意图）

【定位】在颈八穴和颈八撇穴之间，督脉旁开0.6寸，左右各一。

【解剖】同颈八穴解剖位置

【主治】同颈八穴主治，用于局部阻滞时使用的穴位点，颈八穴主治疾病的再治疗或巩固疗。

25. **胸一穴**（T_1穴）（见新夹脊穴示意图）

【定位】第12胸椎脊突下，督脉旁开0.8寸，左右各一。

【解剖】腰背筋膜、骶棘肌；布用肋下动、静脉后支；深层为第12胸神经后支外侧支（详见局部解剖）。

【主治】胸胁痛、胃脘痛、呕吐、腹胀、肠鸣。

胸椎退变性疾病（胸椎脊神经受累）、脊源性慢性结肠炎、胸段强直性脊柱炎等。

26. **胸二穴**（T_2穴）（见新夹脊穴示意图）

【定位】第11胸椎棘突下，督脉旁开0.8寸，左右各一。

【解剖】背阔肌、骶棘肌；第11肋间动、静脉后支；深层为第11胸神经后支肌支（详见局部解剖）。

【主治】胸胁痛、腹胀、黄疸、呕吐、泄泻。

胸椎退变性疾病（胸椎脊神经受累）、脊源性慢性结肠炎、脊源性慢性胆囊炎、胸段强直性脊柱炎等。

27. **胸三穴**（T_3穴）（见新夹脊穴示意图）

【定位】第10胸椎棘突下，督脉旁开0.8寸，左右各一。

【解剖】背阔肌、骶棘肌；有第10肋间动、静脉后支；深层为第10胸神经后支外侧支（详见局部解剖）。

【主治】胸胁痛、黄疸、口苦。

胸椎病退变性疾病（胸椎脊神经受累）、脊源性慢性胆囊炎、胸段强直性脊柱炎等。

28. **胸四穴**（T_4穴）（见新夹脊穴示意图）

【定位】第9胸椎棘突下，督脉旁开0.8寸，左右各一。

【解剖】背阔肌、骶棘棘；有第9肋间动、静脉后支；深层为第9胸神经后支外侧支（详见局部解剖）。

【主治】脊背痛、胁痛、黄疸、呕血。

胸椎退变性疾病（胸椎脊神经受累）、脊源性慢性胆囊炎、脊源性慢性胃炎、脊源性慢性胰腺炎、胸段强直性脊柱炎等。

29. **胸五穴**（T_5穴）（见新夹脊穴示意图）

【定位】第8胸椎棘突下缘，督脉旁开0.8寸，左右各一。

【解剖】背阔肌、骶棘肌；有第8肋间动、静脉后支；深层为第8胸神经后支外侧支（详见局部解剖）。

【主治】脊背痛、胁痛、黄疸、呕血、胃痛、腹胀、腹泻。

胸椎退变性疾病（胸椎脊神经受累）、脊源性慢性胆囊炎、脊源性慢性胃炎、脊源性慢性胰腺炎、胸椎强直性脊柱炎等。

30. **胸六穴**（T_6穴）（见新夹脊穴示意图）

【定位】第7胸椎棘突下，督脉旁开0.8寸，左右各一。

【解剖】斜方肌下缘，背阔肌、骶棘肌；布有第7肋间动、静脉后支；深层为第7胸神经后支外侧支（详见局部解剖）。

【主治】胁痛、胸痛、腹胀、腹泻。

胸椎退变性疾病（胸椎脊神经受累）、脊源性结肠炎、胸椎强直性脊柱炎等。

31. **胸七穴**（T_7穴）（见新夹脊穴示意图）

【定位】第6胸椎棘突下，督脉旁开0.8寸，左右各一。

【解剖】斜方肌下缘，背阔肌肌腱、骶棘肌；布有第6肋间动、静脉后支，深层为第6胸神经后支外侧支（详见局部解剖）。

【主治】胁痛、脊背痛、胃痛、腹胀。

胸椎退变性疾病（胸椎脊神经受累）、脊源性胃病、脊源性肠炎、胸椎强直性脊柱炎等。

32. **胸八穴**（T_8穴）（见新夹脊穴示意图）

【定位】第5胸椎棘突下，督脉旁开0.8寸，左右各一。

【解剖】斜方肌、菱形肌，深层为骶棘肌；第5肋间动、静脉后支；深层为第5胸神经后支外侧支（详见局部解剖）。

【主治】背痛、心痛、惊悸。

胸椎退变性疾病（胸椎脊神经受累）、脊源性心绞痛、脊源性冠心病、胸椎强直性脊柱炎等。

33. **胸九穴**（T_9穴）（见新夹脊穴示意图）

【定位】第4胸椎棘突下，督脉旁开0.8寸，左右各一。

【解剖】斜方肌、菱形肌，深层为骶棘肌；第4肋间动、静脉后支；深层为第4胸神经后支外侧支（详见局部解剖）。

【主治】背痛、乳房胀痛、乳房肿块、乳房硬结、心痛、胸闷。

胸椎退变性疾病（胸椎脊神经受累）、脊源性乳腺增生症、脊源性冠心病、胸椎强直性脊柱炎等。

34. **胸十穴**（T_{10}穴）（见新夹脊穴示意图）

【定位】第3胸椎棘突下，督脉旁开0.8寸，左右各一。

【解剖】斜方肌、菱形肌，深层为骶棘肌；第3肋间动、静脉后支；深层为第3胸神经后支外侧支（详见局部解剖）。

【主治】肩背痛、鼻塞、流涕、头疼、咳嗽、气喘。

胸椎退变性疾病（胸椎脊神经受累）、脊源性鼻炎、脊源性支气管炎、胸椎强直性脊柱炎等。

35. **胸十一穴**（T_{11}穴）

【定位】第 2 胸椎棘突下，督脉旁开 0.8 寸，左右各一。

【解剖】斜方肌、菱形肌，上后锯肌，深层为骶棘肌；第 2 肋间动、静脉后支；深层为第 3 胸神经后支外侧支（详见局部解剖）。

【主治】胸背痛、咳嗽、发热、喘憋、头痛。

胸椎退变性疾病（胸椎脊神经受累）、脊源性支气管炎、脊源性哮喘、胸段强直性脊柱炎等。

36. **胸十二穴**（T_{12}穴）（见新夹脊穴示意图）

【定位】第 1 胸椎棘突下，督脉旁开 0.8 寸，左右各一。

【解剖】斜方肌、菱形肌，上后锯肌，深层为骶棘肌；第 1 肋间动、静脉后支；深层为第 1 胸神经后支外侧支（详见局部解剖）。

【主治】肩背痛、臂痛、指麻、咳嗽、吐痰、气短、鼻塞、发热。

颈椎病（臂丛神经受累）、胸椎退变性疾病（胸椎脊神经受累）、脊源性支气管炎、脊源性鼻炎、胸段强直性脊柱炎等。

37. **胸一撇穴**（T_1'穴）（见新夹脊穴示意图）

【定位】第 1 腰椎棘突上，督脉旁开 0.8 寸，左右各一。

【解剖】同胸一穴解剖位置

【主治】同胸一穴主治，用于胸一穴主治疾病的再治疗或巩固治疗。

38. **胸二撇穴**（T_2'穴）（见新夹脊穴示意图）

【定位】第 12 胸椎棘突上，督脉旁开 0.8 寸，左右各一。

【解剖】同胸二穴解剖位置

【主治】同胸二穴主治，用于胸二穴主治疾病的再治疗或巩固治疗。

39. **胸三撇穴**（T_3'穴）（见新夹脊穴示意图）

【定位】第 11 胸椎棘突上，督脉旁开 0.8 寸，左右各一。

【解剖】同胸三穴解剖位置

【主治】同胸三穴主治，用于胸三穴主治疾病的再治疗或巩固治疗。

40. **胸四撇穴**（T_4'穴）（见新夹脊穴示意图）

【定位】第 10 胸椎棘突上，督脉旁开 0.8 寸，左右各一。

【解剖】同胸四穴解剖位置

【主治】同胸四穴主治，用于胸四穴主治疾病的再治疗或巩固治疗。

41. **胸五撇穴**（T_5'穴）（见新夹脊穴示意图）

【定位】第 9 胸椎棘突上，督脉旁开 0.8 寸，左右各一。

【解剖】同胸五穴解剖位置

【主治】同胸五穴主治，用于胸五穴主治疾病的再治疗或巩固治疗。

42. **胸六撇穴**（T_6'穴）（见新夹脊穴示意图）

【定位】第 8 胸椎棘突上，督脉旁开 0.8 寸，左右各一。

【解剖】同胸六穴解剖位置

【主治】同胸六穴主治，用于胸六穴主治疾病的再治疗或巩固治疗。

43. **胸七撇穴**（T_7'穴）（见新夹脊穴示意图）

【定位】第7胸椎棘突上，督脉旁开0.8寸，左右各一。

【解剖】同胸七穴解剖位置

【主治】同胸七穴主治，用于胸七穴主治疾病的再治疗或巩固治疗。

44. **胸八撇穴**（T_8'穴）（见新夹脊穴示意图）

【定位】第6胸椎棘突上，督脉旁开0.8寸，左右各一。

【解剖】同胸八穴解剖位置

【主治】同胸八穴主治，用于胸八穴主治疾病的再治疗或巩固治疗。

45. **胸九撇穴**（T_9'穴）（见新夹脊穴示意图）

【定位】第5胸椎棘突上，督脉旁开0.8寸，左右各一。

【解剖】同胸九穴解剖位置

【主治】同胸九穴主治，用于胸九穴主治疾病的再治疗或巩固治疗。

46. **胸十撇穴**（T_{10}'穴）（见新夹脊穴示意图）

【定位】第4胸椎棘突上缘，督脉旁开0.8寸，左右各一。

【解剖】同胸十穴解剖位置

【主治】同胸十穴主治，用于胸十穴主治疾病的再治疗或巩固治疗。

47. **胸十一撇穴**（T_{11}'穴）（见新夹脊穴示意图）

【定位】第3胸椎棘突上，督脉旁开0.8寸，左右各一。

【解剖】同胸十一穴解剖位置

【主治】同胸十一穴主治，用于胸十一穴主治疾病再治疗或巩固治疗。

48. **胸十二撇穴**（T_{12}'穴）（见新夹脊穴示意图）

【定位】第2胸椎棘突上，督脉旁开0.8寸，左右各一。

【解剖】同胸十二穴解剖位置

【主治】同胸十二穴主治，用于胸十二穴主治疾病再治疗或巩固治疗。

49. **胸一撇撇穴**（T_1''穴）（见新夹脊穴示意图）

【定位】在胸一穴和胸一撇穴之间，督脉旁开0.8寸，左右各一。

【解剖】同胸一穴解剖位置

【主治】同胸一穴主治，用于局部阻滞时使用的穴位点，胸一穴主治疾病的再治疗或巩固治疗。

50. **胸二撇撇穴**（T_2''穴）（见新夹脊穴示意图）

【定位】在胸二穴和胸二撇穴之间，督脉旁开0.8寸，左右各一。

【解剖】同胸二穴解剖位置

【主治】同胸二穴主治，用于局部阻滞时使用的穴位点，胸二穴主治疾病的再治疗或巩固治疗。

51. **胸三撇撇穴**（T_3''穴）（见新夹脊穴示意图）

【定位】在胸三穴和胸三撇穴之间，督脉旁开0.8寸，左右各一。

【解剖】同胸三穴解剖位置

【主治】同胸三穴主治，用于局部阻滞时使用的穴位点，胸三穴主治疾病的再治疗或巩固治疗。

52. 胸四撇撇穴（T_4''穴）（见新夹脊穴示意图）

【定位】在胸四穴和胸四撇穴之间,督脉旁开0.8寸,左右各一。

【解剖】同胸四穴解剖位置

【主治】同胸四穴主治,用于局部阻滞时使用的穴位点,胸四穴主治疾病的再治疗或巩固治疗。

53. 胸五撇撇穴（T_5''穴）（见新夹脊穴示意图）

【定位】在胸五穴和胸五撇穴之间,督脉旁开0.8寸,左右各一。

【解剖】同胸五穴解剖位置

【主治】同胸五穴主治,用于局部阻滞时使用的穴位点,胸五穴主治疾病的再治疗或巩固治疗。

54. 胸六撇撇穴（T_6''穴）（见新夹脊穴示意图）

【定位】在胸六穴和胸六撇穴之间,督脉旁开0.8寸,左右各一。

【解剖】同胸六穴解剖位置

【主治】同胸六穴主治,用于局部阻滞时使用的穴位点,胸六穴主治疾病的再治疗或巩固治疗。

55. 胸七撇撇穴（T_7''穴）（见新夹脊穴示意图）

【定位】在胸七穴和胸七撇穴之间,督脉旁开0.8寸,左右各一。

【解剖】同胸七穴解剖位置

【主治】同胸七穴主治,用于局部阻滞时使用的穴位点,胸七穴主治疾病的再治疗或巩固治疗。

56. 胸八撇撇穴（T_8''穴）（见新夹脊穴示意图）

【定位】在胸八穴和胸八撇穴之间,督脉旁开0.8寸,左右各一。

【解剖】同胸八穴解剖位置

【主治】同胸八穴主治,用于局部阻滞时使用的穴位点,胸八穴主治疾病的再治疗或巩固治疗。

57. 胸九撇撇穴（T_9''穴）（见新夹脊穴示意图）

【定位】在胸九穴和胸九撇穴之间,督脉旁开0.8寸,左右各一。

【解剖】同胸九穴解剖位置

【主治】同胸九穴主治,用于局部阻滞时使用的穴位点,胸九穴主治疾病的再治疗或巩固治疗。

58. 胸十撇撇穴（T_{10}''穴）（见新夹脊穴示意图）

【定位】在胸十穴和胸十撇穴之间,督脉旁开0.8寸,左右各一。

【解剖】同胸十穴解剖位置

【主治】同胸十穴主治,用于局部阻滞时使用的穴位点,胸十穴主治疾病的再治疗或巩固治疗。

59. 胸十一撇撇穴（T_{11}''穴）（见新夹脊穴示意图）

【定位】在胸十一穴和胸十一撇穴之间,督脉旁开0.8寸,左右各一。

【解剖】同胸十一穴解剖位置

【主治】同胸十一穴主治,用于局部阻滞时使用的穴位点,胸十一穴主治疾病的再治疗或巩固治疗。

60. **胸十二撇撇穴**（T_{12}''穴）（见新夹脊穴示意图）

【定位】在胸十二穴和胸十二撇穴之间，督脉旁开0.8寸，左右各一。

【解剖】同胸十二穴解剖位置

【主治】同胸十二穴主治，用于局部阻滞时使用的穴位点，胸十二穴主治疾病的再治疗或巩固治疗。

61. **腰一穴**（L_1穴）

［定位］第5腰椎棘突下，督脉旁开1寸，左右各一（见新夹脊穴示意图）。

［解剖］骶棘肌，腰最下动、静脉后支的内侧支；布有第5腰神经后支（详见局部解剖）。

［主治］下肢小腿外侧冷、麻、凉、胀、痛、痹、痿；腰痛、腿痛、放射痛。

腰椎间盘突出症、腰椎退变性疾病、腰椎管狭窄症、强直性脊柱炎等（骶髂腰段）。

62. **腰二穴**（L_2穴）

［定位］第4腰椎棘突下，督脉旁开1寸，左右各一（见新夹脊穴示意图）。

［解剖］腰背筋膜、骶棘肌；有第4腰动、静脉后支；布有第4腰神经后支（详见局部解剖）。

［主治］下肢痛、下肢痿痹，腰痛。

腰椎间盘突出症、腰椎退变性疾病、腰椎管狭窄症、强直性脊柱炎等（骶髂腰段）。

63. **腰三穴**（L_3穴）

［定位］第3腰椎棘突下，督脉旁开1寸，左右各一（见新夹脊穴示意图）。

［解剖］腰背筋膜、骶棘肌；第3腰动、静脉后支；布有第3腰神经后支的外侧支，深层为腰丛（详见局部解剖）。

［主治］腰痛、下肢痛、下肢痿痹。

腰椎间盘突出症、腰椎退变性疾病、腰椎管狭窄症、腰段强直性脊柱炎等。

64. **腰四穴**（L_4穴）

［定位］第2腰椎棘突下，督脉旁开1寸，左右各一（见新夹脊穴示意图）。

［解剖］腰背筋膜、骶棘肌；第2腰动、静脉后支；布有第2腰神经后支的外侧支，深层为腰丛（详见局部解剖）。

［主治］腰痛、腰酸、腰部不适。

腰椎间盘突出症、腰椎退变性疾病、腰椎管狭窄症、腰段强直性脊柱炎等。

65. **腰五穴**（L_5穴）

［定位］第1腰椎棘突下，督脉旁开1寸，左右各一（见新夹脊穴示意图）。

［解剖］腰背筋膜、骶棘肌；第1腰动、静脉后支；深层为第1腰神经后支外侧支（详见局部解剖）。

［主治］腰背强痛、腹胀、泄泻、便秘、水肿。

腰椎间盘突出症、腰椎退变性疾病、腰椎管狭窄症、腰段强直性脊柱炎、神经性腹泻、神经性便秘。

66. **腰一撇穴**（L_1'穴）

［定位］第1骶椎棘突上，督脉旁开1寸，左右各一（见新夹脊穴示意图）。

［解剖］同腰一穴解剖位置。

［主治］同腰一穴主治，用于腰一穴主治疾病的再治疗或巩固治疗。

67. 腰二撇穴（L_2'穴）

［定位］第5腰椎棘突上，督脉旁开1寸，左右各一（见新夹脊穴示意图）。

［解剖］同腰二穴解剖位置。

［主治］同腰二穴主治，用于腰二穴主治疾病的再治疗或巩固治疗。

68. 腰三撇穴（L_3'穴）

［定位］第4腰椎棘突上，督脉旁开1寸，左右各一（见新夹脊穴示意图）。

［解剖］同腰三穴解剖位置。

［主治］同腰三穴主治，用于腰三穴主治疾病的再治疗或巩固治疗。

69. 腰四撇穴（L_4'穴）

［定位］第3腰椎棘突上，督脉旁开1寸，左右各一（见新夹脊穴示意图）。

［解剖］同腰四穴解剖位置。

［主治］同腰四穴主治，用于腰三穴主治疾病的再治疗或巩固治疗。

70. 腰五撇穴（L_5'穴）

［定位］第2腰椎棘突上，督脉旁开1寸，左右各一（见新夹脊穴示意图）。

［解剖］同腰五穴解剖位置。

［主治］同腰五穴主治，用于腰五穴主治疾病的再治疗或巩固治疗。

71. 腰一撇撇穴（L_1''穴）

［定位］在腰一穴和腰一撇穴之间，督脉旁开1寸，左右各一（见新夹脊穴示意图）。

［解剖］同腰一穴解剖位置。

［主治］同腰一穴主治，用于局部阻滞时使用的穴位点，腰一穴主治疾病的再治疗或巩固治疗。

72. 腰二撇撇穴（L_2''穴）

［定位］在腰二穴和腰二撇穴之间，督脉旁开1寸，左右各一（见新夹脊穴示意图）。

［解剖］同腰二穴解剖位置。

［主治］同腰二穴主治，用于局部阻滞时使用的穴位点，腰二穴主治疾病的再治疗或巩固治疗。

73. 腰三撇撇穴（L_3''穴）

［定位］在腰三穴和腰三撇穴之间，督脉旁开1寸，左右各一（见新夹脊穴示意图）。

［解剖］同腰三穴解剖位置。

［主治］同腰三穴主治，用于局部阻滞时使用的穴位点，腰三穴主治疾病的再治疗或巩固治疗。

74. 腰四撇撇穴（L_4''穴）

［定位］在腰四穴和腰四撇穴之间，督脉旁开1寸，左右各一（见新夹脊穴示意图）。

［解剖］同腰四穴解剖位置。

［主治］同腰四穴主治，用于局部阻滞时使用的穴位点，腰四穴主治疾病的再治疗或巩固治疗。

75. 腰五撒撒穴（L_5''穴）

［定位］在腰五穴和腰五撒撒穴之间，督脉旁开1寸，左右各一（见新夹脊穴示意图）。

［解剖］同腰五穴解剖位置。

［主治］同腰五穴主治，用于局部阻滞时使用的穴位点，腰五穴主治疾病的再治疗或巩固治疗。

76. 骶一穴（S_1穴）

［定位］第4骶椎棘突下，督脉旁开1寸，左右各一（见新夹脊穴示意图）。

［解剖］臀大肌、骶结节韧带下内缘；有臀下动、静脉，深层为阴部内动、静脉；布有臀下皮神经深层为阴部神经（详见局部解剖）。

［主治］腰骶疼痛、白带、腹痛、泄泻、遗尿、痔疾、遗精。

遗尿、妇科慢性炎症、精神性遗精、内外混合痔等。

77. 骶二穴（S_2穴）

［定位］第3骶椎棘突下，督脉旁开1寸，左右各一（见新夹脊穴示意图）。

［解剖］臀大肌，深层为骶结节韧带起始部；在臀下动、静脉的分支处；布有臀下皮神经（详见局部解剖）。

［主治］腰骶疼痛、痛经、泄泻、遗尿。

遗尿、经前期综合征、前列腺炎等。

78. 骶三穴（S_3穴）

［定位］第2骶椎棘突下，督脉旁开1寸，左右各一（见新夹脊穴示意图）。

［解剖］骶棘肌起部、臀大肌起始部；骶外侧动、静脉后支；布有臀中皮神经分支（详见局部解剖）。

［主治］腰骶疼痛、小便不利、遗尿、泄泻。

遗尿、慢性结肠炎、骶尾韧带炎等。

79. 骶四穴（S_4穴）

［定位］第1骶椎棘突下，督脉旁开1寸，左右各一（见新夹脊穴示意图）。

［解剖］骶棘肌起始部、臀大肌起始部；骶外侧动、静脉后支；布有臀中皮神经分支（详见局部解剖）。

［主治］腰骶疼痛、遗尿、遗精、月经不调、白带。

腰椎间盘突出症、遗尿、骶髂融合（强直性脊柱炎）、骶髂退变性疾病。

80. 骶一撒撒穴（S_1''穴）

［定位］第4骶椎脊突，督脉旁开1寸，左右各一（见新夹脊穴示意图）。

［解剖］同骶一穴解剖位置。

［主治］同骶一穴主治，用于局部阻滞时使用的穴位点，骶一穴主治疾病的再治疗或巩固治疗。

81. 骶二撒撒穴（S_2''穴）

［定位］第3骶椎脊突，督脉旁开1寸，左右各一（见新夹脊穴示意图）。

［解剖］同骶二穴解剖位置。

[主治] 同骶二穴主治，用于局部阻滞时使用的穴位点，骶二穴主治疾病的再治疗或巩固治疗。

82. 骶三撇撇穴（S_3''穴）

[定位] 第2骶椎脊突，督脉旁开1寸，左右各一（见新夹脊穴示意图）。

[解剖] 同骶三穴解剖位置。

[主治] 同骶三穴主治，用于局部阻滞时使用的穴位点，骶三穴主治疾病的再治疗或巩固治疗。

83. 骶四撇撇穴（S_4''穴）

[定位] 第1骶椎脊突，督脉旁开1寸，左右各一（见新夹脊穴示意图）。

[解剖] 同骶四穴解剖位置。

[主治] 同骶四穴主治，用于局部阻滞时使用的穴位点，骶四穴主治疾病的再治疗或巩固治疗。

腰骶段新夹脊穴的脊穴、脊撇穴、脊撇撇穴与相邻椎体的关系（见新夹脊穴示意图）

84. 风府

【定位】后发际正中直上1寸，枕外隆凸直下凹陷中

【解剖】在枕骨和第1颈椎之间；有枕动、静脉的分支及棘突间静脉丛；布有第3枕神经和枕大神之分支。

【主治】头痛，眩晕，项强，咽喉肿痛，中风，癫狂，失音。

85. 风池

【定位】在项部，当枕骨之下，与风府相平，胸锁乳突肌与斜方肌上端之间的凹陷处。

【解剖】皮肤→皮下组织→斜方肌和胸锁乳突肌之间→头夹肌→头半棘肌→头后大直肌与头上斜肌之间。深层布有枕小神经和枕动、静脉的分支或属支。深层有枕下神经。

【主治】头痛，眩晕，颈项强痛，目赤肿痛，鼻渊，耳鸣，中风，口眼歪斜，疟疾，感冒，瘿气，热病。

86. 四神聪

【定位】在头顶部，当百会前后左右各1寸，共4个穴位。

【解剖】皮肤→皮下组织→帽状腱膜→腱膜下疏松结缔组织。布有枕动、静脉，颞浅动、静脉顶支和眶上动、静脉的吻合网。

【主治】头痛，眩晕，失眠，健忘，偏瘫，癫狂，痫证。

87. 百会

【定位】在头部，当前发际正中直上5寸，或两耳尖连线的中点处。

【解剖】皮肤→皮下组织→帽状腱膜→腱膜下疏松组织。额神经的分支和左、右颞浅动、静脉及枕动、静脉吻合网。

【主治】头痛，眩晕，不寐，健忘，中风失语，偏瘫，泄泻，痢疾，脱肛，痔漏，阴挺，尸厥，癫狂痫。

88. 通天穴

【定位】在头部，当前发际正中直上4寸，旁开1.5寸。

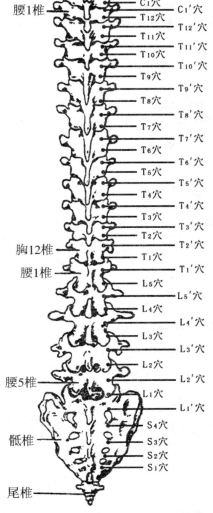
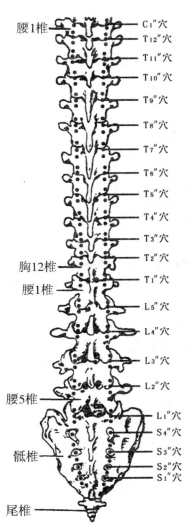

C:颈　T:胸　L:腰　S:骶
C_1穴:颈1穴　　C_1'穴:颈1撇穴

图　新夹脊穴示意图

【解剖】皮肤→皮下组织→帽状腱膜。浅层布有眶上神经，眶下动、静脉和枕大神经，枕动、静脉与耳颞神经，颞浅动、静脉的神经间吻合和血管间的吻合网。深层为腱膜上疏松组织和颅骨外膜。

【主治】头痛，眩晕，鼻塞，鼻衄，鼻渊。

89. 丝竹空

【定位】正坐或仰卧。在面部，当眉梢凹陷处。

【解剖】皮肤→皮下组织→眼轮匝肌。布有眶上神经，颧面神经，面神经颧支和颞支，颞浅动、静脉的额支。

【主治】头痛，目眩，目赤肿痛，眼睑瞤动，齿痛，癫痫。

90. 眉冲

【定位】正坐或仰卧。在头部,当攒竹直上入发际0.5寸,神庭与曲差连线之间。

【解剖】皮肤→皮下组织→枕额肌额腹。浅层布有滑车上神经和滑车上动、静脉。深层为腱膜下疏松组织和颅骨外膜。

【主治】头痛,眩晕,目视不明,鼻塞,癫痫。

91. 头维

【定位】在头侧部,当额角发际上0.5寸,头正中线旁4.5寸。

【解剖】皮肤→皮下组织→颞肌上缘的帽状腱膜→腱膜疏松结缔组织→颅骨外膜。布有耳颞神经的分支,面神经的颞支,颞浅动、静脉的额支等。

【主治】头痛,眼痛,目眩,迎风流泪,眼睑动。

92. 太阳

【定位】在颞部,当眉梢与目外眦之间,向后约一横指的凹陷处。

【解剖】皮肤→皮下组织→眼轮匝肌→颞筋膜→颞肌。布有颧神经的分支颧面神经,面神经的颧支和颞支,下颌神经的颞神经和颞浅动、静脉的分支或属支。

【主治】头痛,目持肿痛,目眩,目涩,口眼歪斜,牙痛。

93. 上关

【定位】正坐或仰卧,在耳前,下关直上,当颧弓的上缘凹陷处。

【解剖】皮肤→皮下组织→颞浅筋膜→颞深筋膜→颞筋膜下疏松结缔组织→颞肌。浅层布有耳颞神经,面神经颞支和颞浅动、静脉。深层布有颞深前、后神经的分支。

【主治】耳鸣,聤耳,齿痛,口噤,口眼㖞斜,偏头痛。

94. 肩贞

【定位】在肩关节后下方,臂内收时,腋后纹头上1寸(指寸)。

【解剖】皮肤→皮下组织→三角肌后份→肱三头肌长头→大圆肌→背阔肌腱。浅层有第2肋间神经的外侧皮指和臂外侧上皮神经分布。深层有桡神经。

【主治】肩臂麻痛,耳鸣,耳聋,瘰疬。

95. 肩髃

【定位】在肩部,三角肌上,臂外展,或向前平伸时,当肩峰前下方凹陷处。

【解剖】皮肤→皮下组织→三角肌→三角肌下囊→冈上肌腱。浅层有锁骨上外侧神经,臂外侧上皮神经分布。深层有旋肱后动、静脉和腋神经的分支。

【主治】肩臂疼痛,半身不遂,瘾疹,瘰疬,瘿气。

93. 肩髎

【定位】正坐或俯卧、侧卧位。在肩髃后方,当臂外展时,于肩峰后下方呈现凹陷处。

【解剖】皮肤→皮下组织→三头肌→小圆肌→大圆肌→背阔肌腱。浅层布有锁骨下外侧神经。深层有腋神经和旋肱后动、静脉。

【主治】肩臂挛痛不遂。

97. 臑俞

【定位】正坐,自然垂壁。在肩部,当腋后纹头直上,肩胛冈下缘凹陷中。

【解剖】皮肤→皮下组织→三角肌→冈下肌。浅层布有锁骨上外侧神经。深层有肩胛上动、静脉的分支或属支,旋肱后动、静脉的分支或属支。

【主治】肩臂疼痛，肩肿，瘰疬。

98. 肩井
【定位】正坐、俯伏或俯卧。在肩上，前直乳中，当大椎与肩峰端连线的中点上。

【解剖】皮肤→皮下组织→斜方肌→肩胛提肌。浅层布有锁骨上神经及颈浅动、静脉的分支或属支。深层有颈横动、静脉的分支或属支和肩胛背神经的分支。

【主治】肩背痹痛，上肢不遂，颈项强痛，瘰疬，乳痈，乳汁不下，中风，难产。

99. 臂臑
【定位】正坐，自然垂上臂。在臂外侧，三角肌止点处，当曲池与肩髃连线上，曲池上7寸。

【解剖】皮肤→皮下组织→三角肌。浅层有臂外侧上、下皮神经等分布。深层有肱动脉的肌支。

【主治】肩臂疼痛，颈项拘急，瘰疬，目疾。

100. 臂中
【定位】在前臂内侧，当腕掌横纹与肘横纹中点，两筋（掌长肌与桡侧腕屈肌）之间；伸臂仰掌取之。

【解剖】皮肤→皮下组织→掌长肌，桡侧腕屈肌之间，有屈指浅肌，屈指深肌；有前臂正中动、静脉；布有前臂内侧皮神经，前臂掌侧骨间神经和正中神经。

【主治】癔病，狂痫哭泣，前臂疼痛，上肢麻痹或痉挛，腓肠肌痉挛，胸胁疼痛，风湿性心脏病，不安腿综合征，催乳。

101. 天髎
【定位】在肩胛部，肩井与曲垣的中间，当肩胛骨上角处。

【解剖】皮肤→皮下组织→斜方肌→冈上肌。浅层布有锁骨上神经和第1胸神经后支外侧皮支。深层有肩胛背动、静脉的分支或属支，肩胛上动、静脉的分支和属支以及肩胛上神经。

【主治】肩臂痛，颈项强痛。

102. 秉风
【定位】正坐，自然垂臂。在肩胛部，冈上窝中央，天宗直上，举臂有凹陷处。

【解剖】皮肤→皮下组织→斜方肌→冈上肌。浅层布有第2胸神经后支的皮支和伴行的动、静脉。深层有肩胛上神经的分支和肩胛上动、静脉的分支或属支分布。

【主治】肩胛疼痛，上肢酸麻。

103. 手五里
【定位】正坐，自然垂上臂。在臂外侧，当曲池与肩髃连线上，曲池上3寸处。

【解剖】皮肤→皮下组织→肱肌。浅层有臂外侧下皮神经和前臂后皮神经。深层有桡侧副动、静脉和桡神经。

【主治】肘臂挛急、疼痛，瘰疬。

104. 曲池
【定位】屈肘成直角，在肘横纹外侧端与肱骨外上髁连线中点。完全屈肘时，当肘横纹外侧端处。

【解剖】皮肤→皮下组织→桡侧腕长伸肌和桡侧腕短伸肌→肱桡肌，浅层布有头静脉的属支和前臂后皮神经。深层有桡神经、桡侧返动、静脉和桡侧副动、静脉间的吻合支。

【主治】热病，咽喉肿痛，齿痛，瘰疬，瘾疹，手臂肿痛，上肢不遂，腹痛，吐泻，痢疾，高血压，癫狂。

105. **手三里**

【定位】侧腕对掌，伸前臂。在前臂背面桡侧，当阳溪与曲池连线上，肘横纹下2寸。

【解剖】皮肤→皮下组织→桡侧腕长伸肌→桡侧腕短伸肌→指伸肌的前方→旋后肌。浅层布有前臂外侧皮神经，前臂后神经。深层有桡侧返动、静脉的分支或属支以及桡神经深支。

【主治】齿痛，颊肿，手臂麻痛，肘挛不伸，上肢不遂，腹胀，吐泻。

106. **内关**

【定位】当曲泽与大陵的连线上，腕横纹上2寸，掌长肌腱与桡侧腕屈肌腱之间。

【解剖】皮肤→皮下组织→指浅屈肌→桡侧腕屈肌腱与掌长伸肌腱→指浅屈肌→指深屈肌→旋前方肌。浅层布有前臂内侧皮神经，前臂外侧皮神经的分支和前臂正中静脉。深层在指浅屈肌、拇长屈肌和指深屈肌三者之间有正中神经伴行动、静脉。在前臂骨间膜的前方有骨间前动、静脉和骨间前神经。

【主治】心痛，心悸，胸痛，胃痛，呕吐，呃逆，失眠，头痛，癫狂，痫证，瘾病，热病，肘臂挛痛。

107. **外关**

【定位】在前臂背侧，当阳池与肘尖的连线上，腕背横纹上2寸，尺骨与桡骨之间。

【解剖】皮肤→皮下组织→小指伸肌和指伸肌→拇长伸肌和示指伸肌。浅层布有前臂后皮神经、头静脉和贵要静脉属支，深层有骨间后动、静脉和骨间后神经。

【主治】手指疼痛，肘臂屈伸不利，肩痛，头痛，目赤肿痛，耳鸣，耳聋，热病，胸胁痛。

108. **合谷**

【定位】侧腕对掌，自然半握拳。在手背，第1、2掌骨间，第2掌骨桡侧的中点处。以一手的拇指指骨关节横纹，放在另一手拇、食指之间的指蹼缘上，当拇指尖下是穴。

【解剖】皮肤→皮下组织→第一骨间背侧肌→拇收肌。浅层布有桡神经浅支，手背静脉网的桡侧部和第1掌背动、静脉的分支或属支。深层有尺神经深支的分支等结构。

【主治】头痛，眩晕，鼻衄，齿痛，面肿，口眼歪斜，痄腮，指臂痛，上肢不遂，腹痛，便秘，发热，无汗，瘾疹，滞产。

109. **后溪**

【定位】在手掌尺侧，微握拳，当小指本节（第5掌指关节）后的远侧掌横纹头赤白肉际。

【解剖】皮肤→皮下组织→小指展肌→小指短屈肌。浅层布有尺神经手背支，尺神经掌支和皮下浅静脉等。深层有小指尺掌侧固有动、静脉和指掌侧固有神经。

【主治】手指及肘臂挛急，头项强痛，耳聋，目赤目翳，咽喉肿痛，腰背痛，疟疾，癫狂，痫证。

110. 大椎

【定位】在后正中线上，第 7 颈椎棘突下凹陷中。

【解剖】皮肤→皮下组织→棘上韧带→棘间韧带。浅层主要分布着第 8 颈神经后支的内侧支和棘突间皮下静脉丛，深层有棘突间的椎外（后）静脉丛和第 8 颈神经后支的分支。

【主治】热病，疟疾，头痛，颈项强痛，感冒，咳嗽，气喘，骨蒸潮热，风疹，癫痫。

111. 肺俞

【定位】正坐或俯卧。在背部，第 3 胸椎棘突下，旁开 1.5 寸。

【解剖】皮肤→皮下组织→斜方肌→菱形肌→上后锯肌→竖脊肌。浅层布有第 3、4 胸神经后支的内侧皮支和伴行的肋间后动、静脉背侧支的内侧皮支。深层有第 3、4 胸神经后支的肌支和相应的肋间后动、静脉背侧支的分支或属支。

【主治】咳嗽，气喘，胸满，骨蒸潮热，盗汗。

112. 灵台

【定位】俯卧或俯伏坐位。在背部，当后正中线上，第 6 胸椎棘突下凹陷中。

【解剖】皮肤→皮下组织→棘上韧带→棘间韧带。浅层主要布有第 6 胸神经后支的内侧皮支和伴行的动、静脉。深层有棘突间的椎外（后）静脉丛，第 6 胸神经后支的分支和第 6 肋间后动、静脉背侧支的分支或属支。

【主治】咳嗽，气喘，背痛，项强，疔疮，疟疾。

113. 至阳

【定位】俯卧或俯伏坐位。在背部，当后正中线上，第 7 胸椎棘突下凹陷中。

【解剖】皮肤→皮下组织→棘上韧带→棘间韧带。浅层主要布有第 7 胸神经后支的内侧皮支和伴行的动、静脉。深层有棘突间的椎外（后）静脉丛，第 7 胸神经后支的分支和第 7 肋间后动、静脉背侧支的分支或属支。

【主治】黄疸，胸胁胀痛，咳喘，脊强，背痛。

114. 膈俞

【定位】在背部，当第 7 胸椎棘突下，旁开 1.5 寸。

【解剖】皮肤→皮下组织→斜方肌→背阔肌→骶棘肌。浅层布有第 7、8 胸神经后支的内侧皮支和伴行的动、静脉。深层有第 7、8 胸神经后支的肌支和相应肋间后动、静脉背侧支的分支或属支。

【主治】背痛，脊强，胃痛，呕吐，呃逆，气喘，吐血，潮热，盗汗。

115. 膈关

【定位】俯卧。在背部，当第 7 胸椎棘突下，旁开 3 寸。

【解剖】皮肤→皮下组织→斜方肌→菱形肌→竖脊肌。浅层布有第 7、8 胸神经后支的皮支和伴行的动、静脉。深层有肩胛背神经，肩胛背动、静脉，第 7、8 胸神经后支的肌支和相应的肋间后动、静脉背侧支的分支和属支。

【主治】胸闷，脊背强痛，饮食不下，呕吐，嗳气。

116. 心俞

【定位】在背部，当第 5 胸椎棘突下，旁开 1.5 寸。

【解剖】皮肤→皮下组织→斜方肌→菱形肌下缘→竖脊肌。浅层布有第 5、6 胸神经后支的内侧皮支及伴行的动、静脉。深层有第5、6胸神经后支的肌支和相应肋间后动、静脉背侧支的分支或属支。

【主治】胸痛，心痛，惊悸，咳嗽，盗汗，健忘，失眠，梦遗，癫狂，痫证。

117. 肝俞

【定位】当第9胸椎棘突下，旁开1.5寸。

【解剖】穴下为皮肤→皮下组织→斜方肌→背阔肌→竖脊肌。浅层布有第9、10胸神经后支的皮支及伴行的动、静脉。深层有第9、10胸神经后支的肌支和相应的肋间后动、静脉的分支或属支。

【主治】脊背痛，胁痛，目赤，目视不明，夜盲，眩晕，吐血，癫狂，痫证。

118. 胆俞

【定位】正坐或俯卧。在背部，当第10胸椎棘突下，旁开1.5寸。

【解剖】皮肤→皮下组织→斜方肌→背阔肌→下后锯肌→竖脊肌。浅层布有第10、11胸神经后支的皮支和伴行的动、静脉。深层有第10、11胸神经后支的肌支和相应的肋间后动、静脉的分支或属支。

【主治】胁肋疼痛，口苦，咽干，呕吐，饮食不下，黄疸，肺痨，潮热。

119. 腰俞

【定位】俯卧位。在骶部，当后正中线上，适对骶管裂孔。

【解剖】皮肤→皮下组织→骶尾背侧韧带→骶管。浅层主要布有第5骶神经的后支。深层有尾丛。

【主治】腰脊疼痛，痔疮，月经不调，癫痫，下肢萎痹。

120. 志室

【定位】俯卧。在腰部，当第2腰椎棘突下，旁开3寸。

【解剖】皮肤→皮下组织→背阔肌腱膜→竖脊肌→腰方肌。浅层布有第1、2腰神经后支的外侧皮支和伴行的动、静脉。深层有第1、2腰神经后支的肌支和相应的腰动、静脉背侧支的分支或属支。

【主治】腰脊强痛，遗精，阳痿，阴肿，小便不利，水肿。

121. 命门

【定位】俯卧位。在腰部，当后正中线上，第2腰椎棘突下凹陷中。

【解剖】皮肤→皮下组织→棘上韧带→棘间韧带→弓间韧带。浅层主要布有第2腰神经后支的内侧支和伴行的动、静脉。深层有棘突间的椎外（后）静脉丛，第1腰神经后支的分支和第1腰动、静脉背侧支的分支或属支。

【主治】腰酸背痛，遗尿，尿频，泄泻，遗精，阳痿，带下，月经不调。

122. 脾俞

【定位】在背部，当第11胸椎棘突下，旁开1.5寸

【解剖】皮肤→皮下组织→背阔肌→下后锯肌→竖脊肌。浅层布有第11、12胸神经后支的皮支和伴行各动、静脉。深层有第11、12胸神经后支的肌支和相应的肋间、肋下动、静脉的分支或属支。

【主治】背痛，腹胀，呕吐，泄泻，完谷不化，黄疸，水肿。

123. 肾俞

【定位】在腰部，当第2腰椎棘突下，旁开1.5寸。

【解剖】皮肤→皮下组织→斜方肌→背阔肌腱膜和胸腰筋膜浅层→竖脊肌。浅层布有第2、3腰神经后支的皮支和伴行的动、静脉。深层有第2、3腰神经后支的肌支和相应腰动、静脉背侧支的分支或属支。

【主治】腰痛，耳鸣，耳聋，遗精，阳痿，遗尿，月经不调，白带，咳喘少气。

124. 中膂俞

【定位】俯卧。在骶部，当骶正中嵴旁1.5寸，平第3骶后孔。

【解剖】皮肤→皮下组织→臀大肌→骶结节韧带。浅层布有臀中皮神经。深层有臀上、下动、静脉的分支或属支及臀下神经的属支。

【主治】腰骶强痛，泄泻，痢疾，疝气。

125. 白环俞

【定位】俯卧。在骶部，当骶正中嵴旁1.5寸，平第4骶后孔。

【解剖】皮肤→皮下组织→臀大肌→骶结节韧带→梨状肌。浅层布有臀中和臀下皮神经。深层布有臀上、下动、静脉的分支或属支，骶神经丛和骶静脉丛。

【主治】腰腿痛，白带，月经不调，遗精，疝气，遗尿。

126. 会阳

【定位】俯卧。在骶部，尾骨端旁开0.5寸。

【解剖】皮肤→皮下组织→臀大肌→提肛肌腱。浅层布有臀中皮神经。深层有臀下动、静脉的分支或属支和臀下神经。

【主治】痔疾，便血，带下，阳痿，痢疾，泄泻。

127. 长强

【定位】跪伏，或胸膝位。在尾骨端下，当尾骨端与肛门连线的中点处。

【解剖】皮肤→皮下组织→肛尾韧带。浅层主要布有尾神经的后支。深层有阴部神经的分支，肛神经，阴部内动、静脉的分支或属支，肛动、静脉。

【主治】痔疮，便血，泄泻，便秘，脱肛，癫狂痫，腰脊强痛。

128. 血海

【定位】在大腿内侧，髌底内侧端上2寸。简便取法：患者屈膝，医者以左手掌心按在患者右膝髌骨上缘，第2～5指向上伸直，拇指约成45°斜置，拇指尖下是穴。对侧取法仿此。

【解剖】皮肤→皮下组织→骨内侧肌。浅层布有股神经前皮支、大隐静脉的属支。深层有股动、静脉的肌支和股神经的肌支。

【主治】月经不调，经闭，崩漏，湿疹，瘾疹，丹毒，股内侧痛。

129. 关元

【定位】仰卧位。在下腹部，前正中线上，当脐下3寸。

【解剖】皮肤→皮下组织→腹白线→腹横筋膜→腹膜外脂肪→壁腹膜。浅层主要有第12胸神经前支的前皮支和腹壁浅动、静脉的分支或属支。深层有第12胸神经前支的分支。

【主治】少腹疼痛，呕吐，泄泻，疝气，遗精，阳痿，遗尿，尿闭，尿频，月经不调，痛经，带下，不孕，中风脱证，虚劳羸瘦。

130. 足三里

【定位】在小腿前外侧，当犊鼻下3寸，距胫骨前缘一横指。

【解剖】皮肤→皮下组织→胫骨前肌→小腿骨间膜→胫骨后肌。浅层布有腓肠外侧皮神经。深层有胫前动、静脉的分支或属支。

【主治】膝胫酸痛，下肢不遂，胃痛，呕吐，腹胀，肠鸣，泄泻，便秘，痢疾，水肿，咳喘痰多，乳痈，头晕，耳鸣，心悸，癫狂，中风，疳疾，体虚羸瘦。

131. 髀关

【定位】在大腿前面，髂前上棘与髌底外侧端的连线上，屈股时，平会阴，居缝匠肌外侧凹陷处。

【解剖】皮肤→皮下组织→阔筋膜张肌与缝匠肌之间→股直肌→股外侧肌。浅层布有股外侧皮神经。深层有旋股外侧动、静脉的升支，股神经的肌支。

【主治】髀股痿痹，足麻不仁，腰腿疼痛，筋急不得屈伸。

132. 梁丘

【定位】屈膝，在大腿前面，当髂前上棘与髌底外侧端的连线上，髌底上2寸。

【解剖】皮肤→皮下组织→股直肌腱与股外侧肌之间→股中间肌腱的外侧。浅层布有股神经的前支和股外侧皮神经。深层有旋股外侧动、静脉的降支和股神经的肌支。

【主治】膝肿痛，胃痛，乳痈，下肢不遂。

133. 环跳

【定位】在股外侧部，侧卧屈股，当股骨大转子最凸点与骶骨裂孔连线的外1/3与中1/3交点处。

【解剖】皮肤→皮下组织→臀大肌→坐骨神经→股方肌。浅层布有臀上皮神经。深层有坐骨神经，臀下神经，股后皮神经和臀下动、静脉等。

【主治】腰腿胯疼痛，下肢痿痹，半身不遂，遍身风疹。

134. 承扶

【定位】在大腿后面，臀下横纹的中点。

【解剖】皮肤→皮下组织→臀大肌→股二头肌长头及半腱肌。因浅层布有股后皮神经及臀下皮神经的分支。深层有股后皮神经本干、坐骨神经及并行动、静脉。

【主治】腰、骶、臀、股部疼痛，痔疾，下肢瘫痪。

135. 殷门

【定位】在大腿后面，当承扶与委中的连线上，承扶下6寸。

【解剖】皮肤→皮下组织→股二头肌长头及半腱肌。浅层布有股后皮神经。深层有坐骨神经及并行动、静脉，股深动脉穿支等。

【主治】腰痛，下肢痿痹。

136. 委中

【定位】在腘横纹中点，当股二头肌腱与半腱肌肌腱的中间。

【解剖】皮肤→皮下组织→腓肠肌内、外侧头之间。浅层布有股后皮神经和小隐静脉。深层有胫神经，腘动、静脉和腓肠动脉等。

【主治】背痛，胸胁肿痛，饮食不下，呕吐，泄泻。

137. 承山

【定位】在小腿后面正中，委中与昆仑之间，当伸直小腿或足跟上提时，腓肠肌肌腹下出现尖角凹陷处。

【解剖】皮肤→皮下组织→腓肠肌→比目鱼肌。浅层布有小隐静脉和腓肠内皮神经。深层有胫神经和胫后动、静脉。

【主治】腰腿拘急、疼痛，痔疾，便秘，脚气。

138. 风市

【定位】在大腿外侧部的中线上，当腘横纹上7寸，或直立垂手时，中指尖处。

【解剖】皮肤→皮下组织→髂胫束→股外侧肌→股中间肌。浅层布有股外侧皮神经。深层有旋股外侧动脉降支的肌支和股神经的肌支。

【主治】下肢痿痹、麻木，半身不遂，遍身瘙痒，脚气。

139. 阳陵泉

【定位】仰卧或侧卧。在小腿外侧，当腓骨头前下方凹陷处。

【解剖】皮肤→皮下组织→腓骨长肌→趾长伸肌。浅层布有腓肠外侧皮神经。深层有胫前返动、静脉，膝下外侧动、静脉的分支或属支和腓总神经分支。

【主治】膝肿痛，下肢痿痹、麻木，胸胁痛，半身不遂，呕吐，黄疸，小儿惊风。

140. 下巨虚

【定位】在小腿前外侧，当犊鼻下9寸，距胫骨前缘一横指（中指）。

【解剖】皮肤→皮下组织→胫骨前肌→小腿骨间膜→胫骨后肌。浅层布有腓骨肠外侧皮神经。深层有胫前动、静脉和腓深神经。

【主治】下肢痿痹，小腹痛，腰脊痛引睾丸，泄泻，痢疾，乳痈。

141. 上脘

【定位】在上腹部，前正中线上，当脐中上5寸。

【解剖】皮肤→皮下组织→腹白线→腹横筋膜→腹膜外脂肪→壁腹膜。浅层主要布有第7胸神经前支的前皮支和腹壁浅静脉属支。深层主要有第7胸神经前支的分支。

【主治】胃痛，呕吐，反胃，腹胀，泄泻，癫痫。

142. 下脘

【定位】在上腹部，前正中线上，当脐中上2寸。

【解剖】皮肤→皮下组织→腹白线→腹横筋膜→腹膜外脂肪→壁腹膜。浅层主要布有第9胸神经前支的前皮支和腹壁浅静脉的属支。深层有第9胸神经前支的分支。

【主治】腹胀，腹痛，肠鸣，泄泻，呕吐，食谷不化，痞块。

143. 气海俞

【定位】在下腹部，前正中线上，当脐中下1.5寸。

【解剖】皮肤→皮下组织→腹白线→腹横筋膜→腹膜外脂肪→壁腹膜。浅层主要布有第11胸神经前支的前皮支和脐周静脉网。深层主要有第11胸神经前支的分支。

【主治】腹痛，便秘，泄泻，癃闭，遗尿，疝气，阳痿，月经不调，经闭，不孕，阴挺，中风脱证。

144. 三阴交

【定位】在小腿内侧，当足内踝尖上3寸，胫骨内侧缘后方。

【解剖】皮肤→皮下组织→趾长屈肌→胫骨后肌→长屈肌。浅层布有隐神经的小腿内侧皮支，大隐静脉的属支。深层有胫神经和胫后动、静脉。

【主治】下肢痿痹，脚气，肠鸣腹胀，泄泻，月经不调，带下，经闭，痛经，阴挺，不孕，滞产，小便不利，遗尿，遗精，阳痿，疝气，失眠。

145. 巨骨

【定位】正坐。在肩上部，当锁骨肩峰端与肩胛冈之间凹陷处。

【解剖】皮肤→皮下组织→肩锁韧带→冈上肌。浅层有锁骨上外侧神经等分布。深层布有肩胛上神经的分支和肩胛上动、静脉的分支或属支。

【主治】肩背手臂疼痛，不得屈伸，瘰疬，瘿气。

146. 上巨虚

【定位】在小腿前外侧，当犊鼻下6寸，距胫骨前缘一横指。

【解剖】皮肤→皮下组织→胫骨前肌→小腿骨间膜→胫骨后肌。浅层布有腓肠外侧皮神经。深层有胫前动、静脉和腓深神经。如深刺可能刺中胫后动、静脉和胫神经。

【主治】下肢痿痹，脚气，腹痛，肠鸣，痢疾，泄泻，便秘，肠痈。

147. 秩边

【定位】在臀部，平第4骶后孔，骶正中嵴旁开3寸。

【解剖】皮肤→皮下组织→臀大肌→臀中肌→臀小肌。浅层布有臀中皮神经和臀下皮神经。深层有臀上、下动、静脉和臀上、下神经。

【主治】腰骶痛，便秘，小便不利，下肢痿痹，痔疾。

148. 昆仑

【定位】在足部踝后方，当外踝尖与跟腱之间的凹陷处。

【解剖】皮肤→皮下组织→跟腱前方的疏松结缔组织中。浅层布有腓肠神经和小隐静脉。深层有腓动、静脉的分支或属支。

【主治】脚跟肿痛，腰骶疼痛，头痛，项强，目眩，鼻衄，惊痫，难产。

149. 小肠俞

【定位】在骶部，当骶正中嵴旁1.5寸，平第1骶后孔。

【解剖】皮肤→皮下组织→背阔肌→臀大肌内侧缘→竖脊肌腱。浅层布有臀中皮神经。深层布有臀下神经的属支和相应脊神经后支的肌支。

【主治】腰腿痛，小腹胀痛，痢疾，泄泻，痔疾，遗精，遗尿，尿血，白带。

150. 承筋

【定位】在小腿后面，当委中与承山的连线上，腓肠肌肌腹中央，委中下5寸。

【解剖】皮肤→皮下组织→腓肠肌→比目鱼肌。浅层布有小隐静脉，腓肠肌内侧皮神经。深层有胫后动、静脉和胫神经。

【主治】腰腿拘急、疼痛、痔疾。

151. 伏兔

【定位】在大腿前面，当髂前上棘与髌底外侧端的连线上，髌底上6寸。

【解剖】皮肤、皮下组织、股直肌、股中间肌。前侧布有股外侧静脉，股神经前皮支及股外侧皮神经。深层有旋股外侧动、静脉的降支，股神经的肌支。

【主治】腿膝寒冷、麻木、腰胯疼痛，疝气，脚气。

152. 膀胱俞

【定位】俯卧。在骶部，当骶正中嵴旁1.5寸，平第2骶后孔。

【解剖】皮肤→皮下组织→臀大肌→竖脊肌腱。浅层布有臀中皮神经。深层布有臀下神经的属支和相应脊神经后支的肌支。

【主治】腰脊强痛，腹痛，泄泻，便秘，癃闭，遗尿。

153. 肩中俞

【定位】在背部，当第7颈椎棘突下，旁开3寸。

【解剖】皮肤→皮下组织→斜方肌→菱形肌→竖直肌。浅层布有第8颈神经后支，第1胸神经后支的皮支分布。深层有副神经、肩胛背神经的分支和颈横动、静脉。

【主治】肩背疼痛，咳嗽，气喘，目视不明，落枕。

154. 腰阳关

【定位】在腰部，当后正中线上，第4腰椎棘下凹陷中。

【解剖】皮肤→皮下组织→棘上韧带→棘间韧带→弓间韧带。浅层主要布有第4腰神经后支的内侧支和伴行的动、静脉。深层有棘突间的椎外（后）静脉丛，第4腰神经后支的分支和第4腰动、静脉的背侧支的分支或属支。

【主治】腰骶疼痛，下肢痿痹，月经不调，遗精，阳痿。

155. 阴陵泉

【定位】在小腿内侧，当胫骨内侧髁后下方凹陷处。

【穴位】皮肤→皮下组织→半腱肌腱→腓肠肌内侧头。浅层布有隐神经的小腿内侧皮支，大隐静脉和膝降动脉分支。深层有膝下内侧动、静脉。

【主治】膝痛，腹胀，泻泄，黄疸，水肿，小便不利或失禁。

156. 鱼际

【定位】在手拇指本节（第1掌指关节）后凹陷处，约当第1掌骨中点桡侧，赤白肉际处。

【解剖】皮肤→皮下组织→拇短展肌→拇对握肌→拇短屈肌。浅层有正中神经掌皮支及桡神经浅支等分布。深层有正中神经肌支和尺神经肌支。

【主治】咳嗽，咳血，失音，喉痹，咽干，发热。

157. 大都

【定位】在足内侧缘，当足大趾本节（第1跖趾关节）前下方赤白肉际凹陷处。

【解剖】皮肤→皮下组织→第1趾骨基底部。布有足底内侧神经的趾底固有神经。浅静脉网，足底内侧动、静脉的分支或属支。

【主治】腹胀，胃痛，呕吐，泄泻，便秘，热病，心烦，体重肢肿。

158. 然谷

【定位】在足内侧缘，足舟骨粗隆下方，赤白肉际。

【解剖】皮肤→皮下组织→第1趾骨基底部。布有足底内侧神经的趾底固有神经。浅静脉网，足底内侧动、静脉的分支或属支。

【主治】腹胀，胃痛，呕吐，泄泻，便秘，热病，心烦，体重肢肿。

159. 行间

【定位】在足背侧，当第1、2趾间，趾蹼缘的后方赤白肉际处。

【解剖】皮肤→皮下组织→拇趾近节趾骨基底部与第2跖骨头之间。布有腓深神经的趾背神经和趾背动、静脉。

【主治】足跗肿痛，疝气，痛经，胸胁痛，目赤肿痛，头痛，眩晕；中风，崩漏，口㖞，下肢痿痹。

160. 解溪

【定位】足背与小腿交界处的横纹中央凹陷处，当拇长伸肌腱与趾长伸肌腱之间。

【解剖】皮肤→皮下组织→拇长伸肌腱与趾长伸肌腱之间→距骨。浅层布有足背内侧皮神经及足背皮下静脉。

【主治】下肢痿痹，踝部肿痛，头痛，眩晕，腹胀，便秘，癫疾。

161. 太溪

【定位】在足内侧，内踝后方，当内踝尖与跟腱之间的凹陷处。

【解剖】皮肤→皮下组织→胫骨后肌腱→趾长屈肌腱与跟腱→跖肌腱之间→拇长屈肌。浅层布有隐神经的小腿内侧皮支，大隐静脉的属支。深层有胫神经和胫后动、静脉。

【主治】内踝肿痛，足跟痛，腰痛，头痛，眩晕，咽喉肿痛，齿痛，耳鸣，耳聋，咳嗽，气喘，月经不调，失眠，遗精，阳痿，小便频数，消渴。

162. 悬钟

【定位】小腿外侧部，外踝尖上3寸，腓骨前缘。

【解剖】皮肤→皮下组织→趾长伸肌→小腿骨间膜。浅层布有腓肠外侧皮神经。深层有腓深神经的分支。如穿透小腿骨间膜可刺中腓动、静脉。

【主治】颈项强痛，胸胁疼痛，半身不遂，足胫挛痛，高血压。

163. 丰隆

【定位】在小腿前外侧，外踝尖上8寸，条口外，距胫骨前缘二横指。

【解剖】皮肤→皮下组织→趾长伸肌→长伸肌→小腿骨间膜→胫骨后肌。浅层布有腓肠外侧皮神经。深层有胫动、静脉的分支或属支和腓深神经的分支。

【主治】下肢痿痹，痰多，哮喘，咳嗽，胸痛，头痛，眩晕，癫狂，痫证。

164. 太冲

【定位】在足背侧，当第1、2跖骨间隙的后方凹陷处。

【解剖】皮肤→皮下组织→拇长伸肌腱与趾骨长伸肌腱之间→拇短伸肌腱的外侧→第一骨间背侧肌。浅层布有足背静脉网、足背内侧皮神经等。深层有腓深神经和第1趾骨背动、静脉。

【主治】足跗肿，下肢痿痹，头痛，疝气，月经不调，小儿惊风，胁痛，呕逆，目赤肿痛，眩晕，癃闭，癫痫。

165. 神门

【定位】在腕部，腕掌侧横纹尺侧端，尺侧腕屈肌腱的桡侧凹陷处。

【解剖】皮肤→皮下组织→尺侧腕屈肌腱桡侧缘。浅层有前臂内侧皮神经、贵要静脉属支和尺神经掌支等。深层有尺动静脉和尺神经。

【主治】心痛，心烦，心悸怔忡，健忘失眠，胸胁痛，痴呆，癫狂，癫证，腕痛。

166. 膻中

【定位】在胸部，当前正中线上，平第4肋间，两乳头连线的中点。

【解剖】皮肤→皮下组织→胸骨体。主要布有第4肋间神经前皮支和胸廓内动、静脉的穿支。

【主治】胸闷，胸痛，咳嗽，气喘，心悸，呕吐，噎膈，产妇乳少，乳痈。

167. 水沟

【定位】在面部，当人中沟的上1/3与中1/3交点处。

【解剖】皮肤→皮下组织→口轮匝肌。布有眶下神经的分支和上唇动、静脉。

【主治】中风，口㖞，面肿，腰背强痛，昏迷，晕厥，癫狂痫。

168. 魄户

【定位】在背部，当第2胸椎棘突下，旁开3寸。

【解剖】皮肤→皮下组织→斜方肌→菱形肌→上后锯肌→竖脊肌。浅层布有第3、4胸神经后支的皮支和伴行的动、静脉。深层有肩胛背神经，肩胛背动、静脉，第3、4胸神经后支的肌支和相应的肋间后动、静脉背侧支的分支或属支。

【主治】肺痨，咳嗽，气喘，项强，肩背痛。

169. **大杼**

【定位】在背部，当第1胸椎棘突下，旁开1.5寸。

【解剖】皮肤→皮下组织→斜方肌→菱形肌→上后锯肌→颈夹肌→竖脊肌。浅层布有第1、2胸神经后支的内侧皮支和伴行的肋间后动、静脉背侧支的内侧皮支。深层有第1、2胸神经后支的肌支和相应的肋间后动、静脉背侧支的分支等。

【主治】咳嗽，肩背痛，颈项强急。

170. **关元俞**

【定位】仰卧位。在下腹部，前正中线上，当脐下3寸。

【解剖】皮肤→皮下组织→腹白线→腹横筋膜→腹膜外脂肪→壁腹膜。浅层主要有第12胸神经前支的前皮支和腹壁浅动、静脉的分支或属支。深层有第12胸神经前支的分支。

【主治】腰痛，腹胀，泄泻，小便不利，遗尿，消渴。

171. **大肠俞**

【定位】在腰部，当第4腰椎棘突下，旁开1.5寸。

【解剖】皮肤→皮下组织→背阔肌腱膜和胸腰筋膜浅层→竖脊肌。浅层布有第4、5腰神经后支的皮支和伴行的动、静脉。深层有第4、5腰神经后支的肌支和相应腰动、静脉背侧支的分支或属支。

【主治】腰痛，腹痛，腹胀，泄泻，便秘，痢疾。

172. **三焦俞**

【定位】俯卧。在腰部，当第1腰椎棘突下，旁开1.5寸。

【解剖】皮肤→皮下组织→背阔肌腱膜和胸腰筋膜浅层→竖脊肌。浅层布有第12胸神经和第1腰神经后支的皮支和伴行的动、静脉。深层有第12胸神经和第1腰神经后支的肌支和相应的动、静脉的分支或属支。

【主治】胸胁痛，胃脘痛，反胃，呕吐，肠鸣，完谷不化。

附录7

钩鍉针的分类

钩鍉针的分类是参考古九针和新九针的分类原则而分类的。

其演变过程，古九针最早的记载是夏朝时期，经过2000多年的演变至1986年全部革新为新九针，新九针中的锋勾针是巨钩针的基础，又以巨钩针的外形为基础研发出系列钩鍉针。钩鍉针共分4类，63型。

1. 钩针大小及功能分类

根据钩弧外形和大小不同，功能随之不同，所以分为巨类、中类、微类和水液类四大类。

2. 钩头外形不同而分型

根据钩弧外形和治病特点的不同在巨类中又分为九型：即颈胸型（JX—J1）、腰型（Y—J2）、肩关节型（JGJ—J3）、肘关节型（ZGJ—J4）、膝关节型（XGJ—J5）、穴位型（XW—J6）、汗腺型（HX—J7）、深软型（SR—J8）、肛门型（GM—J9）。

3. 钩刃变化而分型

根据弧内面的板、刃之不同分为内板型和内刃型。

4. 钩身长短而分型

根据钩身长短的不同，又分为9个不同的型号，所以钩鍉针，又称"钩九针"。

巨类 JX－J1、Y－J2 两型

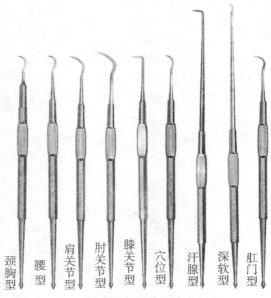

巨类钩鍉针（有方向柄）

中类　　XWNB—Z12、XWNB—Z25、XWNB—Z35、XWNB—Z45、XWNB—Z55、XWNB—Z65、XWNB—Z75、XWNB—Z85、XWNB—Z90 内板九型

XWNR—Z12、XWNR—Z25、XWNR—Z35、XWNR—Z45、XWNR—Z55、XWNR—Z65、XWNR—Z75、XWNR—Z85、XWNR—Z90 内刃九型

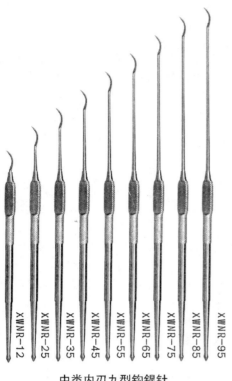

中类内刃九型钩锃针

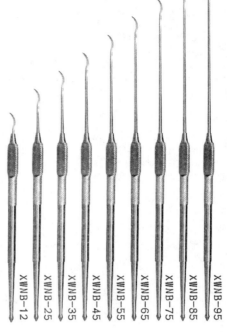

中类内板九型钩锃针

微类 XWNB—W12、XWNB—W25、XWNB—W35、XWNB—W45、XWNB—W55、XWNB—W65、XWNB—W75、XWNB—W85、XWNB—W90 内板九型

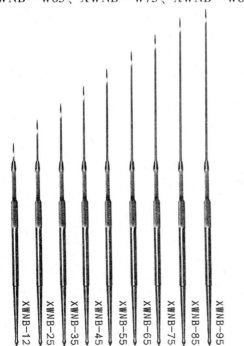

微类内板九型钩锃针

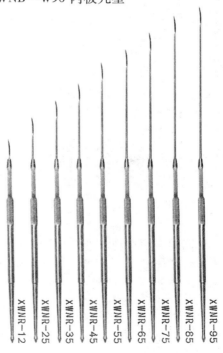

微类内刃九型钩锃针

XWNR—W12、XWNR—W25、XWNR—W35、XWNR—W45、XWNR—W55、XWNR—W65、XWNR—W75、XWNR—W85、XWNR—W90 内刃九型

水液类 XWNZ—SY12、XWNZ—SY25、XWNZ—SY35、XWNZ—SY45、XWNZ—SY55、XWNZ—SY65、XWNZ—SY75、XWNZ—SY85、XWNZ—SY90 内注液九型
XWWZ—SY12、XWWZ—SY25、XWWZ—SY35、XWWZ—SY45、XWWZ—SY55、XWWZ—SY65、XWWZ—SY75、XWWZ—SY85、XWWZ—SY90 外注液九型

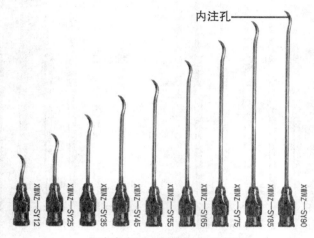

水液类内注九型钩锟针对照图

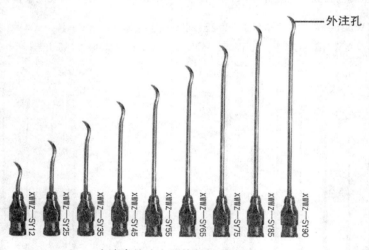

水液类外注九型钩锟针对照图

正确的分型有利于指导临床使用，每个类别各有其特点，每个类别中的每一型都有其各自的优越性，中类、微类、水液类钩身长短不同，分为不同规格，能有效的针对深浅不同的穴位，指导临床医生合理使用，增加其临床的安全系数，提高治疗效果。

古九针　新九针　钩锃针

古九针
（夏朝时期）
↕
新九针
（1986年）

{
镵针
磁圆梅针
锃针
锋勾针
铍针
员利针
毫针
火针
梅花针
} → 钩锃针（2006年）

{
巨类钩锃针 {
颈胸型（JX-J1）
腰型（Y-J2）
肩关节型（JGJ-J3）
肘关节型（ZGJ-J4）
膝关节型（XGJ-J5）
穴位型（XW-J6）
汗腺型（HX-J7）
深软型（SR-J8）
肛门型（GM-J9）
}

中类钩锃针 {
内板型中型钩锃针
分为：XWNB-Z12、XWNB-Z25、XWNB-Z35、XWNB-Z45、XWNB-Z55、XWNB-Z65、XWNB-Z75、XWNB-Z85、XWNB-Z90 内板九型内韧型中型钩锃针
分为：XWNR-Z12、XWNR-Z25、XWNR-Z35、XWNR-Z45、XWNR-Z55、XWNR-Z65、XWNR-Z75、XWNR-Z85、XWNR-Z90 内刃九型
}

微类钩锃针 {
内板型微型钩锃针
分为：XWNB-W12、XWNB-W25、XWNB-W35、XWNB-W45、XWNB-W55、XWNB-W65、XWNB-W75、XWNB-W85、XWNB-W90 内板九型内刃微型钩锃针
分为：XWNR-W12、XWNR-W25、XWNR-W35、XWNR-W45、XWNR-W55、XWNR-W65、XWNR-W75、XWNR-W85、XWNR-W90 内刃九型
}

水液类钩锃针 {
内注液型钩锃针
分为：XWNZ-SY12、XWNZ-SY25、XWNZ-SY35、XWNZ-SY45、XWNZ-SY55、XWNZ-SY65、XWNZ-SY75、XWNZ-SY85、XWNZ-SY90 内注液九型
外注液型钩锃针
分为：XWWZ-SY12、XWWZ-SY25、XWWZ-SY35、XWWZ-SY45、XWWZ-SY55、XWWZ-SY65、XWWZ-SY75、XWWZ-SY85、XWWZ-SY90 外注液九型
}
}

钩锃针共63型

注：
（一）JX-J1：J 为颈，X 为胸，J 为巨。
（二）XWNB-Z12：X 为穴，W 为位，N 为内，B 为板，Z 为中。
　　　XWNR-Z12：R 为刃。
（三）WXNB-W12：X 为穴，W 为位，N 为内，B 为板，W 为微。
　　　XWNR-W12：R 为刃。
（四）WXWZ-SY12：X 为穴，W 为位，W 为外，Z 为注，SY 为水液。
　　　XWNZ-SY12：N 为内。

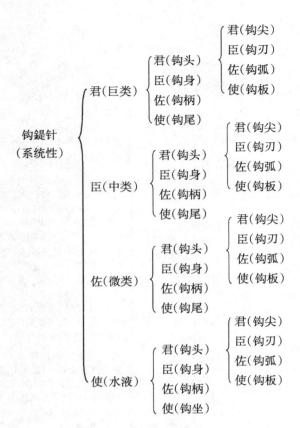

钩鍉针整体配伍系统图谱

附录 8

督脉、华佗、新夹脊与膀胱经背部腧穴的关系及麻药量大小使用探讨论文

一、腧穴关系

魏氏夹脊 83 穴分布于脊柱的两侧，在华佗夹脊穴和膀胱经的背部腧穴之间，在督脉的两侧。督脉、华佗夹脊穴、膀胱经背部腧穴与新夹脊穴是相邻关系，四者之间具有相互协调、互为因果的关系，从不同的角度、不同的经络、不同的部位调节脊柱十二正经和五脏六腑的功能。

督脉、华佗夹脊穴、新夹脊穴、膀胱经脉四者之间的联系和区别如下。

1. 位置的区别与联系

督脉和膀胱经脉是两条大的经脉。督脉贯穿脊柱上下，居于脊柱的中央，为阳脉之首，属奇经八脉之一。膀胱经脉属十二正经中穴位最多的经脉，也是背部腧穴最多的经脉，同时又是十二正经"俞穴"所在经脉，其两条支脉都贯穿于脊柱的两侧，就像督脉的两条护卫线，保护督脉，保护脊柱。华佗夹脊穴和新夹脊穴都属于经外奇穴，不在十二正经和奇经八脉之列，依然分布于脊柱的两侧。新夹脊穴的纵行连线，从上而下顶天立地，与脊柱并行，是督脉脊柱自始至终的"随从"。华佗夹脊穴的纵行连线，紧贴脊柱，就像脊柱的两个"背翼"，装饰保护脊柱。脊柱左右各两条膀胱经脉线、左右各一条新夹脊线、左右各一条华佗夹脊线，左右共八条线，中间是督脉线，八线中央是脊柱。

2. 经脉腧穴的区别与联系

手太阳经腧穴后溪通于督脉；督脉之别，名曰长强，挟脊上项，散头上，下行肩胛左右，别走太阳，入贯膂。实，则脊强；虚，则头重，高摇之。挟脊之有过者，取之所别也。别络进入脊旁的肌肉组织，督之络脉上行路线，即是新夹脊穴的连线，新夹脊穴全部腧穴都在这条督脉上行的络脉路线上。四者之间的腧穴是逐层向外扩展，形成层层腧穴，层层哨兵、层层保护的网络体系。

3. 所治疾病的区别与联系

四者腧穴所治疾病都属于同系统疾病，但每个腧穴都有各自所治特长，腧穴和腧穴之间互相联系，互为因果，在治疗方面也同样是互为所用，互相补充，如腰一穴治疗小腿痛，同时又治疗腰痛和遗尿，与之相邻的关元俞主治遗尿和腰痛，又治腿痛等等。

钩活术是利用钩鍉针的钩尖、钩刃、钩弧、钩板四个不同的部位同居于钩头，直接刺入穴位点，进行钩提，发挥钩治法、割治法、挑治法、针刺法、放血法五法并用之作用，因钩头形态的不同，治疗的疾病也不同。

魏氏夹脊穴在椎体的正X光片的边沿部分形成一条线，左右对称。

华佗夹脊穴在椎体的正位X光片的椎板部分形成一条线，左右各一。

督脉经络线在椎体的正位X光片的棘突部分形成一条线，位于棘突与棘突的连线上。

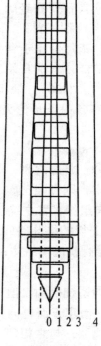

0. 督脉经络线
1. 华佗夹脊线
2. 魏氏夹脊线
3. 膀胱经经络线
4. 膀胱经支脉线

标尺示意图

魏氏夹脊穴位置关系图

二、钩活术麻药使用的探讨

钩活术中医特异针疗法，在治疗颈腰椎病和其他疾病时由于针体给病人带来较大痛苦。局麻可以免去或减轻病人的痛苦，便于操作治疗。可是钩活术是中医针灸的特异针疗法，由于局麻的原因会不会影响中医针灸的"得气"，进而影响疗效。既不给病人带来痛苦，又不影响中医的"得气"，更增加临床效果，局麻是用，还是不用？麻药浓度的大小？量的多少？我们进行了临床观察，探讨如下：

1. **麻醉药使用与否**

钩活术治疗疾病是利用钩鍉针的钩尖、钩韧、钩弧、钩板四个不同的部位合为一体的钩头进入相应的穴位点，达到钩治法、割治法、挑治法、针刺法、放血法五法并用的效果。病人在钩活术治疗过程中利用局麻，行针刺法，由于麻醉作用会影响针刺的效果，因为针刺法就是局部或沿其经络产生的酸、麻、重、胀、走窜、放射等针感，即中医针灸的"得气"，"得气"才能达到针灸治病的目的，否则影响其临床疗效或无效。局麻对钩治法、割治法、挑治法、放血法好像不受影响，能达到预期的疗效，其实钩治法、割治法、挑治法、放血法在治疗过程中仍有不同程度的刺激作用，这个刺激作用也是针感，即"得气"。如果病人在钩活术治疗过程中不用局麻在理论上能达到很强的刺激，针体较大刺激性较强，尤其是针刺法能达到充分刺激而"得气"治病的目的，其余四法也能充分刺激而"得气"，可是在临床操作过程中病人难以忍受这巨大的刺激，而被迫停止治疗。我们曾做过20例临床试验，常规无菌操作的前提下不使用局麻，给病人以精神鼓励忍受疼痛。其中，3例（15%）成功的完成了钩活术治疗，之后局部酸、胀、沉、重、疼等"得气"的感觉48小时后逐渐消失，临床疗效较好；17例（85%）不能忍受这巨大的刺激而进行了局麻，之后局部酸、胀、沉、重、疼等针感"得气"的感觉非常轻微，依然在48小时后逐渐消失，对照观察结果临床疗效稍差于未用麻药者。

2. **无菌水替代麻药**

钩活术治疗不用局麻疗效更好，而众多病人不能忍受者占85%，使用局麻病人容易接受占100%，而又影响一定的临床疗效，利用无菌注射用水替代麻药，能不能达到减少痛苦而能接受治疗，又不影响"得气"治病的目的，我们也进行了临床试验研究，随机观察20例颈腰椎病人，全部使用与麻药等量的无菌水替代麻药，进行临床观察，结果显示：6例（30%）病人利用无菌水替代麻药顺利完成钩活术治疗，基本无痛苦，"得气"感觉48小时逐渐消失，临床疗效较好；14例（70%）病人因疼痛难忍而被迫使用局麻药后，才完成钩活术治疗，"得气"感觉轻微，甚至没有，有"得气"感觉的8例，占14例病人中的57.14%，48小时"得气"感觉逐渐消失，7例病人无"得气"感觉，占14例病人中的42.86%，相对临床效果较差。

3. **麻药浓度大小**

由以上临床研究数据和结果可以看出，钩活术在治疗过程中利用局麻药已成必然，因为要让众多的患者接受钩活术的治疗，必须在能够忍受相对无痛过程中完成治疗。既不影响疗效，产生较好的"得气"感觉，又让病人能够接受，基本在无痛中完成。麻药的浓度多少最为合适呢？我们也进行了临床观察研究，随机分组观察，治疗组20例颈腰椎病人使用浓度为0.5%的利多卡因，每穴位点使用2ml，2分钟后开始操作治疗；观察组20例颈腰椎病人使用浓度为1%的利多卡因，每穴位点使用1ml，与治疗组的利多卡因浓度不同而总含量等同，2分钟后开始操作治疗。结果显示：治疗组在操作过程中基本无痛，"得气"感觉基本正常，48小时逐渐消失，1例病人出现一过性头晕；对照组在操作过程中基本无痛，"得气"感觉稍差，48小时逐渐消失，3例病人出现头晕不适的感觉，半小时后消失。考虑因麻药浓度而引起的麻药反应。

4. 麻药量的大小

以上麻药浓度不同而出现不同的结果可知，浓度大小可影响疗效，且能带来不同的副反应，在相同浓度的前提下，使用多大的量最为合适呢？我们也进行了临床观察研究，利用 0.25% 的利多卡因局麻随机分为治疗组 20 例颈腰椎病人（每穴位点 3ml）和对照组 20 例颈腰椎病人（每穴位点 2ml），进行对照观察，结果显示：治疗组临床忍受率 100%，"得气"感觉基本正常，48 小时逐渐消失，临床疗效较好；对照组临床忍受率 90%（2 例被迫加大了麻药量），"得气"感觉基本正常，临床疗效同治疗组。

5. 麻药注射的深浅度

小浓度中剂量的麻药临床"得气"针感和临床疗效较好，那么，浸润注射合适浓度和剂量的麻药深浅度是多少呢？我们也进行了临床观察研究，根据颈腰椎所取穴位的深浅度不同，把颈椎新夹脊穴的深度定位 1cm、腰椎新夹脊穴的深度定位 1.5cm 利用小浓度（0.25%）中剂量（3ml）的麻药进行局部浸润麻醉作为治疗组；把颈椎新夹脊穴的深度定位 0.5cm、腰椎新夹脊穴的深度定位 1cm 利用小浓度中剂量的麻药进行局部浸润麻醉作为对照组。结果显示：治疗组临床忍受率 100%，"得气"感觉基本正常，48 小时逐渐消失，临床疗效较好；对照组临床忍受率 95%（1 例加大加深了麻药），"得气"感觉基本正常，临床疗效同治疗组。对照组由于用药较浅，局部皮肤肿胀明显。

6. 结论

钩活术是中医特异针疗法，有"得气"的感觉增加临床疗效是科学的，在治疗过程中让病人产生最小的痛苦也是科学的，由以上研究可知，在钩活术治疗前使用小剂量的麻药是必要的，利用浓度为 0.25%~0.5%、剂量为颈新夹脊穴 3ml 腰新夹脊穴 4ml、深度为颈新夹脊穴 1cm 腰新夹脊穴 1.5cm 的利多卡因局部浸润麻醉，既不影响"得气"的感觉和临床疗效，又能让病人在相对无痛中接受钩活术治疗。

参考文献

[1] 魏玉锁. 中华钩活术 [M]. 北京：中医古籍出版社，2009.
[2] 鲁玉来、蔡钦林. 腰椎间盘突出症 [M]. 北京：人民军医出版社，2002.
[3] 贺普仁. 针具针法 [M]. 北京：科学技术文献出版社，2003.

注：发表于《社区医学杂志》（2010 年第 13 期第 88 页）

参 考 文 献

1. 王国强主编. 2013普及版中医医疗技术手册［S］. 北京：国家中医药管理局中医医疗技术协作组，2013.
2. 魏玉锁著. 中华钩活术［M］. 北京：中医古籍出版社，2009.
3. 伊智雄主编. 实用中医脊柱病学［M］. 北京：人民卫生出版社，2002.
4. 于文明主编. 中医临床基层适宜技术手册［S］. 长春：吉林科学技术出版社，2009.
5. 王国强主编. 基层中医药适宜技术手册［S］. 北京：国家中医药管理局，2010.
6. 伊智雄主编. 中西医结合治疗强直性脊柱炎［M］. 北京：人民卫生出版社，2008.
7. 党耕町主译. 脊柱手术失败［M］. 北京：人民卫生出版社，2007.
8. 魏玉锁著. 中华钩活术治疗脊柱骨关节病及脊椎管狭窄症［M］. 北京：中医古籍出版社，2013.
9. 郑丕舜主编. 脊椎脊髓关连病与脊髓病诊断治疗学［M］. 北京：北京科学技术出版社，2002.
10. 徐恒泽主编. 针灸学［M］. 北京：人民卫生出版社，2002.
11. 周仲瑛主编. 中医内科学［M］. 北京：中国中医药出版社，2003.
12. 王和鸣主编. 中医骨伤科学［M］. 北京：中医中医药出版社，2007.
13. 陈廷明，刘怀清，闵苏主编. 颈肩腰背痛非手术治疗［M］. 北京：人民卫生出版社，2006.
14. 李日庆主编. 中医外科学［M］. 北京：中国中医药出版社，2002.
15. 孙树椿，孙之镐主编. 临床骨伤科学［M］. 北京：人民卫生出版社，2006.
16. 伦新，易玮主编. 经络腧穴学［M］. 北京：科学技术文献出版社，2006.
17. 贾连顺，李家顺编著. 脊柱创伤外科学［M］. 上海：上海远东出版社，2000.
18. 郭世级主编. 临床骨科解剖学［M］. 天津：人民科技出版社，1988.
19. 张学林主编. 影像断层解剖学［M］. 北京：人民卫生出版社，2000.

相 关 论 文

1. 股骨头缺血性坏死晚期钩活术治疗
《中国保健营养》（2011 年第 15 期第 73 - 75 页）
2. 股骨头缺血性坏死中期钩活术治疗
《大家健康》（2011 年第 6 期第 30 - 31 页）
3. 股骨头缺血性坏死早期钩活术治疗
《社区医学杂志》（2011 年第 16 期第 40 页）
4. 局部麻醉在钩活术中的应用
《社区医学杂志》（2010 年第 13 期第 88 页）
5. 钩活术防粘活血药物应用的临床研究
《中国保健营养》（2010 年第 14 期第 186 - 188 页）
6. 钩活术治疗轻度膝关节骨性关节炎 65 例疗效观察
《社区医学杂志》（2010 年 9 月第 17 期第 87 - 88 页）
7. 钩活术治疗中度膝关节骨性关节炎 60 例
《中国中医基础医学杂志》（2010 年第 10 期第 921 - 922 页）
8. 钩活术治疗重度膝关节骨性关节炎临床观察
《世界中西医结合杂志》（2010 年第 10 期第 889 - 891 页）
9. 中药加手法治疗肩周炎 98 例
《社区医学杂志》（2008 年第 22 期第 56 - 57 页）
10. 中药加局部阻滞治疗肩周炎 110 例
《临床医学学刊》（2008 年第 20 期第 136 - 137 页）
11. 钩活术治疗肩周炎 180 例
《中国临床医生》（2009 年第 4 期第 53 - 54 页）
12. 钩活术治疗带状疱疹后遗神经痛
《针灸临床杂志》（2008 年第 12 期第 30 - 31 页）
13. 钩活术加神经妥乐平椎旁阻滞治疗带状疱疹后遗神经痛疗效观察
《社区医学杂志》（2008 年第 18 期第 35 - 36 页）
14. 神经妥乐平椎旁阻滞治疗带状疱疹后遗神经痛临床观察
《社区医学杂志》（2008 年第 14 期第 14 页）
15. 钩活术加椎旁神经阻滞治疗带状疱疹后遗神经痛
《中国临床医生》（2006 年第 12 期第 45 - 46 页）
16. 钩活术治疗神经根型颈椎病
《中国民间疗法》（2008 年第 1 期第 15 - 16 页）
17. 慢性过敏性鼻炎行钩活术 52 例报道
《按摩与导引》（2007 年第 11 期第 16 - 17 页）
18. 纯中药治疗慢性过敏性鼻炎

《医药月刊》（2007 年第 10 期第 191 – 192 页）

19. 纯中药加穴位阻滞治疗慢性过敏性鼻炎

《社区医学杂志》（2007 年第 20 期第 63 – 64 页）

20. 钩活术治疗腰椎手术失败综合征 228 例临床观察

《医药月刊》（2006 年第 10 期第 56 – 58 页）

21. 钩活术治疗腰椎间盘突出症 1 例报道

《社区医学杂志》（2006 年第 6 期第 48 – 50 页）

22. 钩活术与椎旁注射治疗突出型腰椎间盘突出症临床疗效对比观察

《社区医学杂志》（2006 年第 2 期第 47 – 49 页）

23. 钩活术治疗腰椎间盘膨隆型突出症 300 例临床观察

《中国社区医师》（2005 年第 14 期第 40 页）

24. 颈部软组织劳损钩活术 32 例报道

《中国临床医生》（2005 年第 4 期第 35 – 37 页）

25. 钩活术治疗腰椎管狭窄症 1 例报道

《中华脊柱医学》（2005 年第 3 期第 58 页）

26. 钩针松解术微创治疗腰椎间盘突出症

《中国临床医生》（2004 年第 4 期第 43 – 44 页）

27. 自定颈三穴钩针治疗颈椎病

《中国临床医生》（2003 年第 11 期第 44 – 46 页）

魏氏颈保健操

魏玉锁

姿势：两脚分开，与肩同宽，两臂自然下垂，闭眼，均匀呼吸，全身放松。

1. **前俯后仰**

缓慢地抬头到最大幅度，复位。缓慢地低头到最大幅度，复位。

2. **左右摆头**

头向左侧歪至45°左右，复位。头向右侧歪至45°左右，复位。

3. **左顾右盼**

头向左侧旋转最大的幅度，复位。头向右侧旋转最大幅度，复位。

4. **左右天地**

头向左侧45°，缓慢地抬头到最大幅度，复位。缓慢地低头到最大幅度，复位；头向右侧45°，缓慢地抬头到最大幅度，复位。缓慢地低头到最大幅度，复位。

5. **摇头晃脑**

头缓慢地以最大的幅度顺时针旋转3圈，复位。再缓慢地以最大的幅度逆时针旋转3圈，复位。

6. **缩头耸肩**

头向下缩，双肩向上耸，同时双上肢屈曲，肘部用力向上向前最大的幅度划圆3次，复位。收操。

注①：颈保健操每日1~2次为宜，其动作的幅度应因人而异，比较健康的人群其幅度可较大。如颈椎病患者幅度应较小，也可循序渐进。颈椎管狭窄症患者其幅度应更小，防止损伤。对于大手术后（100天）颈椎病患者其幅度同颈椎管狭窄症患者，对术后有外固定装置的患者其幅度应最小，防止影响外固定装置。钩活术4天内不做颈保健操，4天后其幅度根据个人情况而定。

注②：只有颈保健操，无腰保健操，因为保健颈椎时通过脊柱和肌肉的传导而保健了腰椎及髋关节。

注③：颈保健操保护颈椎是通过松弛调节颈部肌群而达到解除疲劳、保健颈椎的目的，但是颈保健操对颈椎的曲度没有任何影响，所以应配合颈保健枕的使用，保持和产生正常的生理曲度。二者结合，白昼颈保健操1~2次，夜晚正确使用保健枕，阴阳结合，相得益彰，既保健了颈椎又保健了脊柱。